Lehrbuch Altenpflege:
Rechtskunde

Thomas Klie

Lehrbuch Altenpflege

Rechtskunde

Das Recht der Pflege alter Menschen

6. völlig überarbeitete und aktualisierte Auflage

Vincentz Verlag
Hannover

Die Deutsche Bibliothek – CIP-Einheitsaufnahme

Lehrbuch Altenpflege. – Hannover : Vincentz
Früher u. d. T.: Lehrbuch der Altenpflege

Rechtskunde : das Recht der Pflege alter Menschen / Thomas
Klie. – 6., völlig überarb. und aktualisierte Auflage – 1997
ISBN 3-87870-081-4

© 1997, Vincentz Verlag, Hannover
Druck: CW Niemeyer-Druck, Hameln
ISBN 3-87870-081-4

Aus dem Vorwort
zur 1. Auflage

Im vorliegenden Buch werden möglichst verständlich und praxisnah die verschiedenen Rechtsgebiete dargestellt, die in der Altenpflege von Bedeutung sind. Dabei wird Altenpflege nicht nur als medizinisch-pflegerische Tätigkeit, sondern im Sinne ganzheitlicher Pflege als sehr viel umfassendere Aufgabe verstanden. Es werden daher beispielsweise nicht nur Haftungsfragen etwa bei Tätigkeiten aus dem pflegerischen und ärztlichen Aufgabenbereich besprochen. Vielmehr nehmen auch sozialrechtliche Themen einen weiteren Raum ein, da Altenpflegekräfte in der Praxis auch eine gewisse sozialpädagogische Kompetenz benötigen.

Rechtsfragen in der Altenpflege

Ein Anliegen des Buches ist es weiterhin, die Rechte des alten, pflegebedürftigen Menschen herauszuarbeiten, sei es beim Thema Heimgesetz im Hinblick auf Heimbewohner oder beim Thema „Recht der psychisch Kranken" für den Umgang mit „Verwirrten".

Schließlich wird neben weiteren Gebieten das Arbeits- und Berufsrecht der in der Altenpflege Beschäftigten ausführlich dargestellt. Dies scheint u. a. auch deshalb angezeigt, da das Berufsbild staatlich anerkannter AltenpflegerIn vielerorts noch unbekannt ist, und Altenpflegekräfte nicht immer ihrer Qualifikation entsprechend eingesetzt werden.

Das Buch ist aus dem Unterricht in der Altenpflegeausbildung entstanden und primär auch für Unterricht und Fortbildung konzipiert. Es ist also zunächst ein Lernbuch. Entsprechend sind die einzelnen Abschnitte kurz gehalten, um ein Nacharbeiten zu erleichtern. Wiederholungsfragen, Fallbeispiele und Übersichten unterstreichen diesen Charakter.

Das Buch soll aber auch als Handbuch für die Praxis dienen, in dem präzise Antworten auf Rechtsfragen aus dem Alltag der ambulanten und stationären Altenpflege gegeben werden. Ein recht umfangreiches Stichwortregister soll den Gebrauchswert als Nachschlagewerk erhöhen.

„Das Recht ist eine bodenlose Grube" (Arbuthnot)

Die meisten Menschen nehmen die Gesetze, nach denen sie leben, im Alltag kaum wahr. Rechtsfragen sind lästig. Recht ist kompliziert und unübersichtlich. Dieser Haltung begegnet man auch in der Praxis der Altenpflege. Gern wird an den Experten verwiesen. Dabei ist Recht ein wesentlicher Bestandteil unserer Wirklichkeit.

Nehmen wir Recht aber nicht wahr, so nehmen wir auch unsere eigenen und die Rechte anderer nicht wahr. Wie leicht kommt es in der pflegerischen Praxis zu an sich rechtlich unzulässigem Verhalten Betreuten gegenüber, wieviele sozialrechtliche Ansprüche werden älteren Menschen vorenthalten, obwohl sie ihnen trotz aller Kürzungen zustehen, wie oft werden arbeitsschutzrechtliche Vorschriften nicht beachtet. Die Rechtskenntnisse sind daher wichtig, um älteren Menschen „gerecht" zu werden. Ähnliches gilt auch für die in der Altenpflege Beschäftigten, die ihre Rechte und Pflichten kennen sollten.

„Das Recht als solches und nichts" (Foucault)

Gesetze machen Menschen nicht satt. Erst dadurch, daß Rechte verteidigt werden, existieren diese Rechte überhaupt. In diesem Sinne möchte diese Rechtskunde auch dazu ermutigen, die eigenen und die Rechte anderer vermehrt wahrzunehmen und zu verteidigen.

Hamburg, 1983

Thomas Klie

Aus dem Vorwort zur 4. Auflage

Bis auf die Verabschiedung des Bundesaltenpflegegesetzes, in dem die Altenpflegeausbildung bundeseinheitlich geregelt werden soll, wurden in der 11. Legislaturperiode fast alle für die Altenpflege bedeutsamen Reformvorhaben der letzten Bundesregierung umgesetzt:

Reformvorhaben

– Das Gesundheitsreformgesetz (SGB V) enthält das neue Krankenversicherungsrecht.

– Zum 01.01.1992 tritt das Reformgesetz in seinen wesentlichen Teilen in Kraft, das die zukünftigen Renten sichern soll.

– Das Betreuungsgesetz, ebenfalls ab 01.01.1992 in Geltung, ersetzt das alte Vormundschafts- und Pflegschaftsrecht und schafft die Entmündigung ab.

– Durch die Heimgesetz-Novelle wurde im wesentlichen ein eigenes Heimvertragsrecht neu geschaffen.

Ein wichtiges sozialpolitisches Vorhaben allerdings bleibt wieder einmal auf der Strecke: Die Pflegesicherung.

Die Rechtskunde richtet sich jetzt natürlich auch an die Altenpflegeschulen und Altenpflegeeinrichtungen in der ehemaligen DDR. Hinweise auf den Einigungsvertrag wurden an vielen Stellen aufgenommen, zu beachten sind jedoch die im Detail nicht überall aufgenommenen Übergangsvorschriften, insbesondere die teilweise geltenden unterschiedlichen sozial- und tarifrechtlichen Bestimmungen.

Ehemalige DDR

Parallel zur Rechtskunde erscheint eine Kurzfassung vom Buch „Recht der Altenhilfe" für die Altenpflegeausbildung, in der die wichtigsten Ge-

Recht der Altenhilfe

setze und Verordnungen, die für AltenpflegerInnen von Bedeutung sind und in der Rechtskunde behandelt werden, abgedruckt sind. Ein direkter Blick ins Gesetz in der Ausbildung „fördert nicht nur die Rechtskenntnis", sondern ist auch für das Erlernen eines eigenständigen Umgangs mit Paragraphen und Gesetzen wichtig.

Freiburg, im Februar 1991

Thomas Klie

Vorwort zur 5. Auflage

Sowohl zahlreiche gesetzliche Neuregelungen als auch die Weiterentwicklung des Altenpflegeberufs und der Pflegeberufe insgesamt gaben den Anlaß zu einer grundlegenden Überarbeitung der Rechtskunde: Das Pflegeversicherungsgesetz sowie die Änderungen im Sozialhilferecht machten eine völlige Neubearbeitung des Kapitels Sozialrecht erforderlich, das Arbeitszeitgesetz hat einige Änderungen im Arbeitsschutzrecht zur Konsequenz, die Heimpersonalverordnung und Änderungen im Heimvertragsrecht machten die recht weitgehende Überarbeitung des Kapitels Heimrecht notwendig. Mindestens so wichtig aber sind die Entwicklungen in der Altenpflege und in den Pflegeberufen allgemein: Schält sich doch langsam so etwas wie allgemein anerkannte Standards in der Altenpflege heraus, die bis hinein ins Haftungsrecht Konsequenzen haben, wird die Qualitätssicherung immer mehr zur Aufgabe der Pflege, und eröffnen Pflegestudiengänge den Pflegeberufen ganz neue Perspektiven. Diese Entwicklung zu berücksichtigen, machte eine Überarbeitung sowohl des Haftungs- als auch des Berufsrechts erforderlich.

Trotz dieser Weiterungen wurde an dem Konzept, ein einheitliches Lehrbuch für die Altenpflege vorzulegen, festgehalten. Autor und Verlag haben sich darum bemüht, die leider immer noch stark differierenden Prüfungs- und Ausbildungsordnungen der Länder zu berücksichtigen. So wurden zusätzlich einige staatsbürgerkundliche und europarechtliche Themen aufgenommen.

Die Rechtskunde soll weiterhin (auch und zuvörderst) ein Lehrbuch sein. So wurden weitere Fragen, Übersichten und Fälle eingearbeitet. Lernen soll auch Spaß machen, da fehlt es nicht an nachdenklich stimmenden Glossen und Kuriosa aus dem Bereich der Rechtsprechung, die bitte mit der notwendigen Prise Humor und Selbstironie gelesen werden mögen.

Die Rechtskunde ist in der Praxis auch zu einer Art Handbuch für Rechtsfragen im Pflegealltag geworden und wird nicht nur von AltenpflegerInnen genutzt. Dieser „Gebrauchswert" und die Weiterentwicklung der Professionalisierung der Pflege drückt sich sowohl inhaltlich als auch im Titel aus. So wurden sowohl zahlreiche Literaturhinweise aufgenommen als auch die aktuelle Rechtsprechung eingearbeitet und ein umfangreiches Stichwortverzeichnis aktualisiert.

Zu danken habe ich für die viele Resonanz, wichtige weiterführende Anregungen, auf die ich auch weiterhin hoffe. Veronika Brennfleck danke ich für die sorgfältige Mithilfe bei der Korrektur.

Freiburg, im April 1996

Thomas Klie

Vorwort zur 6. Auflage

Der Gesetzgeber läßt die Altenpflege kaum zur Ruhe kommen. Die aktuelle sozialpolitische Entwicklung führt zu zahlreichen, für die Praxis der Altenpflege wichtigen, Gesetzesänderungen. So sind noch keine zwölf Monate vergangen und schon wieder ist eine Neuauflage der Rechtskunde fällig.

In die sechste Auflage wurden eingearbeitet:

▷ das 1. Änderungsgesetz zum SGB XI (2. Stufe Pflegeversicherung für den Heimbereich),

▷ die einschneidenden BSHG-Änderungen durch das Sozialhilfereformgesetz (Deckelung der Pflegesätze, eingeschränkter Vorrang ambulanter Hilfe, § 3a BSHG),

▷ das Arbeitsschutzgesetz, das den deutschen Arbeitsschutz auf europäisches Niveau „hebt",

▷ das SGB VII, das neue Unfallversicherungsrecht, das die alte RVO ablöst,

▷ die Novellierung des Heimgesetzes, die das Erlaubnisverfahren zugunsten eines Anzeigeverfahrens abschafft und die Kurzzeitpflege unter die Fittiche des Heimgesetzes nimmt,

▷ die Novellierung des Krankenkassenrechts (2. NOG).

Berücksichtigt wurde ebenso die Diskussion um das Betreuungsrechtsänderungsgesetz. Leider immer noch nicht erfolgreich beendet sind die Bemühungen um ein bundeseinheitliches Altenpflegegesetz – berufspolitisch ein trauriges Kapitel.

Bei der so kurzfristig notwendig gewordenen Neuauflage konnte eine Reihe von ärgerlichen Fehlern in der 5. Auflage beseitigt werden. Für die Durchsicht des Arbeitsrechts habe ich Frau Rechtsanwältin Bettina Lorenzen zu danken. Das Korrekturlesen übernahm Claudia Wehnelt. Dank gilt all denen, die durch ihre kritischen und unterstützenden Anmerkungen helfen, die Rechtskunde auf dem laufenden zu halten – sowohl was die Entwicklungen in der Praxis angeht als auch in den vielen behandelten Gebieten des Rechts.

Freiburg, im April 1997

Thomas Klie

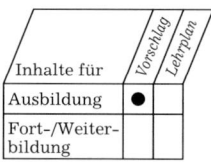

Inhalte für	Vorschlag	Lehrplan
Ausbildung	●	
Fort-/Weiter-bildung		

Der kleine „Planungsblock" am Anfang jedes Kapitels (teilweise taucht der Block auch in Untergliederungen von Kapiteln auf) dient zur Identifikation der Buchinhalte. Sie erfassen mit einem Blick, ob der folgende Stoff Ausbildungsinhalt ist (also auch prüfungsrelevant) oder zur Vertiefung für Fort- und Weiterbildung dient. Die erste Spalte ist vom Verlag als Vorschlag ausgefüllt – die Eintragungen beruhen auf der Sichtung einiger Lehrpläne. Da aber die Gewichtung an den Schulen und Seminaren doch sehr unterschiedlich ist, haben wir Ihnen bzw. den Dozenten die Möglichkeit gegeben, die Einstufung in Ausbildungs- oder Fort- und Weiterbildungsinhalte selbst vorzunehmen. Dazu dient die zweite Spalte, in der Sie also das Kreuzchen selbst eintragen können. Autor und Verlag hoffen, durch die Ergänzung dieses kleinen Hilfsmittels einen weiteren Schritt zur systematischen Erarbeitung der Inhalte dieses Buches beigetragen zu haben.

Inhaltsverzeichnis

Einführung

Recht ist . . .

Recht, Gesetze, das sind für viele Pflegekräfte – und nicht nur für sie – Bücher mit sieben Siegeln, schwierig, langweilig, bisweilen Angst machend. Recht, das machen die Juristen, ob nun Richter in den verschiedenen Gerichten, Rechtsanwälte oder Staatsanwälte. Es liegt in ihren Händen, ob ich „Recht bekomme", auch wenn ich „recht habe". Die Sprache wirkt unverständlich und abstrakt.

„Recht ist das, was in den Köpfen von Juristen vor sich geht!" **(Wesel)**

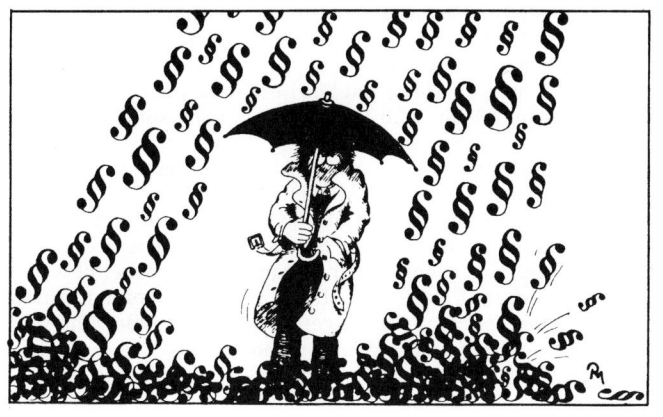

Es ist ein weit verbreitetes Gerücht, daß Recht schwierig sei. Zugegeben, es gibt schwierige Rechtsfragen, es gibt ebenso schwierige pflegerische und therapeutische Fragen. Wie in anderen Bereichen auch, ist es in manchen Fällen dringend anzuraten, sich fachlich, d. h. hier juristisch beraten zu lassen. Aber mit einem Grundstock an juristischem Wissen lassen sich viele Rechtsfragen verstehen, Rechte durchsetzen und wahrnehmen oder wenigstens die richtigen Fragen stellen. Erschreckend ist, wie viele Rechtsansprüche nicht wahrgenommen werden, wieviel Rechtsverzicht geleistet wird. Das Gerücht tut seine Dienste. Hierzu folgende „rechte Alltagsgeschichte":

„Mischen wir uns da ein bißchen ein . . ."

19

Eine rechte Alltagsgeschichte . . .

Schwester Marlies ist 37 Jahre alt, hat zwei Kinder im Alter von zwölf und neun Jahren. Sie arbeitet seit vier Jahren im Pflegeheim Burgfrieden.

Es ist Dienstag abend. Bis 19 Uhr hatte sie Dienst, vor 19.15 Uhr kommt sie aber nie weg. Dann warten zu Hause der Haushalt und die Kinder mit Schularbeiten und anderen Sorgen. In der Küchenschublade liegen einige Papiere, ein Verwarnungsgeld vom Falschparken in der Paulusstraße – beim Einkaufen hatte Marlies das Auto schnell abgestellt, im Parkverbot und schon gab es ein Ticket: 40 Mark, ärgerlich, aber sie will es lieber zahlen – sonst kommt nachher noch ein Bußgeldbescheid. Und dann liegt in der Küche auch noch ein Brief von einem Bücherclub, vor zwei Wochen hatte sie so einen Vertrag an der Haustür unterschrieben, und nun soll sie Bücher bestellen. Sie konnte sich einfach nicht gegen den Vertreter wehren, und zum Lesen wollte sie schon immer mehr Zeit haben.

Mittwoch morgen: Heute hat Marlies Frühschicht. Die Frühschicht beginnt um 5.30 Uhr. Dann müssen sofort die Bewohner gewaschen werden, das ist immer ganz schön viel Streß. Häufig steht sie dann ganz allein in einem Zimmer und muß die schwer pflegebedürftigen Bewohner allein heben und umbetten. Heute spürt sie plötzlich einen stechenden Schmerz im Rücken, sie muß sich irgendwie verhoben haben. Aber das gehört ja zur Pflege dazu. Sie arbeitet weiter. Nach dem Waschen wird das Frühstück gereicht und werden die Medikamente ausgeteilt. Bei einigen Bewohnern müssen die Tropfen unter den Brei oder in den Tee gemischt werden, sonst nehmen die verwirrten Bewohner ihre Medikamente nicht. Wenn die Bewohner tagsüber zu unruhig werden, bekommen sie bei Bedarf nochmal ein paar Tropfen Beruhigungsmittel, die Stationsschwester sagt dann, wieviel. Was noch nicht erzählt wurde: zu Beginn der Schicht bekommen die Diabetiker ihre Spritze, manchmal muß auch Schwester Marlies ran, die Stationsschwester teilt dazu ein, wenn sie selbst nicht zum Spritzen kommt. Gezeigt hat das Schwester Marlies keiner, und eine Ausbildung hat sie ja nicht, dafür aber viel Erfahrung.

Nach dem Frühstück der Bewohner machen die Pflegekräfte erstmal Pause. Da wird viel gestöhnt. Heute ging das Gerücht herum, die Dienstzeiten sollten geändert werden, abends bis 20.00 Uhr Spätschicht! Es herrscht schlechte Stimmung im Stationszimmer, aber man muß es ja so hinnehmen, wenn die Heimleitung das anordnet. Im Stationszimmer wird auch immer viel über die Bewohner geredet: „Die Frau Schröder wird auch tüddeliger, die will sich schon gar nicht mehr waschen lassen . . .“ Es klopft an der Tür, ein

Angehöriger fragt, wie es seiner Mutter gehe, ob wir mit ihr zufrieden seien, was der Arzt gesagt habe . . . (Der könnte ruhig mal häufiger kommen!) Ja, und ob das Taschengeld vom letzten Monat noch da sei, er wolle davon der Mutter einen Blumenstrauß kaufen. Als der Sohn aus dem Stationszimmer ist, wird darüber geredet, ob man der Frau Baier, seiner Mutter, nicht das Taschengeld kürzen solle – der Sohn holt es sich immer nur und verbraucht es selbst. „Der Blumenkauf, das ist doch nur ein Vorwand." Es klopft wieder an der Tür – von Pause kann gar nicht die Rede sein – eine Bewohnerin möchte telefonieren. Das geht nur im Stationszimmer. Alle hören mit. Noch eine Zigarette, und dann geht es wieder an die Arbeit: Wäsche sortieren, Trockenlegen – das Übliche.

Rechts-wahrnehmung

Seine Rechte wahrzunehmen, Rechte durchzusetzen, ist nicht unbedingt leicht. Das hat verschiedene Hintergründe.

Einmal möchten wir mit Recht in unserem Alltag möglichst wenig zu tun haben. Dort, wo rechtliche Argumente ins Spiel kommen, verheißt dies nichts Gutes, stehen Konflikte ins Haus. In ein „gutes Leben", ein „harmonisches" Zusammenleben passen keine juristischen Auseinandersetzungen. Ob in Familie, Freundschaft oder am Arbeitsplatz, meist wird das Argumentieren, Drohen, Ablehnen im Hinblick auf Recht als feindselig betrachtet. Aber es herrscht nicht immer Gerechtigkeit, und es bestehen immer wieder Interessengegensätze.

Ein anderer Grund mag darin liegen, daß Recht häufig mit Herrschaft und Machtausübung verbunden wird und auch tatsächlich zusammenhängt. „Rechtliche Argumente" werden oft dazu benutzt, um Autorität abzusichern, sich durchzusetzen, Diskussionen zu beenden. „Es ist rechtlich aber so", heißt es oftmals von seiten Vorgesetzter oder Eltern, und zwar auch dann, wenn sie vielleicht gar nicht recht haben. Sich gegen autoritäres Verhalten und Disziplinierungen zu wehren – nicht „trotzig", sondern „erwachsen" – fällt vielen schwer. Sich etwas nicht gefallen zu lassen, das kostet Kraft und Überlegung, häufig auch Solidarität. Privates Stöhnen über ungerechte Zustände ist da schon einfacher.

Ein weiterer Grund für die Schwierigkeit, Rechte durchzusetzen, mag in unserem eigenen Gerechtigkeitsgefühl liegen. Recht ist ja auch eine ganz wesentliche Orientierung für unsere Wahrnehmung im Alltag und im menschlichen Zusammenleben. Gerade in der Altenpflege müssen die dort Beschäftigten häufig unter Bedingungen arbeiten, die sowohl von ihnen als auch von alten Menschen als „ungerecht" empfunden werden. Für diese Bedingungen sind die MitarbeiterInnen nicht verantwortlich. Dennoch ist es belastend, macht es ein „schlechtes Gewissen", wenn in der alltäglichen Routine die Rechte auf Pflege angewiesener Menschen nicht immer in an sich rechtlich gebotener Weise beachtet werden. Recht erinnert uns dann daran, daß wir oft etwas tun (müssen?), was wir selbst nicht „in Ordnung" finden.

Wir können uns nicht überall rechtlich „korrekt" verhalten – keiner tut dies! –, wir können uns auch nicht überall wehren, aber Recht kann

▷ helfen, Wege aufzuzeigen, wie man sich (wenn es einem wichtig ist) wehren kann – **Emanzipation** –

▷ deutlich machen, wo wir Rechte anderer verletzen, ohne dies vor lauter Alltagsroutine immer zu bemerken – **Reflexion** –

▷ Hilfen anbieten, anderen zu ihrem Recht zu verhelfen – **Hilfe** –

▷ uns darauf hinweisen, wofür wir einzustehen haben – **Haftung** –

▷ eine Möglichkeit darstellen, Grundlagen des Zusammenlebens und -arbeitens verbindlich zu regeln – **Gestaltung** –

| Übung ● |

Wo nimmt Schwester Marlies ihre und die Rechte der HeimbewohnerInnen wahr bzw. nicht wahr?

Unterstreichen Sie die entsprechenden Textstellen.

Bevor spezielle Rechtsfragen der Pflege alter Menschen erörtert werden, sollen einige juristische Grundbegriffe eingeführt und erklärt werden, die für das Verständnis der folgenden Kapitel von Bedeutung sind. Gleichzeitig soll eine kurze Systematisierung und Gliederung des Rechts vorgenommen werden.

Einige wichtige Grundbegriffe

1. Subjektives und objektives Recht

Schwester Marlies nimmt eine Reihe von Rechten nicht wahr, Rechte bzw. Rechtsansprüche, die ihr oder den Bewohnern qua Gesetz zustehen. Rechtsansprüche zu vermitteln, ist die eine Bedeutungsseite von Recht, subjektives Recht genannt (subjektiv = persönlich, lat.), z. B.

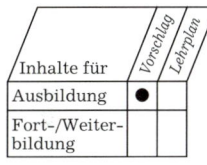

Inhalte für	*Vorschlag*	*Lehrplan*
Ausbildung	●	
Fort-/Weiterbildung		

▷ Ansprüche auf Pause während der Arbeitszeit,
▷ Ansprüche auf Mitbestimmung bei der Festlegung von Arbeitszeiten . . .

Subjektives Recht

> Recht ist ein in einer Gesellschaft geltendes System garantierter Verhaltensregeln

Gegenpart zu dem subjektiven Recht ist die Bedeutung des Rechts als objektives Recht (objektiv = sachlich, lat.), über dessen Einhaltung der Staat wacht bzw. wachen soll. Das Leben in der Gesellschaft ist durch vielfältige Interessengegensätze und Konflikte geprägt: Arbeitnehmer – Arbeitgeber, Kranke – Gesunde, Mann – Frau, Mehrheit – Minderheit, Wirtschaft – Umwelt, arm – reich. In jeder Gesellschaft gibt es eine entsprechende Ordnung, die Konflikte regeln soll und Voraussetzung für ein Zusammenleben ist. Diese Ordnung, diese Regeln gelten jedoch nicht für alle Zeiten, das Recht ist Wandlungen unterworfen: „Das scheinbar friedlichste Gesetz ist der momentane Abschluß einer Periode des Kampfes, worauf die gegenseitigen Parteien zu neuem Kampf sich rüsten" (Oppenheimer), so heißt es in der marxistischen Rechtssoziologie.

Objektives Recht

2. Rechtsquellen

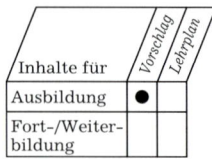

Inhalte für	*Vorschlag*	*Lehrplan*
Ausbildung	●	
Fort-/Weiter-bildung		

Rechtsansprüche (subjektive Rechte) wie Verhaltensregeln (objektives Recht) finden sich in unterschiedlichen Rechtsquellen (Rechtsquelle = Ursprung eines Rechtssatzes). Zu den wichtigsten Rechtsquellen, die verbindliche Verhaltensregeln enthalten, gehören: Gesetze, Rechtsverordnungen, Satzungen, Verträge. Daneben sind zu nennen: Gewohnheitsrecht[1] und Richterrecht.

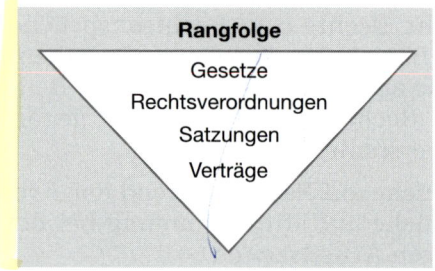

Rangfolge

Gesetze
Rechtsverordnungen
Satzungen
Verträge

Gesetze

Verhaltensregeln, die für jeden Menschen verbindlich sind, werden vom Staat in Gesetzen festgelegt. Für die Verabschiedung von Gesetzen sind die Parlamente (Bundestag, Landesparlamente) zuständig.

Übersicht		
Bundesgesetze	**Landesgesetze**	**Alte Reichs- und Landesgesetze**
Erlassen vom Bundestag in Zusammenwirken mit dem Bundesrat	Erlassen von den Parlamenten der Länder	Erlassen vom früheren Reichstag oder den Landtagen
z.B. StGB BSHG HeimG	z.B. HmbPsychKG NWPolG	z.B. BGB ZPO

[1] Gewohnheitsrecht ist eine weitere Rechtsquelle, die heute jedoch kaum noch Bedeutung hat.

Unterschieden wird zwischen Landesgesetzen, die vom Landesparlament erlassen wurden und nur in dem betroffenen Bundesland Geltung besitzen (z. B. Polizeigesetz, Wegegesetz) und Bundesgesetzen, die in der gesamten Bundesrepulik gelten.

Neben den Parlamenten kann auch die Exekutive für alle verbindliche Verhaltensregeln in Form von Rechtsverordnungen aufstellen, soweit sie hierfür durch ein Gesetz ermächtigt ist, Art. 80 GG. Die Verordnungen enthalten meist Detailregelungen zu Gesetzen. Der Gesetzgeber wäre überfordert, wollte er in jedem Gesetz alle Einzelheiten festlegen; diese Aufgabe wird häufig den Ministerien übertragen. So wird beispielsweise im Heimgesetz allgemein Ziel und Zweck des Gesetzes formuliert: „Wahrung der Interessen der Bewohner". In den Rechtsverordnungen zum Heimgesetz finden sich Detailregelungen, z. B. zur baulichen Ausstattung, zur Mitwirkung der Bewohner in Heimbeiräten und zur personellen Ausstattung.

Rechtsverordnungen

Bestimmte Personengruppen können zur Regelung ihrer eigenen Angelegenheiten für ihre Gruppe verbindliche Verhaltensregeln in Form von Satzungen aufstellen. So stellen alle Krankenkassen Satzungen über Versicherungsbeiträge und Mehrleistungen, die Berufsgenossenschaften Unfallverhütungsvorschriften, Sportvereine oder Berufsverbände Satzungen über Mitgliedsbeiträge und Gemeinden Benutzungsordnungen für gemeindeeigene Einrichtungen (z. B. Bibliothek) auf. Die Satzungen beinhalten verbindliche Verhaltensregeln (nur) für die Mitglieder eines Vereines (z. B. Mitglieder der Krankenkassen).

Satzungen

Zwei oder mehrere Personen können bestimmte Regelungen in Verträgen treffen. So wird in Kaufverträgen vereinbart, wieviel der Käufer für den Kaufgegenstand des Verkäufers zahlen muß; in Heimverträgen, auf welche Leistungen der Heimbewohner Anspruch hat. Die in Verträgen getrof-

Verträge

fenen Regelungen sind nur für die Vertragspartner verbindlich.

Übersicht: Rechtsverordnungen und Satzungen

Rechtsverordnungen	Satzungen
Von den Regierungen oder einzelnen Ministern auf Grund gesetzlicher Ermächtigung erlassen; sie dienen der Ausführung der Gesetze, in deren Rahmen sie sich halten müssen.	Rechtsvorschriften, die von Körperschaften, Anstalten oder Stiftungen des öffentlichen Rechts für ihren Bereich erlassen werden.
z.B. HeimMindBauVO	z.B. Unfallverhütungsvorschriften Vereinsatzung

Rechtsauslegung

Vielfach lassen sich Lösungen für Rechtsfragen nicht unmittelbar aus Rechtssätzen ablesen. Steht beispielsweise in § 2 HeimG, daß zwischen Entgelt und Leistung kein Mißverhältnis bestehen darf, so fragt man sich, was der Gesetzgeber unter „Mißverhältnis" versteht. Um einen Rechtsbegriff in seinem Bedeutungsgehalt klarzulegen, bedarf es oftmals der Auslegung.

Wann ist „die pflegerische Betreuung im Heim nicht sichergestellt", § 6 Abs. 3 Satz 3 HeimG?

Das Gesetz formuliert sehr offen.

Dies geschieht oft bewußt, um Spielraum für Einzelfälle zu lassen, die im vorhinein nicht bedacht werden können. Die Gerichte haben hier bestimmte Regeln entwickelt, wie Rechtsbegriffe auszulegen sind. Die Ergebnisse können in Kommentaren nachgelesen werden, in denen Urteile und Lehrmeinungen zu den einzelnen Paragraphen zusammengestellt sind. Bei der Auslegung von Vorschriften gibt es häufig strittige Fragen. Die Gerichte haben bei der Rechtsauslegung eine große Bedeutung, da sie letztendlich entscheiden.

Insbesondere die obersten Gerichte legen durch ihre „ständige Rechtsprechung" z. T. verbindlich fest, wie bestimmte Vorschriften auszulegen und Gesetzeslücken zu schließen sind. Man spricht hier auch von „Richterrecht". Von besonderem Gewicht sind die Entscheidungen des Bundesverfassungsgerichts, die die Verfassungswidrigkeit von Gesetzen und Urteilen für alle Gerichte, die Verwaltung und das Parlament verbindlich feststellen können.

Richterrecht

Im Alltag sind vor allem Behörden mit der Auslegung von Rechtsvorschriften befaßt, etwa wenn es darum geht, wieviel Bekleidungsbeihilfe ein Sozialhilfeempfänger erhält, um ein „menschenwürdiges Leben" führen zu können. Die Behördenleitung gibt ihren Bediensteten für die Auslegung von Gesetzen Auslegungshilfen an die Hand, Verwaltungsvorschriften genannt. Sie binden die Bediensteten in der Rechtsauslegung und wirken wie eine Dienstanweisung. Auch für die BürgerInnen sind die Verwaltungsvorschriften praktisch von größter Bedeutung, auch wenn sie rechtlich keine unmittelbare Geltung erlangen. Sie können aus Verwaltungsvorschriften allein zwar keine Ansprüche ableiten – etwa: „In den Sozialhilferichtlinien steht doch drin, daß Bekleidungshilfe für Schuhe alle 2 Jahre 95,– DM beträgt. Das verlange ich auch für mich." Aber unter Hinweis auf das Gleichbehandlungsgebot (richtiger: Willkürverbot) aus Art. 3 GG, können sie verlangen, nicht schlechter als andere behandelt zu werden – und das heißt: nicht schlechter (ohne Grund) als in den Verwaltungsvorschriften vorgesehen. Andererseits gilt: Auch, wenn sich die Behörde streng an die Verwaltungsvorschrift hält, muß dies nicht immer rechtmäßig sein. Ein Gericht kann die Rechtmäßigkeit überprüfen und zum Ergebnis kommen: Die auf der Verwaltungsvorschrift beruhende Entscheidung der Behörde ist rechtswidrig. Wichtige Verwaltungsvorschriften für die Pflege sind die Pflegebedürftigkeitsrichtlinien der Pflegekassen.

**Verwaltungs-
vorschriften**

3. Altersstufen im Recht

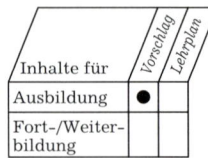

Inhalte für	*Vorschlag*	*Lehrplan*
Ausbildung	●	
Fort-/Weiter-bildung		

Rechtsfähigkeit

Geschäfts-fähigkeit

Jeder Mensch nimmt von seiner Geburt an am Rechtsverkehr teil, ist Inhaber von Rechten und Rechtsansprüchen sowie Pflichten. Er hat Anspruch auf Beachtung seiner Grundrechte, er kann erben und Eigentum und Vermögen erwerben. Rechtsfähig ist jeder lebende Mensch, unabhängig davon, ob er geistig gesund oder krank ist, bei Bewußtsein oder bewußtlos, ob er sich verständlich machen kann oder nicht.

Von der Rechtsfähigkeit, die nach § 1 BGB mit der Geburt beginnt und mit dem Tod endet, zu unterscheiden ist die Geschäftsfähigkeit, d. h. die Fähigkeit, Rechtsgeschäfte einzugehen. Die volle Geschäftsfähigkeit beginnt mit dem 18. Lebensjahr und kann eingeschränkt werden oder gar entfallen

Übersicht

Rechtsfähigkeit	Geschäftsfähigkeit	Deliktsfähigkeit
Fähigkeit, Träger von Rechten und Pflichten zu sein.	Fähigkeit, Rechtsgeschäfte einzugehen.	Fähigkeit, für sein Handeln verantwortlich zu sein.
Beginn mit Geburt Ende mit dem Tod *Auch ein ungeborenes kind kann erben*	Volle Geschäftsfähigkeit beginnt mit 18 Jahren. Kann bei „krankhafter Störung der Geistestätigkeit" eingeschränkt sein oder entfallen.	Volle Deliktsfähigkeit beginnt mit 18 Jahren. Kann bei „krankhafter Störung der Geistestätigkeit" oder Bewußtlosigkeit entfallen. *Auto zerkratzen*
Beispiele: – Kleinkind hat Anspruch auf Sozialhilfe, kann erben und Eigentum erwerben, – ein schwer dementiell erkrankter Heimbewohner hat Anspruch auf Schutz seiner Freiheitsrechte.	Beispiele: – ein Minderjähriger kann einen Vertrag über den Kauf einer Stereoanlage nicht wirksam abschließen, – ein schwer dementiell Erkrankter kann kein Zeitschriftenabonnement bestellen.	Beispiele: – ein Kind stößt in einem Porzellangeschäft eine wertvolle Vase um. Zum Schadensersatz sind allenfalls die Eltern wegen Aufsichtspflichtverletzung verpflichtet, – ein schwer dementiell erkrankter Patient im Krankenhaus wirft die Zahnprothese eines Mitpatienten in die Toilette. Keine Schadensersatzpflicht.

bei Menschen, die sich „in einem die freie Willensbestimmung ausschließenden Zustand krankhafter Störung der Geistestätigkeit befinden", § 104 BGB. Die fehlende Geschäftsfähigkeit hat aber keinerlei Einfluß auf die Rechtsfähigkeit.

Von der Geschäftsfähigkeit zu unterscheiden ist wiederum die Deliktsfähigkeit, d. h. die Fähigkeit, für sein Handeln verantwortlich zu sein, § 828 BGB. Kinder bis zum 7. Lebensjahr sind deliktsunfähig, Minderjährige vom 7.–18. Lebensjahr sind beschränkt deliktsfähig, d. h., sie sind nur dann für ihr Handeln verantwortlich, wenn sie entsprechend einsichtsfähig sind, d. h., die Folgen ihres Handelns absehen konnten. Vom 18. Lebensjahr an ist jeder Bürger voll verantwortlich für sein Tun.

Deliktsfähigkeit

Übersicht: Altersstufen im Recht

Lebensalter	Rechtsstellung
Geburt	Beginn der Rechtsfähigkeit, § 1 BGB, Geschäftsunfähigkeit (bis 7. Lebensjahr), § 104 Nr. 1 BGB, Deliktsunfähigkeit (bis 7. Lebensjahr), § 828 BGB.
7. Lebensjahr	Eintritt der beschränkten Geschäftsfähigkeit, §§ 106 ff. BGB, beschränkte Deliktfähigkeit nach Bürgerlichem Recht, § 828 Abs. 2 BGB.
14. Lebensjahr	bedingte Strafmündigkeit, § 7 KJHG, volle Religionsmündigkeit, § 5 S. 1 Gesetz über die religiöse Kindererziehung.
15. Lebensjahr	Ende des allgemeinen arbeitsrechtlichen Beschäftigungsverbots, §§ 7 Abs. 1; 8 ff. JuArbSchG.
16. Lebensjahr	Ehefähigkeit, § 1 Abs. 2 Ehegesetz, Pflicht zum Besitz eines Personalausweises, § 1 Gesetz über Personalausweise.
18. Lebensjahr	Volljährigkeit, volle Geschäfts- und Deliktfähigkeit, §§ 2; 828 Abs. 2 BGB, aktives und passives Wahlrecht zum Bundestag, Art. 38 Abs. 2 GG, Strafmündigkeit als Heranwachsender, §§ 1; 105; 106 JGG, Ende der arbeitsrechtlichen Schutzbestimmungen für Jugendliche, §§ 2 Abs. 2; 7 ff. JuArbSchG, Ende der unbeschränkten Unterhaltsberechtigung, §§ 1602 Abs. 2; 1615 f BGB.
21. Lebensjahr	volle strafrechtliche Verantwortlichkeit als Erwachsener, §§ 1 JWG; 10 StGB.
~~27. Lebensjahr~~	~~Ende des Rechts des nichtehelichen Kindes, vorzeitigen Erbausgleich in Geld zu verlangen, § 1934 d Abs. 1 BGB.~~
60. Lebensjahr	vorzeitiges Altersruhegeld für Frauen, für Schwerbehinderte, § 37 SGB VI, Ablehnungsrecht der Übernahme einer Vormundschaft, § 1786 Abs. 1, 2 BGB.
63. Lebensjahr	Versicherungsfreiheit in der Arbeitslosenversicherung, § 1669 AFG, Altersruhegeld für langjährig Versicherte, § 36 SGB VI.
65. Lebensjahr	Altersruhegeld in der Rentenversicherung, § 35 SGB VI.
70. Lebensjahr	Höchstgrenze für die Berufung in das Amt eines Schöffen, § 33 Nr. 2 GVG.

[handschriftliche Notizen: "geändert" bei 16. Lebensjahr; "Arbeitsforderungsgesetz" und "Soziales Gesetz Buch" am rechten Rand; "Ehefähigkeit = 1. Juli 98 neues Gesetz" am unteren Rand]

Nur Menschen, die aufgrund einer Krankheit oder wegen Bewußtlosigkeit die Folgen ihres Tuns nicht absehen können, sind deliktunfähig, § 827 BGB. Für die Schäden, die Deliktunfähige verursachen, haben bei Minderjährigen die Eltern im Rahmen ihrer Aufsichtspflicht einzustehen. Bei psychisch Kranken kann die Aufsichtspflicht auch dem Betreuer oder durch Vertrag einem Krankenhaus oder Heim obliegen (s. S. 173ff.).

Im bundesdeutschen Recht werden neben den genannten auch noch eine Reihe von anderen Rechten und Pflichten an das Lebensalter geknüpft, die in der folgenden Übersicht zusammengefaßt sind. Wichtig für die Altenpflege ist: Allein wegen seines Alters verliert kein Mensch bürgerliche oder (wesentliche) politische Rechte.

4. Öffentliches Recht und Privatrecht

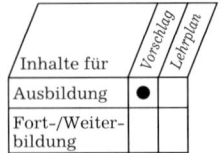

Inhalte für	Vorschlag	Lehrplan
Ausbildung	●	
Fort-/Weiterbildung		

Systematisch läßt sich das deutsche Recht in zwei Gebiete gliedern; in das öffentliche Recht und das Privatrecht.

Im Privatrecht, auch Zivilrecht genannt (civis = Bürger, *lat.*), geht es um die Rechtsbeziehungen der

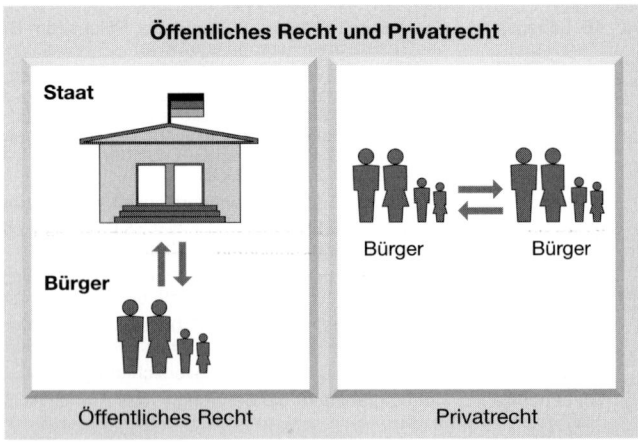

Übersicht: Rechtsgebiete

Rechtsbereich	Regelungsbereich	Wichtige Gesetze
Öffentliches Recht		
Verfassungsrecht	Grundrechte, Staatsorgane, Wahlen etc.	Grundgesetz, Länderverfassungen
Verwaltungsrecht	Erlaß von Verwaltungsakten, Anhörung von Bürgern, Amtshilfe etc.	Verwaltungsverfahrensgesetz
Kommunalrecht	Wahl des Gemeinderates, Aufstellung des Gemeindehaushaltes u.a.	Gemeinde- und Kreisverordnung
Polizeirecht	Aufrechterhaltung der öffentlichen Sicherheit und Ordnung	Polizeigesetze und Unterbringungsgesetze
Sozialrecht	Soziale Sicherung, Finanzierung sozialer Dienste u.a.	Sozialgesetzbuch, Bundesversorgungsgesetz, Bundessozialhilfegesetz, Reichsversicherungsordnung
Steuerrecht	Einkommens-, Umsatz- und Körperschaftssteuer	Einkommenssteuergesetz, Abgabenordnung, Körperschaftssteuergesetz
Arbeitsrecht (z.T. auch Privatrecht)	Mitbestimmung der Arbeitnehmer, Kündigungsschutz	Kündigungsschutzgesetz, Betriebsverfassungsgesetz
Arbeitsschutzrecht	Sicherheit am Arbeitsplatz, Schutz vor Gesundheitsschäden	Arbeitsschutzgesetz, Mutterschutzgesetz, Reichsversicherungsordnung, Arbeitszeitgesetz
Strafrecht	Straftaten, Strafverfolgung	Strafgesetzbuch, Strafprozeßordnung
Heimrecht	Mindestausstattung von Heimen, Aufsicht über Heime	Heimgesetz
Gesundheitsschutzrecht	Hygiene, Arzneimittelsicherheit, Lebensmittelkontrolle, Aufsicht über Berufsausübung/Ausbildung von Pflegekräften	Bundesseuchengesetz, Arzneimittelgesetz, Lebensmittel- und Bedarfsgegenständegesetz Gesundheitsdienstgesetze
Prozeßrecht	Verfahren vor Gerichten	Zivilprozeßordnung, Verwaltungsgerichtsordnung, Sozialgerichtsgesetz, Arbeitsgerichtsgesetz, Gesetz über die Freiwillige Gerichtsbarkeit
Privatrecht		
Mietrecht	Wohnungsmiete	Bürgerliches Gesetzbuch, Wohnraumkündigungsschutzgesetz, Gesetz zur Regelung der Miethöhe
Dienstvertragsrecht	Arbeitsvertrag, Kündigung eines Arbeitsverhältnisses, Ärztvertrag	Bürgerliches Gesetzbuch
Kaufrecht	Kaufvertrag	Bürgerliches Gesetzbuch, Abzahlungsgesetz
Schadensersatzrecht	Haftung	Bürgerliches Gesetzbuch
Erbrecht	Erbfolge, Testament	Bürgerliches Gesetzbuch
Familienrecht	Betreuung	Bürgerliches Gesetzbuch

Privatrecht

BürgerInnen untereinander. Eine Unzahl von Gesetzen enthält Regeln für den Umgang der BürgerInnen miteinander, sei es im Mietrecht, Ehe- und Scheidungsrecht oder im Arbeitsrecht. Der Gesetzgeber geht davon aus, daß die BürgerInnen für die Durchsetzung ihrer Rechte gegenüber den MitbürgerInnen selbst verantwortlich sind. Wichtig ist für das Zivilrecht, daß jede Privatperson die ihr zustehenden Rechte auch geltend machen muß, notfalls durch Anrufung der staatlichen Gerichte, denn „wo kein Kläger, da ist auch kein Richter".

Öffentliches Recht

Im öffentlichen Recht geht es um die Rechte und Pflichten der „öffentlichen Gewalt" (z. B. Behörden, Regierung, Parlament, Gerichte) und deren Kontrolle. Die öffentliche Gewalt (der Staat) soll die Allgemeininteressen (das Gemeinwohl) vertreten. Im Interesse der Allgemeinheit kann der Staat gegen den Bürger bestimmte Maßnahmen treffen. Zwischen Staat und BürgerInnen besteht daher grundsätzlich ein Über-/Unterordnungsverhältnis. Der Staat kann, etwa durch polizeiliche Maßnahmen, Bußgelder oder Strafen, die in Gesetzen aufgestellten Verhaltensregeln durchsetzen. Andererseits ist der Staat verpflichtet, BürgerInnen gesetzlich festgelegte Leistungen, z. B. Sozialhilfe, zu gewähren. Das öffentliche Recht berechtigt Hoheitsträger, etwas zu tun – etwa Geschwindig-

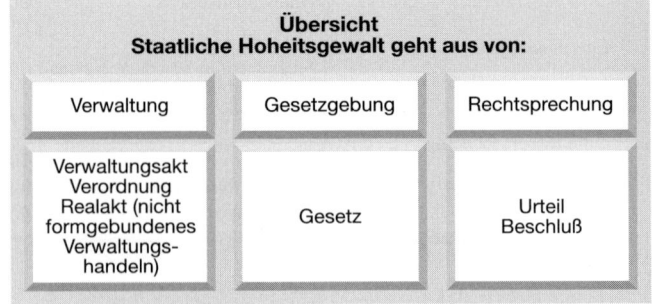

keitsbegrenzungen festzulegen – oder verpflichtet sie zu etwas – etwa Pflegegeld zu zahlen.

Neben der Unterteilung der Rechtsordnung in öffentliches Recht und Privatrecht läßt sich das Recht noch feiner in Rechtsgebiete untergliedern und systematisieren. Einen Überblick über die für die Altenpflege wichtigen Rechtsgebiete, ihren jeweiligen Regelungsbereich und wichtige Gesetze will die Übersicht „Rechtsgebiete" auf Seite 31 vermitteln.

Rechtsgebiete

① Nennen Sie „Rechtsquellen" im deutschen Recht.
② Was versteht man unter „Verwaltungsvorschriften"?
③ Worin besteht der Unterschied zwischen Delikts- und Geschäftsunfähigkeit?
④ Ist ein schwer dementiell erkrankter Mensch rechtsfähig?
⑤ Worin besteht der Unterschied zwischen öffentlichem Recht und Privatrecht?

**Wiederholungs-
fragen** ●

Literaturhinweise

Wesel: Juristische Weltkunde, Frankfurt 1994
Kreft/Münder: Soziale Arbeit und Recht, 4. Auflage, Weinheim 1994

I. Staatsbürgerkunde

Im Kapitel Staatsbürgerkunde werden knapp und eher stichwortartig lediglich die Grundlagen und Grundbegriffe des deutschen Staatsrechts, soweit sie für das Verständnis von Zusammenhängen sowie für Prüfungen von Bedeutung sind, und die Grundrechte des Grundgesetzes dargestellt.

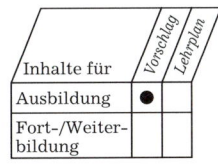

Inhalte für	Vorschlag	Lehrplan
Ausbildung	●	
Fort-/Weiter-bildung		

1. Staatsform der Bundesrepublik

Die Bundesrepublik ist ein demokratischer und sozialer Rechtsstaat (Art. 20 GG). **Staatsform**

Das Grundgesetz (GG) – die Verfassung der Bundesrepublik – enthält das Bekenntnis zur Rechtsstaatlichkeit. Ausdruck der Rechtsstaatlichkeit ist im wesentlichen: **Rechtsstaat**

▷ Bindung an Recht und Gesetz.
Die Gesetzgebung ist an die verfassungsmäßige Ordnung, Verwaltung und Rechtsprechung, an Recht und Gesetz gebunden. Sie soll nicht nur gesetzkonform, sondern auch „gerecht" handeln.

▷ Freiheit des Bürgers.
Der Rechtsstaat hat dem einzelnen Bürger einen Bereich persönlicher Freiheit zu sichern. Ausdruck der Freiheitsrechte des Bürgers sind die Grundrechte.

▷ Kontrolle der Staatsgewalt.
Durch unabhängige Gerichte soll garantiert werden, daß staatliches Handeln stets kontrolliert und auf seine Rechtmäßigkeit hin überprüft werden kann (Art. 19 Abs. 4 GG).

Alle Staatsgewalt geht vom Volke aus (Art. 20 Abs. 2 GG). Die Bundesrepublik ist eine repräsentative Demokratie, d. h. das Volk entscheidet nicht unmittelbar über politische Fragen, sondern gewähl- **Demokratie** te Volksvertreter werden „für das Volk" tätig. Wesentlicher Bestandteil des Demokratiegebotes ist das Wahlrecht. Das Volk muß in allgemeinen, unmittelbaren, gleichen, freien und geheimen Wahlen Abgeordnete für die Parlamente wählen können.

Das Demokratiegebot verlangt auch, daß wesentliche Lebensbereiche demokratisiert werden, z. B. Mitbestimmung am Arbeitsplatz, Mitwirkung der Heimbewohner.

Republik

Im Gegensatz zur Monarchie, in der ein (durch Erbfolge bestimmter) Monarch Staatsoberhaupt ist, wird in der Bundesrepublik die Stellung des Staatsoberhauptes von einem gewählten (Bundes-)Präsidenten eingenommen (Wahl durch Bundesversammlung).

Sozialstaat

Der Staat ist zur Herstellung sozialer Gerechtigkeit verpflichtet (Art. 20 Abs. 1 GG), insbesondere durch Fürsorge für Hilfsbedürftige oder sonst Benachteiligte, durch Ausgleich sozialer Gegensätze und Abbau von Abhängigkeitsverhältnissen.

Bundesstaat

Bund und Länder haben grundsätzlich gleichberechtigten Staatscharakter. Sie können für ihren jeweiligen Bereich Gesetze erlassen (Art. 70 ff. GG) und Hoheitsrechte ausüben.

Wiederholungs-fragen ●

① Welche Staatsform hat die BRD?
② Was versteht man unter Rechtsstaatlichkeit?

2. Staatsorgane

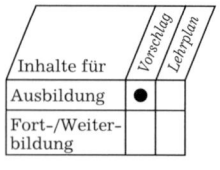

Die staatlichen Aufgaben sind auf drei verschiedene Organe verteilt – die Gesetzgebung (Parlamente), die Exekutive (Verwaltung, Regierung) und die Rechtsprechung (Gerichte). Die Organe sollen unabhängig voneinander ihre Aufgaben durchführen und sich gegenseitig kontrollieren.

Die Organe der Gesetzgebung sind die Parlamente (Bundestag, Landesparlamente). In den Art. 70 ff. GG ist festgelegt, für welche Bereiche der Bund die alleinige Gesetzgebungsbefugnis hat (Art. 73 GG), was der konkurrierenden Gesetzgebung unterfällt – hier haben die Länder die Gesetzgebungsbefugnis, solange der Bund von seinem Gesetzgebungsrecht keinen Gebrauch gemacht hat – (Art. 74 GG), und in welchen Bereichen der Bund Rahmenvorschriften erlassen kann (Art. 75 GG); im übrigen haben die Länder das Recht, Gesetze zu erlassen.

Gesetzgebung

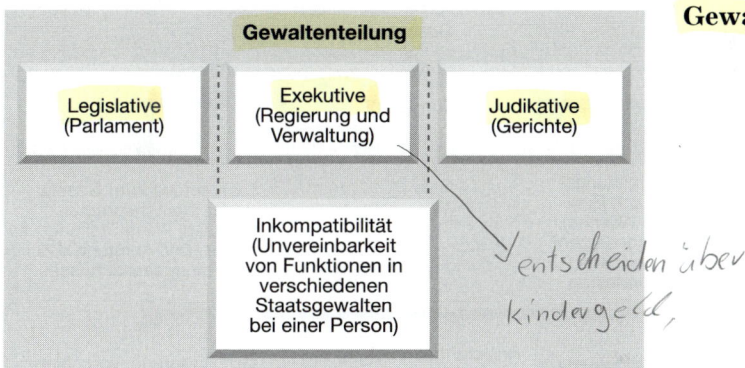

Gewaltenteilung

Das Gesetzgebungsverfahren – für Bundesgesetze – schreibt eine Beteiligung des Bundesrates vor, der die Interessen der Länder vertritt.

Bundespräsident, Bundesregierung und Landesregierungen sowie die öffentliche Verwaltung bilden die Exekutive. Aufgabe der Verwaltung ist die Ausführung von Bundes- und Landesgesetzen.

Exekutive

Die öffentliche Verwaltung als Teil der Exekutive ist in der Bundesrepublik in drei Hauptebenen untergliedert:

▷ die Verwaltung des Bundes,
▷ die Verwaltung der Länder,
▷ die Kommunalverwaltung.

Das Gesetzgebungsverfahren im Bund

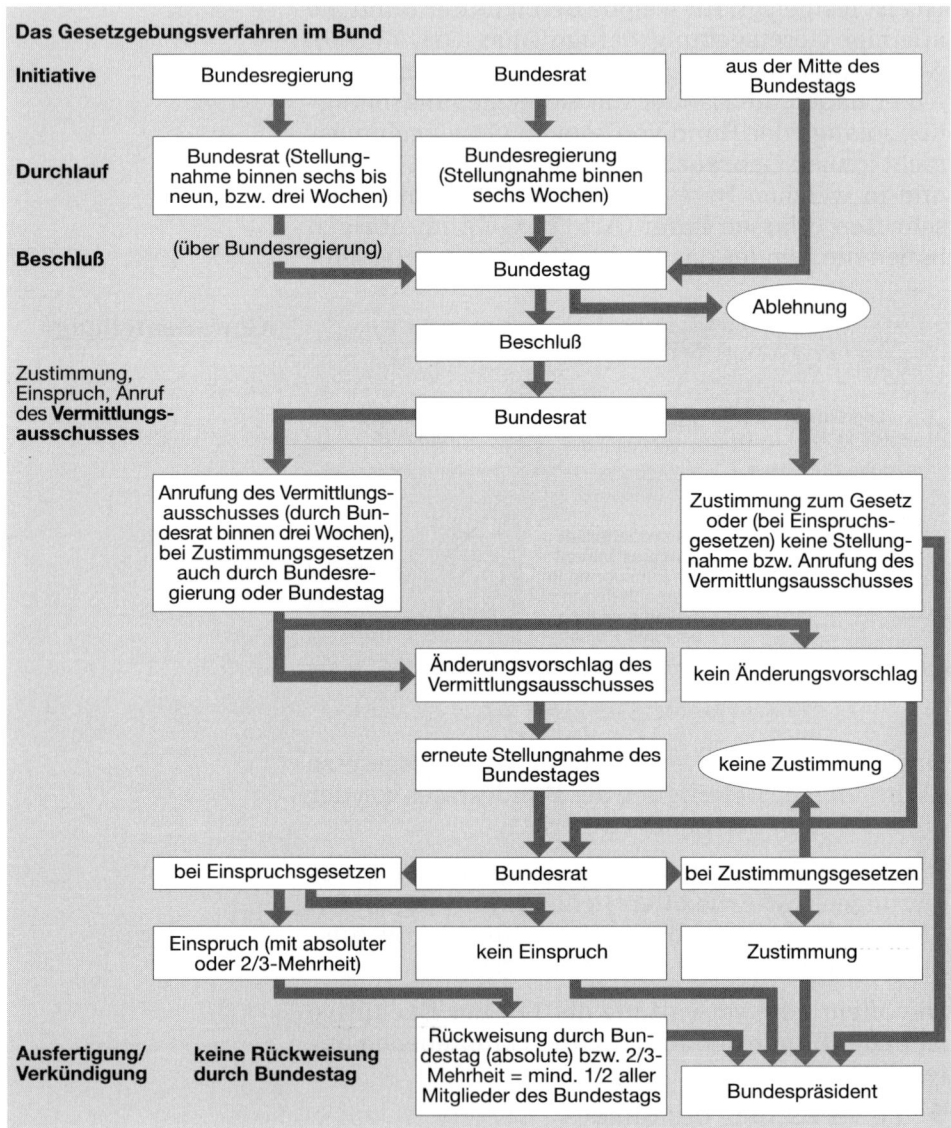

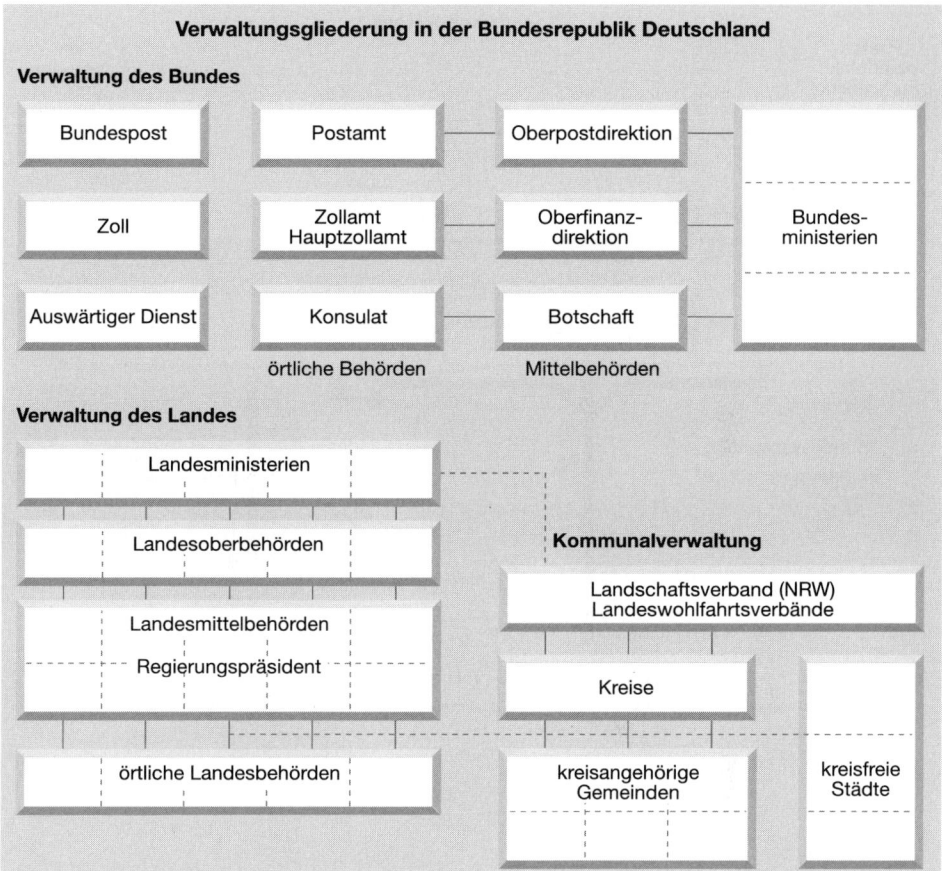

Verwaltungsgliederung in der Bundesrepublik Deutschland

Jede Verwaltungsebene hat einen genau abgegrenzten Aufgabenbereich und ist, wie die obenstehende Übersicht zeigt, in sich noch einmal gegliedert.

Die Bundesregierung und die Landesregierungen können als Teil der Exekutive in engen Grenzen auch Rechtssätze – Rechtsverordnungen – erlassen (z. B. die Rechtsverordnungen zum Heimgesetz). Hierzu muß die Exekutive besonders ermächtigt worden sein, da hierdurch die Gewaltenteilung durchbrochen wird (Art. 80 GG).

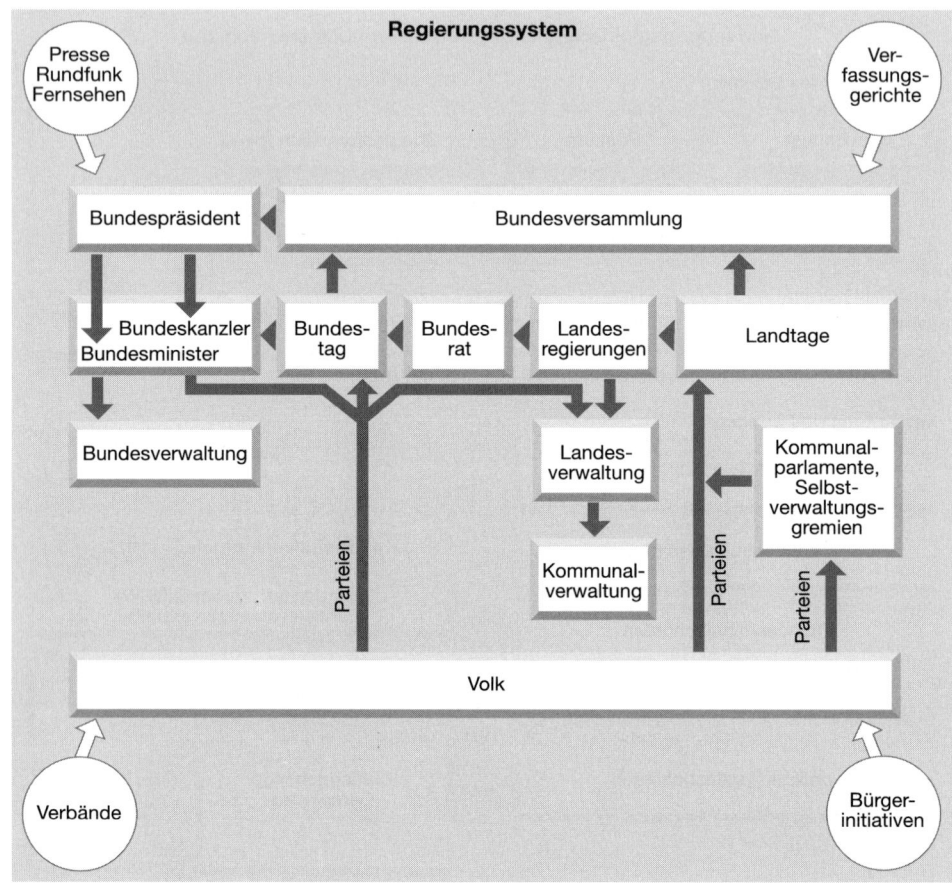

Bundespräsident

Der Bundespräsident (Art. 59 GG) vertritt die BRD nach außen hin. Er wird von der Bundesversammlung (Vertreter des Bundes- und der Landtage) gewählt (Art. 54 GG).

Die Bundesregierung wird geführt und gebildet vom Bundeskanzler, der die Richtlinien der Politik bestimmt und die Minister beruft (Art. 65 GG). In den Bundesländern werden die Regierungen je nach Landesverfassung auf unterschiedliche Weise gebildet.

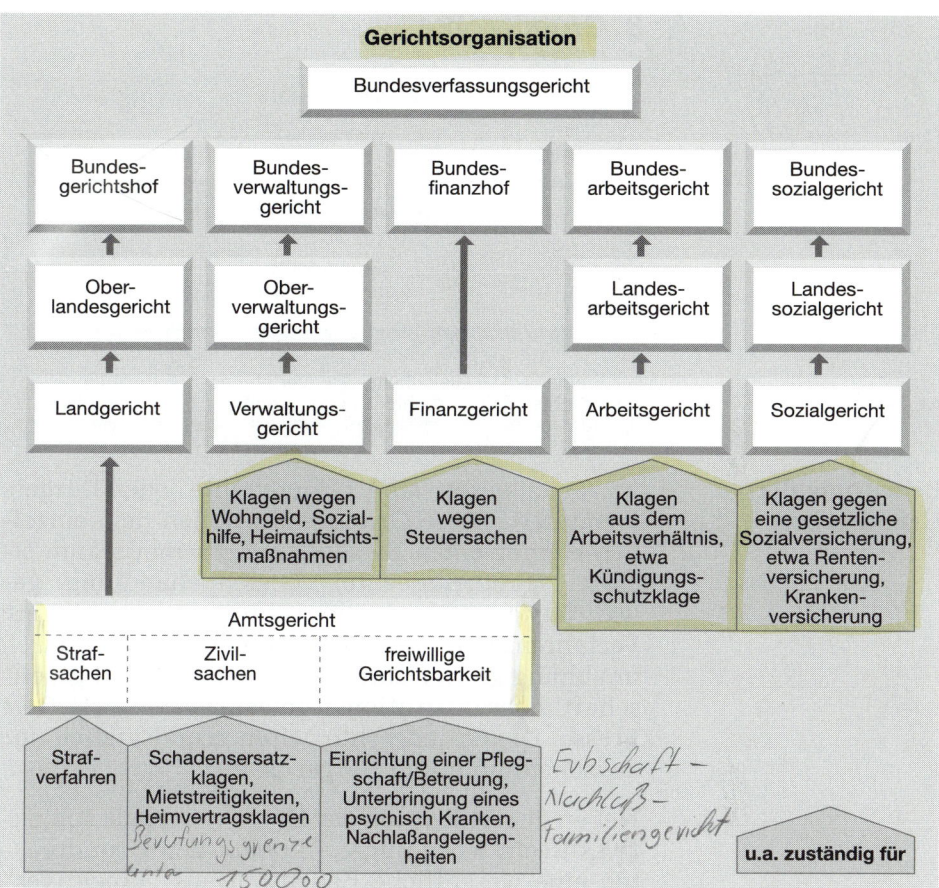

Die Entscheidung von Rechtsfragen im Streitfalle erfolgt durch die Gerichte.

Die Rechtsprechung ist in ein System unterschiedlicher Gerichtszweige und Instanzen gegliedert.

Rechtsprechung

① Was versteht man unter Gewaltenteilung?
② Welche Behörde nimmt in Ihrem Bundesland die Prüfung zum staatlich anerkannten Altenpfleger ab? Ordnen Sie die Behörde in das Schema zur Verwaltungsgliederung ein!
③ Kann die Exekutive Rechtssätze erlassen?
④ Welche unterschiedlichen Gerichtszweige gibt es?

**Wiederholungs-
fragen** ●

41

3. Grundrechte

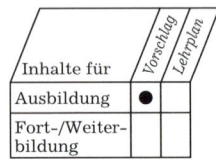

Inhalte für	*Vorschlag*	*Lehrplan*
Ausbildung	●	
Fort-/Weiter-bildung		

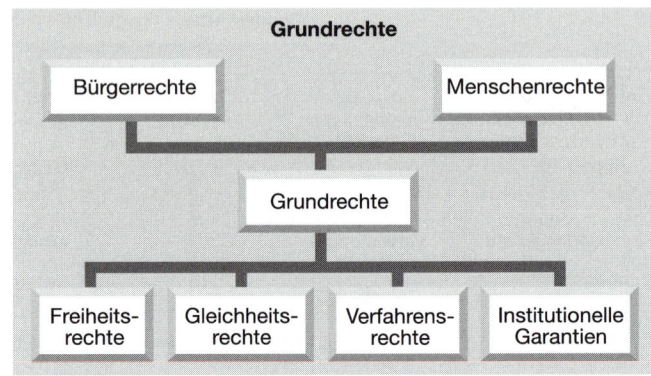

Bedeutung der Grundrechte

Im Grundgesetz sind Grundrechte jedes Bürgers formuliert. Diese Grundrechte sollen dem einzelnen Bürger einen persönlichen Freiheitsraum sichern (Freiheitsrechte), Gleichbehandlung gewährleisten (Gleichheitsrechte) und bestimmte Verfahrensrechte garantieren (Rechtsschutz durch unabhängige Gerichte) sowie den Bestand gesellschaftlicher Institutionen gewährleisten, z. B. freie Presse. Die Grundrechte gelten grundsätzlich nur zwischen Staat und Bürger (s. u.).

Neben der Bedeutung der Grundrechte als subjektives Recht jedes Bürgers kommt den Grundrechten eine wesentliche Bedeutung als „objektives" Recht zu: Gesetze, Urteile und Verwaltungshandeln, die im Widerspruch zu Grundrechten stehen, sind rechtswidrig.

Menschenwürde

Schutz der Menschenwürde (Art. 1 GG)
Art. 1 GG schützt den Menschen als eigenverantwortliche Persönlichkeit und gebietet Achtung vor jedwedem Menschen, unabhängig von seiner Lebenssituation und seinen geistigen und körperlichen Fähigkeiten. Der Schutz der Menschenwürde beinhaltet den Schutz vor Vernichtung und gänzlicher Abhängigkeit. Bei dem Schutz der Menschenwürde handelt es sich nicht um ein Grund-

recht, sondern um eine verbindliche anthropologische Orientierung für die in Art. 2 ff. GG folgenden Grundrechte.

> „Im alltäglichen pflegerischen Handeln bedeutet die Respektierung der Menschenwürde nichts anderes als die Einhaltung der in unserem Kulturkreis üblichen Verhaltensregeln für die Anrede, den Schutz der Intim- und Privatsphäre und die Respektierung des ‚Eigensinns' der Bewohner/innen." (Braun/Halisch, S. 12)

Recht auf freie Entfaltung der Persönlichkeit (Art. 2 Abs. 1 GG)

Wichtige Grundrechte

Aus Art. 2 Abs. 1 GG wird ein Anspruch auf freie Arztwahl abgeleitet[1]. Die zwangsweise Unterbringung alter Menschen in Altenheimen durch die „Fürsorgebehörde" wurde als Verstoß gegen Art. 2 Abs. 1 GG angesehen[2].

Das Recht auf freie Entfaltung soll dem einzelnen Bürger einen autonomen Bereich privater Lebensgestaltung sichern.

Freie Entfaltung der Persönlichkeit

> Die Forderung, sich an den Bedürfnissen und Gewohnheiten zu orientieren und Pflege als Unterstützung zur Erlangung größtmöglicher Selbstbestimmung der Bewohner/innen zu verstehen, ist in der Altenpflege elementar." (Braun/Halisch, S. 13)

Freiheit der Person (Art. 2 Abs. 2 GG)

Freiheit der Person

Das Recht auf Freiheit der Person schützt vor Beschränkung in der körperlichen Bewegungsfreiheit. Art. 2 Abs. 2 GG garantiert das Recht, einen beliebigen Ort aufzusuchen und sich dort aufzuhalten. Die Einschränkung der Bewegungsfreiheit ist nur auf Grund eines Gesetzes möglich. Über die Zulässigkeit und die Fortdauer von Freiheitsentziehungen hat allein der Richter zu entscheiden (Art. 104 GG).

---

[1] Vgl. v. Münch/Niemöhlmann Art. 2 Rz 19; BVerfGE 16, S. 303.
[2] Vgl. v. Münch a.a.O.

Gleichheitsgrundsatz

Gleichheitsgrundsatz (Art. 3 GG)

Art. 3 GG verbietet eine ungerechtfertigte Ungleichbehandlung. Niemand darf wegen seines Geschlechts, seiner Abstammung, seiner Rasse, seiner Sprache, seiner Heimat und Herkunft, seines Glaubens, seiner religiösen oder politischen Anschauungen und seiner Behinderung benachteiligt oder bevorzugt werden. Durch die 1994 vorgenommene Grundgesetzänderung wurde der Staat zur Förderung der tatsächlichen Durchsetzung der Gleichberechtigung von Männern und Frauen verpflichtet, Art. 3 Abs. 2 S. 2 GG.

Verstoß: Geringere Entlohnung von Frauen unter Hinweis auf die zu ihren Gunsten geltenden Schutzgesetze[3].

Vereinigungs- und Koalitionsfreiheit

Vereinigungs- und Koalitionsfreiheit (Art. 9 GG)

Art. 9 GG schützt die Freiheit, Vereinigungen zu bilden. Insbesondere wird der Zusammenschluß von Arbeitnehmern in Gewerkschaften gewährleistet.

Briefgeheimnis

Brief-, Post- und Fernmeldegeheimnis (Art. 10 GG)

Jede schriftliche Nachricht von Person zu Person, d. h. neben Briefen auch Telegramme, Postkarten, Drucksachen, Postwurfsendungen, unterliegt dem Briefgeheimnis. In gleicher Weise geschützt ist der ungestörte Postverkehr mitsamt der direkten Zustellung der Post an den Empfänger. Verstoß: Abgabe der Post für BewohnerInnen in Altenwohnheimen und Altenheimen an Heimmitarbeiter[4].

Wohnung

Unverletzlichkeit der Wohnung (Art. 13 GG)

Sinn des Art. 13 ist der Schutz eines räumlichen Bereichs, in dem der einzelne ungestört und unbeobachtet tun und lassen darf, was ihm beliebt[5].

---

[3] BAGE 1, S. 258.
[4] Vgl. Klie, Altenpflege 1990, S. 302 ff.
[5] v. Münch/Pappermann Art. 13 Rz 1.

„Unverletzlich" sind nicht nur Wohnungen im engeren Sinn, sondern auch Hotelzimmer, Gästezimmer, Büroräume und in jedem Fall auch: die Zimmer von BewohnerInnen in Alten- und Pflegeheimen[6].

① Worin liegt die Bedeutung der Grundrechte?
② Nennen Sie einige wichtige Grundrechte!

> **Wiederholungs-
> fragen** ●

4. Exkurs: Grundrechtsgeltung in Heimen

Grundsätzlich gelten die Grundrechte nur zwischen Staat und Bürger. Der Staat hat die Rechte des Bürgers zu respektieren und darf sie nicht unverhältnismäßig einschränken, dazu die Beispiele oben. Zwischen Bürgern haben Grundrechte grundsätzlich keine unmittelbare Geltung. So kann die Tochter von ihren Eltern nicht unter Hinweis auf Art. 3 GG – Gleichbehandlung – die gleiche finanzielle Unterstützung während der Ausbildung verlangen, wie sie ihrem Bruder großzügig gewährt wird. Ebensowenig kann der verlassene Ehemann seiner abtrünnigen Ehefrau die neue Liaison mit Hinweis auf Art. 6 GG – Schutz der Ehe – verbieten oder ein Arbeitsloser ein Recht auf Einstellung bei VW aus Art. 3 GG oder Art. 12 – Berufsfreiheit – ableiten. Sie alle sind auf die allgemeinen Zivil- oder Strafgesetze verwiesen.

> **Fall 1:**
> In einer Heimordnung wird dem Heimpersonal das Recht eingeräumt, jederzeit die Zimmer und Wohnungen der Bewohner zu betreten.

In Heimen öffentlicher Träger gelten die Grundrechte unmittelbar: alle staatliche Gewalt ist an die Verfassung und damit an die Grundrechte gebun-

---

[6] Dahlem/Giese/Igl/Klie, Das Heimgesetz – Kommentar, § 9 Rz 17.

den, eine Bestimmung wie im *Fall 1* wäre wegen Verstoß gegen Art. 13 GG (Unverletzlichkeit der Wohnung) nichtig.

In gewerblichen und gemeinnützigen Heimen gelten Grundrechte zum Schutz der Bewohner nicht unmittelbar. Soweit aber die Gesetze zum Schutz der Bewohner nicht ausreichen (Heimgesetz, Strafgesetzbuch etc.), können Grundrechte dennoch Geltung erlangen. Durch die soziale und bisweilen auch wirtschaftliche Abhängigkeit von pflege- und hilfsbedürftigen Bewohnern befinden sich Heime (Träger, Leitung, Personal) in einer besonderen Machtstellung, die generell geeignet ist, Rechte von Bewohnern über Gebühr einzuschränken. In dieser Situation – insbesondere, da sich der Machtmißbrauch nicht selten realisiert – ist der Gesetzgeber aufgerufen, den Grundrechtsschutz der Heimbewohner sicherzustellen[1]. Dies ist – auch durch das HeimG – nicht in ausreichendem Maß geschehen. Deshalb ist im einzelnen z. B. zur rechtlichen Beurteilung von Heimordnungen und Heimverträgen auch in privaten Heimen auf Grundrechte zurückzugreifen[2].

Grundrechtsverstöße im Heim

▷ Jederzeitiges Eintrittsrecht in Altenheimzimmer, s. Fall 1; Art. 13 GG

▷ Überwachung der Bewohner im Zimmer durch Monitor, Art. 1 i. V. m. Art. 2 Abs. 1 GG

▷ einengende, kurze Besuchszeiten, Art. 2 Abs. 1, Art. 6 GG

▷ Ausgehverbot, Art. 2 Abs. 1 GG

▷ Verbot, Gäste zu beherbergen (im Altenheim), Art. 2 Abs. 1 GG

---

[1] Krause DJT 1978. Bd. E, S. 115; allg. Starck JuS 1981, S. 244.
[2] so im Ergebnis: Schmidt-Elsen DJT 1978 Bd. N, S. 13; a. A. Krause, a.a.O. S. 113, lgl NDV 1979, S. 225.

▷ Verbot, Kleintiere und Zierfische im Alten- und Altenwohnheim zu halten, Art. 2 Abs. 1 GG[3]

▷ Heimverträge, in denen die pauschale Einwilligung in Fixierungsmaßnahmen im „Bedarfsfall" verlangt wird, Art. 2 Abs. 2, Art. 104 GG[4] oder dem Heim ein „Verlegungsrecht" zusteht[5].

① Gelten Grundrechte auch unmittelbar zwischen Bürgern?
② Gelten Grundrechte in Heimen?

| Wiederholungs-fragen | ● |

5. Europäische Union

Fall 2:
Die teilzeitbeschäftigte Hausfrau Marianne, die in einer Sozialstation jobbt, verlangt Urlaubsgeld und Zeitzuschläge ebenso wie ihre Vollzeit-Kolleginnen und beruft sich dabei auf das Frauendiskriminierungsverbot aus Art. 119 EWG Vertrag[6].

Inhalte für	*Vorschlag*	*Lehrplan*
Ausbildung	●	
Fort-/Weiterbildung		

Die Bedeutung der Europäischen Union in wirtschaftlicher und politischer Hinsicht wächst. Nicht nur die sogenannte „Migration" von ArbeitnehmerInnen nimmt zu, auch Rentner verbringen ihren Lebensabend z. T. im europäischen Ausland. Die Rechtsnormen und die Ausbildungskonzepte werden einander immer ähnlicher, und die europäischen Institutionen gewinnen bis in den Alltag der Pflege hinein an Bedeutung. Von daher ist es wichtig, die wichtigsten Institutionen der Europäischen Union zu kennen.

Der Europäische Rat ist das höchste Gremium der Europäischen Union. Er setzt sich aus den Regierungschefs der Mitglieder zusammen und tagt ein- bis zweimal pro Jahr. Die Präsidentschaft im Rat wird turnusmäßig jährlich gewechselt. Der Eu-

Europäischer Rat

---

[3] Vgl. LG Köln MDR 1957, S. 614.
[4] s. S. 157.
[5] LG Düsseldorf Urt. v. 12. 9. 1990 Az 120 132/90.
[6] vgl. Köbl, Frau und Beruf, München 1995, S. 32 ff.

ropäische Rat tagt zumeist in dem Land, das die Präsidentschaft innehat. Der Europäische Rat entscheidet über die Rahmenbedingungen und über Fragen der Außen- und Sicherheitspolitik der Europäischen Union.

Ministerrat

Der Ministerrat ist mit je einem weisungsgebundenen Fachminister aus den Mitgliedsländern besetzt. Zusammen mit der Kommission ist er an der Gesetzgebung der Europäischen Union beteiligt und entscheidet durch Mehrheitsbeschluß über die Annahme von Verordnungen und Gesetzen, ver-

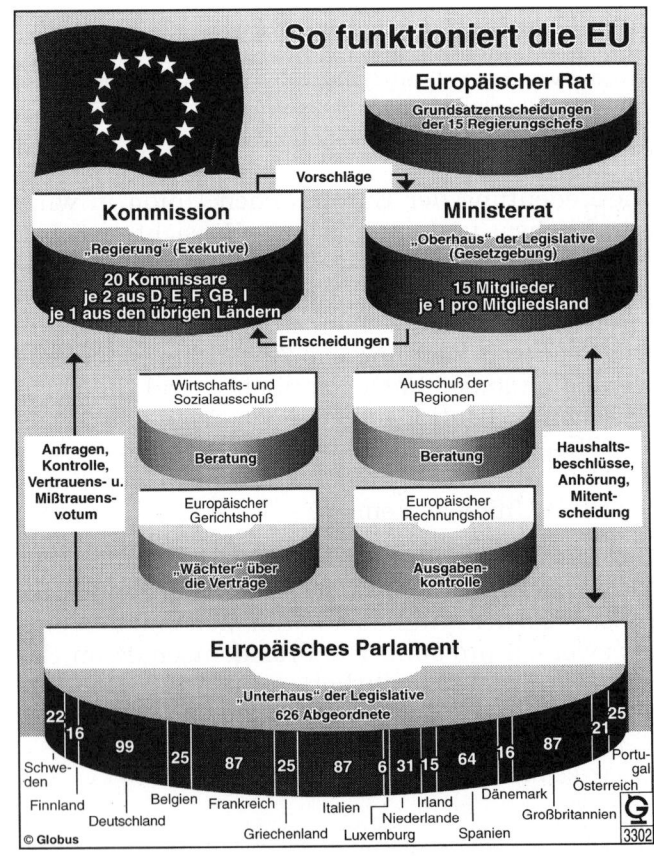

48

gleichbar mit nationalen Parlamenten, mit Sitz in Brüssel.

Die Kommission ist die Exekutive der Europäischen Union. Sie setzt sich aus unabhängigen Kommissaren zusammen, deren Anteil sich aus vorstehender Übersicht ergibt. Die Kommissionsmitglieder werden für vier Jahre von den nationalen Regierungen ernannt. Die Kommission hat ein Vorschlags- und Initiativrecht für die Gesetzes- und Verordnungsvorschläge und steht den europäischen Behörden als oberstes Gremium (vergleichbar einer Regierung) vor. Sitz in Brüssel.

Europäische Kommission

Das Europäische Parlament setzt sich aus Abgeordneten aller Mitgliedsstaaten zusammen, die für fünf Jahre gewählt werden. Das Wahlverfahren ist in den Mitgliedsländern noch unterschiedlich. Hauptaufgabe des Europäischen Parlaments ist die Kontrolle der Kommission, die sie mit 2/3 ihrer Stimmen zum Rücktritt zwingen kann. Wichtigstes Recht ist ihre Mitbestimmung in Haushaltsfragen. Sitz in Straßburg.

Europäisches Parlament

Die Aufgabe des Europäischen Gerichtshofs ist es, Streitfälle bei der Auslegung und Ausführung von Richtlinien und Verordnungen der Europäischen Union zu klären. Er ist sowohl zuständig für Streitfälle zwischen den Mitgliedsstaaten als auch für Klagen von Bürgern wegen Verletzungen europäischer Rechtsnormen, so in *Fall 2*, wo der Klägerin recht gegeben und wegen der typischerweise Frauen betreffenden Teilzeitarbeit ein Anspruch auf Gleichbehandlung mit Vollzeitbeschäftigten eingeräumt wurde.

Europäischer Gerichtshof

Weitere wichtige Institutionen der Europäischen Union sind der Europäische Rechnungshof sowie die Europäische Zentralbank.

Das Konzept der Europäischen Union ist das einer politischen und wirtschaftlichen Union der europäischen Länder. In ihnen soll freier Wettbewerb gelten, der auch für den Bereich des Sozialen Konsequenzen hat: So können sich auch ausländische Unternehmungen im Bereich der Pflege und gesundheitlichen Versorgung in Deutschland beteiligen.

**Wiederholungs-
frage** ●

Nennen Sie die wichtigsten Institutionen der Europäischen Union.

II. Haftungsrecht

1. Einführung in das Haftungsrecht

Wer ist wann dafür verantwortlich, wenn eine Heimbewohnerin aus dem Bett stürzt und sich eine Oberschenkelhalsfraktur zuzieht, die Spritze nicht fachgerecht gesetzt wird und die Patientin Schmerzen erleidet, die Zahnprothese von Herrn Meier zerschellt und ersetzt werden muß?

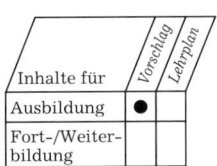

Inhalte für	Vorschlag	Lehrplan
Ausbildung	●	
Fort-/Weiter-bildung		

Diese Fragen zu beantworten, ist Aufgabe des Haftungsrechts. Allgemein gesagt geht es um die Klärung von Verantwortung. Wer trägt wann wofür Verantwortung? Juristischer gesprochen geht es beim Haftungsrecht darum, wie sich Menschen „im Rechtsverkehr" zu verhalten haben und welche Rechtsfolgen eintreten, wenn sie fehlerhaft handeln. Unter Haftung wird hier die rechtlich begründete Verpflichtung verstanden, für etwas einzustehen, z. B. für Sach- und Gesundheitsschäden oder für die Verletzung strafrechtlich geschützter Rechtsgüter, etwa der körperlichen Unversehrtheit (§ 223 StGB) oder des Eigentums (§ 242 StGB). Eine Pflegekraft hat demnach dann zu haften, wenn sie ihre Pflichten nicht oder schlecht erfüllt hat und deswegen ein Schaden eingetreten oder ein strafrechtlich geschütztes Rechtsgut verletzt worden ist.

Haftungsfragen sind im pflegerischen Alltag immer gegenwärtig: „Durfte ich die Bewohnerin fixieren?", „Darf ich als Pflegehilfskraft Injektionen vornehmen?", „Hätte ich besser aufpassen müssen, als die verwirrte Bewohnerin das Haus verlassen hat?"

Die Befürchtung, haften zu müssen, wenn etwas passiert, ist in der Altenpflege allgegenwärtig: Wer haftet, wenn Frau Müller stürzt, Herr Meier sich verirrt und Frau Lehmann aus dem Bett fällt? Mit der Berufsrolle der Pflegekräfte verbindet sich ein starkes Verantwortungsgefühl für pflegebedürftige Menschen. Verbreitet ist die Ansicht, daß ihnen

„nichts passieren" dürfe. Gerade in Heimen entwickelt sich schnell eine sog. „Sicherheitsideologie", die darauf gerichtet ist, möglichst alle Risiken der HeimbewohnerInnen auszuschließen. Der Mythos Haftung regiert dann möglicherweise im Heim und erschwert einen verantwortlichen und nüchternen Umgang mit den Risiken der Pflege. Risiken gehören zur Pflege, es gilt sie zu minimieren, Schadensfolgen zu verlagern, sie können aber niemals vollständig ausgeschlossen werden. Risiken gehören zum Leben, auch zum Leben pflegebedürftiger Menschen. Nur dann, wenn Pflegekräfte sich unverantwortlich verhalten haben, sie ihren Pflichten nicht nachgekommen sind, droht ggf. Schadensersatz, eine disziplinarische Maßnahme oder gar eine Strafe. In der Industrie spricht man heute von Risikomanagement: es geht um einen professionellen Umgang mit risikoreichen Aufgaben[1].

Jede Pflegekraft tut gut daran, die Haftungsfragen zu entmythologisieren und sie nicht allein den Vorgesetzten und juristischen Experten zu überlassen. Damit soll das Haftungsrecht nicht zum Dreh- und Angelpunkt pflegerischer Verhaltensregeln werden. Das Haftungsrecht kann helfen, Verantwortung zu klären und in dreierlei Hinsicht ein Stück Orientierungsrahmen für die pflegerische Arbeit bieten, innerhalb dessen die Arbeit allein fachlichen Gesichtspunkten unterworfen ist.

Abstecken von Verantwortungsbereichen

① Pflegekräfte werden teilweise für Dinge verantwortlich gemacht, für die sie an sich keine Verantwortung tragen bzw. ihnen keine Verantwortung übertragen werden darf.

So übernehmen gerade im Pflegeheim Pflegekräfte häufig selbständig Aufgaben, die an sich Ärzten obliegen, wie z. B. Injektionen, Katheterisieren oder auch (praktisch) Entscheidungen über die Medikation.

---

[1] vgl. Reinhart u.a. Qualitätsmanagement S. 293 ff., s. a. S. 146 ff.

Hier kann das Haftungsrecht helfen, Tätigkeitsfelder abzustecken und Verfahren zu entwickeln, die bei der Delegation ärztlicher Tätigkeiten auf Pflegepersonal die Pflegekräfte absichern und andere (z. B. Ärzte) in die Pflicht nehmen.

② In der pflegerischen Praxis sind Eingriffe in an sich geschützte Rechtsgüter der BewohnerInnen praktisch an der Tagesordnung. Nur die wenigsten Eingriffe in die Rechte Pflegebedürftiger werden haftungsrechtlich verfolgt. Das Haftungsrecht kann für die Pflegekräfte wie auch für Heimleitungen eine Möglichkeit darstellen, das eigene Verhalten unter dem Gesichtspunkt zu prüfen, inwieweit sie die Rechte der BewohnerInnen und Betreuten auch wahrnehmen und respektieren.

Rechte der Pflegebedürftigen respektieren

Insofern verlangt Haftungsrecht auch nach Zivilcourage im pflegerischen Alltag: Im Rahmen ihrer Handlungsverantwortung (jede Pflegekraft trägt für das, was sie tut und ob sie es tut, Verantwortung) haben Pflegekräfte sich gegen Pflegepraktiken zur Wehr zu setzen, die die Rechte Pflegebedürftiger tangieren; ihnen obliegt insofern eine Rechtmäßigkeitskontrolle gegenüber ihnen erteilten Aufgaben und Weisungen, § 8 BAT.

Zivilcourage

③ Schließlich kann das Haftungsrecht helfen, gerade in der Betreuung dementiell Erkrankter, pflegerische Handlungsspielräume zu erkennen und abzusichern, aber auch Widerstand zu leisten gegen Repressionsversuche und Vorwurfshaltungen, die sich vordergründiger Haftungsargumente bedienen: „Ich mache Sie dafür verantwortlich, wenn meiner Mutter etwas passiert!"

Absicherung von Handlungsspielräumen

Bei der Darstellung des Haftungsrechts werden zunächst wichtige Grundbegriffe und tangierte Rechtsgebiete vorgestellt und erklärt, bevor spezielle Haftungsfragen aus der Altenpflege im einzelnen behandelt werden. Haftungsfragen, die sich aus der Betreuung dementiell erkrankter HeimbewohnerInnen und anderer psychisch kranker älterer

Vorgehensweise

Menschen ergeben (Fixieren, Aufsichtspflichtverletzung, Vergabe von Psychopharmaka) werden im Kapitel „Recht des psychisch und dementiell Kranken" behandelt, wobei die grundlegende Einführung in diesem Kapitel Voraussetzung für das Verständnis der Ausführungen dort ist. Haftungsrechtliche Fragen beim Umgang mit Arzneimitteln finden sich im Kapitel „Gesundheitsschutzrecht", disziplinarrechtliche Fragen im Kapitel „Arbeitsrecht".

a) Rechtliche Anknüpfungspunkte

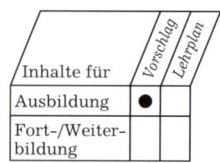

Inhalte für	*Vorschlag*	*Lehrplan*
Ausbildung	●	
Fort-/Weiter-bildung		

Fall 3:
Eine Pflegekraft verwechselt infolge Unachtsamkeit beim Vorbereiten einer Injektion zwei Ampullen. Die Injektion verursacht beim Heimbewohner schwere organische Schäden (vgl. OLG Hamburg VersR 953, 125).

Die Pflegekraft hat im *Fall 3* fehlerhaft gehandelt. Welche rechtlichen Folgen kann das für sie haben?

Zivilrechtliche Haftung

▷ *Zivilrechtliche Haftung*

Wenn der Heimbewohner, der geschädigt wurde, dazu in der Lage ist (sonst vielleicht seine Angehörigen), kann er von der Pflegekraft Schmerzensgeld (§ 847 BGB) verlangen. Darüber hinaus kann die Krankenkasse ggf. Schadensersatz für die Kosten einer erforderlichen Krankenhausbehandlung fordern (§ 823 BGB). Die Pflegekraft bzw. das Heim müssen hier einen Ausgleich für den erlittenen Schaden leisten, d. h. in der Regel Geld zahlen. Vom Geld allein wird der Bewohner zwar nicht wieder gesund, aber er hat immerhin einen „Ersatz" für den Schaden. Zahlt das Heim oder die Pflegekraft nicht, dann muß der Bewohner oder die Krankenkasse notfalls die Zivilgerichte anrufen und Klage erheben. Der Staat wird in solchen Fällen nicht von sich aus tätig, damit der geschädigte Bewohner zu seinem Recht kommt.

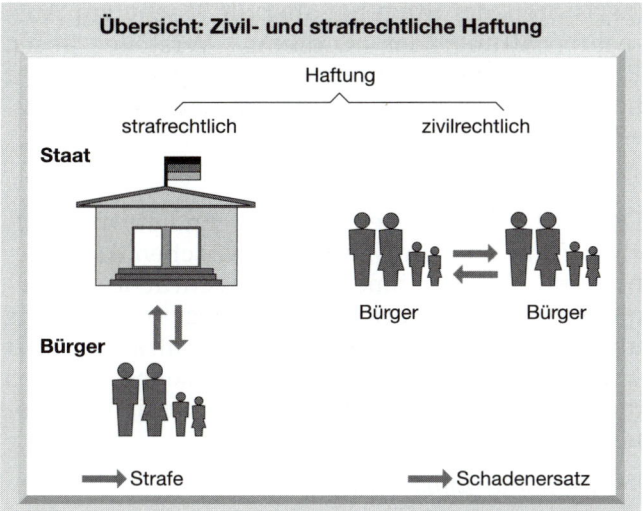

Übersicht: Zivil- und strafrechtliche Haftung

▷ *Strafrechtliche Haftung*

Nun mag der geschädigte Heimbewohner durch
den Schadensersatz in Geld wieder einigermaßen
besänftigt sein und „friedlich" im Heim leben. Die
Geschichte mit der falschen Spritze muß für die
Pflegekraft aber noch lange nicht zu Ende sein. So
kann sich die Staatsanwaltschaft melden und prüfen, ob die Pflegekraft eventuell eine Straftat begangen hat, indem sie die falsche Spritze setzte und
dadurch den Bewohner schädigte. Die Vorschriften
des Strafgesetzbuches und anderer Gesetze stellen
bestimmte Verhaltensweisen unter Strafe, z. B. die
Körperverletzung gemäß § 223 StGB. Der Staat
trifft, wenn es zur Anklage gekommen ist, durch
die Institution der Strafgerichte eine Entscheidung
über eine Bestrafung der Pflegekraft.

Ein hartes Urteil mit Geld- oder sogar Freiheitsstrafe mag gar nicht im Interesse des Bewohners
oder Geschädigten liegen. Ein solches Urteil mag
sogar die Beziehungen zwischen dem „Opfer" und
dem „Täter", dem Bewohner und der Pflegekraft

**Strafrechtliche
Haftung**

Opfer und Täter

(zer)stören, der Staat hat aber die Macht, zur Aufrechterhaltung der Ordnung Verstöße gegen Rechtsnormen zu ahnden, „damit Gerechtigkeit herrsche", der Täter bestraft und andere potentielle Täter abgeschreckt werden.

▷ *Arbeitsrechtliche Haftung*

Der *Fall 3* kann neben der zivil- und strafrechtlichen Folge auch im Verhältnis zwischen Arbeitgeber und Arbeitnehmer arbeitsrechtliche Konsequenzen haben; sei es, daß der Pflegekraft künftig untersagt wird, Spritzen zu setzen, daß sie versetzt wird oder eine Abmahnung erhält, sei es, daß sich die Pflegekraft ihrerseits weigert, künftig Injektionen zu verabreichen.

▷ *Staatshaftungsrecht*

Angenommen, der Bewohner befindet sich aufgrund gerichtlichen Beschlusses in der geschlossenen Abteilung eines Landeskrankenhauses. Er wird dort zwangsweise medizinisch behandelt, und es kommt zu dem Zwischenfall in *Fall 3*. In dieser Konstellation haftet neben der Pflegekraft möglicherweise der Staat oder die Gemeinde für den eingetretenen Schaden nach den Grundsätzen des Staatshaftungsrechts. Bei staatlich angeordneten Zwangsmaßnahmen ist der Staat für das „Wohl" des Bürgers verantwortlich und haftet bei Zwischenfällen.

Versicherungsrecht

▷ *Versicherungsrecht*

Für alle Beteiligten ist es von größter Bedeutung, ob eine Versicherung für den entstandenen Schaden eintritt, d. h. im *Fall 3* das Schmerzensgeld sowie den Schadensersatz zahlt. Andernfalls müßte das Heim oder auch die Pflegekraft mit hohen Schadensersatzforderungen rechnen, die in ungünstigen Fällen ein Leben lang eine Belastung darstellen können. Eine Betriebshaftpflichtversicherung würde im *Fall 3* die finanzielle Seite des Schadens ggf. regulieren können, eine Erleichterung für Heim und Pflegekraft (siehe S. 143 ff.).

▷ *Heimrecht*

Darüber hinaus kann das Fehlverhalten die Heimaufsicht interessieren, die bei schwerwiegenden und/oder wiederholten Pflichtverletzungen von Pflegekräften ein Beschäftigungsverbot gemäß § 13 HeimG aussprechen kann.

▷ *Berufsrecht*

Berufsrechtlich schließlich können erhebliche Pflichtverstöße zur Aberkennung der Berechtigung führen, z. B. den Titel „Staatlich anerkannte Altenpflegerin" zu tragen.

Berufsrecht

Der Zwischenfall von *Fall 3* kann unter haftungsrechtlichen Gesichtspunkten weite „Kreise" ziehen und unterschiedliche Gebiete berühren. Die folgende Übersicht soll dies nochmals verdeutlichen:

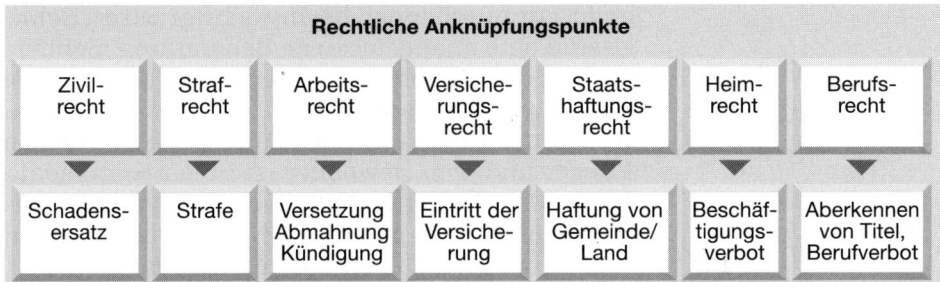

Rechtliche Anknüpfungspunkte						
Zivil-recht	Straf-recht	Arbeits-recht	Versiche-rungs-recht	Staats-haftungs-recht	Heim-recht	Berufs-recht
▼	▼	▼	▼	▼	▼	▼
Schadens-ersatz	Strafe	Versetzung Abmahnung Kündigung	Eintritt der Versiche-rung	Haftung von Gemeinde/ Land	Beschäf-tigungs-verbot	Aberkennen von Titel, Berufverbot

① Worin besteht der Unterschied zwischen zivil- und strafrechtlicher Haftung?
② Welche weiteren Rechtsgebiete sind für das Haftungsrecht u. U. von Bedeutung?

Wiederholungs-fragen ●

b) Die rechtliche Haftungsprüfung

Wer haftet wann und wofür?

Es haftet derjenige, der

▷ den **Tatbestand** einer Rechtsnorm erfüllt,
▷ dabei **rechtswidrig** handelt und
▷ dem **schuldhaftes** Verhalten vorgeworfen werden kann.

Inhalte für	Vorschlag	Lehrplan
Ausbildung	●	
Fort-/Weiter-bildung		

Fall 4:
Ein Pfleger schlägt einen Heimbewohner, nachdem dieser trotz mehrmaliger Bitten nicht im Bett liegen bleiben will.

Prüfungsfolge

Bei der Frage, wer wann haften muß, lassen die Juristen sich nicht so sehr von ihrem „gesunden Rechtsempfinden" leiten, sie gehen vielmehr nach einer bestimmten Prüfungsfolge vor. Der Jurist wird zunächst in das Gesetz sehen, nach dem Motto: „Ein Blick ins Gesetz fördert die Rechtskenntnis". Die Suche gilt einer Rechtsnorm, die auf das fehlerhafte Verhalten des Pflegers paßt.

Tatbestand und Sachverhalt

Im *Fall 4* kommt für die strafrechtliche Beurteilung § 223 StGB in Betracht: *Wer eine andere Person körperlich mißhandelt oder an der Gesundheit beschädigt, wird mit Freiheitsstrafe bis zu drei Jahren oder mit Geldstrafe bestraft.* Den Begriff „körperlich mißhandeln" legen die Juristen folgendermaßen aus: Eine üble, unangemessene Behandlung, durch die das körperliche Wohlbefinden nicht nur unerheblich beeinträchtigt wird[1]. Schläge sind eine unangemessene Behandlung, Schmerzen hat der Bewohner auch erlitten[2], damit liegen die Voraussetzungen des § 223 StGB vor, genauer gesagt: der Tatbestand ist erfüllt. Der Fall von dem Pfleger und dem Bewohner ist in der Sprache der Juristen der Sachverhalt. Der Sachverhalt wird mit dem Tatbestand eines Gesetzes zusammengebracht, man vergleicht sie miteinander und stellt fest, ob sie zueinander passen. Die Juristen nennen diesen Vorgang subsumieren (= unterordnen lat.).

Tatbestand, das ist im *Fall 4* unter strafrechtlichen Aspekten § 223 StGB. An den Tatbestand ist die Rechtsfolge: „Freiheitsstrafe bis zu drei Jahren oder Geldstrafe" geknüpft. Passen nun Sachverhalt und Tatbestand zueinander, dann hat auch der Sachverhalt die Rechtsfolge des Gesetzes. Die Pflegekraft kann bestraft werden.

Zur *zivilrechtlichen* Beurteilung des Falles kommt § 823 BGB in Betracht: *Wer das Leben, die Gesundheit, die Freiheit, das Eigentum oder ein son-*

---

[1] So: BGHStE. 25, S. 277.
[2] wobei Schmerzen nach eben Ausgeführtem nicht notwendigerweise Tatbestandsvoraussetzung sind.

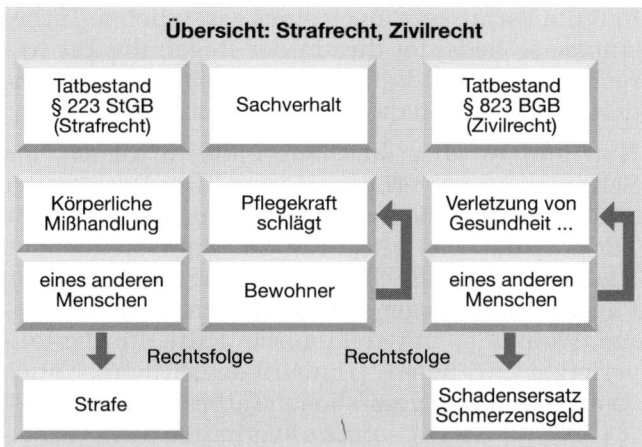

Übersicht: Strafrecht, Zivilrecht

stiges Recht eines anderen verletzt, ist dem anderen zum Ersatz des daraus entstehenden Schadens verpflichtet. Die Rechtsfolge lautet hier: Schadensersatz und/oder Schmerzensgeld (§ 847 BGB).

Arbeitsrechtlich kann *Fall 4* einen wichtigen Grund i. S. von § 621 Abs. 1 BGB darstellen, der den Arbeitgeber zur außerordentlichen, d.h. in der Regel fristlosen Kündigung des Arbeitnehmers berechtigt[3].

Fall 5:
Der Bewohner Herr A. lebt auf einer geronto-psychiatrischen Pflegestation. Er ist dabei, sich zu einer Bewohnerin in deren Bett zu legen. Die Mitbewohnerin ist völlig verängstigt und ruft um Hilfe. Nur mit Gewaltanwendung kann der Bewohner von seinem Vorhaben abgebracht werden. Dabei führt ihn der Pfleger M. im schmerzhaften „Polizeigriff" aus dem Zimmer.

Rechtswidrigkeit

Im *Fall 5* hat der Pfleger dem Bewohner Schmerzen zugefügt, ebenso wie in *Fall 4*. Der Tatbestand des § 223 StGB „körperliche Mißhandlung" ist wieder erfüllt. Kann aber der Pfleger hier zur Verantwortung gezogen werden? Erfüllt ein Sachver-

---

[3] Vgl. zu arbeitsrechtlichen Folgen in ähnlichem Fall: Böhme, Haftungsrecht, S. 84, 86.

halt die Voraussetzungen eines gesetzlichen Tatbestands, so bedeutet dies in der Regel: die Tat war rechtswidrig, der Betroffene hat fehlerhaft gehandelt. Er hat gegen die Rechtsordnung verstoßen.

Nun gibt es aber durchaus Fälle, in denen, um Schlimmeres zu verhüten, Eingriffe in Rechtsgüter anderer erforderlich sind: Die Feuerwehr tritt die Tür ein, um eine alte Frau aus dem brennenden Haus zu retten (Sachbeschädigung der Tür?), ein Passant betritt gegen den Willen eines Mieters dessen Wohnung, um telefonisch Hilfe für Unfallverletzte zu holen (Hausfriedensbruch?). Auch wenn jeweils ein gesetzlicher Tatbestand erfüllt ist (§§ 303, 123 StGB), so ist das Verhalten nicht rechtswidrig, soweit ein sog. Rechtfertigungsgrund vorliegt. Als Rechtfertigungsgrund kommen insbesondere in Betracht: Notwehr/Nothilfe und Notstand.

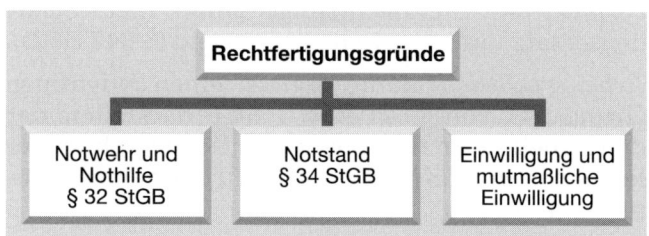

Notwehr/Nothilfe

① *Notwehr/Nothilfe, § 32 StGB*

Durch Notwehr bzw. Nothilfe ist gerechtfertigt, wer eine Tat begeht, um einen gegenwärtigen[4] rechtswidrigen Angriff von sich oder einem anderen abzuwehren, § 32 StGB. Greift ein psychotischer Patient beispielsweise von hinten einen Arzt mit einem Messer an und schlägt ein Pfleger diesen Patienten nieder, um den Arzt vor dem Angriff zu schützen, so ist der Pfleger durch Nothilfe gerechtfertigt, weil er den rechtswidrigen Angriff des

---

[4] Vgl. BGH NJW 1963, S. 40.
gegenwärtig heißt: unmittelbar bevorstehender oder andauernder Angriff

Patienten auf den Arzt abgewehrt hat. Hierbei ist jedoch davon auszugehen, daß der Pfleger dem Arzt nicht anders helfen konnte. Die „Verteidigung" hat schonend zu erfolgen.

Ähnlich ist *Fall 5* zu beurteilen. Hier hilft der Pfleger der Bewohnerin, sich von den unerwünschten Annäherungsversuchen des Bewohners A. zu befreien. Der schmerzhafte Polizeigriff mag hierdurch gerechtfertigt sein.

② *Notstand, § 34 StGB*   **Notstand**

> **Fall 6:**
> Bewohner C., zeitlich desorientiert, hat das Heim verlassen und kommt auch nach Stunden nicht wieder zurück. Er benötigt dringend Insulin, andernfalls drohen ernste Gesundheitsgefahren. Das Heim benachrichtigt aus diesem Grunde die Polizei.

In *Fall 6* hat das Heim die Schweigepflicht aus § 203 StGB verletzt. Das Verhalten der Mitarbeiter des Heims ist aber durch Notstand gerechtfertigt, da der Gefahr, daß der Bewohner – ohne daß es ihm bewußt gewesen wäre – sich in Lebensgefahr befand, durch Benachrichtigung der Polizei begegnet werden konnte.

Bei der Frage, ob eine Handlung durch „Notstand" gerechtfertigt ist, ist zu prüfen, ob

▷ die Gefahr nicht anders abwendbar ist,

▷ das durch die Handlung geschützte Rechtsgut – in *Fall 6* Leben und Gesundheit – gegenüber dem verletzten Rechtsgut – hier: persönlicher Geheimnisbereich – in der konkreten Situation von der Wertung her höher zu veranschlagen ist,

▷ der Grad der drohenden Gefahr erheblich ist,

▷ die Handlung angemessen ist.

Eine wichtige Fallgruppe des rechtfertigenden Notstands stellen die Fixierungen von verwirrten Heimbewohnern zur Abwendung von Selbst- und Fremdgefährdung dar (s. S. 159 ff.)

61

**Pflichten-
kollision**

Fall 7:
Die Nachtwache ist allein auf der Station. Kurz aufeinander folgend klingelt es in zwei Zimmern. In Zimmer 6 ist Frau B. aus dem Bett gestürzt, in Zimmer 9 erleidet Herr X einen Herzanfall. Die Nachtwache kann nur einem zur Zeit helfen und entscheidet sich für Herrn X.

Einen Unterfall des rechtfertigenden Notstandes stellt die rechtfertigende Pflichtenkollision dar. Sie liegt vor, wenn jemand eine ihm obliegende Pflicht nur auf Kosten einer ihm gleichfalls obliegenden Pflicht erfüllen kann. In *Fall 7* kann die Nachtwache nicht beiden zugleich helfen, ihrer Pflicht gegenüber Frau B. kommt sie nicht nach.

Einwilligung

③ *Einwilligung*

Die Rechtswidrigkeit einer Tat kann weiterhin dadurch entfallen, daß das „Opfer" in die Rechtsgutverletzung eingewilligt hat, etwa in die Verabreichung einer Spritze (s. hierzu S. 88 f.).

Schuld

Fall 8:
Herr M., 86 Jahre alt, lebt im Pflegeheim Burgfrieden. Er ist ein hilfsbereiter und (an sich) sehr liebenswerter Bewohner. Er hat nur einen Tick: In Phasen von Verwirrtheitszuständen fängt er das Sammeln an. Neulich ging er abends in die Zimmer der Mitbewohner und sammelte alle Zahnprothesen ein. Die diensthabende Schwester hatte dies nicht rechtzeitig bemerkt. Nicht alle Zahnprothesen konnten später den „Trägern" zugeordnet werden, trotz mühevoller „Anproben".[5]

In *Fall 8* mußten für eine Reihe von BewohnerInnen neue Zahnprothesen angefertigt werden. Muß Herr M. zahlen?

Vorwerfbarkeit

Zunächst einmal: Den Tatbestand des § 823 BGB hat Herr M. erfüllt: Er hat zwar nicht Eigentum zerstört, aber doch unbrauchbar gemacht, und das wird juristisch in diesem Fall gleich bewertet.

---

[5] Entsprechender Fall ist tatsächlich vorgekommen, in Schweden werden inzwischen alle Zahnprothesen mit persönlicher Kennziffer versehen.

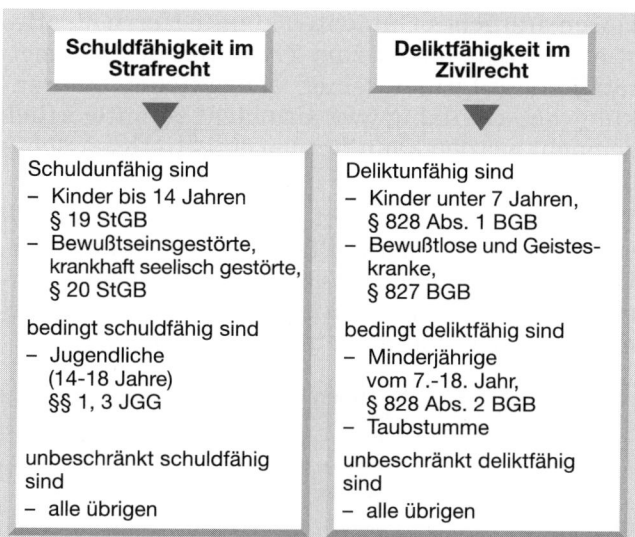

Schuldfähigkeit im Strafrecht	Deliktfähigkeit im Zivilrecht
Schuldunfähig sind – Kinder bis 14 Jahren § 19 StGB – Bewußtseinsgestörte, krankhaft seelisch gestörte, § 20 StGB	Deliktunfähig sind – Kinder unter 7 Jahren, § 828 Abs. 1 BGB – Bewußtlose und Geisteskranke, § 827 BGB
bedingt schuldfähig sind – Jugendliche (14-18 Jahre) §§ 1, 3 JGG	bedingt deliktfähig sind – Minderjährige vom 7.-18. Jahr, § 828 Abs. 2 BGB – Taubstumme
unbeschränkt schuldfähig sind – alle übrigen	unbeschränkt deliktfähig sind – alle übrigen

Auch steht ihm kein Rechtfertigungsgrund zur Seite: Er hat weder im Notstand noch in Notwehr gehandelt, und einverstanden waren die Bewohner auch nicht mit der Sammelaktion. Auch wenn die Rechtsordnung dieses Verhalten nicht zuläßt, muß hier gefragt werden, ob Herr M. sich anders verhalten konnte. Kann er zur Verantwortung gezogen werden?

Die Juristen fragen: War er überhaupt schuld- bzw. deliktfähig? War er in der Lage, das Unrecht seines Tuns einzusehen, oder stehen dem seine Verwirrtheitszustände entgegen? Die Frage der Delikt- bzw. Schuldfähigkeit ist im Zivil- und Strafrecht unterschiedlich zu beurteilen. Der Begriff Schuldfähigkeit wird im Strafrecht, der der Deliktfähigkeit (s. S. 28) im Zivilrecht verwendet.

Schuldfähigkeit

Im *Fall 8* könnte § 827 BGB „einschlägig" sein: *„Wer in einem die freie Willensbestimmung ausschließenden Zustand krankhafter Störung der Geistestätigkeit einem anderen einen Schaden zufügt, ist für den Schaden nicht verantwortlich."*

Durch ärztliches Gutachten könnte Herrn M. attestiert werden, daß er zum Zeitpunkt der Sammeltätigkeit aufgrund seiner dementiellen Erkrankung deliktunfähig war, also nicht verantwortlich gemacht werden kann für den eingetretenen Schaden.

Schuldformen

Wird die Schuldfähigkeit jedoch bejaht, dann gilt es zu prüfen, ob im jeweiligen Fall schuldhaft, d. h. vorwerfbar, gehandelt wurde. Es wird hier zwischen Vorsatz und Fahrlässigkeit als Schuldformen oder Schuldgraden unterschieden.

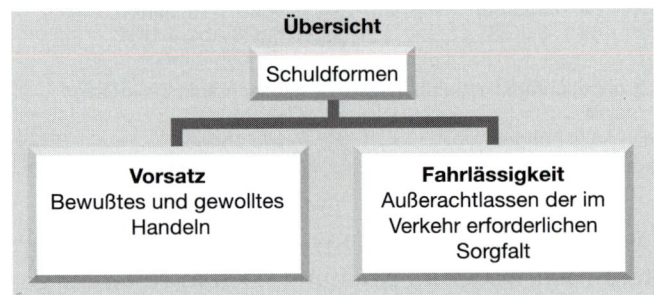

Übersicht

Schuldformen

Vorsatz	**Fahrlässigkeit**
Bewußtes und gewolltes Handeln	Außerachtlassen der im Verkehr erforderlichen Sorgfalt

Vorsatz

Fall 9:
Bewohnerin P. weigert sich fortan, abends Schlafmittel zu nehmen, die ihr ärztlich verordnet wurden. Um der ärztlichen Verordnung nachzukommen, mischt der Koch auf Bitte der Stationsleitung die Tropfen in die abendliche Milchsuppe.[6]

Vorsätzlich handelt, wer mit Wissen und Wollen einen Tatbestand erfüllt. Im *Fall 9* gibt die Altenpflegekraft der Bewohnerin bewußt und willentlich die abgelehnten Medikamente. Damit macht sich der Koch einer vorsätzlichen Körperverletzung gemäß § 223 StGB strafbar, da grundsätzlich jede Verabreichung von Medikamenten gegen den Willen von Patienten juristisch als Körperverletzung zu werten ist (s. S. 88 f.).

[6] Aktenkundiger Fall an der Arbeit der Heimaufsicht in Baden-Württemberg, 1994, der Koch hatte einen regelrechten Medikamentenplan für die BewohnerInnen.

Fall 10:
Einer Altenpflegeschülerin wird im ersten Praktikum die Dekubitusbehandlung bei Bewohnerin M. übertragen. Sie trägt auf gesunde Haut bei leichten Druckstellen Vibrolan® auf – mit der Folge, daß die Haut pergamentartig wird und schließlich reißt. Die Altenpflegeschülerin kannte die Wirkung von Vibrolan® nicht.

Fahrlässigkeit

Die Schülerin hat bei der Bewohnerin rechtswidrig eine Körperverletzung verursacht. Auch wenn die Bewohnerin in die Dekubitusbehandlung eingewilligt hat, so doch nur in eine ordnungsgemäße und schon gar nicht fehlerhafte Pflege (s. hierzu S. 115 ff.). Die Schülerin wird aber sagen: „Das wollte ich nicht." Hat sie dennoch schuldhaft gehandelt? Schuldhaft kann man nicht nur vorsätzlich, d. h. mit Wissen und Wollen, sondern auch fahrlässig handeln. Dabei ist zu beachten, daß im Strafrecht und im Zivilrecht ein unterschiedlicher Fahrlässigkeitsbegriff gilt.

Im Zivilrecht wird zur Beurteilung der Fahrlässigkeit auf einen objektiven Maßstab abgestellt. Das bedeutet, daß in bezug auf die Sorgfalt einer Pflegekraft die Gewissenhaftigkeit einer „Durchschnittspflegekraft" als Maßstab herangezogen wird. Anders gesagt: Die Pflegekraft haftet für die „Außerachtlassung der im Verkehr erforderlichen Sorgfalt", § 276 BGB, unabhängig von ihren persönlichen Fertigkeiten und Eigenschaften. Was kann man von einer ausgebildeten Pflegekraft erwarten?

Objektiver Maßstab

Demgegenüber gilt im Strafrecht ein subjektiver Maßstab. Hier handelt fahrlässig, wer die Sorgfalt außer acht läßt, zu der er nach den Umständen und seinen persönlichen Verhältnissen verpflichtet und fähig ist, und deshalb nicht erkennt, daß er eine Straftat verwirklichen kann oder, obwohl er dies für möglich hält, darauf vertraut, daß es nicht geschehen werde[7].

Subjektiver Maßstab

---

[7] Vgl. RGSt 56, S. 249.

Im Strafrecht muß demzufolge die konkrete Situation berücksichtigt werden. Weiterhin sind individuelle Umstände, wie körperliche Einschränkungen, Konzentrationsfähigkeit oder Kenntnisse zu berücksichtigen. Bezogen auf *Fall 10* wird man der Schülerin ein fahrlässiges strafbares Verhalten nicht nachweisen können, wenn sie in Dekubitusbehandlung nicht unterwiesen war. Hier kann aber die Vorgesetzten ein strafrechtlicher Schuldvorwurf treffen. Zivilrechtlich hingegen wäre von einer Haftung der Schülerin, in jedem Fall aber von ausgebildeten Pflegekräften auszugehen, auch wenn sie in der Pflege von Dekubituspatienten nicht Bescheid wissen, da eine Pflegekraft immer fahrlässig handelt, wenn sie so eindeutige Pflegefehler begeht wie im vorliegenden Fall. Eine Pflegekraft kann zwar einen Schaden verursacht haben, für diesen Schaden auch zivilrechtlich ersatzpflichtig sein, sie ist aber nicht zwangsläufig auch unter strafrechtlichen Gesichtspunkten verantwortlich.

Abstufungen der Fahrlässigkeit

Bei der Fahrlässigkeit werden verschiedene Abstufungen unterschieden:

▷ leichte Fahrlässigkeit,
▷ normale Fahrlässigkeit,
▷ grobe Fahrlässigkeit.

Im Strafrecht ist die Unterscheidung bei der Strafzumessung von Bedeutung. In anderen Rechtsgebieten gibt es Haftungsbeschränkungen auf Vorsatz und grobe Fahrlässigkeit, z. B. bei Haftpflichtversicherungen (s. S. 143 ff.), bei der Geschäftsführung ohne Auftrag (s. S. 117 ff.) sowie bei Arbeitsunfällen (§ 640 RVO).

Grobe Fahrlässigkeit, an die bestimmte rechtliche Folgen geknüpft werden, liegt vor, wenn die einfachsten und nächstliegenden Überlegungen nicht angestellt werden und die der Sachlage entsprechende, besonders gebotene Sorgfalt außer acht gelassen wird[8], d. h., wenn der Handelnde das nicht beachtet, was „jedermann einleuchten müßte". In der Fachpflege gilt als grobfahrlässig, wenn eine Pflegekraft den „allgemein anerkannten Stand" der Pflege nicht beachtet.

Beispiele:

▷ schnelles Spritzen von Valium i. v.[9],

▷ Pflegedienstleitung duldet, daß jede Pflegekraft ohne weiteres ärztliche Verrichtungen durchführt[10],

▷ dekubitusgefährdeter Bewohner wird stundenlang im eingenäßten Bett liegengelassen.

▷ Heimleitung duldet richterlich nicht genehmigte Fixierungen.

① Wie lautet die juristische Prüfungsfolge bei Haftungsfällen?
② Was ist der Unterschied zwischen Sachverhalt und Tatbestand?
③ Nennen Sie zwei Rechtfertigungsgründe!
④ Was versteht man unter „grober Fahrlässigkeit"?

> **Wiederholungs-
> fragen** ●

c) Grundzüge der strafrechtlichen Haftung

(1) Grundsätze

Auf einige strafrechtliche Besonderheiten bei Haftungsfragen soll im folgenden stichwortartig hingewiesen werden:

Im Strafrecht haftet jeder für sein eigenes Verschulden. Macht eine Pflegekraft Fehler und wird sie strafrechtlich zur Verantwortung gezogen, so hat sie die verhängte Strafe selbst zu tragen. Weder Vorgesetzte – der Arzt – noch eine Versicherung können sie ihr abnehmen.

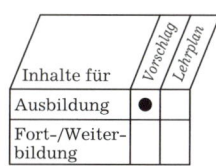

Eine Tat kann nur bestraft werden, wenn die Strafbarkeit im Gesetz bestimmt war, bevor die Tat begangen wurde, § 1 StGB.

**Keine Strafe
ohne Gesetz**

---

[8] So in BAG AP 19 zu § 611 BGB.
[9] Vgl. Böhme, Haftungsrecht, S. 34.
[10] BGH NJW 1979, S. 1935 f.

Strafverfolgung

Fall 11:
Der Bewohner in *Fall 3* (siehe S. 54) stellt keinen Strafantrag. Kann die Pflegekraft dennoch bestraft werden?

Straftaten werden grundsätzlich von Amts wegen verfolgt, d. h. unabhängig davon, ob der Geschädigte dies wünscht oder nicht (sog. Offizialdelikte).

Antragsdelikt

Eine Reihe von Delikten hingegen wird nur auf Antrag des Geschädigten von der Staatsanwaltschaft verfolgt. Dies sind Straftatbestände, die insbesondere zum Schutz des einzelnen normiert wurden, z. B.

▷ Hausfriedensbruch,
▷ Haus- und Familiendiebstahl,
▷ (leichte) Körperverletzung,
▷ Beleidigung,
▷ Verletzung der Schweigepflicht,
▷ Verletzung von Briefgeheimnissen.

Im *Fall 3* könnte die Staatsanwaltschaft von sich aus Klage erheben, da es sich nicht um eine leichte Körperverletzung handelt.

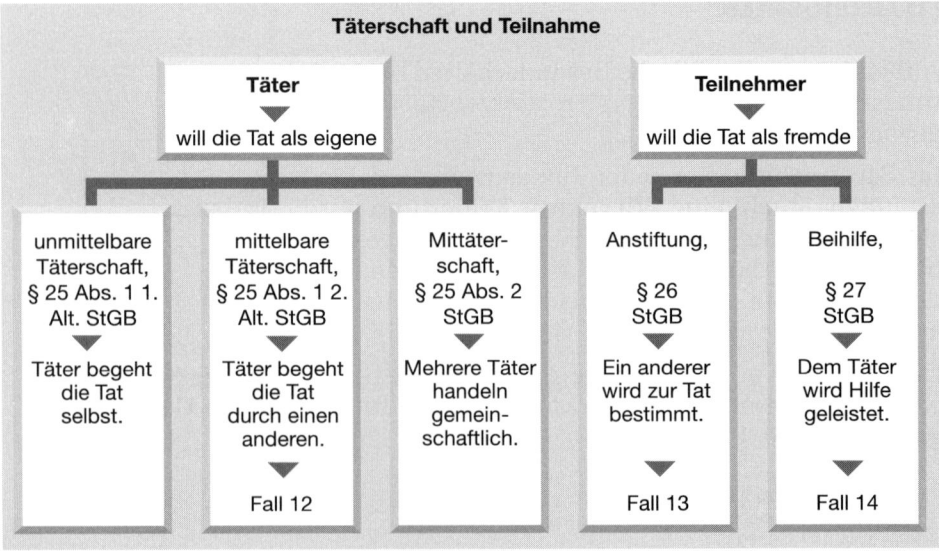

Täterschaft und Teilnahme

Täter			**Teilnehmer**	
will die Tat als eigene			will die Tat als fremde	
unmittelbare Täterschaft, § 25 Abs. 1 1. Alt. StGB	mittelbare Täterschaft, § 25 Abs. 1 2. Alt. StGB	Mittäterschaft, § 25 Abs. 2 StGB	Anstiftung, § 26 StGB	Beihilfe, § 27 StGB
Täter begeht die Tat selbst.	Täter begeht die Tat durch einen anderen.	Mehrere Täter handeln gemeinschaftlich.	Ein anderer wird zur Tat bestimmt.	Dem Täter wird Hilfe geleistet.
	Fall 12		Fall 13	Fall 14

Im Strafrecht wird auch der bestraft, der versucht, eine Straftat zu begehen. Versuch liegt dann vor, wenn eine Tat mißlingt (der Täter schießt daneben) oder die Ausführung der Tat abgebrochen wird (der Täter wird entdeckt). Bestraft wird der Versuch allerdings nur dann, wenn dies im Strafgesetzbuch extra bestimmt ist.

**Versuch
einer Straftat**

Fall 12:
Der diensthabende Arzt will den Sterbenden durch eine Überdosis Morphium von seinem Leiden erlösen. Er bereitet die Injektion selbst vor und veranlaßt die ahnungslose Pflegekraft, dem Sterbenden die Injektion zu geben.

**Täter und
Teilnehmer**

Im Strafrecht wird als Täter bestraft,

▷ wer eine Tat selbst begeht,

▷ wer eine Tat durch einen anderen begehen läßt, *Fall 12* (mittelbare Täter)

▷ wer gemeinsam mit einem anderen die Tat begeht (Mittäter).

Fall 13:
Eine Pflegekraft berichtet dem Arzt, sie habe mit dem Sterbenden Mitleid und könne sein Leiden nicht mehr länger mit ansehen. Der Arzt zeigt daraufhin der Pflegekraft einen Weg, wie sie durch eine Überdosis Morphium den Tod des Sterbenden rasch herbeiführen könne, ohne dabei entdeckt zu werden. Hierdurch veranlaßt, gibt die Pflegekraft dem Sterbenden die tödliche Injektion.

**Anstiftung
und Beihilfe**

Fall 14:
Der Arzt beschafft der Pflegekraft eine Überdosis Morphium, damit sie den Sterbenden von seinem Leiden erlösen kann.

Auch die Teilnahme an einer Straftat ist strafbar – etwa die Anstiftung eines anderen oder die Unterstützung (Beihilfe genannt) wie in *Fall 13* und *14*.

Fall 15:
Altenpflegerin Martina glaubt, sie dürfe unruhige Bewohner dann gegen ihren Willen fixieren, wenn der Arzt dies angeordnet hat oder Angehörige es verlangen.

Irrtum

Irren ist menschlich, und so findet der Irrtum auch im Strafrecht Berücksichtigung. Irrt jemand über das Vorliegen tatbestandlicher Voraussetzungen einer Tat, hält beispielsweise eine Pflegekraft das Radiogerät einer verstorbenen Bewohnerin für ein „hauseigenes" und schenkt es einer neuen Bewohnerin (Irrtum über das Eigentum am Radiogerät), so ist die Strafbarkeit wegen vorsätzlicher Unterschlagung, die hier in Betracht käme, ausgeschlossen, § 16 StGB. Hält aber hingegen eine Pflegekraft, wie in *Fall 15*, ein Tun irrig für nicht strafbar oder erlaubt, so kann, wie im *Fall 15*, bei „vermeidbarem Verbotsirrtum" die Strafe lediglich gemildert werden, § 17 StGB.

Strafe

Das Strafgesetzbuch und andere Strafvorschriften drohen folgende Sanktionen an:

▶ Freiheitsstrafe, §§ 38 f. StGB,
▶ Geldstrafe, §§ 40 f. StGB,
▶ Verwarnung, § 59 StGB,
▶ Maßregeln der Besserung und Sicherung
  ▷ Unterbringung in einem psychiatrischen Krankenhaus, § 63 StGB,
  ▷ Führungsaufsicht, § 68 StGB,
  ▷ Entziehung der Fahrerlaubnis, § 69 StGB,
  ▷ Berufsverbot, § 70 StGB.

Vom Gericht wird die konkrete Strafe in jedem Einzelfall festgesetzt. Das Strafgesetzbuch gibt nur einen bestimmten Strafrahmen an, z. B. bei der fahrlässigen Tötung: „Freiheitsstrafe bis zu 5 Jahren oder Geldstrafe."

**Rechts-
verfolgung**

Fall 16:
Die Heimbewohnerin Frau M. ist der Überzeugung, daß sie bestohlen worden sei und wendet sich empört an die Polizei. Eine wertvolle Brosche und DM 200,– Bargeld seien ihr abhandengekommen. Sie erstattet Anzeige und stellt Strafantrag.

Für die Strafverfolgung zuständig ist die Staatsanwaltschaft, die Ermittlungsverfahren einleitet und ggf. Anklage vor den Strafgerichten erhebt.

Die meiste Ermittlungsarbeit wird aber nicht von der Staatsanwaltschaft selbst, sondern von der Polizei geleistet, sie führt Vernehmungen durch, Durchsuchungen, Beschlagnahmen etc.

Im *Fall 16* würde wahrscheinlich die Kriminalpolizei im Heim erscheinen und der Anzeige nachgehen. Wie in den meisten Fällen würde wahrscheinlich das Ermittlungsverfahren eingestellt werden müssen, da ein „Täter" nicht festzustellen ist. Nur ein verschwindend geringer Teil der Ermittlungsverfahren kommt tatsächlich zur Anklage, ca. 80% der Verfahren werden eingestellt.

Die Strafe kann keinem abgenommen werden, weder durch Vorgesetzte, noch durch eine Versicherung.	**Wichtig** ●

① Wer kann im Strafrecht als Täter bestraft werden?
② Wer kann als Teilnehmer bestraft werden?
③ Welche Sanktionen gibt es neben Geld- und Freiheitsstrafen im Strafrecht?

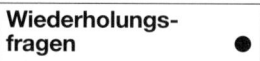

Wiederholungsfragen ●

(2) Wichtige Delikte

Das Strafgesetzbuch sowie zahlreiche andere Gesetze enthalten eine Fülle von Straftatbeständen. Einige für die Pflege alter Menschen besonders wichtige Straftatbestände sollen im folgenden vorgestellt werden. Zur groben Systematisierung lassen sich die Straftaten in Vermögens- und Nichtvermögensdelikte unterteilen.

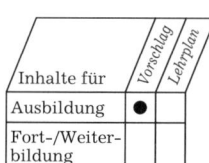

Inhalte für	Vorschlag	Lehrplan
Ausbildung	●	
Fort-/Weiterbildung		

(a) Vermögensdelikte

Fall 17:
Die Büroangestellte M. verwaltet für eine ganze Reihe von Heimbewohnern das Taschengeld. Bei der monatlichen Abrechnung zweigt sie regelmäßig etwa DM 50,– für sich ab.

Alternative:
Der Betreuer eines Heimbewohners zweigt regelmäßig Geld seines Betreuten für sich ab.

Die Eigentumsordnung wird durch unterschiedliche Straftatbestände geschützt. Dazu gehören die Strafvorschriften des Diebstahls, § 242 StGB, der Unterschlagung, § 246 StGB, des Betrugs, § 263 StGB und der Untreue, § 266 StGB.

Im *Fall 17* kommt eine Strafbarkeit der Büroangestellten wegen Unterschlagung in der erschwerenden Form der Veruntreuung gemäß § 246 Abs. 1., 2. Alternative StGB in Betracht. M. hat sich ihr anvertrautes Geld, das sie im Auftrag der Bewohner verwalten sollte, zugeeignet. Bereichert sich ein Betreuer eigennützig am Vermögen seines Betreuten, wie in der Alternative zu *Fall 17*, so macht er sich wegen seiner besonderen Vertrauensstellung wegen Untreue gemäß § 266 StGB strafbar.

(b) Nichtvermögensdelikte

Die Nichtvermögensdelikte werden im wesentlichen nochmal unterschieden in Straftaten

▷ gegen das Leben,
▷ gegen die körperliche Unversehrtheit,
▷ gegen die persönliche Freiheit,
▷ gegen die Ehre,
▷ gegen den persönlichen Friedens- und Geheimnisbereich,

sowie

▷ in Fälschungsstraftaten.

Straftaten gegen das Leben

> **Fall 18:**
> Pflegerin K. verweilt untätig am Bett des Kranken, als dessen Lage sich verschlechtert und zu seiner Rettung ein kreislaufbelebendes Mittel gegeben werden müßte.

Zu den Straftaten gegen das Leben gehören u. a. Mord, § 211 StGB, Totschlag, § 212 StGB, Tötung auf Verlangen, § 216 StGB (siehe hierzu S.137 f.), fahrlässige Tötung, § 222 StGB, sowie Aussetzung, soweit sie mit Todesfolge verbunden ist. Für die Aussetzung reicht es aus, die wegen Krankheit oder Gebrechlichkeit hilflose Person „im Stich zu lassen", wie in *Fall 18*.

Fall 19:
Frau B. trägt seit Jahrzehnten lange Haare, die sie jeden Morgen „hochsteckt". Im Altenheim macht das tägliche Frisieren von Frau B. den Pflegekräften viel Mühe. Auf Anordnung der Pflegedienstleitung wird Frau B. ein „jugendlicher" Kurzhaarschnitt verpaßt. Frau B. ist darüber sehr unglücklich.

Körperverletzung

In den Vorschriften der §§ 223 ff. StGB wird die körperliche Unversehrtheit unter besonderen strafrechtlichen Schutz gestellt. Strafbar ist sowohl die Gesundheitsbeschädigung als auch die körperliche Mißhandlung. Nach einer Definition des Bundesgerichtshofs ist von einer körperlichen Mißhandlung auszugehen bei einer „üblen, unangemessenen Behandlung, durch die das körperliche Wohlbefinden oder die körperliche Unversehrtheit nicht ganz unerheblich beeinträchtigt werden"[11]. Dabei ist eine Schmerzempfindung nicht erforderlich. Auch das Abschneiden von Haaren, wie in *Fall 19*, ist daher als Körperverletzung anzusehen.

Die ärztliche Heilbehandlung, die stets mit Eingriffen in die körperliche Integrität der Patienten verbunden ist, ist auch als Körperverletzung zu qualifizieren, wenn sie gegen oder ohne den Willen des Patienten durchgeführt wird.

Ebenfalls als Körperverletzung zu werten ist die pflichtwidrige Aufrechterhaltung von Schmerzen, etwa dann, wenn Linderung – etwa durch ärztlich verordnete Mittel – möglich ist und vom Patienten gewünscht wird.

Fall 20:
„So hat sie vielfach aus geringfügigem Anlaß Patienten laut angeschrien und übel beschimpft, z. B. mit den Ausdrücken ‚kleines Stück Scheiße', ‚Miststück', ‚Mistvieh', ihnen mit einem Hinauswurf sowie mit der Kündigung gedroht und dies gelegentlich spontan auch wahrgemacht." (Auszug aus Gerichtsakten – Frankfurter Rundschau vom 24. 02. 1988, S. 14).

Persönliche Ehre

---

[11] Vgl. BGHStE 14, S. 260.

Besonders strafbewehrt ist gem. § 223 b StGB die Mißhandlung Schutzbefohlener. Hierzu gehört etwa das Quälen, Mißhandeln von Pflegeheimbewohnern durch Schmerzzufügung, Verängstigung, Hungernlassen oder Versagung ärztlicher Hilfe. Auch Gewaltanwendungen im häuslichen Bereich durch Familienangehörige können tatbeständlich von § 223 b StGB erfaßt werden, wenngleich hier häufiger Gründe für eine Schuld- oder Strafminderung vorliegen dürften.[12]

Die persönliche Ehre wird geschützt durch die Straftatbestände der Beleidigung, der Verleumdung und üblen Nachrede, §§ 185 ff. StGB. Beleidigung setzt nicht nur herabmindernde Äußerungen wie in *Fall 20* voraus, sondern kann auch durch Tätlichkeit, z. B. Ohrfeigen, begangen werden.

> „Verstöße gegen die Regeln der Höflichkeit dienen weder der Gesundheit der Bewohner/innen noch sind sie abhängig von äußeren Bedingungen. Auch das Argument eines zu knappen Personalbestandes kann als Begründung nicht aufrechterhalten werden." (Braun/Halisch, S. 12)

Gesondert geregelt ist die Verunglimpfung des Andenkens Verstorbener in § 189 StGB. Hier wird klargestellt, daß der Schutz der Ehre nicht mit dem Tod aufhört.

Freiheit

Fall 21:
Herr S. lebt im Pflegeheim. Dort ist es üblich, daß BewohnerInnen einmal wöchentlich gebadet werden. Herr S. ist dies aus seinem bisherigen Leben überhaupt nicht gewohnt und wehrt sich gegen das Baden. Er leistet körperlichen Widerstand, wenn er zum Baden geführt werden soll oder versteckt sich im Garten. Bisher ist es den Pflegekräften aber immer gelungen, Herrn S. notfalls zu mehreren zu baden.

Besonderen Schutz genießt der auch verfassungsrechtlich herausgestellte Freiheitsanspruch der Person. Strafrechtlich ist die persönliche Freiheit

---

[12] BGH JZ 1959, S. 777; vgl. zur Gewalt gegen alte Menschen: Dieck, Altenpflege 1987, S. 557 ff., Schneider, Altenheim 1994, S. 8 ff.

insbesondere durch die Straftatbestände der Freiheitsberaubung, § 239 StGB (siehe hierzu S. 165) sowie der Nötigung, § 240 StGB, geschützt.

Als Nötigung wird die Veranlassung eines anderen zu einer Handlung, Duldung oder Unterlassung durch Gewalt (psychische Gewalt genügt) oder durch Drohung mit einem empfindlichen Übel angesehen. Der nicht untypische Badefall, *Fall 21*, ist wie viele pflegerische Maßnahmen als Nötigung zu qualifizieren.

Fall 22:
Frau F. lebt in einem Einzelzimmer im Altenheim. Sie hat sich mit einem Bewohner angefreundet, der gerade auf ihrem Zimmer zu Besuch ist, als die Pflegekraft A. ohne anzuklopfen in das Zimmer von Frau B. kommt, um Wäsche vorbeizubringen.

Friedens- und Geheimnisbereich

Strafrechtlichen Schutz genießt auch der persönliche Friedens- und Geheimnisbereich der BürgerInnen, insbesondere durch die Unter-Strafe-Stellung der Schweigepflichtverletzung, § 203 StGB, und der Verletzung des Briefgeheimnisses, § 202 StGB (siehe S. 121 ff.). Auch die Verletzung der Vertraulichkeit des Wortes, § 201 StGB, etwa durch Abhören von Telefongesprächen, und der Hausfriedensbruch, § 123 StGB, gehören dazu. In Alten- und Pflegeheimen sind die BewohnerInnen Inhaber des Hausrechts an ihrem Zimmer[13]. Bei Mehrbettzimmern ist grundsätzlich jeder Bewohner befugt, anderen den Aufenthalt zu gestatten. Er hat allerdings auf Mitbewohner Rücksicht zu nehmen. Unberechtigtes Betreten der Zimmer von Heimbewohnern stellt sich daher als Hausfriedensbruch dar.

Hausrecht

Das Betreten der Zimmer der HeimbewohnerInnen oder das Öffnen ihrer Schränke oder anderer Behältnisse kann ohne Kenntnis und Zustimmung der betroffenen HeimbewohnerInnen nur bei Ge-

Schränke öffnen

---

[13] Dahlem/Giese/Igl/Klie, Das Heimgesetz – Kommentar, § 9, Rdn 17.

fahr für Leben oder Gesundheit geschehen[14]. Anders die Praxis in *Fall 22.*

**Schutz des Rechts-
und Geldverkehrs**

Fall 23:
Herr B. starb an einer Pneumonie, die nicht rechtzeitig behandelt wurde. Als es zu einem Ermittlungsverfahren wegen fahrlässiger Tötung gegen die Pflegedienstleitung kommt, erstellt sie nachträglich in der Pflegedokumentation eine verfälschte Fieberkurve des Herrn B., um den Vorwurf unterlassener Krankenbeobachtung zu widerlegen.

Der Rechts- und Geldverkehr wird strafrechtlich besonders durch die Unter-Strafe-Stellung von Urkundenfälschungen geschützt. Zu den Urkunden, denen im Rechtsverkehr Beweisfunktion zukommt, zählen Quittungen, Abrechnungen, das Selbstkostenblatt, Heimverträge und u. a. auch die Pflegedokumentation, wie in *Fall 23.*

**Mitmenschliche
Solidarität**

Fall 24:
Der Heimbewohner W. erleidet einen Schlaganfall. Die zuständige Stationsschwester hält es nicht für nötig, einen Arzt zu benachrichtigen. Der Bewohner stirbt.

Jede Frau und jeder Mann sind dazu verpflichtet, in Unglücksfällen zu helfen. Ein „Unglücksfall" ist ein plötzlich eintretendes Ereignis, das erhebliche Gefahr für Menschen oder Sachen mit sich bringt. Daher ist eine Krankheit nicht immer ein Unglücksfall, sondern nur dann, wenn ihr plötzlicher Eintritt oder ihre plötzliche Wendung zum Schlimmeren eine unmittelbare und auch für jeden Unbeteiligten sofort erkennbare Gefahr herbeiführt. In

**Unterlassene
Hilfeleistung**

Fall 24 handelt es sich um einen solchen Unglücksfall, in dem jede(r) zu einer ihm möglichen und zumutbaren Hilfe verpflichtet ist. Die Benachrichtigung des behandelnden Arztes wäre der Stationsschwester möglich gewesen. Die jedermann obliegende Hilfspflicht nach § 323c StGB besteht grundsätzlich auch dann, wenn tatsächlich im Unglücksfall nicht mehr geholfen werden konnte[15].

---

[14] Niemann/Schöppe/Traub, Besondere Pflichten der Mitarbeiter in Einrichtungen gegenüber den Heimbewohnern und die Folgen der Verletzung dieser Pflichten, S. 20.

[15] Vgl. Böhme, Haftungsrecht, S. 68.

G — Gegen den Willen, Gewissenlos, Gespött, Gebrochen, Gewissenlosigkeit, Gedankenlosigkeit, Gefühllos, Gleichgültigkeit, Grenzüberschreitung, Gehässigkeit, Gesetzwidrig, Grobheit, Gemeinheit, Gerüchte

E — Einschränken, Entziehen, Einsperren, Erziehen, Einschlagen, Erzwingen, Entmündigen, Erpressen, Erfolgszwang, Einflößen, Einengen, Ermahnen, Einsamkeit, Erniedrigung

W — Willen brechen, Wehrlos, Widerstand, Weisung, Wegnehmen, Wut, Wegschließen, Weigerung, Wecken, Wichtigtuerei, Würdelos, Warten lassen

A — Aggression, Abhängigkeit, Anschreien, Angst, Ausrede, Arbeitsüberlastung, Ausgeliefert sein, Anbinden, Ausgrenzen, Anweisung, Auslachen, Ausschimpfen, Auflösen, Ablehnen, Abschließen, Anschwärzen, Arbeitszeit, Abwerten

L — Laut, Leise, Lästig, Lügen, Leistungsdruck, Lästern, Lieblosigkeit, Liebesentzug, Lustlos, Leiden lassen, Links liegenlassen, List

T — Töten, Tatenlos, Triumphieren, Tätscheln, Taktlos, Tagesablauf, Täuschen, Traktieren, Terrorisieren, Tonlos, Trügerisch, Tabu, Tempo, Trennung

aus: Gewalt in der Pflege, Deutscher Berufsverband für Pflegeberufe (DBfK), Eschborn 1994

Die Auflistung der Straftatbestände und einiger Fälle mag die Ansicht aufkommen lassen, daß jede Pflegekraft „mit einem Bein im Gefängnis steht", wie es häufig heißt. Das ist

Zur Diskussion ●

Unsinn, Furcht vor Strafe meist unberechtigt. Das Vergegenwärtigen von strafrechtlichen Wertungen mag aber an wichtige Rechtspositionen von auf Pflege angewiesenen Menschen erinnern und helfen, pflegerische Routinen zu überdenken. Ist es doch häufig so, daß sich in der Pflege Praktiken einbürgern, bei denen Rechtspositionen der auf Pflege angewiesenen Menschen nicht ausreichend beachtet werden. In der Reflexion pflegerischer Routinen liegt die wichtigste Bedeutung strafrechtlicher Schutzbestimmungen für den pflegerischen Alltag.

**Wiederholungs-
fragen** ●

① Was versteht man unter ‚Nötigung' im Sinne des § 240 StGB?
② Gehört zur Körperverletzung i. S. d. § 223 StGB die Schmerzzufügung?
③ Wie ist eine ärztliche Behandlung, die gegen den Willen des Patienten durchgeführt wird, strafrechtlich zu werten?
④ Kann man gegenüber Heimbewohnern einen Hausfriedensbruch begehen?

d) Grundzüge der zivilrechtlichen Schadensersatzhaftung

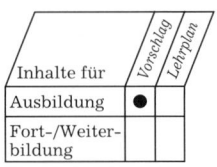

Inhalte für	Vorschlag	Lehrplan
Ausbildung	●	
Fort-/Weiterbildung		

Fall 25:
Eine Pflegekraft transportiert einen Bewohner mit einem zweigurtigen Lifter liegend zum Bad. Ihr half dabei eine Praktikantin. Die Pflegekraft war nicht von der leitenden Pflegekraft in die Benutzung des Lifters eingewiesen worden.
Die Bewohnerin glitt plötzlich durch die Gurte und verletzte sich stark[16].

Wer kann haftbar gemacht werden?

Im vorliegenden Fall könnte ein Strafgericht gegen die Pflegekraft eine Geldstrafe wegen fahrlässiger Körperverletzung aussprechen. Damit hat der Bewohner noch keinen Schadensersatz und Schmerzensgeld. Hierzu muß der Bewohner ein zivilrechtliches Verfahren einleiten. Im Zivilrecht kommt nicht nur die Pflegekraft, sondern ein größerer Kreis von Haftenden in Frage. In *Fall 25* wären das

▷ die Altenpflegekraft,
▷ die Praktikantin,
▷ die leitende Pflegekraft,
▷ der Heimträger.

[16] Fall nach AG Augsburg, mitgeteilt in Böhme, Haftungsrecht, S. 216.

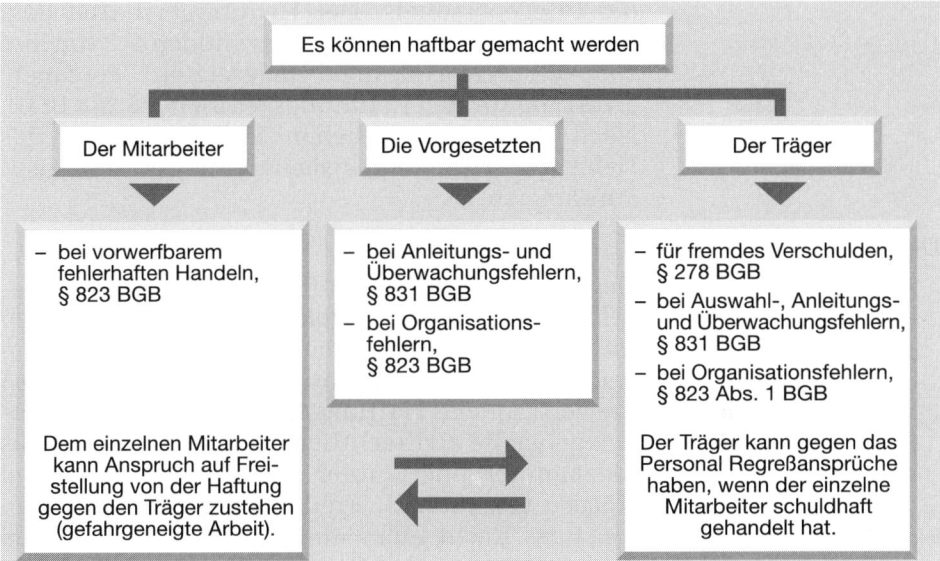

Wenn der Heimbewohner Schadensersatz und Schmerzensgeld verlangt, so muß er sich auf eine Anspruchsgrundlage (Rechtsnorm) berufen können. Dabei sind im Zivilrecht vertragliche und gesetzliche (deliktische) Ansprüche zu unterscheiden.

① *Haftung aus Vertrag*

Der Bewohner eines Heimes oder der Empfänger von Dienstleistungen einer Sozialstation hat in der Regel einen Vertrag mit der Einrichtung geschlossen (er braucht im ambulanten Bereich nicht schriftlich abgeschlossen zu sein), in dem die Erbringung fachgerechter Leistung (Pflege) gegen die Zahlung eines Entgelts (kann auch vom Sozialamt übernommen werden) vereinbart wird. Im *Fall 24* hat der Bewohner einen Vertrag mit dem Heim abgeschlossen. Er kann sich auf diesen Heimvertrag berufen und geltend machen, daß sich das Heim zur fachgerechten Pflege verpflichtet habe. Zur Erfüllung dieser Aufgaben bedient sich der Heimträger

Haftung für Erfüllungsgehilfen

des Pflegepersonals. Der Heimträger haftet dem Bewohner deshalb für das Verschulden der von ihm zur Vertragserfüllung eingesetzten Personen: „Haftung für den Erfüllungsgehilfen", § 278 BGB. Nach dieser vertraglichen Haftung müßte das Heim für Krankenhausbehandlungskosten usw. aufkommen.

Delikt

② *Haftung aus Delikt*

Gegenüber der Pflegekraft und der leitenden Pflegekraft könnte der Bewohner keine vertraglichen Haftungsansprüche geltend machen, da er mit den beiden keinen Vertrag abgeschlossen hat. Neben die vertragliche Haftung tritt jedoch eine gesetzlich geregelte zivilrechtliche Schadenshaftung aus sogenannter unerlaubter Handlung: Wer Leben, Körper, Gesundheit, Freiheit, Eigentum oder ein sonstiges Recht eines anderen verletzt, muß den daraus entstehenden Schaden ersetzen.

Fall 26:
Altenpflegeschülerin gießt beim Servieren des Essens im Zimmer der Heimbewohnerin die dunkle Bratensoße über deren Kleid.

Die Haftung wird „deliktische Haftung" (Delikt = Vergehen, *lat.*) genannt und ist in den §§ 823 ff. BGB geregelt. Hiernach könnte die Bewohnerin auch die Pflegekraft in Anspruch nehmen – und sie wird es wahrscheinlich auch tun. Während bei der vertraglichen Haftung nur der materielle Schaden ersetzt werden muß (Behandlungskosten, Ersatz von Sachschäden, ggf. Verdienstausfall), muß bei der deliktischen Haftung auch der sog. immaterielle Schaden ersetzt werden, etwa Schmerzensgeld. Bei der deliktischen Haftung gibt es aber keine Haftung für fremdes Tun, hier müßte die Pflegekraft ggf. also selbst zahlen. Das BGB kennt allerdings die „Haftung für Verrichtungsgehilfen",

Haftung für Verrichtungsgehilfen

§ 831 BGB. Danach haftet etwa das Heim nicht für fremdes Verschulden, sondern insofern für eigenes Verschulden, als es die Pflegekraft nicht sorgfältig ausgewählt, angeleitet und überwacht hat. Das Heim müßte, um einen solchen Vorwurf zu entkräften, einen Entlastungsbeweis führen und etwa nachweisen, daß die Pflegekraft im Gebrauch des Lifters unterwiesen und auf Gefahren hingewiesen wurde etc. Gelingt ein solcher Entlastungsbeweis nicht, so haftet das Heim, ggf. neben der leitenden Pflegekraft, auch deliktisch. Es muß folglich auch für das Schmerzensgeld aufkommen (rechtspolitisch ist die Unterscheidung zwischen deliktischer und vertraglicher Haftung bei der Haftung für Erfüllungsgehilfen unbefriedigend).

Weiteres Beispiel für eine deliktische Haftung des Heimträgers bzw. der leitenden Pflegekraft:

Fall 27:
Die Pflegedienstleitung stellt den Pflegekräften keine Hilfsmittel zur sterilen Katheterversorgung zur Verfügung. Mehrere BewohnerInnen erleiden infolgedessen eine Blaseninfektion.

Organisationsverschulden

Hier haftet das Heim unmittelbar aus dem Gesichtspunkt des Organisationsverschuldens gemäß § 823 Abs. 1 BGB, da das Heim verpflichtet ist, dafür Sorge zu tragen, daß ausreichend Hilfsmittel vorrätig sind.

Unzureichende Arbeitsorganisation, unterlassene Verstärkung des Nachtdienstes bei akuter Erkrankung zahlreicher HeimbewohnerInnen, fehlende Wartung von technischen Geräten, unzureichende Kontrollen von Hygienemaßnahmen, Mängel in Kooperationsregelungen mit Ärzten und Ausstattungsdefizite[17] können weitere Gründe für den Vorwurf von Organisationsverschulden darstellen[18].

Fall 28:
Eine Pflegekraft stößt beim Bettenmachen den Fernsehapparat einer Bewohnerin um. Es gibt eine lautstarke Implosion, keiner wird verletzt, aber das Gerät ist kaputt.

Rückgriff (= Regreß)

---

[17] Vgl. Niemann/Schöppe/Traub, a. a. O., S. 22.
[18] Vgl. Böhme, Haftungsrecht, S. 96.

Nach den dargestellten zivilrechtlichen Haftungsgrundsätzen könnte im *Fall 28* die geschädigte Bewohnerin Ersatz für den Fernsehapparat sowohl vom Heimträger (§ 278 BGB) als auch von der zerstörerischen Pflegekraft verlangen. Der Bewohner kann sich aussuchen, von wem er Schadensersatz verlangen will. Er kann auch von beiden Schadensersatz fordern, § 421 BGB. Wird nun der Heimträger aus Vertrag oder ausnahmsweise aus Delikt in Anspruch genommen, so kann er grundsätzlich auf die Pflegekraft zurückgreifen. Mußte er aufgrund § 278 BGB für die Pflegekraft eintreten, so kann er diesen Schaden im Wege des Rückgriffs von der Pflegekraft zurückfordern. Da sie hier für den Schaden allein verantwortlich war, müßte sie letztlich möglicherweise alles zahlen, es sei denn, eine Haftpflichtversicherung tritt ein.

„Gefahrgeneigte Arbeit"

Fall 29:
Die Pflegekraft K. ist mit einer Kollegin allein auf Station. Sie haben alle Hände voll zu tun, Ersatzkräfte sind nicht zu bekommen. K. vergißt in dem Streß, regelmäßig nach Frau D. zu gucken, die z.Z. unter Orientierungsstörungen leidet und darüber hinaus sturzgefährdet ist. Frau D. hatte sich mühsam aus dem Zimmer begeben, war über den langen Flur ins Treppenhaus gelangt und stürzte dort schwer. Bei regelmäßigem Nachschauen, zu dem K. aufgefordert war, hätte sie Frau D. rechtzeitig aufhalten können.

Die oben dargestellten Haftungsgrundsätze führen in vielen Fällen zu unbilligen Härten für den Arbeitnehmer. Einige Arbeitgeber nehmen deshalb keinen Regreß bei den Arbeitnehmern oder schließen entsprechende Haftpflichtversicherungen für ihre Beschäftigten ab. Entsprechend wurde im Entwurf zu einem Arbeitsgesetzbuch vorgeschlagen, die Haftung der Arbeitnehmer generell auf Vorsatz und grobe Fahrlässigkeit zu beschränken.

Bislang galt jedoch für den Arbeitnehmer nur die Haftungseinschränkung nach den Grundsätzen der „gefahrgeneigten Arbeit". Von „gefahrgeneigter Arbeit" spricht man dann, wenn die Eigenart der vom Arbeitnehmer zu leistenden Arbeit es mit großer Wahrscheinlichkeit mit sich bringt, daß auch dem sorgfältigen Arbeitnehmer gelegentlich Fehler unterlaufen, die für sich allein zwar jedesmal vermeidbar wären – also fahrlässig verursacht werden –, mit denen aber angesichts der menschlichen Unzulänglichkeit erfahrungsgemäß zu rechnen ist[19]. Die Fürsorgepflicht des Arbeitgebers läßt es nicht zu, daß der Arbeitnehmer mit Schäden und Ersatzansprüchen belastet wird, die sich aus der besonderen Gefahr und Eigenart der übertragenen Arbeit ergeben und so zum Betriebsrisiko des Arbeitgebers gehören[20]. Im *Fall 29* realisiert sich ein Risiko, das in der Betreuung geronto-psychiatrisch Erkrankter immer droht, also zum Betriebsrisiko des Pflegeheims gehört. Liegt demnach ein Fall gefahrgeneigter Arbeit vor?

Gefahrgeneigte Arbeit und Haftungs- begrenzung

Ist pflegerische Arbeit immer gefahrgeneigt?

Die Rechtsprechung begnügt sich nicht mit dem Hinweis, pflegerische Arbeit sei immer mit Gefahren verbunden. So hat das Bundesarbeitsgericht auch die Arbeit eines Arztes nicht generell als gefahrgeneigt bezeichnet[21]. Gleiches gilt für die Arbeit von Pflegekräften[22]. Es kommt jeweils auf die Umstände des Einzelfalls an[23], wobei durchaus Gefahrensituationen allgemein beschrieben werden können. So sind Injektionen stets als gefahrgeneigte Arbeit anzusehen[24]. Ebenso ist die Betreuung geronto-psychiatrischer Patienten grundsätzlich als gefahrgeneigt einzustufen[25], insbesondere bei ungünstiger Personalausstattung, so im *Fall 29*. Gleiches gilt für das Baden gebrechlicher Personen, insbesondere in der Gemeindekrankenpflege. Aber

Pflegerische Arbeit gefahrgeneigt?

---

[19] So BAG E 5, S. 1 ff.
[20] BAG a. a. O.
[21] BAG AP Nr. 47 zu § 611 BGB.
[22] Böhme, Haftungsrecht, S. 149.
[23] a. a. O.
[24] Böhme, DKZ 84, 1 Beilage S. 7.
[25] Vgl. Linzbach, Altenheim 82, S. 209 ff.

auch bei der dienstlichen Nutzung eines Kraftfahrzeugs kann die Pflegekraft bei einem Verkehrsunfall geltend machen, einer gefahrgeneigten Arbeit nachgegangen zu sein[26]. Liegt ein Fall gefahrgeneigter Arbeit vor, so hängt es von dem Verschulden des Arbeitnehmers ab, ob der Schaden allein vom Arbeitgeber zu übernehmen ist.

Durch einen Beschluß des gemeinsamen Senats der obersten Gerichtshöfe des Bundes[27] wurde das Kriterium der Gefahrgeneigtheit als selbständige Voraussetzung für die Einschränkung der Arbeitnehmerhaftung abgeschafft. Die Haftungsbeschränkung gilt für alle Arbeitsverhältnisse. Für die Haftungsbegrenzung kommt es nunmehr auf den Grad des arbeitnehmerseitigen Verschuldens und des **Betriebsrisiko** dem Arbeitgeber als Mitverursacher zuzurechnenden Betriebsrisikos an. Eine Haftung des Arbeitnehmers für einfache Fahrlässigkeit ist in der Regel ausgeschlossen. Mit geringem Verschulden des Arbeitnehmers verursachte Schäden werden allein vom Arbeitgeber zu tragen sein. Umgekehrt haftet der Arbeitnehmer bei vorsätzlicher Schadensverursachung seinerseits voll. Bei mittlerer oder normaler Fahrlässigkeit wird der Schaden in der Regel quotenmäßig aufgeteilt. Hier wird auch auf die Gefahrgeneigtheit der Arbeit abgestellt: Je „gefahrgeneigter" eine Arbeit, desto höher die Arbeitgeberhaftung. Gefahrgeneigte Momente, die dem Arbeitgeber zuzurechnen sind, sind etwa Übermüdung der Pflegekräfte durch angeordnete permanente Arbeitszeitüberschreitung oder Überlastung angesichts dauernder personeller Unterbesetzung. **Risikoverteilung** Zusätzlich wird die Zumutbarkeit der Haftung für den Arbeitnehmer geprüft: Ist der Arbeitnehmer in der Lage, von seinem Lohn den verursachten Schaden zu ersetzen oder nicht? Schon die bisherige Rechtsprechung ließ hier eine Richtschnur erkennen: Bei mittlerer Fahrlässigkeit ver-

---

[26] Vgl. Andreas/Siegmund-Schulze in: Die Schwester/Der Pfleger, 1984, S. 497.
[27] GmS, NJW 1994, S. 856.

bleibt gemeinhin eine solche Schadensquote beim Arbeitnehmer, die, je nach Gefahrgeneigtheit, in absoluten Zahlen etwa einem halben bis einem Monatsgehalt entspricht, bei grober Fahrlässigkeit muß der Arbeitnehmer mit einer Belastung zwischen einem und drei Monatsgehältern rechnen[28].

Gefahrgeneigte Arbeit durch Überforderung

„Belastend war, wenn am Wochenende schwierige Entscheidungen allein zu treffen waren, wenn keine examinierte Kraft da war."

„Beim Wochenenddienst ist oft nur eine examinierte Kraft, die dann ‚verantwortlich' für 64 BewohnerInnen ist. Da brichst du zusammen, wenn da mal etwas passiert."

„Ein Problem war das im Anerkennungsjahr. Man hatte keine Bezugsperson, mußte aber immer handeln, inmitten aller Unsicherheit und Unkenntnis. Das ist ärgerlich, frustrierend."

aus: MAGS, NRW 1992, S. 88

Fall 30:

Frau B. wohnt auf der Pflegestation im Altenzentrum K. B. Sie wurde vom Altenheimteil auf die Pflegestation verlegt und konnte kaum noch persönliche Dinge mitnehmen. Sie behauptet nun häufig, ihr seien Geld und Schmuck abhanden gekommen. Geld und Schmuck lassen sich tatsächlich nicht auffinden.

Beweisregeln im Zivilrecht

In *Fall 30* könnte die Bewohnerin (oder ihre Angehörigen) die Kriminalpolizei einschalten und den Vorfall aufklären lassen. Sie können aber auch im Zivilprozeß lediglich Ersatz für die verlorengegangenen Wertgegenstände einklagen. Dann hätte sie aber den Nachweis zu führen, daß die Dinge wirklich abhanden gekommen sind – und nicht etwa von ihr verkramt oder verschenkt wurden. Im Zivilprozeß muß jede Partei, die etwas von der anderen will, das Gericht davon überzeugen, daß ihr Ansprüche zustehen und entsprechende Beweise aufbringen (Zeugenaussagen, Sachverständige, Urkunden etc.). Beweisfragen stellen sich häufig

---

[28] Vgl. LAG Nürnberg, NZA 1990, S. 850; LAG Köln, LAGE § 611 BGB, Gefahrgeneigte Arbeit Nr. 9; vgl. insges. Peter/Rolfs, NJW 1994, S. 1439 (1442).

als außerordentlich schwierig heraus. Im *Fall 30* müßte Frau B. beweisen, daß das Heim oder bestimmte Pflegekräfte für das Abhandenkommen verantwortlich sind, was ihr zumeist schwerfallen wird[29].

Bedenke: Grundsätzlich gilt, daß juristische Argumente und Verfahren bei sozialen Verlusterfahrungen, die sich im Gefühl, bestohlen worden zu sein, ausdrücken, wenig helfen.

Beweislast-umkehr

Ebenso müssen Bewohner oder die Angehörigen bei schlechter Pflege beweisen, daß nicht sachgerecht gepflegt wurde. Von dieser Beweisregel sind aber bei groben Pflegefehlern Ausnahmen zu machen, wenn der erste Anschein für ein grobes Fehlverhalten der Pflegekraft spricht, z.b. Austrocknen einer Bewohnerin infolge ungenügender Flüssigkeitszufuhr, oder wenn aufgrund mangelnder Pflegedokumentation der Beweis des Fehlverhaltens dem Bewohner erheblich erschwert wird[30]. In Fällen, in denen eine ausreichende Aufklärung der Zwischenfälle und Schädigungen nicht möglich ist, kann bei entsprechendem Tatsachenvortrag des Geschädigten eine mangelhafte oder gar unterlassene Eintragung in die Pflegedokumentation zur Haftung des Heimes führen[31], z.B.

▷ Bewohnerin erlitt Herzattacke, der Arzt konnte nicht helfen, da die Medikation des Bewohners für den Notarzt nicht bereitgehalten wurde,

▷ Bewohnerin wurde mit Austrocknungserscheinungen in das Krankenhaus eingeliefert, das Heim hatte Flüssigkeitszufuhr und -abfuhr nicht dokumentiert.

---

[29] Vgl. zur Aufbewahrungspflicht für Wertgegenstände im Heim: Hauenschild ZfF 1981, S. 241.

[30] Vgl. für den Krankenhausbereich Stoppel, DKZ 1983, S. 192; Böhme, Haftungsrecht, S. 195 ff.

[31] OLG Karlsruhe, Das Krankenhaus 1983, S. 86, BAG Altenpflege 1986, S. 599.

In diesen Fällen hat das Heim mit einer Beweislastumkehr zu rechnen, d. h., das Heim muß ggf. den Nachweis erbringen, daß die Schädigungen nicht auf vermutete grobe Pflegefehler zurückzuführen sind[32].

① Was unterscheidet die Haftung aus Vertrag und Delikt?
② Wann gibt es Haftungsbegrenzungen für Arbeitnehmer?

Wiederholungsfragen ●

2. Delegation ärztlicher Tätigkeiten an Pflegekräfte

Mit zunehmender Pflegebedürftigkeit der BewohnerInnen von Pflegeheimen und der Klienten in der ambulanten Pflege sehen sich Heime und ambulante Dienste mehr und mehr veranlaßt, auch ärztliche Tätigkeiten von ihren Pflegekräften übernehmen zu lassen. Hierzu gehören: Injektionen, Blutentnahmen, Katheterisierung, in Einzelfällen auch Legen von Magensonden, Infusionen.

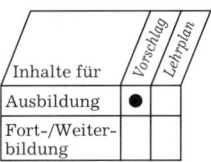

Inhalte für	Vorschlag	Lehrplan
Ausbildung	●	
Fort-/Weiterbildung		

a) Voraussetzungen

Es gibt keine gesetzlichen Regelungen, die die Zulässigkeit des Delegierens ärztlicher Tätigkeiten auf Pflegekräfte regeln, vielmehr haben sich in Rechtsprechung und Literatur Grundsätze herausgebildet, nach denen die Zulässigkeit des Delegierens im Einzelfall zu beurteilen ist. Dabei ist zu berücksichtigen, daß die Grundsätze im wesentlichen aus dem Krankenhausbereich stammen und die Übertragbarkeit auf Pflegeeinrichtungen besonders geprüft werden muß.

Unbestritten ist inzwischen, daß das Delegieren ärztlicher Aufgaben auf nichtärztliches Personal in begrenztem Umfang zulässig ist.

[32] Vgl. zum notwendigen Inhalt ärztl. Dokumentation: Schmid NJW 1987, S. 681 ff. Verbindliche Pflegestandards können ersten Anschein für Fehlverhalten widerlegen.

Schon das Reichsgericht hielt die Delegation ärztlicher Tätigkeiten auf nichtärztliches Personal dem Grunde nach für rechtlich zulässig[1]. Seit 1974 besteht in der arztrechtlichen Literatur Einigkeit über die einzelnen Delegationsvoraussetzungen, die *Siegmund-Schulze* prägnant wie folgt zusammenfaßt: Die Delegation ärztlicher Tätigkeiten auf nichtärztliches Personal ist rechtlich zulässig, wenn

▷ der Patient es erlaubt,
▷ der Arzt es erlaubt,
▷ der nichtärztliche Mitarbeiter es sich erlaubt[2].

Fünf Prüfungspunkte

Im einzelnen gilt, daß die Übertragung ärztlicher Aufgaben auf Pflegekräfte dann zulässig ist, wenn

① der Patient mit der Behandlungsmaßnahme und der Durchführung durch Pflegekräfte einverstanden ist,

② die Maßnahme vom Arzt verordnet wurde,

③ die Art des Eingriffes das persönliche Handeln des Arztes nicht erforderlich macht,

④ die ausführende Pflegekraft zur Durchführung der Maßnahme befähigt ist,

⑤ die Pflegekraft zur Ausführung der ärztlichen Aufgabe bereit ist, sofern nicht ausnahmsweise eine entsprechende Verpflichtung besteht[3].

Einwilligung des Patienten

Fall 31:
Frau B. möchte unbedingt von der Ärztin persönlich gespritzt werden, sie hat kein Vertrauen in die Pflegekräfte.

Das Setzen einer Injektion, die Katheterisierung, die Blutentnahme oder das Legen einer Magensonde ist vom juristischen Standpunkt aus stets als Körperverletzung zu werten. Nur die Einwilligung des Patienten läßt die Rechtswidrigkeit der „Tat"

---

[1] Reichsgerichtsurteil vom 06.06.1932 bei Goldmann/Hartmann, S. 58.
[2] Siegmund-Schulze, Arztrecht 1974, S. 32 f.; vgl. grundlegend und ausführlich: Böhme, Haftungsrecht, S. 212; unnötig die grundsätzlichen Vorbehalte von Barth, Altenpflege 1994, S. 109.
[3] Prüfungsschema nach Böhme, Haftungsrecht, S. 171.

entfallen. Jede ärztliche, aber auch jede pflegerische Maßnahme bedarf grundsätzlich der Einwilligung der Betroffenen, um nicht unter Umständen als rechtswidrige Straftat zu erscheinen. Eine Einwilligung ist überdies nur dann wirksam, wenn der Arzt den Patienten gewissenhaft über die Bedeutung und Tragweite der Behandlung einschließlich der damit verbundenen Gefahren aufgeklärt und alternative Behandlungsmöglichkeiten erläutert hat; es sei denn, der Patient wünscht ausdrücklich keine Aufklärung. Dies gilt auch bei dementiell erkrankten Menschen[4], bei denen ggf. (auch) der Betreuer aufzuklären ist (S. 193 f.). In aller Regel kann von einer (zumindest stillschweigenden) Einwilligung des Patienten gegenüber der vom Arzt verordneten Behandlung ausgegangen werden, wenn dieser der Behandlung nicht widerspricht. Läßt aber der Patient erkennen, daß er die Behandlung nicht wünscht, so muß die Durchführung unterbleiben, ggf. ist der behandelnde Arzt zu benachrichtigen. Gegen den erklärten Wunsch des Patienten, vom Arzt persönlich behandelt zu werden, darf sich weder der Arzt noch die Pflegekraft hinwegsetzen, s. *Fall 31*[5]. Eine Behandlung gegen den Willen des Patienten ist strafrechtlich als vorsätzliche Körperverletzung zu werten. Dabei ist es gleichgültig, ob die Behandlung fehlerlos und „zum Vorteil" des Patienten durchgeführt wird.

Aufklärung

Fall 32:
Der behandelnde Arzt gibt telephonisch die Verordnungen für seine Patienten durch, nachdem er Rücksprache mit der leitenden Pflegekraft hielt.

Ärztliche Verordnung

Ärztliche Behandlungsmaßnahmen müssen stets vom Arzt verordnet werden. Eine eigenmächtige Behandlung durch Pflegekräfte ist unzulässig. Die Verordnung des Arztes muß darüber hinaus präzi-

---

[4] Vgl. hierzu Liebhardt Z. f. Geront. 1981, S. 280; Linzbach. M. BldWPfl. 1985, S. 89, Falck MedR 1985, S. 110.
[5] So ausdrücklich; Heinze/Jung MedR 1985, S. 68 f.

se sein („bei Bedarf" ohne exakte Beschreibung der Bedarfslagen ist unzureichend). Bei komplikationslosen und auf Dauer angelegten therapeutischen Maßnahmen kann der Arzt längerfristige Verordnungen treffen[6].

Telefonische Veranlassungen und „Ferndiagnosen" sind, abgesehen von Notfallsituationen, in aller Regel unverantwortlich: Der Arzt verletzt damit die ihm obliegende Pflicht, sich ein eigenes Bild vom Zustand seines Patienten zu machen und eine hierauf beruhende therapeutische Entscheidung zu treffen[7]. Notwendig ist die schriftliche Dokumentation der ärztlichen Verordnung, die etwa in *Fall 32* fehlte. Der Arzt ist seinerseits standesrechtlich dazu verpflichtet, eine Dokumentation zu führen. Bei der Kooperation zwischen Arzt und Pflegeeinrichtung sollte von vornherein klargestellt werden, daß Pflegekräfte nur dann ärztliche Verordnungen ausführen, wenn diese schriftlich in der Pflegedokumentation niedergelegt wurden[8].

Ärztliche Aufzeichnungen

Ärztliche Betreuung in Pflege- und Altenheimen

Im Hamburger Ärzteblatt vom Mai 1984 hatte die Ärztekammer auf die Dokumentationspflicht für Behandlungsfälle in Pflegeheimen hingewiesen. Es wurde deutlich gemacht, daß ordnungsgemäße Aufzeichnungen über die Untersuchungsbefunde und eingeleiteten therapeutischen Maßnahmen der leitenden Pflegekraft im Heim zur Aufbewahrung überlassen werden müssen. Leider gibt es inzwischen Anlaß, erneut und mit Nachdruck hierauf aufmerksam zu machen. Der Ärztekammer wurden zwei Fälle be-

---

[6] So für das Krankenhaus: Heinze/Jung MedR 1985, S. 67.

[7] Siehe auch Barth, Altenpflege 1994, S. 109 f.; Anders sind telefonische Absprachen dann zu beurteilen, wenn die Diagnose bereits vom Arzt gestellt wurde, therapeutische Entscheidungen getroffen sind und bei einer intensiven Kooperation lediglich telefonisch eine Feinabstimmung zwischen Arzt und Pflegekräften erfolgt, etwa bei moribunden Patienten, in der Aidskrankenversorgung. Teilweise wird auf diese Weise ein Verbleiben des Patienten in seiner eigenen Häuslichkeit oder im Heim ermöglicht.

[8] Heimaufsichtsbehörden verlangen zu Recht zunehmend entsprechende Kooperationsvereinbarungen zwischen Heimen und Ärzten. Nicht kooperationsbereite Ärzte, die sich weigern, in der Pflegedokumentation des Heimes mitzuwirken, werden in einigen Heimaufsichtsbezirken der Landesärztekammer benannt.

kannt, in denen deshalb Heimbewohner verstarben, weil das Pflegepersonal nicht ausreichend Kenntnis von den ärztlichen Aufzeichnungen über Untersuchungsbefunde und therapeutische Maßnahmen hatte. In einem Fall wurde das Absetzen von Haldol-Tropfen als ärztliche Anordnung nicht an das Pflegepersonal weitergegeben, so daß es zu einer akuten Vergiftung kam. In einem anderen Fall wurde ein Heimbewohner zur Pneumonie-Prophylaxe bei einer beginnenden Erkältung dorsal „abgeklatscht", mit der Folge, daß es zur Ruptur eines dem Pflegepersonal nicht bekannten Aortenaneurysmas kam. In beiden Fällen ist dem behandelnden Arzt vorzuwerfen, nicht ausreichend Sorge dafür getragen zu haben, daß wichtige ärztliche Aufzeichnungen über seine Patienten dem zuständigen Pflegepersonal zur Kenntnis gebracht werden. Letztendlich ist hierin sicher ein Verstoß gegen die Sorgfaltspflicht und die Verpflichtung zur gewissenhaften Ausübung des ärztlichen Berufes zu sehen.
aus: Hamburger Ärzteblatt 7/85

Beispiele aus Kooperationsverträgen

Kooperationsvertrag

Grundsatzregelung

Durchführung von invasiven Behandlungsmaßnahmen in stationären Altenhilfeeinrichtungen

§ 1 Anordnung
Die Anordnung von invasiven Behandlungsmaßnahmen ist grundsätzlich Sache des behandelnden Arztes, der hierfür die sog. **Anordnungsverantwortung**[9] trägt.

Eine Übertragung der Durchführung von invasiven Behandlungsmaßnahmen setzt eine **schriftliche ärztliche Anordnung** im Dokumentationssystem der Einrichtung voraus; diese hat der Arzt abzuzeichnen. **Mündliche oder fernmündliche Anordnungen** sind nur in begründeten Ausnahmefällen zulässig. Sie sind im Dokumentationssystem festzuhalten, werden dem Arzt zur Kontrolle zwingend vorgelesen und sobald wie möglich von diesem abgezeichnet.

(Auszug aus: Ralf-R. Kirchhof, Strafrechtliche Verantwortlichkeit von Pflegekräften (unveröffentlichtes Unterrichtsskript), Evangelische Heimstiftung e. V., Stuttgart.)

Die jeweiligen Verordnungen sind grundsätzlich schriftlich vorzunehmen. Soweit eine Pflegedokumentation für den Bewohner angelegt ist, sind die Verordnungen vom Stiftsarzt dort einzutragen bzw. abzuzeichnen.

---

[9] Dem Arzt die dienstrechtliche Anordnungsbefugnis einzuräumen, ist m.E. problematisch. Daher sollte in Kooperationsverträgen von „Veranlassung" und nicht von „Anordnung" gesprochen werden.

Persönliches Tätigwerden des Arztes erforderlich?

Fall 33:
Eine Bewohnerin erhält regelmäßig Valium® *i. v.* Darf das Pflegepersonal spritzen?

Ärztliche Behandlungsmaßnahmen wie Injektionen, Katheterisierung usw. fallen grundsätzlich in den Aufgabenbereich des Arztes. Ist aufgrund der Art der Behandlung, des Gesundheitszustandes des Patienten oder der Komplikationsgefahr das persönliche Tätigwerden des Arztes erforderlich – dies ist bei technisch schwierigen Eingriffen und der Verabreichung potentiell gefährlicher Mittel stets der Fall, s. *Fall 33* – so darf der Arzt die Aufgabe nicht auf Pflegekräfte übertragen (vgl. auch sog. Negativliste, S. 97 f.). Im Bereich der Altenpflege sind die möglichen Gefahren in besonders gewissenhafter Weise zu prüfen und das persönliche Tätigwerden des Arztes ist mehr als im Krankenhausbereich geboten, da im Heim und erst recht in der ambulanten Pflege ein Einschreiten bei Komplikationen nicht kurzfristig möglich ist.

Befähigung der Pflegekraft

Fall 34:
Eine examinierte Pflegekraft kennt sich weder mit den Nebenwirkungen des zu verabreichenden Medikaments aus, noch ist sie in die Verabreichung von i. m. Injektionen besonders unterwiesen worden. Sie injiziert dennoch. Die Injektion ist für die Bewohnerin sehr schmerzhaft, da die Pflegekraft ungeschickt zu Werke geht.

Die Pflegekräfte müssen für die Mitarbeit bei ärztlicher Diagnostik und Therapie über die entsprechende Qualifikation verfügen. Unterschieden wird zwischen der formellen und materiellen Qualifikation. Während sich die formelle Qualifikation auf den Ausbildungsabschluß bezieht, stellt die materielle Qualifikation auf das tatsächliche Können der einzelnen Pflegekraft ab. Krankenpflegekräfte, und in der Regel auch AltenpflegerInnen, lernen in ihrer Ausbildung die Techniken der subkutanen und intrakutanen Injektionen inkl. der dazugehörigen anatomischen und pathophysiolo-

Formelle Qualifikation

gischen und pharmakologischen Kenntnisse. Ihre formelle Qualifikation, d.h. ihr Ausbildungsabschluß, läßt auf das tatsächliche Können dieser dem ärztlichen Bereich zuzuordnenden Verrichtungen schließen. Dennoch kommt es in der Praxis jeweils darauf an, ob die Pflegekräfte auch tatsächlich über das Können und die Kenntnisse verfügen. Hiervon muß sich die Pflegeeinrichtung und ggf. auch der Arzt ein Bild machen. Rechtlich maßgebend für die haftungsrechtliche Unbedenklichkeit von Injektionen durch Pflegekräfte ist die individuelle Befähigung. Allein die Qualifikation als examinierte Krankenpflegekraft oder staatlich anerkannte Altenpflegekraft reicht aber als Nachweis für die Befähigung – ihr kommt lediglich Indizwirkung zu – nicht aus, s. *Fall 34.*

Materielle Qualifikation

In der Delegation ärztlicher Aufgaben auf nicht hinreichend qualifizierte Pflegekräfte ist ein Behandlungsfehler zu sehen, der bei einem Zwischenfall ohne Nachweis eines Fehlers in der Durchführung (etwa unsteril oder technisch falsch) zur Schadensersatzpflicht führen kann[9a].

Fall 35:
Im Heim ist es üblich, ärztlich verordnete *i. m.* Injektionen ohne schriftliche Dokumentation durch den Arzt von Pflegekräften verabreichen zu lassen. Nach einem Zwischenfall streitet der behandelnde Arzt ab, die verabreichte Dosis verordnet zu haben.

Bereitschaft der Pflegekraft

Da die Vornahme ärztlicher Verrichtungen grundsätzlich nicht zum Aufgabenbereich des Heimes und der Pflegekräfte gehört, so kommt es bei dem Delegieren auch auf die Bereitschaft der Pflegekraft zur Übernahme ärztlicher Aufgaben an.

Eine Pflegekraft, die die Verabreichung von Spritzen ablehnt, darf in der Regel ohne arbeitsrechtliche Folgen von diesem Recht Gebrauch machen.

Wichtig ●

[9a]Vgl. OLG Köln, Altenpflege 1987, S. 720 ff.

Weigerungsrecht

Pflegekräften steht ein Weigerungsrecht zu, wenn sie sich der Aufgabe nicht gewachsen fühlen, die Aufgabe ihnen zu gefährlich erscheint, sie keine Kenntnisse über das zu applizierende Medikament besitzen, sie die Technik nicht beherrschen oder die ärztliche Unterweisung und Anleitung nicht vorgenommen wurde. Einer entsprechenden Weiterbildung kann sich Pflegepersonal grundsätzlich nicht verschließen, zumindest solange es sich um die Anleitung zu venösen Blutentnahmen und subkutanen Injektionen handelt, die sie später routinemäßig in unproblematischen Fällen vorzunehmen haben[10]. Bei Komplikationen, in denen Unklarheiten durch ärztliche Weisung nicht zu beseitigen sind, besteht das Weigerungsrecht jedoch auch hier fort.[11]

Den Pflegekräften steht m. E. weiterhin ein Weigerungsrecht zu, wenn der Heimträger nicht sicherstellt, daß ärztlicherseits die entsprechenden Verordnungen schriftlich erteilt werden – sowohl die Verordnung als auch das Delegieren – und somit eine haftungsrechtliche Absicherung für das Pflegepersonal geschaffen wird, vgl. *Fall 35*. Es ist ein allgemeiner arbeitsrechtlicher Grundsatz, daß der Arbeitnehmer seine Arbeitsleistung zurückhalten kann, wenn der Arbeitgeber bzw. der entsprechende Vorgesetzte seine Pflichten nicht erfüllt, § 273 BGB[12].

Pflegekräfte müssen sich schließlich weigern, ärztliche Tätigkeiten zu übernehmen, wenn die Vornahme erkennbar den Strafgesetzen zuwiderläuft, § 8 Abs. 2 BAT. Dies ist beispielsweise bei der Anordnung, gegen den Willen eines Patienten eine Injektion zu verabreichen, der Fall.

In jedem Fall haben Pflegekräfte, bevor sie ärztliche Aufgaben übernehmen, zu prüfen, ob sie die geforderte Tätigkeit beherrschen, hierzu angeleitet

---

[10] So auch: Arbeitsgemeinschaft der Spitzenverbände 1980, S. 7.
[11] Vgl. ausführlich: Böhme, Haftungsrecht, S. 230 ff.
[12] Vgl. Böhme, DKZ-Beilage zu Heft 1, 1984, S. 5.

wurden und die erforderlichen Informationen für die Behandlung und über den Patienten besitzen. In Notfällen – etwa lebensbedrohlichen Zuständen, ohne die Möglichkeit, rechtzeitig Hilfe durch Arzt oder Pflegedienstleitung zu holen – müssen Pflegekräfte die erforderlichen Maßnahmen nach ihrem besten Wissen und ihren Fähigkeiten durchführen, ein Weigerungsrecht besteht hier nicht[13].

Notfälle

① Unter welchen Voraussetzungen dürfen Pflegekräfte ärztliche Aufgaben übernehmen?
② Wann müssen sich Pflegekräfte weigern, ärztliche Tätigkeiten durchzuführen?

Wiederholungs-fragen ●

b) An welche Pflegekräfte darf delegiert werden?

Fall 36:
Im Pflegeheim A ist das Setzen von s. c. und i. m. Injektionen allein den examinierten Krankenpflegekräften vorbehalten, AltenpflegerInnen dürfen nicht „spritzen".

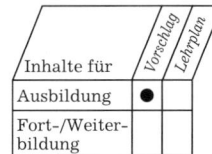

Inhalte für	*Vorschlag*	*Lehrplan*
Ausbildung	●	
Fort-/Weiter-bildung		

In der Altenpflege kommen als Berufsgruppen, die ärztliche Tätigkeiten durchführen können, sowohl examinierte KrankenpflegerInnen sowie AltenpflegerInnen in Betracht. Die Möglichkeit, an Krankenpflegepersonal zu delegieren, ist unbestritten. Umstritten war bislang die Möglichkeit, auch auf Altenpflegekräfte ärztliche Tätigkeiten zu übertragen. Der unterschiedliche Ausbildungsstandard spielt hier eine wesentliche Rolle. Es erscheint jedoch von fachlicher Seite her unberechtigt, Altenpflegekräfte grundsätzlich aus dem Kreis der medizinischen Hilfsberufe auszuklammern, an die ärztliche Aufgaben delegiert werden können[14]. Die Altenpflegeausbildung ist in vielen, wenn auch nicht in allen Ausbildungsstätten, auch in medizinischen Fächern so umfassend, daß Al-

---

[13] Vgl. Böhme, DKZ-Beilage 10/1986, S. 10.
[14] So aber Brenner, Altenpflege 81, S. 274; für die Zulässigkeit des Delegierens auf Altenpflegekräfte: Hahn, DMW 84, S. 231 (233). Arbeitsgemeinschaft der Spitzenverbände a. a. O., S. 5, Böhme, Altenpflege 84, S. 108.

tenpflegekräfte in Pflegeheimen wie auch in Sozialstationen für die dort typischerweise anfallenden pflegerischen Aufgaben grundsätzlich als ebenso qualifiziert angesehen werden können wie Krankenpflegepersonal. Entsprechend ist im Berufsbild der Altenpflegekräfte nach der Hamburger Ausbildung die Übernahme bestimmter ärztlicher Tätigkeiten festgeschrieben. Allerdings wird man aufgrund der unterschiedlichen Ausbildungsstandards auf die individuelle Unterweisung und Überwachung der Pflegekräfte besonderen Wert legen müssen. Auch KrankenpflegehelferInnen kommen für bestimmte ärztliche Tätigkeiten in Betracht (intra-, subkutane Injektion)[15]. Entscheidend ist nicht so sehr die formelle Qualifikation (Ausbildungsabschluß), sondern die materielle Qualifikation (Können) der Pflegekraft.

Delegieren an Auszubildende

Auf Auszubildende dürfen ärztliche Tätigkeiten nur dann übertragen werden, wenn die Ausführung zunächst unter Aufsicht (= Anwesenheit) des Arztes oder (bei einfachen Verrichtungen) einer besonders instruierten Pflegekraft erfolgt[16] und später (im 2. oder 3. Ausbildungsjahr) regelmäßig überprüft wird.

Wiederholungs-fragen ●

① Was versteht man unter formeller und materieller Qualifikation?
② Wann dürfen Auszubildende ärztliche Tätigkeiten durchführen?

c) Welche ärztlichen Tätigkeiten dürfen delegiert werden?

Injektions-, Infusions- und Punktionstätigkeiten sowie Katheterisierung und das Legen von Sonden unterfallen ausschließlich der ärztlichen Kompe-

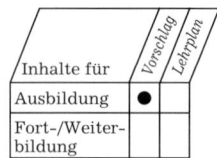

---

[15] Vgl. Böhme, Haftungsrecht, S. 188.
[16] Bei unproblematischen s.c.-Injektionen wird man nach entsprechender Unterweisung und Bewährung am Ende der Ausbildung die Anwesenheit des Anleiters nicht mehr verlangen müssen.

tenz[17]. Ob diese Aufgaben delegiert werden können oder nicht, richtet sich allein nach der objektiven Gefährlichkeit des Eingriffs und der Qualifikation der Pflegekraft, an die diese Aufgabe delegiert werden soll.

Angesichts ihrer relativen Ungefährlichkeit sind Blutentnahmen aus Ohr und Finger, aber auch venöse Blutentnahmen, auf examinierte, aber auch andere entsprechend unterwiesene Pflegekräfte delegierbar[18]. **Blutentnahmen**

Bei Injektionen ist die Ansicht verbreitet, die Delegationsfähigkeit richte sich nach einer Art Stufentheorie, wonach subkutane Injektionen auf jeden Fall, je nach Kenntnis und Fähigkeiten intramuskuläre Injektionen und Blutentnahmen erlaubt, dagegen intravenöse Injektionen, Infusionen und Transfusionen nicht erlaubt seien. Dieser „Stufentheorie" kann nicht gefolgt werden[19]. Es gibt durchaus Medikamente, die sowohl intramuskulär als auch intravenös injiziert werden können, die aber angesichts ihrer Gefährlichkeit überhaupt nicht durch nichtärztliches Personal, schon gar nicht in Pflegeeinrichtungen, verabreicht werden dürfen[20]. **Injektionen**

Böhme stellt folgenden Negativ-Katalog von Medikamenten auf, die in keinem Fall von nichtärztlichem Personal verabreicht werden dürfen: **Negativ-katalog**

▷ alle Röntgen-Kontrastmittel,

▷ Herzmittel wie Strophantin,

▷ alle Zytostatika,

▷ alle Medikamente, bei denen häufiger Zwischenfälle beobachtet worden sind, z. B. Macrodex, Revarin usw.[21]

---

[17] Schneider, Intramuskuläre Injektionen durch Krankenpflegehelfer(innen) unzulässig?, S. 84 f.

[18] Hahn, a. a. O.; Jacobs, I.V.-Injektionen durch das Krankenpflegepersonal – erlaubt oder verboten, S. 10; Böhme, a. a. O., S. 233.

[19] So auch: Böhme, Haftungsrecht, S. 233 ff.

[20] Böhme, Haftungsrecht, S. 233 f.

[21] Böhme, Haftungsrecht, S. 234.

**Injektions-
techniken**

**Subkutane
und intrakutane
Injektionen**

Sofern der Spritzeninhalt nicht außerordentlich gefährlich ist, kann in einem zweiten Schritt auf die Injektionstechnik abgestellt werden.

Angesichts der Einfachheit der Technik und der geringen Komplikationsgefahr bei meist komplikationslosen Medikamenten (etwa Insulin, Heparin in geringen Dosen), können subkutane und intrakutane Injektionen nicht nur auf examinierte Pflegekräfte (Krankenpflege- und Altenpflegekräfte), sondern auch auf KrankenpflegehelferInnen delegiert werden[22]. Bei entsprechender materieller Qualifikation (zu vermitteln etwa durch Fortbildung, spezielle Anleitung und Unterweisung sowie Kontrolle) kann die Durchführung subkutaner und intrakutaner Injektionen auch an andere Pflegehilfskräfte delegiert oder im häuslichen Bereich von geschulten Angehörigen übernommen werden (sog. einfache Behandlungspflege). Das Erlernen von subkutanen Injektionen kann zumindest von examiniertem Pflegepersonal grundsätzlich nicht abgelehnt werden[23].

**Intramuskuläre
Injektionen**

Intramuskuläre Injektionen sind nicht ungefährlich, sowohl im Hinblick auf die Technik als auch im Hinblick auf das zu applizierende Medikament. Zwischenfälle, die teilweise zu erheblichen Dauerschäden führen (z. B. Spritzenlähmung) weisen auf die Gefährlichkeit hin. Von der formellen Qualifikation her betrachtet, kommen zunächst nur examinierte Krankenpflegekräfte für die Übernahme intramuskulärer Injektionen in Betracht. Bei ihnen kann davon ausgegangen werden, daß sie in ihrer Ausbildung sowohl die Technik als auch die möglichen Zwischenfälle und ihre Beherrschung erlernen. Dies gilt dann auch für AltenpflegerInnen, wenn sie in ihrer Ausbildung, die leider noch nicht einheitlich geregelt ist, die entsprechenden Techniken und Kenntnisse erlernt haben. Wurden die Fähigkeiten und Kenntnisse nicht in der Ausbil-

---

[22] Hahn, a. a. O., S. 45.
[23] Vgl. Arbeitsgemeinschaft der Spitzenverbände, S. 6 f.

dung vermittelt, so können sie auch später im Zusammenhang mit Fortbildung und am Arbeitsplatz vermittelt werden: Intramuskuläre Injektionen sind erlernbar. Hier bedarf es dann aber des besonderen Nachweises und der Feststellung der (materiellen) Qualifikation, etwa in Form eines Spritzenscheins[24]. Gerade in Pflegeeinrichtungen kann jedoch von Pflegekräften angesichts der Gefährlichkeit intramuskulärer Injektionen und des Umstands, daß Ärzte nicht immer zur Verfügung stehen, die Übernahme intramuskulärer Injektionen nicht verlangt werden. Fühlen sie sich der Aufgabe nicht gewachsen, so steht ihnen ein Weigerungsrecht zu.

Aufgrund der schwierigen Technik und vor allem wegen der schnellen Wirksamkeit der Injektionsmittel bleibt die Durchführung intravenöser Injektionen in Pflegeeinrichtungen grundsätzlich den Ärzten vorbehalten. Allenfalls können diese Aufgaben besonders zusätzlich qualifizierten, examinierten Pflegekräften übertragen werden, die über die entsprechenden Kenntnisse sowohl in anatomischer als auch pharmakologischer Hinsicht verfügen[25]. Das gleiche gilt für intravenöse Infusionen. Das Einspritzen von Medikamenten in den Infusionsschlauch oder in die Infusionsflasche ist der intravenösen Injektion gleichzustellen. Diese Tätigkeiten bleiben grundsätzlich dem Arzt vorbehalten. Das Legen von subkutanen Infusionen mit Kochsalzlösungen sowie das Anschließen von Kochsalzlösungen bei intravenöser Infusion zur Sicherstellung einer ausreichenden Flüssigkeitszufuhr ist angesichts der geringen Komplikationsdichte auf entsprechend qualifizierte, examinierte Pflegekräfte delegierbar.

Intravenöse Injektionen und Infusionen

Das Legen, Entfernen, Wechseln von Kathetern ist ebenso wie das Verabreichen von Injektionen ärzt-

---

[24] Hahn, a. a. O.; Böhme, a. a. O., S. 234.
[25] Böhme, S. 234 m. w. N.

Katheterismus

liche Tätigkeit[26]. Der Katheterismus wird als operativer Eingriff gewertet, der grundsätzlich besonderes ärztliches Fachwissen voraussetzt[27]. Entsprechend bedarf die Delegation der Katheterisierung auf Pflegepersonal einer besonders strengen Indikation. Das Legen eines Blasenkatheters wird der intramuskulären Injektion gleichgestellt und kann unter den für die IM-Injektionen dargestellten Bedingungen an gut ausgebildete Pflegekräfte delegiert werden[28]. Die Übertragung der Durchführung des Katheterismus setzt eine präzise Verordnung des Arztes voraus, mit der die Maßnahmen wie Harngewinnung für bakteriologische Untersuchungen und Restharnbestimmungen sowie das Legen und Wechseln eines Dauerkatheters ggf. mit Spül- oder Installationsbehandlung zu bezeichnen sind. Bei Komplikationen, z.B. Harngrieß, ist ggf. der Arzt zu benachrichtigen[29]. Harnwegsinfektionen stehen an erster Stelle der im Krankenhaus und in Pflegeeinrichtungen erworbenen Infektionen. Wichtig ist, daß das Legen eines Katheters unter sterilen Bedingungen erfolgt und insgesamt standardgerecht im Sinne der Berücksichtigung des allgemein anerkannten Standes in Medizin und Pflege durchgeführt wird[30], siehe hierzu die auf Seite 104 abgedruckten Anforderungen der Krankenhaushygiene bei der Katheterisierung der Harnblase.

Das Anlegen eines Kondomurinals ist anders als das Legen eines Katheters bedenkenlos dem pflegerischen Bereich zuzuordnen[31].

Weitere ärztliche Aufgaben

Mit der Weiterentwicklung der Medizintechnik und dem gesundheitspolitischen Bemühen, aus Kosten- aber auch aus humanitären Gründen weite Teile der Krankenhausbehandlung in den ambulanten Bereich zu verlagern, kommen immer mehr Aufgaben

---

[26] Böhme, Haftungsrecht, S. 235.
[27] Böhme, Haftungsrecht, S. 240.
[28] So: Böhme, Haftungsrecht, S. 240.
[29] Vgl. zur Katheterisierung: Dilkrath/Worm, Altenpflege, 1987, S. 220 ff.
[30] Vgl. von Stösser, Pflegestandards, S. 196.
[31] Böhme, Haftungsrecht, S. 250.

der Mitarbeit bei ärztlicher Diagnostik und Therapie auf die ambulanten und stationären Pflegeeinrichtungen zu. Bei der ambulanten Behandlung aidskranker Patienten werden sogar intensivmedizinische Versorgungen ambulant durchgeführt und in recht großem Umfang auf Pflegekräfte übertragen. Zu nennen sind in diesem Zusammenhang insbesondere die enteralen und parenteralen Ernährungstechniken, etwa Magensonden, venöse Katheter, Portsysteme oder zentrale Venenkatheter. Die Delegation von ärztlichen Aufgaben im Zusammenhang mit diesen neuen Techniken bedarf der strengen Indikation und setzt eine besondere Schulung der mit diesen Aufgaben befaßten Pflegekräfte voraus. Auch bedarf es klarer Kooperationsabsprachen zwischen behandelnden Ärzten und Pflegeeinrichtung. Aus konzeptionellen, aber auch aus humanitären Gründen kann es durchaus sinnvoll sein, bestimmte ärztliche Verrichtungen in Pflegeeinrichtungen durch Pflegekräfte durchführen zu lassen. Auf diese Weise kann ggf. einer Krankenhauseinweisung von Patienten vorgebeugt und die Begleitung Sterbender in ihrer gewohnten Umgebung ermöglicht werden. Sowohl von Ärzten als auch von den Pflegeeinrichtungen sind hier besonderes Engagement und Verantwortung gefragt.

Die Übernahme ärztlicher Verrichtungen durch MitarbeiterInnen von Pflegeeinrichtungen bindet Arbeitszeit von besonders qualifizierten Kräften. Notwendig ist die ausreichende Honorierung der Übernahme dieser Aufgaben durch die Krankenkassen. Auch nach Einführung der Pflegeversicherung bleiben sie – im ambulanten Bereich – zuständig für die Finanzierung ärztlicher Leistungen, auch wenn diese auf Pflegekräfte delegiert wurden, siehe hierzu ausführlich S. 245 ff.

Delegierte ärztliche Aufgaben = Behandlungspflege

---

① Können sich Altenpflegekräfte grundsätzlich weigern, s.c.-Injektionen vorzunehmen?
② Wann darf ein Katheterismus von Altenpflegekräften vorgenommen werden?

Wiederholungsfragen ●

Liste zur Durchführung ärztlicher Tätigkeiten qualifizierter Mitarbeiter/innen Monat/Jahr

Maßnahme	befugte Mitarbeiter	Qualifikation	Anmerkungen
Blutentnahmen			
• am Finger			
• venös			

Maßnahme	befugte Mitarbeiter	Qualifikation	Anmerkungen
Injektionen			
• percutan			
• subcutan			
• intramuskulär			
• intravenös			

Maßnahme	befugte Mitarbeiter	Qualifikation	Anmerkungen
Infusionen			
• subcutan			
• intravenös			

Maßnahme	befugte Mitarbeiter	Qualifikation	Anmerkungen
Blasenkatheter • Legen, transuretral • Entfernen • Blasenspülung			
Magensonde • Überprüfen von Ernährung			
Absaugen • im Mund und Rachenbereich • in Nase			

nach: Ralf-R. Kirchhof, Evang. Heimstiftung e. V., Stuttgart, Strafrechtliche Verantwortlichkeit von Pflegekräften (unveröffentlichtes Unterrichtsskript)

Maßnahme	befugte Mitarbeiter	Qualifikation	Anmerkungen
Medikamente [1] Sauerstoffbehandlung			
• Stellen zur enteralen Gabe			
• enterales Verabreichen der Medikamente • parenterale Verabreichung			
• Sauerstoffbehandlung			

[1] Auf die besonderen gesetzlichen Vorschriften beim Umgang mit Betäubungsmitteln wird hingewiesen.

Unterschrift: Arzt   PDL

nach: Ralf-R. Kirchhof, Evang. Heimstiftung e. V., Stuttgart, Strafrechtliche Verantwortlichkeit von Pflegekräften (unveröffentlichtes Unterrichtsskript)

Katheterisierung

Anforderungen der Krankenhaushygiene bei der Katheterisierung der Harnblase*

1. Einleitung

Harnwegsinfektionen sind eine der häufigsten Krankenhausinfektionen. Sie entstehen meist dadurch, daß bei der Katheterisierung der Harnblase Erreger eingeschleppt wurden. Hieraus können sich auch aufsteigende und häufig chronische Harnwegsinfektionen entwickeln.

2. Anforderungen an alle Katheterisierungen

Die Indikation ist streng zu stellen.

Die Katheter sind von geschultem Personal zu legen, nach Möglichkeit von zwei Personen.

Das äußere Genitale einschließlich Harnröhrenöffnung muß sorgfältig gereinigt und desinfiziert werden.

Die Katheter sind unter aseptischen Bedingungen zu legen. Dazu gehören: hygienische Händedesinfektion, sterile Handschuhe, steriles Katheter-Set (verpackte Katheter, Abdecktücher, Tupfer, Uringefäß, Klemme, Pinzette), Gleit- und Anästhesiemittel in Einmal-Portion, Präparat zur Schleimhautdesinfektion.

3. Zusätzliche Anforderungen bei Dauerkathetern

Dauerkatheter sind nur unter besonders strenger medizinischer Indikationsstellung sowie unter Erwägung einer suprapubischen Harnableitung oder einer intermittierenden Katheterisierung anzulegen.

Die Dauerkatheter sind mit genügendem Spielraum zu fixieren.

Nur geschlossene Urindrainagesysteme mit Rückflußventil dürfen verwendet werden. Für ständig freien Abfluß ist zu sorgen. Die Verbindung zwischen Katheter und Drainagesystem darf nur unter aseptischen Kautelen getrennt werden, z. B. beim Wechsel des Drainagesystems. Bei der Harnentsorgung (Ablassen oder Beutelwechsel) sind Schutzhandschuhe zu tragen; nach Ablegen der Schutzhandschuhe sind die Hände zu waschen. Der Urinauffangbeutel darf nie über Blasenniveau angehoben werden. Die Drainagebeutel sind regelmäßig zu leeren. Abflußstelle und Auffanggefäß dürfen nicht miteinander in Kontakt kommen.

Urin für Untersuchungen ist durch Punktion der vorgesehenen Einstichstelle am Drainagesystem zu entnehmen. Die Einstichstelle ist zuvor zu desinfizieren.

Der Übergang des Dauerkatheters in den Meatus urethrae muß saubergehalten werden.

Der Katheter ist bei Bedarf zu wechseln.

Patienten mit Dauerkathetern sollten bei Infektionen der Harnwege mit Hospitalkeimen isoliert werden.
Bei Legen des Katheters sowie bei Infektionsverdacht soll der Urin mikroskopisch untersucht werden.*

4. Zusätzliche Anforderungen bei Blasenspülungen
Blasenspülungen sind nur dann vorzunehmen, wenn sie unumgänglich sind, z. B. nach Operationen. Dabei ist die intermittierende Blasenspülung zu bevorzugen.
Vorzugsweise sind geschlossene Systeme mit doppelläufigem Katheter zu verwenden.
Die Spüllösungen müssen steril sein.

* aus: Bundesgesundheitsblatt Nr. 28 (6. Juni 1985)

d) Verordnungs- und Handlungsverantwortung

Fall 37:
Der Arzt verordnet einer Patientin eine überhöhte Dosis Insulin. Die Pflegekraft nimmt die Injektion (technisch) fachgerecht vor. Die Patientin erleidet einen Schock und muß ins Krankenhaus.

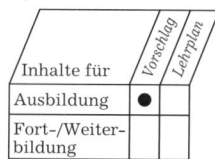

Inhalte für	Vorschlag	Lehrplan
Ausbildung	●	
Fort-/Weiterbildung		

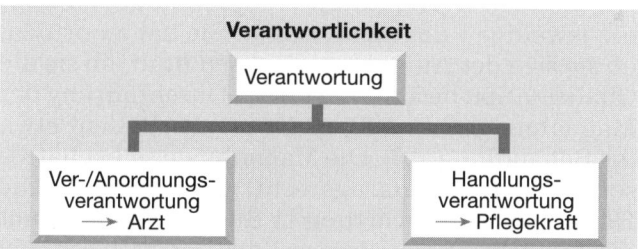

Verantwortlichkeit

Verantwortung

| Ver-/Anordnungsverantwortung ⟶ Arzt | Handlungsverantwortung ⟶ Pflegekraft |

Soweit Pflegekräfte befähigt und bereit oder ausnahmsweise verpflichtet sind, ärztliche Aufgaben zu übernehmen, und die jeweilige Einrichtung die Durchführung auf das Pflegepersonal überträgt, stellt sich die Frage, wer die Verantwortung für die Verordnungen und die Durchführung der ärztlichen Behandlung trägt. Zu unterscheiden ist hier zwischen sog. Verordnungs- (im Krankenhaus: Anordnungs-) und Durchführungsverantwortung.

Verantwortung

105

Verordnungsverantwortung

Die ärztlichen Verordnungen der Applikation fallen allein in die Verantwortung des Arztes. Bei Unverträglichkeit des Medikamentes, Auftreten von Komplikationen oder diagnostischen und therapeutischen Fehlentscheidungen haftet allein der Arzt, s. *Fall 37.*

Durchführungsverantwortung

Übernimmt die Pflegeeinrichtung die Durchführung der ärztlichen Maßnahmen, so haften die Einrichtung und die ausführenden Mitarbeiter für die fachgerechte Durchführung im Rahmen der ärztlichen Verordnung. Wurde beispielsweise vom Arzt eine fehlerhafte Verordnung im Hinblick auf die Durchführung eines Katheterismus gegeben und kommt es in der entsprechenden Ausführung der Verordnung zu einem Zwischenfall, so haftet der Arzt. Führt demgegenüber eine Pflegekraft die Verrichtung unsorgfältig durch (z. B. unsteriles Legen eines Katheters) oder läßt das Heim auch nicht qualifiziertes Personal ärztliche Maßnahmen durchführen, so haftet im Rahmen der Durchführungsverantwortung das Heim bzw. die Pflegekraft.

Handlungsverantwortung

Die Verantwortung für die Pflegehandlungen trägt die jeweilige Pflegekraft selbst. Sie hat zu prüfen, ob sie sich der Aufgabe gewachsen fühlt, ob sie die Qualifikation besitzt und ob die Durchführung der Maßnahme rechtmäßig ist (lehnt der Patient etwa die Behandlung ab?). Die Maßnahmen selbst hat sie sorgfältig (= standardgerecht) zu erbringen. Die Handlungsverantwortung in diesem Sinne nimmt der Pflegekraft kein Vorgesetzter und kein Arzt ab: Für unser Tun sind wir stets selbst verantwortlich.

Fall 38:

In einem Altenheim weist die Hausärztin einer Heimbewohnerin nach deren Untersuchung die anwesende Altenpflegerin an, es künftig zu unterlassen, bei dieser Patientin die bisher täglich erfolgte Blutdruckkontrolle vorzunehmen. Die Altenpflegerin betrachtet dies als Eingriff in ihre Kompetenzen und in die Organisation des Heimes. Hat sie recht?[32]

---

[32] Fall aus: Böhme, Altenpflege 1988, S. 421 ff.

Bei arbeitsteiligem Zusammenwirken von Arzt und Pflegekräften können beide Seiten grundsätzlich davon ausgehen, daß der andere fachlich verantwortlich handelt,

Vertrauensgrundsatz und Eigenverantwortung

▷ die Pflegekraft bzw. die Einrichtung bezüglich der therapeutisch-ärztlichen Entscheidung,

▷ der Arzt hinsichtlich einer ordnungsgemäßen Durchführung seiner Verordnungen im Rahmen der getroffenen Kooperationsvereinbarungen.

Die Beteiligten dürfen sich aber auch nicht blind vertrauen. Sofern ein konkreter Anhaltspunkt für ein fehlerhaftes Handeln des anderen vorliegt, bedarf es des Einschreitens. Zurückzuweisen sind jedoch Eingriffe in die jeweiligen Kompetenzbereiche der Kooperationspartner: Die Pflegekraft kann den behandelnden Ärzten keine bestimmten diagnostischen oder therapeutischen Entscheidungen abverlangen, etwa: Verordnen Sie bitte Frau X. das Medikament Y. Ebenso kann der Arzt der Pflegekraft keine Anordnungen für die Fachpflege geben, etwa die RR-Kontrollen zu unterlassen, die im Rahmen der sog. ‚Grundpflege‘ zur standardgerechten Krankenbeobachtung gehören, s. *Fall 38.*

Weitere mögliche Gründe für das Zurückweisen ärztlicher Verordnungen bzw. Entscheidungen:

▷ Patient wurde trotz Möglichkeit nicht über Verordnung aufgeklärt und wünscht dies,

▷ Verordnung ist offensichtlich „kunstfehlerhaft“,

▷ Patient lehnt Medikament ab.

① Was versteht man unter Verordnungsverantwortung, und wer trägt sie im Altenpflegebereich für ärztliche Maßnahmen?
② Wann müssen Pflegekräfte ärztliche „Anordnungen“ zurückweisen?

| Wiederholungs-
fragen | ● |

e) Auswahl, Anleitung und Überwachung der Pflegekräfte

Inhalte für	*Vorschlag*	*Lehrplan*
Ausbildung		
Fort-/Weiter-bildung	●	

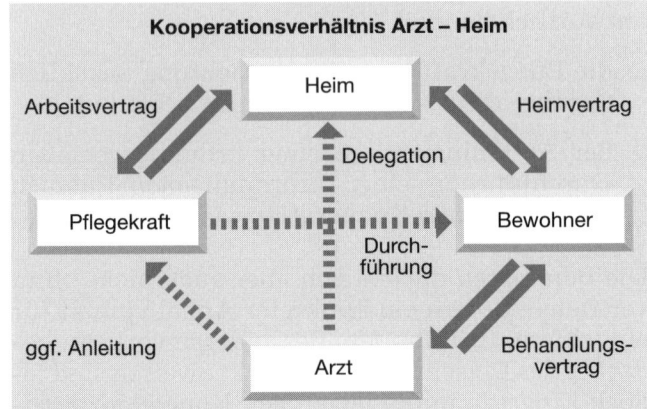

Kooperationsverhältnis Arzt und Heim.

Eine Vorgesetzte im Pflegebereich darf niemals gestatten, daß die ihr zugeordneten MitarbeiterInnen ohne weiteres ärztliche Verrichtungen durchführen. Sie würde sich damit dem Vorwurf ungewöhnlicher Sorglosigkeit aussetzen (BGH NJW 1979, 1935 f.) und damit ihre Aufsichts-, Organisations- und Überwachungspflicht grobfahrlässig verletzen[33].

Verantwortung von Heim und Sozialstation

Neben der Verantwortung für die ordnungsgemäße Durchführung tragen Pflegeeinrichtungen eigene Verantwortung für die Auswahl, Anleitung und Überwachung der Pflegekräfte, die die ärztlichen Maßnahmen durchführen. Wenn Pflegeeinrichtungen bereit sind, Pflegekräften ärztliche Verrichtungen zu übertragen, so übernehmen sie eine erhebliche Mitverantwortung, die aus der selbständigen Durchführung ärztlicher Verrichtungen resultiert[34]. Anders als im Krankenhausbereich stehen Arzt und Pflegeeinrichtung i.d.R. in keinem vertraglichen Verhältnis zueinander. Der Arzt hat lediglich einen Behandlungsvertrag mit seinen Pa-

---

[33] Niemann/Schöppe/Traub, a. a. O., S. 22.
[34] So auch: Informationsdienst des Union Versicherungsdienstes GmbH, Nr. 2 1982, S. 2.

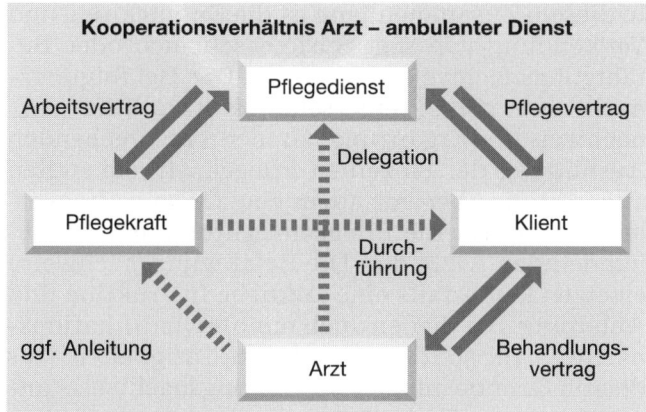

Kooperationsverhältnis Arzt – ambulanter Dienst.

tienten. Der Arzt verfügt über keine Weisungsrechte gegenüber dem Pflegepersonal. Die Tätigkeit erfolgt zwar auf Veranlassung des Arztes, wird aber in der Durchführung selbständig und i.d.R. ohne ärztliche Mitwirkung und Beaufsichtigung durchgeführt[35].

**Arzt und
Pflegeeinrichtung**

Aus dieser Konstellation ergeben sich auch Folgerungen für die juristische Beurteilung der Voraussetzungen für die Delegation. Es ist praxisfern, zu verlangen, daß jeder behandelnde Arzt, der einen Heimbewohner/Patienten versorgt und ärztliche Verrichtungen delegiert, sich von der Fähigkeit der einzelnen Pflegekraft in der Pflegeeinrichtung überzeugt, Injektionen vorzunehmen, Katheter zu versorgen etc., ihr persönlich die Vornahme überträgt (bzw. übertragen läßt), sie instruiert und schließlich dabei stichprobenmäßig die Vornahme daraufhin überprüft, ob sie auch ordnungsgemäß erfolgt[36]. Aus diesen Gründen ergibt sich die Aufgabe von Heim und Sozialstation, sicherzustellen, daß geeignetes Personal ausgewählt, angeleitet, instruiert und kontrolliert respektive weitergebildet wird. Hierzu müssen sie sich eines Arztes bedienen.

**Arzt und
Vorgesetzter**

---

[35] Vgl. a. a. O., BGH NJW 1976, S. 2318.
[36] Vgl. Hahn, a. a. O.

„Spritzenschein"

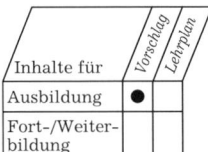

Inhalte für	*Vorschlag*	*Lehrplan*
Ausbildung	●	
Fort-/Weiter-bildung		

In diesem Zusammenhang ist die Entwicklung und Verwendung von sog. Spritzenscheinen oder Befähigungsnachweisen sinnvoll. Die Befähigungsnachweise gelten einerseits als Qualifikationsnachweis in Ergänzung zu der entsprechenden Ausbildung der einzelnen Pflegekraft, sie stellen andererseits aber vor allem eine Organisationserleichterung für die Pflegeeinrichtung und die behandelnden Ärzte dar. Die Befähigungsnachweise ersetzen keinesfalls eine ärztliche Instruktion und Anleitung. Sie dienen auch nur als Qualifikationsnachweis für speziell aufgeführte Tätigkeiten. Aus diesem Grunde müssen Befähigungsnachweise unterschiedliche Techniken ausweisen, in die unterwiesen wurde, etwa: subkutane Injektionen, intramuskuläre Injektionen, Blutentnahmen aus der Vene, Katheterismus, Anlegen von subkutanen Infusionen, Legen von Magensonden. Die Befähigungsnachweise gelten zeitlich nicht unbegrenzt, vielmehr sind entsprechende Weiterbildungen und

---

Beispiel für „Spritzenschein"

Befähigungsnachweis

Die Pflegekraft _____

geb. _____

Ausbildung: _____

verfügt über die erforderlichen Kenntnisse und Fähigkeiten zur Durchführung von

      subkutanen und intramuskulären Injektionen.

Sie hat in der Zeit vom _____ bis _____
an einem 15stündigen Fortbildungskurs mit den Themen

      – Anatomie und Physiologie –
      – Pharmacagruppen –
      – Technik der subkutanen und intramuskulären Injektionen –
      – Rechtsfragen der Delegation –

mit Erfolg teilgenommen.

_____   _____
– Sozialstationsleitung –   – Arzt –

Überprüfungen zu vermerken, um den Nachweis zu erbringen, daß die Pflegekraft auch „heute noch" über die entsprechende Befähigung verfügt. Diese Befähigungsnachweise sind in erster Linie aus haftungsrechtlichen Gründen (Entlastungsbeweis für den Träger, § 831 BGB) und aus organisatorischen Gesichtspunkten für Pflegeeinrichtung und Arzt nützlich. Für die Pflegekräfte stellen die Befähigungsnachweise als solche kaum Hilfe in haftungsrechtlichen Auseinandersetzungen dar[37].

Für sie werden „Spritzenscheine" aber dann sinnvoll, wenn in ihnen eine Haftungsübernahme des Trägers für alle nicht vorsätzlich (also auch die grob fahrlässig) verursachten Schäden im Zusammenhang mit der Durchführung ärztlicher Verrichtungen verbrieft wird (ärztliche Verrichtungen haben im Pflegeheimbereich wie in der ambulanten Pflege grundsätzlich als gefahrgeneigte Arbeit zu gelten[38]). Ebenso vermittelt es den Pflegekräften Sicherheit, wenn der Arbeitgeber sich verpflichtet, die Kosten eines Strafverfahrens im Zusammenhang mit der Durchführung ärztlicher Verrichtungen für die Pflegekraft zu übernehmen. Entsprechende versicherungsrechtliche Absicherungen sind für Heimträger etc. möglich[39].

Haftungsübernahmen

Auszug aus einer Dienstanweisung:
(. . .)

Haftung
Die Sozialstation tritt bei zivilrechtlichen Haftungsansprüchen von Klienten der Sozialstation auf Schadensersatz und Schmerzensgeld infolge von Injektionen, Blutentnahmen und Katheterismen für ihre hierzu beauftragten Mitarbeiter ein. Die beauftragten Pflegekräfte werden nicht zur Zahlung von Schadensersatz oder Schmerzensgeld herangezogen. Die Sozialstation verzichtet insbesondere auf alle

---

[37] Allenfalls Widerlegung eines Übernahmeverschuldens.
[38] Vgl. S. 86, Zur gefahrgeneigten Arbeit vgl. Böhme, Haftungsrecht, S. 148. Zu entsprechendem Versicherungsschutz vgl. Union Versicherungsdienst a.a.O.
[39] Hierzu vgl. Böhme, Haftungsrecht, S. 99.

> Regreßansprüche, die aus der Durchführung von ärztlich angeordneten Injektionen, Blutentnahmen und Katheterismen der Harnblase entstehen könnten. Dies gilt lediglich dann nicht, wenn der Schaden von der beauftragten Pflegekraft vorsätzlich verursacht worden ist.
>
> Bei strafrechtlichen Verfahren im Zusammenhang mit Zwischenfällen bei der Durchführung von Injektionen, Blutentnahmen und Katheterismen trägt die Sozialstation die Kosten des Strafverfahrens.

Insgesamt ist zu beachten, daß Spritzenscheinen und anderen Befähigungsnachweisen sowohl in der zivil- als auch in der strafrechtlichen Beurteilung von haftungsrechtlichen Zwischenfällen nicht die entlastende Kraft zukommt, die ihnen weithin beigemessen wird[40].

Pflege-dokumentation

Die Zulässigkeit des Delegierens ärztlicher Tätigkeit auf nichtärztliches Personal ist stets anhand des Einzelfalles zu beurteilen, die Erforderlichkeit ärztlichen Einschreitens, die Komplikationsgefahr etc. kann nur in der jeweiligen Situation eingeschätzt werden[41]. Neben dem „Spritzenschein" ist daher eine ausführliche Pflegedokumentation unverzichtbar[42].

> Entsprechend den Empfehlungen der Deutschen Krankenhausgesellschaft (vgl. Deutsches Ärzteblatt 1980, S. 1709 f.) ist die ärztliche Anordnung *schriftlich festzuhalten und vom Arzt abzuzeichnen.* Dabei ist der Patient namentlich zu benennen sowie das zu verabreichende Medikament, dessen Menge, Art und Zeitpunkt der Verabreichung zu bestimmen.
>
> Aus: Erlaß des BaWü Sozialministeriums v. 29. 7. 1986 Az V/3-7329.1.

Hier sind ärztliche Verordnungen, besondere Hinweise für die Durchführung sowie die Delegation zu vermerken. Mittels der Pflegedokumentation kann festgestellt werden, ob die verordneten Maß-

---

[40] Vgl. etwa Schneider, DKZ 1979, S. 558 f.
[41] Vgl. Jacobs, a. a. O., S. 19 ff.; im ambulanten Bereich haben sich Verordnungs- und Pflegeberichtsbücher bewährt.
[42] Vgl. Schwarzenau/Klie, Altenpflege 1984, S. 274 ff.

nahmen vorgenommen wurden, von wem und auf wessen Verordnung z.B. Injektionen verabreicht wurden. Gleichzeitig kann in der Pflegedokumentation dem Arzt mitgeteilt werden, ob es zu Auffälligkeiten gekommen ist.

① Welche Bedeutung hat ein Spritzenschein?
② Was kann in einer „Haftungsübernahme" des Arbeitgebers geregelt werden.

Wiederholungs-fragen	●

f) „Dienst- und Fachaufsicht"

> **Fall 39:**
> Der Heimleiter, Sozialarbeiter von Beruf, weist die Altenpflegekraft an, bei der Bewohnerin Frau B. künftig regelmäßig den Blutzuckerspiegel zu bestimmen.

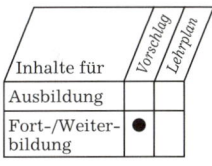

Inhalte für	Vorschlag	Lehrplan
Ausbildung		
Fort-/Weiter-bildung	●	

Wie ausgeführt, hat die Leitung einer Pflegeeinrichtung dafür Sorge zu tragen, daß die Pflegekräfte verantwortlich ausgewählt, angeleitet und kontrolliert werden, daß der Pflegedienst gut organisiert ist und die Kooperation mit den Ärzten klar geregelt wird.

Fachvorbehalt

Dieses Recht und die Pflicht zur Führung, zur Kontrolle, zur Erteilung von Anweisungen und zur inneren Organisation einer Einrichtung kann in Anlehnung an das öffentliche Dienstrecht als „Dienstaufsicht" bezeichnet werden, die abzugrenzen ist von der „Fachaufsicht". Verantwortlich für die Anordnung und Durchführung sowie Kontrolle fachlicher Aufgaben sind die Fachkräfte, d. h., für den Bereich der Pflege die Pflegefachkräfte. Die mit diesen Aufgaben verantwortlich betrauten Fachkräfte – etwa die PDL – haben die Fachaufsicht in der Einrichtung.

Die Fachaufsicht obliegt notwendigerweise einer Pflegefachkraft. In diesem Zusammenhang wird auch vom ‚organisatorischen Fachvorbehalt' gesprochen. Pflegefachfragen dürfen auch auf Leitungsebene nur von Pflegefachkräften entschieden werden. An dem organisatorischen Fachvorbehalt findet die Organisationsfreiheit des Arbeitgebers ihre Grenze[43].

Der Leiter eines Heimes kann im Rahmen seiner Dienstaufsicht seinen Pflegekräften nicht vorschreiben, wie sie behandlungspflegerische Maßnahmen durchzuführen haben, dies wäre eine Kompetenzüberschreitung, s. in *Fall 39*[44].

Wiederholungs-
frage ●

① Wie lassen sich Fachaufsicht und Dienstaufsicht unterscheiden?
② Was versteht man unter organisatorischem Fachvorbehalt?

g) Checkliste: Fehlerquellen in der Kooperation Pflegeeinrichtung – Arzt

Bei der verantwortlichen Gestaltung der Kooperation zwischen Pflegeeinrichtung und Ärzten ist insbesondere auf folgende Fehlerquellen, sowohl im Managementbereich als auch im Alltag der Pflege, zu achten:

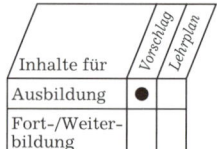

Inhalte für	Vorschlag	Lehrplan
Ausbildung	●	
Fort-/Weiterbildung		

Kommunikation

▷ Kommunikationsmängel:
Ist dafür gesorgt, daß die Pflegekräfte ihre notwendigen Informationen seitens der Ärzte erhalten und ihrerseits auch kommunikativ in der Lage sind, ihre Fragen und Anliegen den Ärzten gegenüber zu vertreten? (Bewährt haben sich Rhetorikkurse für Pflegekräfte.).

Koordination

▷ Koordinationsmängel:
Bestehen klare Absprachen zwischen Pflegeeinrichtung und Ärzten dergestalt, daß bei gemeinsamer Aufgabenerledigung diese abgestimmt erfolgt? Wird etwa dafür gesorgt, daß die notwendigen ärztlichen Verordnungen und Rezepte vorliegen, damit die ärztlichen Assistenztätigkeiten standardgerecht erfüllt werden?

[43] Vgl. Böhme, Pflege auf dem Prüfstand, S. 63; Klie, Heim und Arzt, S. 10 f.
[44] Vgl. hierzu ausführlich: Böhme, Altenpflege 1988, S. 421 ff.

▷ Qualifikationsmängel: **Qualifikation**

Wird dafür Sorge getragen, daß nur tatsächlich befähigtes Pflegepersonal mit der Übertragung von ärztlichen Assistenztätigkeiten betraut wird?

▷ Kompetenzabgrenzungsmängel: **Kompetenz**

Wird sichergestellt, daß die Verantwortungsmacht nicht Pflegekräften, etwa bezüglich der Vergabe von Psychopharmaka, übertragen wird? Sind die Kompetenzen bezüglich Pflegedienstleistung, Wohngruppenleitung/Einsatzleitung sowie zwischen Fachkraft und angelernten Pflegepersonen klar geregelt?

▷ Dokumentationsmängel: **Dokumentation**

Sieht die Kooperationsabsprache mit den Ärzten eine schriftliche ärztliche Verordnung vor, und sind entsprechende Erledigungsvermerke in der Pflegedokumentation verbindlich vereinbart worden?

▷ Rechtsschutzmängel: **Rechtsschutz**

Wird darauf geachtet, daß in der Ausübung ärztlicher Assistenztätigkeiten Rechte der Betroffenen nicht verletzt werden, sei es durch unfreiwillige Medikamenteneinnahme, freiheitsentziehende Maßnahmen – ohne daß es hierfür eine (juristische) Rechtfertigung gibt?[45]

Literaturhinweise

Böhme: Haftungsrecht, Stuttgart u. a., 3. Aufl. 1993.
Niemann/Schöppe/Traub: Besondere Pflichten der Mitarbeiter, Münster, 2. Aufl. 1985.
Schell: Injektionsproblematik aus rechtlicher Sicht, Hagen 1990.

3. Pflegefehler

Fall 40:
A. betreut eine 83jährige bettlägerige Dame. Es ist Herbst. A. hält viel von durchlüfteten Zimmern und macht während ihrer Anwesenheit immer eine Stunde die Fenster des Schlafzimmers auf. Die 83jährige erkrankt an einer Pneumonie, da sie nicht ausreichend warm angezogen und zugedeckt war.

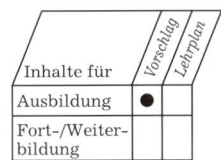

Inhalte für	Vorschlag	Lehrplan
Ausbildung	●	
Fort-/Weiterbildung		

[45] aus: Klie, Heim und Arzt, S. 9f.

Leitende Pflegekräfte und die einzelne Pflegekraft tragen die Verantwortung für die sach- und fachgerechte Pflege der Pflegebedürftigen. Ebenso wie bei Injektionen usw. stellen pflegerische Maßnahmen häufig tatbestandlich Straftaten dar, z.B. Schneiden von Fingernägeln, Haareschneiden.

Strafrechtliche Folgen und Schadensersatzansprüche

Dies zeigt, daß jede pflegerische Maßnahme grundsätzlich die Einwilligung und das Einverständnis des Patienten erfordert. Der Patient willigt jedoch regelmäßig (stillschweigend) in eine sorgfältige Durchführung pflegerischer Maßnahmen ein.

Neben strafrechtlichen Folgen können sich auch Schadensersatzansprüche aufgrund von Pflegefehlern ergeben.

Pflegerische Sorgfaltspflichten

Pflegerische Sorgfaltspflichten sind dann verletzt, wenn das Pflegepersonal bei der Pflege gesicherte pflegerische Erkenntnisse nicht berücksichtigt, die dem jeweiligen Stand der Pflege in Wissenschaft und Technik entsprechen. Diese Voraussetzungen sind gegeben, wenn das Pflegepersonal das erforderliche Maß an Geschicklichkeit, Sorgfalt oder Fachkenntnis unberücksichtigt läßt.

Beispiele für Pflegefehler

Beispiele:

▷ Paroditis, verursacht durch ständige Verabreichung breiiger Kost.

▷ Veränderungen des Kiefers bei nicht regelmäßigem Einsetzen des Gebisses (hier kann evtl. Schadensersatz für ein neues Gebiß gefordert werden).

▷ Verbrennungen durch Lichtbogen oder zu heiße Wärmflaschen[1].

▷ Kontrakturen durch Bewegungsmangel des Bewohners oder Patienten.

▷ Lungenentzündung durch schlechte Lagerung des Patienten, s. auch *Fall 40*.

▷ regelmäßiges oder dauerhaftes Fixieren ohne Indikation und Genehmigung.

---

[1] Das AG Kassel hatte einen Fall zu verhandeln, in dem eine Pflegekraft die Wassertemperatur des Badewassers nicht überprüft hatte, und die Bewohnerin eine Verbrennung zweiten Grades erlitt.

▷ Bewohner wird falsch gelagert und zieht sich dadurch Kontrakturen zu (Spitzfuß), z.B. ständige Rückenlagerung ohne Bettkiste o. ä.

▷ Pflegekraft unterläßt Sterilisation der Katheterutensilien, Bewohner erleidet „aufsteigende" Infektion.

▷ Unsteriles Aufziehen von Injektionen[2].

▷ Bewohner hat seit Tagen Blut im Urin, Altenpfleger sorgt nicht dafür, daß der Arzt benachrichtigt wird (Fehler in der Krankenbeobachtung).

▷ Zur Dekubitusprophylaxe wird es versäumt, geeignete Vorsorgemaßnahmen (Lammfellunterlagen, Lagerungskissen, Antidekubitusmatratzen) zu treffen, so daß es zu schmerzhaftem Dekubitus kommt.

▷ Dekubitus wird durch unsachgemäße Pflege verursacht, z.B. Vibrolan® auf (noch) gesunde Haut bei leichten Druckstellen.

▷ Bewohner wird nicht in ausreichendem Maß mit Getränken versorgt und zum Trinken veranlaßt. Folge: Verwirrtheitszustände, Nierenschädigungen, Austrocknungen[3].

① Wer trägt die Verantwortung für die sachgerechte Pflege?
② Nennen Sie einige Beispiele für Pflegefehler!

Wiederholungsfragen ●

4. Geschäftsführung ohne Auftrag

Fall 41:
A. betreut einen 80jährigen alleinstehenden Mann. Er klagt über Herzschmerzen, möchte aber nicht, daß ein Arzt benachrichtigt wird. A. ist so besorgt, daß sie dennoch den Hausarzt benachrichtigt, der keinerlei Befund feststellen konnte, aber eine Rechnung schickt.

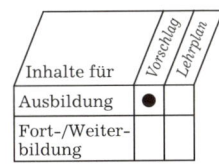

[2] Zur Frage der Mehrfachverwendbarkeit von Einmalspritzen vgl. Forum Sozialstation 83, S. 24.
[3] Das VG Hamburg hatte einen Fall zu entscheiden, in dem wiederholt Heimbewohner mit extremen Austrocknungserscheinungen ins Krankenhaus eingeliefert wurden.

Problemstellung

In der Praxis der Altenpflege werden viele Tätigkeiten im Rahmen der Betreuung von Pflegekräften vorgenommen, ohne daß sie hierzu von den betreuten alten Menschen „beauftragt" wurden. Ohne Auftrag, aber im „Interesse" des alten Menschen

▷ wird der Arzt benachrichtigt, wenn es dem Patienten schlecht geht,

▷ werden Behördenformulare ausgefüllt oder zusätzliche Hilfen beantragt,

▷ kauft die Pflegekraft Lebensmittel oder Hygieneartikel ein,

▷ werden verdorbene Lebensmittel beseitigt,

▷ wird eine Heimaufnahme eingeleitet[1],

▷ werden Haustiere während des Krankenhausaufenthaltes versorgt.

Unter rechtlichen Gesichtspunkten interessiert hier die Frage, wann die Pflegekraft berechtigt ist, ohne entsprechenden Auftrag des Betreuten für diesen tätig zu werden und „seine Geschäfte" zu erledigen und wann nicht, mit der Folge, daß sie Auslagen selber tragen muß und ggf. Schadensersatz zu leisten hat. Diese Fragen sind im BGB in den §§ 677 ff. unter dem Stichwort „Geschäftsführung ohne Auftrag" geregelt.

Eine Geschäftsführung ohne Auftrag ist berechtigt, wenn sie objektiv dem Interesse und subjektiv dem wirklichen oder mutmaßlichen Willen des Betreuten entspricht oder im öffentlichen Interesse geboten ist.

Interesse

Im „Interesse" des Betroffenen liegt die Geschäftsführung, wenn die Vornahme der Tätigkeit für den Betreuten objektiv nützlich ist; beispielsweise der Einkauf von notwendigen Putzmitteln oder die Bezahlung fälliger Telefonrechnungen.

---

[1] Siehe hierzu: Heimrecht, S. 423 ff.

Fall 42:
Für Frau B. wird das Taschengeld verwaltet, obwohl sie dieses gar nicht wünscht. Durch einen Diebstahl aus der Taschengeldkasse kommt Geld abhanden.

In erster Linie ist der wirkliche – auch der Dritten gegenüber geäußerte – Wille entscheidend. Wünscht der Betreute ausdrücklich nicht, daß der Arzt benachrichtigt wird, so *Fall 40*, Putzmittel besorgt werden oder die Telefonrechnung beglichen wird, so darf sich die Pflegekraft nicht über diesen Willen hinwegsetzen und ihn „zwangsweise beglücken". Dies gilt besonders bei so schwerwiegenden Maßnahmen wie Heimaufnahmen und Haushaltsauflösungen.

Wille

Bei einer Geschäftsführung ohne Auftrag gegen den Willen des Betroffenen haftet der Geschäftsführer für alle aus der Geschäftsführung folgenden Schäden, auch den zufälligen Verlust wie in *Fall 42*.

Ist ein Wille nicht erkennbar, weil der Betreute abwesend ist, schläft oder aufgrund von Verwirrtheit keine Entscheidungen treffen kann, so entscheidet der mutmaßliche Wille, d. h. der Wille, der bei objektiver Beurteilung aller Umstände geäußert sein würde. Kauft etwa die Pflegekraft für den alleinstehenden, aus dem Krankenhaus kommenden Patienten zum Wochenende etwas Eßbares ein, so kann der Patient die Erstattung der Auslagen nicht mit der Begründung verweigern, er hätte später gar keinen Hunger gehabt. Der Einkauf lag objektiv gesehen in seinem Interesse.

Grundsätzlich darf die Pflegekraft sich nicht über den erklärten Willen des Betroffenen hinwegsetzen. Ein entgegenstehender Wille ist ausnahmsweise dann unbeachtlich, wenn die „Geschäftsführung" eine im öffentlichen Interesse liegende Pflicht oder gesetzliche Unterhaltspflicht des Geschäftsherrn darstellt.

Öffentliches Interesse

Benachrichtigt beispielsweise der unterhaltsverpflichtete Ehemann für seine erkrankte Frau nicht den behandelnden Arzt, wenn eine Behandlung objektiv geboten ist, dann kann der Arzt auch von anderen – z. B. der Pflegekraft – gerufen werden. Der Arzt kann sich ggf. die Behandlungskosten von dem Ehemann erstatten lassen[2].

Fall 43:
G. sieht aus der Wohnung der alten Frau H. schwarzen Qualm dringen. G. klingelt, doch ihm wird nicht geöffnet. Daraufhin bricht G. die Tür auf, um den vermeintlichen Brand zu löschen. Er trifft in der Wohnung die schwerhörige H., der die Milch übergekocht ist.

Gefahrenabwehr

Dient die Handlung der Abwehr einer dem Betreuten drohenden, dringenden Gefahr, so braucht die Pflegekraft keine Regreßansprüche zu fürchten, wenn sie irrig eine Notlage annahm. Wird beispielsweise ein Notarztwagen gerufen, weil die Pflegekraft irrig der Meinung war, es läge ein akuter Notfall vor, so muß sie – abgesehen von Fällen grober Fahrlässigkeit – die Einsatzkosten nicht selber tragen, so auch im *Fall 43* für G.[3].

Wichtig ●

Der Wille des Betreuten ist stets maßgeblich. Nur wenn dieser nicht in Erfahrung zu bringen ist, darf die Pflegekraft ohne Auftrag handeln. Dabei muß die Geschäftsführung im objektiven Interesse des Betreuten liegen.

Wiederholungs-fragen ●

① Was versteht man unter „Geschäftsführung ohne Auftrag"?
② Wann ist eine „Geschäftsführung ohne Auftrag" gerechtfertigt?
③ Wann kann sich die Pflegekraft über einen entgegenstehenden Willen des Betroffenen hinwegsetzen?

---

[2] Vgl. Palandt/Thomas § 679 Anm. 2c.
[3] Vgl. Medicus Rz 424.

5. Schutz der Privatsphäre

Einstiegsfrage
Was wissen Sie über BewohnerInnen/KlientInnen? Wäre es Ihnen recht, wenn andere ebenso über Sie Bescheid wüßten? Unter welchen Voraussetzungen könnten Sie es akzeptieren?

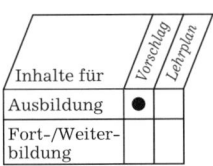

Inhalte für	Vorschlag	Lehrplan
Ausbildung	●	
Fort-/Weiter-bildung		

Pflegekräfte erfahren viel über BewohnerInnen und Patienten. Sie kennen die persönlichen Daten – Name, Alter, Krankheit –, häufig auch den Beruf, den Geburtstag („biographischer Ansatz"). Sie sind über den Gesundheitszustand informiert und haben teilweise Einblicke in Wohn- und Familienverhältnisse.

Der gläserne Bewohner

Mit diesem Wissen um die Betreuten ist sehr behutsam umzugehen. Geht es in der Altenpflege auch ganz wesentlich um das Ziel, die Eigenständigkeit der alten Menschen zu erhalten und zu fördern, so verlangt dies eine alltägliche Beachtung und den Schutz der anvertrauten Informationen durch Heim, Sozialstation und das Pflegepersonal. Das Vertrauensverhältnis zwischen Pflegekraft und Betreuten ist gestört, wenn der alte Mensch nicht sicher sein kann, daß Pflegekräfte mit den ihnen gestatteten Einblicken vertraulich und korrekt umgehen.

These: Wer keine Geheimnisse mehr hat, über den alles bekannt ist, der hat auch Schwierigkeiten mit seiner Identität, seinem Selbstbewußtsein und mit seiner Fähigkeit, sich selbst zu helfen[1].

Zur Diskussion ●

Eine Reihe rechtlicher Vorschriften verpflichten Heim und Pflegekräfte zur Verschwiegenheit und zu einem korrekten Umgang mit den Daten des Betreuten (s. Abb. auf der nächsten Seite).

① § 203 StGB stellt die Verletzung von Privatgeheimnissen unter Strafe. So kann ein Altenpfleger sich strafbar machen, wenn er bestimmte Krankheiten oder psychische Auffälligkeiten von BewohnerInnen unbefugten anderen mitteilt.

Schweigepflicht

[1] Mörsberger TuP 1987, S. 221.

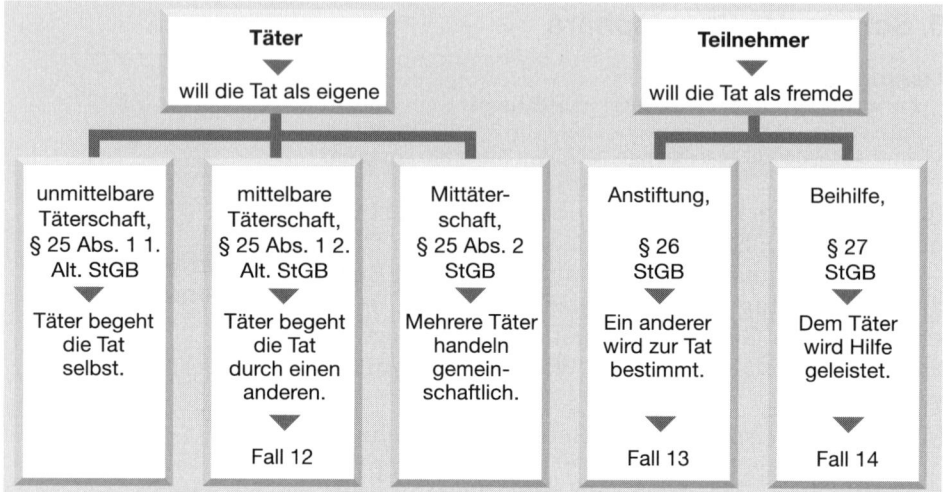

Beispiel
Eine Pflegekraft darf ihrem Ehemann nichts über die Krankheit eines bestimmten Bewohners erzählen oder mitteilen, etwa wie ängstlich oder verwirrt ein angesehener Bürger bei Behandlung sei.

Briefgeheimnis

② § 202 StGB schützt das Briefgeheimnis.

Fall 44:
Eine Heimbewohnerin erhält einen Brief von der Bundesversicherungsanstalt für Angestellte. Der Heimleitung ist bekannt, daß die Betreffende alle Post, die sie erhält, sofort wegwirft, und zwar ohne die Post zu öffnen. Sie öffnet daher den Umschlag und nimmt das Schreiben der Rentenversicherung zu der Akte der Heimbewohnerin[2].

Wer unbefugt einen verschlossenen Brief öffnet und liest, macht sich strafbar. Gleiches gilt für andere Schriftstücke, in denen persönliche oder geschäftliche Äußerungen enthalten sind, zum Beispiel: Tagebücher, Notizen, Dichtungen, Abrechnungen und Abbildungen (Familienfotos). Das

[2] Fall nach Niemann/Schöppe/Traub, a. a. O., S. 11.

Briefgeheimnis verletzt auch derjenige, der einen (offenen) Brief aus einem verschlossenen Behältnis (Nachttisch, Schrankfach, Tasche) nimmt und liest. Auch das Verhalten der Heimleitung in *Fall 44* ist als Verletzung des Briefgeheimnisses zu qualifizieren.

③ In den Arbeitsverträgen wird das Pflegepersonal regelmäßig zur Verschwiegenheit verpflichtet. Es hat Stillschweigen zu bewahren über ihm dienstlich bekanntgewordene Dinge. Die Mißachtung dieser Verpflichtung kann arbeitsrechtliche Folgen haben.

Verschwiegenheitspflicht

④ Die Datenschutzgesetze von Bund, Ländern und Kirchen sollen die gespeicherten Daten von Bewohnern und Patienten vor unbefugter Weitergabe und Speicherung sichern. Im Sozialgesetzbuch sind darüber hinaus die von der Sozialverwaltung in Akten gesammelten Daten einem besonderen Sozialdatenschutz unterworfen.

Datenschutz

① Durch welche Rechtsgrundlagen wird die Privatsphäre älterer Menschen in der Altenpflege besonders geschützt?
② Was soll durch die Datenschutzgesetze bewirkt werden?

| **Wiederholungs-fragen** | ● |

a) Schweigepflicht

> **Fall 45:**
> Am Fußende jedes Pflegebettes sind jeweils zwei Schilder angebracht. Auf dem einen – einem Abdruck aus der Adremaplattei – sind Name, Geburtsdatum, Religionszugehörigkeit, Krankenkasse vermerkt, auf dem anderen – häufig handschriftlich geänderten – befinden sich Angaben über Medikation und Diäten des Bewohners. Die Schilder sind für jedermann sichtbar.

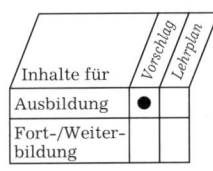

Inhalte für	Vorschlag	Lehrplan
Ausbildung	●	
Fort-/Weiterbildung		

Angehörige bestimmter Berufsgruppen, wie Ärzte, Rechtsanwälte, Sozialarbeiter und Psychologen, unterliegen nach § 203 StGB der Schweigepflicht. Gemäß § 203 Abs. 3 StGB trifft die Schweigepflicht auch die „Gehilfen" von Ärzten usw., d.h. auch

Wer unterliegt der Schweigepflicht

Pflegekräfte sowie in der Ausbildung befindliche Praktikanten und Schüler. Diesen Gehilfen darf der Arzt die zur Erfüllung von pflegerischen Aufgaben notwendigen Informationen über seine Patienten weiterleiten, auch wenn sie unmittelbar zu ihnen nicht in einem vertraglichen Verhältnis stehen, wie dies im Pflegeheim in aller Regel der Fall ist. Normzweck des § 203 StGB ist nicht nur der Schutz der Privat- und Geheimnissphäre des einzelnen, sondern auch das Allgemeininteresse an der Verschwiegenheit der Angehörigen der in § 203 StGB genannten Berufsgruppen.

Strafbar macht sich, wer Geheimnisse offenbart

Gegenstand der Schweigepflicht sind fremde Geheimnisse. Ein Geheimnis ist eine Tatsache, die nur einem einzelnen oder einem beschränkten Personenkreis bekannt ist, und an deren Geheimhaltung der Betroffene ein schutzwürdiges Interesse hat. Geheimnischarakter können tragen: biographische Daten, Geschehnisse des Privatlebens, Charaktermerkmale, psychische Krankheiten, körperliche Besonderheiten, Krankheitsbefunde, berufliche und finanzielle Verhältnisse, Straftaten. Offenbaren heißt: Mitteilung an einen Unbefugten, dem die mitgeteilte Tatsache neu ist. Auch die Mitteilung an Personen, die ebenfalls zur Verschwiegenheit verpflichtet sind, kann strafbar sein. So kann die Mitteilung von bestimmten Krankheiten von BewohnerInnen an die Verwaltungsabteilung oder das Sozialamt einen Bruch der Schweigepflicht bedeuten. Auch gegenüber übergeordneten Personen besteht die Schweigepflicht!

Grenzen der Schweigepflicht

Mit Einwilligung des Betroffenen dürfen die „Geheimnisse" an Dritte weitergeleitet werden. Für die Einwilligung ist nicht die Geschäftsfähigkeit des Betroffenen erforderlich, vielmehr genügt die natürliche „Einsichtsfähigkeit"; auch BewohnerInnen, die einen Betreuer haben, müssen bei Einsichtsfähigkeit persönlich gefragt werden, ob Informationen über sie weitergeleitet werden dürfen.

Neben der Einwilligung des Betroffenen, die im Einzelfall viele Probleme aufwerfen kann, da nicht immer von einer Übereinstimmung von freiem Willen und erteilter Einwilligung ausgegangen werden kann, kommen als Offenbarungsbefugnis die gesetzlichen Mitteilungspflichten in Betracht. Sie sind begrenzt auf die Fälle, in denen jemand eine Straftat plant (§ 138 StGB) oder z. B. einem Arzt Seuchen oder Geschlechtskrankheiten bekannt geworden sind. Darüber hinaus gibt es Situationen, bei denen es nach gewissenhafter Güter- und Interessenabwägung im Einzelfall keine andere Wahl gibt, als die Schweigepflicht zu durchbrechen.

Offenbarungs-befugnis

In Fällen, in denen HeimbewohnerInnen Leib und Leben anderer Personen gefährden, kann eine Offenbarung nach den Grundsätzen des rechtfertigenden Notstandes (§ 34 StGB) erlaubt sein. Leidet etwa ein Heimbewohner unter epileptischen Anfällen und will dennoch Auto fahren, so darf das Pflegepersonal ggf. die zuständigen Behörden informieren, um Schäden abzuwenden. Gleiches gilt, wenn ein unter Diabetes leidender, desorientierter Heimbewohner das Heim verlassen hat, nicht wiederkommt und die Gefahr besteht, daß er ohne die notwendige Insulininjektion erheblichen Schaden erleidet (s. S. 61 f.).

Denjenigen, die gesetzlich zur Verschwiegenheit verpflichtet sind, also auch dem Pflegepersonal, steht sowohl im Straf- als auch im Zivilprozeßrecht ein Zeugnisverweigerungsrecht zu (§ 53a StPO, § 383 ZPO), das allerdings bei Pflegekräften in der Ausübung von der Entscheidung des Arztes abhängig ist. Ein eigenständiges Zeugnisverweigerungsrecht steht Pflegekräften – anders als Ärzten und Sozialarbeitern – nicht zu.

Zeugnisverwei-gerungsrecht

Ärzte sind grundsätzlich verpflichtet, Pflegekräften die erforderlichen Informationen für die Pflege der Patienten zukommen zu lassen[3], sie können sich nicht generell auf ihre Schweigepflicht berufen!

| **Wichtig** ● |

[3] So: HÄB 1984, S. 238; vgl. Klie, Altenpflege 1984, S. 268.

Verstöße gegen die Schweigepflicht

Einzelfälle von Verstößen gegen die Schweigepflicht:

▷ Offenes Liegenlassen von ärztlichen Karteien, Pflegedokumentationen usw. auf Station, so daß jeder die Unterlagen einsehen kann. Eine Sicherung dieser Unterlagen ist geboten!

▷ In der nur für die Verwaltung bestimmten Bewohnerkartei befinden sich Angaben über die ärztliche Diagnose. Ärztliche Informationen sind getrennt von Verwaltungsunterlagen aufzubewahren. Die Verwaltung benötigt zur Aufgabenerfüllung nicht die Diagnose.

▷ Schilder am Bett mit Medikation und Angaben über Krankheiten (s. *Fall 45*).

▷ Patient wünscht, daß Pflegekraft bestimmte Informationen nicht an den Arzt weiterleitet. Pflegekraft tut dies dennoch, obwohl kein Fall eines „Notstandes" vorliegt.

▷ Berichte über Heimbewohner unter Namensnennung im Familien- und Bekanntenkreis.

▷ Informationen über den Gesundheitszustand eines Heimbewohners gegen seinen Willen an Angehörige. Ist der Bewohner mit der Information einverstanden, so besteht kein Schweigerecht!

Fragen an den Pflegealltag:
▷ Wissen die Heimbewohner, was in der Pflegedokumentation über sie steht?
▷ Gibt es bei den „Arztvisiten" eine realistische Möglichkeit für den Pflegeheimbewohner, mit dem Arzt ganz allein zu sein?

Dialogbuch

In Dänemark wurden in den letzten Jahren in vielen Heimen die Pflegedokumentationen in den Stationszimmern ergänzt durch Dialogbücher, die in den Bewohnerzimmern liegen und sowohl von den Pflegekräften als auch von Ärzten und Angehörigen benutzt werden. Jede Eintragung erfolgt im Beisein der jeweiligen Bewohnerin.

① Können sich auch AltenpflegerInnen wegen der Verletzung von Privatgeheimnissen gemäß § 203 StGB strafbar machen?
② Was versteht man unter einem Geheimnis?
③ Nennen Sie Einzelfälle von Verstößen gegen die Schweigepflicht!

b) Verschwiegenheitspflicht

Fall 46:
„Bedienstete müssen schriftliche Zusagen geben, daß sie keine Aussagen gegenüber Dritten über das Heim machen. (. . .) Ehemalige Mitarbeiterin gab gegenüber der Heimaufsicht folgendes zu Protokoll: Injektionen würden von nicht qualifizierter Heimleiterin verabreicht werden, es würden Blankorezepte ausgefüllt, Geschäftsführer soll Bewohner geschlagen haben, manche Zimmer nachts abgeschlossen, es würden mehr als die 19 erlaubten Patienten aufgenommen, Patienten würden mit verdorbenen Lebensmitteln versorgt. Nachts werde das Wasser im Haus abgestellt."
(Zitate aus Original-Heimaufsichtsakten[4].)

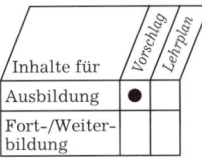

Verschwiegen-
heitspflicht

Pflegekräfte unterliegen aufgrund des Arbeitsvertrages einer arbeits- oder dienstrechtlichen Verschwiegenheitspflicht (§ 9 BAT). Sie haben über Angelegenheiten Verschwiegenheit zu bewahren, die ihnen bei ihrer dienstlichen Tätigkeit bekannt geworden sind, soweit die Geheimhaltung durch gesetzliche Vorschriften vorgesehen (z.B. § 203 StGB) oder auf Weisung des Arbeitgebers angeordnet wurde. Die Nichteinhaltung der Verschwiegenheit kann arbeitsrechtliche Konsequenzen bis hin zur Kündigung haben. Jedoch stellt die Verschwiegenheitspflicht keinen „Maulkorb" für das Personal dar. Das Personal darf zwar keine „Interna" aus dem Geschäftsbereich des Heimes nach außen tragen – etwa Information über Besetzung und Qualifikation der Pflegekräfte oder Behandlungsmethoden. „Privatgeheimnisse" der Bewohnerinnen, die sie mit Einverständnis weitergeben, zählen hierzu jedoch nicht. Auch kann etwa bei

Betriebsgeheimnis

---

[4] Zit. nach Klie RsDE, 1988, Heft 3 S. 44 ff.

strafbaren Handlungen in der Einrichtung ein „rechtfertigender Notstand" die Weitergabe von Informationen, etwa an die Heimaufsicht, legitimieren.

**Wiederholungs-
frage** ●

Was versteht man unter Verschwiegenheitspflicht?

c) Datenschutz

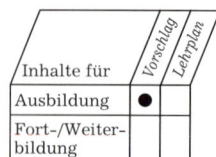

Inhalte für	Vorschlag	Lehrplan
Ausbildung	●	
Fort-/Weiter-bildung		

**Aufgabe des
Datenschutzes**

Fall 47:
Die Heimleitung gibt an eine Schülergruppe, die HeimbewohnerInnen besuchen möchte, alle Geburtstage der BewohnerInnen aus der Bewohnerkartei weiter.

Durch die Datenschutzgesetze soll verhindert werden, daß Informationen über „persönliche und sachliche" Verhältnisse (§ 3 BDSG) mißbräuchlich gespeichert und weitergeleitet werden. Eine Speicherung ist nur zulässig, wenn dies gesetzlich erlaubt ist oder der Betroffene seine – in der Regel schriftlich abzugebende – Einwilligung gegeben hat. Für die Heime gelten je nach Trägerschaft unterschiedliche Datenschutzgesetze (siehe oben: Übersicht zum Datenschutz).

Datenschutz			
Heim	kommunale und staatliche Einrichtungen	kirchliche Einrichtungen	sonstige gemeinnützige und gewerbliche Einrichtungen
Datenschutz-gesetz	Landesdatenschutz-gesetze	Kirchengesetze über den Datenschutz	Bundesdatenschutzgesetz 3. Abschnitt
Zulässige Dateien	Dateien dürfen geführt werden, soweit sie zur Aufgabenerfüllung öffentlicher und privater Stellen erforderlich sind (§§ 9, 23 BDSG, § 3 DSG - EKD, § 9 KDO).		
	Dateien sind meldepflichtig (§ 12 BDSG)	Dateien sind innerhalb der Kirchen meldepflichtig (§ 2 DSG - EKD, § 12 KDO)	Betroffene sind von Datensammlung zu benachrichtigen (§26 BDSG)
Rechte des Bürgers	Der Bürger hat das Recht, Auskunft über die über ihn gespeicherten Informationen zu verlangen.		
	§ 19 BDSG	§ 15 DSG - EKD, § 3 KDO	§26 BDSG
	Ggf. kann der Bürger Berichtigung, Sperrung, Löschung der Daten verlangen sowie den jeweiligen Datenschutzbeauftragten anrufen.		

Von den Datenschutzgesetzen wurden bisher nur in sogenannten Dateien erfaßte Informationen geschützt[5]. Zu den Dateien gehören jede Form der automatisierten Datenverarbeitung (EDV) sowie Datenbestände, die in per Hand betriebenen Karteien gespeichert werden. Entscheidend ist, daß die jeweilige Datensammlung nach bestimmten einheitlichen Merkmalen (Name, Adresse, Alter ...) aufgebaut ist, und die Daten nach verschiedenen Merkmalen erfaßt, geordnet, umgeordnet und ausgewertet werden können. Im Heimbereich gehören zu Dateien i.d.S.:

▷ Computergestützte Datenverarbeitung mit Bewohnerdaten,

▷ Bewohnerkartei,

▷ Taschengeldkartei,

▷ ggf. Pflegedokumentation.

Beispiel für Dateien

Das Speichern von Bewohner-/Klientendaten ist nur zulässig, wenn und soweit es zur Aufgabenerfüllung der speichernden Stelle, d. h. der jeweiligen Einrichtung, erforderlich ist (§§ 4, 14 BDSG, § 9 DSG-EKD, § 9 KDO).

Werden Daten von Bewohnern/Klienten gespeichert, so sind diese in den gemeinnützigen und gewerblichen Einrichtungen über die Führung der Dateien zu benachrichtigen.

Benachrichtigung über Speicherung

Immer steht den Betroffenen ein (teilweise kostenpflichtiges) Auskunftsrecht über die über sie gespeicherten Daten zu. Werden unzulässige oder falsche Daten gespeichert, so haben sie Anspruch auf Löschung, Sperrung oder Berichtigung. Sie können bei Unklarheiten und Beschwerden auch den zuständigen Datenschutzbeauftragten anrufen.

Auskunftsrecht

---

[5] Nur im Bereich der Sozialverwaltung und Sozialleistungsträger werden auch Akten als Sozialgeheimnis gem. § 35 SGB I und § 67 ff. SGB X geschützt, vgl. hierzu: Hümmerich in: Mörsberger (Hrsg.), Datenschutz im sozialen Bereich.

**Weitergabe
von Daten**

Die Weitergabe von Daten an Dritte ist an noch höhere Anforderungen gebunden. So dürfen im privaten Bereich nur sehr eingeschränkt – zur Erfüllung des vertraglichen Zweckes – Daten an Dritte weitergegeben werden. Im öffentlichen Bereich sind die Ermächtigungen spezialgesetzlich geregelt.

Seit der Novelle der Datenschutzgesetze ist der Datenschutz nicht mehr allein auf Dateien beschränkt, sondern bezieht auch Akten mit ein, wenngleich hier hinsichtlich der Datenspeicherung und -nutzung nicht so strenge Voraussetzungen gelten wie bei den Dateien. Aber auch für Akten gilt: Sie sind sicher aufzubewahren, Unbefugten ist die Einsicht nicht zu gestatten – dies gilt auch innerhalb eines Heimes oder einer Sozialstation. So ist es etwa für die Aufgabenerfüllung der Verwaltung nicht erforderlich, Kenntnis vom Pflegebericht zu haben.

Einzelfragen

▷ In kommunalen und staatlichen Einrichtungen ist die Übermittlung von Namen von BewohnerInnen, die zu einer Religionsgemeinschaft gehören und die Zugehörigkeit angegeben haben, gemäß § 10 Abs. 2 BDSG zulässig[6]. Gleiches gilt in den kirchlichen Einrichtungen. Für andere Heime bedarf es hierzu der (schriftlichen) Einwilligung der BewohnerInnen.

▷ Die Weitergabe von Geburtsdaten an Besuchergruppen von Heimen ist ohne Einwilligung unzulässig (s. *Fall 47*).

▷ Die Heimaufsicht hat gemäß § 9 HeimG ein Einsichtsrecht in die geschäftlichen Unterlagen und damit auch ein Recht, Bewohnerkarteien usw. einzusehen[7].

**Wiederholungs-
fragen** ●

① Was ist die Aufgabe des Datenschutzes?
② Was sind „Dateien"?

---

[6] Vgl. etwa Datenschutzbericht Nordrhein-Westfalen Nr. 3. S. 60.
[7] Hierzu ausführlich: Kunz, ZfSH/SGB 83, S. 481.

d) Sozialdatenschutz

Der bedrängte Heimleiter

Leiter von Pflegeheimen oder ähnlichen Einrichtungen haben es nicht leicht. Da die meisten Heimbewohner auf Leistungen der Sozialhilfe angewiesen sind, fordern Sozialhilfeträger bei ihnen immer wieder unter anderem Berichte über den Grad der Pflegebedürftigkeit einzelner Heimbewohner oder deren Entwicklung an. Auch wenn die Sozialhilfeträger diese Aufgaben tatsächlich benötigen, um prüfen zu können, ob sie die Kosten für die Heimunterbringung zu tragen haben, dürfen die Heime solchen Forderungen nicht ohne weiteres nachkommen. Sie müssen sich zunächst vergewissern, ob der Betroffene oder sein gesetzlicher Vertreter damit einverstanden ist, daß der Heimleiter die erbetenen Auskünfte gibt. Sie können entweder diese Einwilligung selbst einholen oder sich vom Sozialhilfeträger geben lassen. Dieser wiederum kann unter den Voraussetzungen des §60 SGB I vom Hilfeempfänger verlangen, daß er die Einwilligung tatsächlich auch erteilt.

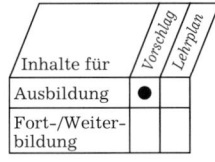

Inhalte für	Vorschlag	Lehrplan
Ausbildung	●	
Fort-/Weiterbildung		

Besonderem Schutz unterliegen Sozialdaten. Aus § 35 SGB I ergibt sich, daß Sozialleistungsträger (Sozialamt, Kranken-, Renten-, Unfallversicherung etc.) „Einzelheiten über persönliche und sachliche Verhältnisse eines Hilfeempfängers als Sozialgeheimnis" wahren müssen und nicht unbefugt offenbaren dürfen.

Datenfluß
Heim → Sozialamt

Fall 48:

Das (Landes-)Sozialamt schreibt an das Altenheim in A:
„Sehr geehrte Damen und Herren,
Herr Heinrich H. ist seit 1. 2. 1987 in Ihrer Einrichtung untergebracht. Im Rahmen der Übernahme der Heimkosten haben wir monatlich 180,– DM als Barbetrag zur persönlichen Verfügung (gem. § 21 Abs. 3 BSHG) zur Weiterleitung an den Heimbewohner an Sie überwiesen.

Wir bitten um Mitteilung, wie hoch der angesparte Betrag auf dem Barbetragskonto des Heimbewohners ist. Wir erwarten Ihre Nachricht bis zum 10. 3. 1988.

Mit freundlichen Grüßen

i. A.
(Sachbearbeiter)"

Für Heime und Sozialstationen gewinnt der Sozialdatenschutz dadurch Bedeutung, daß sie ihnen vom Sozialamt übermittelte Daten über HeimbewohnerInnen nur zu dem Zweck verwenden dürfen, zu dem sie ihnen offenbart worden sind[8]. In *Fall 48* ist das Heim nicht berechtigt, Informationen an das Sozialamt weiterzugeben. Zweck der Überweisung des Taschengeldes an das Heim und Nennung der Taschengeldempfänger ist lediglich die Auszahlung, nicht die „verantwortliche" Verwaltung[9].

Weitere Beispiele für Verstöße gegen das Sozialgeheimnis:

▷ Heim teilt nach Ableben des Bewohners auf Anfrage des Sozialamtes mit, wie hoch das angesparte Vermögen des verstorbenen Bewohners ist.

▷ Gutachten des MDK zur Bestimmung des Grades der Pflegebedürftigkeit wird dem Heim ohne Einwilligung des Bewohners ausgehändigt, § 76 SGB X.

▷ Sozialamt teilt Heimaufsicht mit, welche Bewohner Taschengeld erhalten.

▷ Pflegedienst teilt Pflegekasse ohne Einverständnis des Pflegebedürftigen Erkenntnisse aus Pflegeeinsatz gem. § 37 Abs. 3 mit[10].

| **Wiederholungs-fragen** ● | ① Der Sozialdatenschutz verpflichtet die Sozialleistungsträger zum sorgsamen Umgang mit Daten von Hilfeempfängern, wer ist Sozialleistungsträger?
② Wann kann der Sozialdatenschutz auch für Heime bedeutsam werden? |

Literaturhinweise

Niemann/Renn/Schöppe/Traub, Geheimhaltungspflichten

Mörsberger, Verschwiegenheitspflicht und Datenschutz

---

[8] Vgl. Renn, Altenpflege 1988, S. 113 ff.

[9] Vgl. Renn, a. a. O.; Klie, Das Altenheim 1985, S. 12.

[10] Vgl. Klie, Forum Sozialstation 1996 (Heft 83), S. 28 ff.; Klie, Häusliche Pflege 1996, S. 160 ff.

6. Sterbehilfe

„In der Sprechstunde des Arztes eines Altenheimes erscheint ein Ehepaar und erklärt, Tochter und Schwiegersohn einer Bewohnerin zu sein, die schon seit Monaten in der Krankenstation liegt. Die Tochter führt das Wort. Sie fragt, ob ihre Mutter noch je wieder gesund werden könnte. ‚Nein‘, sagt der Arzt, ‚das ist ausgeschlossen.‘ ‚Wir wußten es eigentlich‘, sagt die Tochter, ‚aber wohin führt das? Mutter ist völlig ans Bett gefesselt, in allem muß ihr geholfen werden, ihr Geist ist verwirrt, sie erkennt niemanden mehr. Sie sagt zu mir ›Fräulein‹. Wie lange kann das noch dauern?‘ Der Arzt sagt, er weiß es nicht. Es kann noch lange währen. Da nimmt der Schwiegersohn das Wort und sagt: ‚Herr Doktor, wir wollen das nicht. Das würde meine Schwiegermutter selber auch nicht gewollt haben. Wir wollen, daß dem ein Ende gesetzt wird.‘

Es sei nun unterstellt, daß dieser Arzt ein wirklich souveräner Arzt ist. Er steht ganz und gar – und das schon lange – hinter der neuen Ethik. Er ist uns weit voraus. Deshalb sagt er: ‚Ich achte Ihren Wunsch und werde Sie unterstützen. Auch ich glaube nicht, daß Ihre Mutter das gewollt hätte. Niemand wünscht so etwas – weder sich selbst noch anderen. Kommen Sie morgen um zehn Uhr wieder. Das ist der Termin, an dem allwöchentlich unsere Kommission tagt, die diese Fragen bespricht.‘ Am nächsten Tag sind alle anwesend. Die kleine Kommission und das Ehepaar. Der behandelnde Arzt gibt einen kurzen Krankenbericht. Er erklärt, wie sich das Befinden der Patientin entwickelt hat und wie der gegenwärtige Zustand ist. Er verschweigt nichts. Er teilt ferner mit, daß die Tochter und ihr Mann eine Lebensbeendigung wünschen. Andere Kinder sind nicht vorhanden. Nachdem die Kommission den Wunsch gebilligt hat, fragt der Arzt, ob die Tochter und ihr Mann bei der Beendigung zugegen sein wollen. Beide wollen es. Daraufhin begibt sich die kleine Gruppe zum Zimmer der Kranken. Der Arzt gibt die tödliche Injektion.“[1]

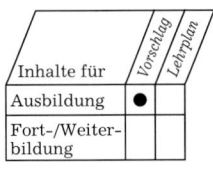

Inhalte für	Vorschlag	Lehrplan
Ausbildung	●	
Fort-/Weiterbildung		

Zur Diskussion ●

Geschichte

Unheilbar Kranke, Alternde und Sterbende sind nicht immer Gegenstand ärztlichen und pflegerischen Bemühens gewesen. In der Antike überließen die Ärzte unheilbar Kranke ihrem Schicksal, in manchen Kulturen wurden sie von der Gesellschaft ausgestoßen. Plato und Aristoteles empfehlen, unheilbar Kranke medizinisch nicht zu behandeln.

[1] Aus: Aichelin et al., Tod und Sterben – Deutungsversuche, S. 53 f.

Diese Grundhaltung herrschte bis ins späte Mittelalter vor. Erst im 4. Jahrhundert n. Chr., unter dem Einfluß christlicher Ethik, kam es zur Errichtung von Hospitälern, in denen auch chronisch Kranke gepflegt wurden. Das Leben eines jeden Menschen galt es nun zu erhalten.

In dem bis heute gültigen hippokratischen Eid heißt es: „Ich will weder jemandem ein tödliches Medikament geben, wenn ich darum gebeten werde, noch will ich in dieser Hinsicht einen Rat erteilen." Christliche Ethik und bundesdeutsche Strafbestimmungen stimmen insofern überein: Ein Arzt darf das Leben eines Patienten nicht willentlich beenden. Im Hinblick auf Fälle, in denen schwerleidende Menschen nicht sterben können, wird immer wieder diskutiert, ob und inwieweit Sterbehilfe geleistet werden darf und ob die Grundsätze der christlichen Ethik nicht veraltet sind. Die Diskussion begann im 19. Jahrhundert erneut und mündete im Dritten Reich in den so-

Euthanasie-aktionen im Dritten Reich

genannten Euthanasieaktionen, bei denen rund 80 000 bis 100 000 Patienten aus psychiatrischen Krankenhäusern und anderen Einrichtungen und Anstalten getötet wurden.

Heute wird im Hinblick auf die mancherorts katastrophale Versorgung von Pflegebedürftigen von „sozialer Euthanasie" gesprochen – zu Recht?

Rechtslage

Bei der rechtlichen Beurteilung von Sterbehilfe sind mehrere Fallgruppen zu unterscheiden (s. Abb. nächste Seite).

Hilfe beim Sterben

Der Begriff „Euthanasie" bedeutet soviel wie gutes, leichtes Sterben. Sterbehilfe in diesem Sinne heißt, dem Sterbenden einen leichten, guten Tod zu ermöglichen. Diese „Hilfe beim Sterben" ist auch eine pflegerische Aufgabe. Altenpflegerinnen sind verpflichtet, dem Sterbenden durch pflegerische Hilfe und Betreuung beizustehen[2]. Zur „Hilfe beim Sterben" gehört auch – von ärztlicher Seite aus –

---

[2] Vgl. Trube-Becker, Z. f. Geront 1981, S. 284 ff.

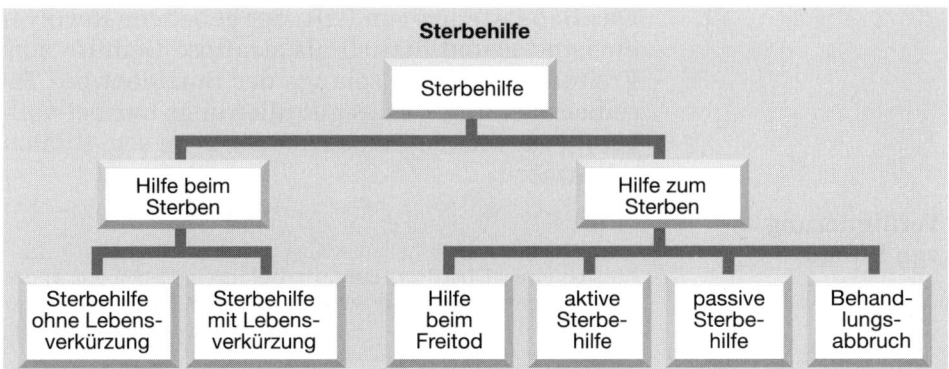

die Schmerzlinderung für den Sterbenden. In Deutschland wird im internationalen Vergleich sehr zurückhaltend von wirksamen und i. d. R. nebenwirkungsfreien Morphinpräparaten Gebrauch gemacht[3].

Alle Maßnahmen, die einer Erleichterung des Sterbens dienen, ohne daß eine Lebensverkürzung bezweckt wird, stellen eine auch rechtlich gebotene Sterbehilfe dar.

Wichtig ●

Recht unterschiedlich fällt die Beurteilung der „Hilfe zum Sterben", der bewußten Lebensverkürzung, aus.

Fall 49:
P. möchte nicht mehr leben, da er infolge seiner starken Schmerzen und der erheblichen Pflegebedürftigkeit – er ist bettlägerig – keinen Sinn mehr in seinem Leben sieht. Er bittet A., ihm doch ein paar Dosen mit Schlaftabletten zu besorgen. A. tut dies. P. stirbt einige Tage später, wie sich herausstellt, an einer Überdosis Eatan®.

Hilfe beim Freitod

Der Freitod ist in der Bundesrepublik nicht strafbar; ebenso die Hilfe beim Freitod (Selbstmord). In der ehemaligen DDR war der Freitod ebenfalls nicht strafbar, während in anderen Staaten entweder der Freitod selber und/oder die Teilnahme am Suizid (Beihilfe) selbst Straftatbestand ist[4].

---

[3] Lebensverkürzende Wirkungen von Morphinpräparaten sind i. ü. nicht nachgewiesen, insofern wird auf entsprechenden Verweis in den Vorauflagen verzichtet.

[4] Vgl. Lammich, MedR 1987, S. 90 ff.

Das Bereitstellen von Gift, der geliehene Revolver etc. sind grundsätzlich als straflose Beihilfe zum Freitod anzusehen, solange der Suizident die Tat selber ausführt[4a]. Dies gilt allerdings nur bei vollverantwortlichen Personen oder beim sog. Bilanzselbstmord.

Verhinderung von Suizid

Fall 50:
Frau M. hat keinen Lebenswillen mehr und möchte mit Hilfe von einer Überdosis Schlafmittel ihrem Leben ein Ende setzen. Sie sammelt in ihrer Nachttischschublade zu diesem Zweck Schlaftabletten. Dies wird von einer Pflegekraft bei Reinigungsarbeiten bemerkt.

Die Rechtsprechung differiert in den Fällen des „Nichtverhinderns des Selbstmordes". Manche Ärzte sind wegen „unterlassener Hilfeleistung" und „fahrlässiger Tötung durch Unterlassen" verurteilt worden, andere wurden freigesprochen[5].

Bei Personen, die infolge psychischer Störungen suizidale Tendenzen zeigen, ist grundsätzlich die zugrundeliegende Störung zu behandeln und sind Suizide zu verhindern[6]. Dies ist auch eine Aufgabe für das Pflegepersonal.

Bei Menschen, die bewußt durch einen Freitod aus dem Leben gehen wollen, besteht jedoch keine Verpflichtung zum Einschreiten, auch eine stete Kon

Nachttischkontrolle

trolle suizidbereiter Menschen, etwa durch Kontrolle des Nachttisches wie in *Fall 50*, sind mit der rechtlich geschützten Autonomie des Menschen nicht vereinbar.

Aktive Sterbehilfe

Fall 51:
Die holländische Ärztin V. Doven hatte dem Leiden ihrer 78jährigen unheilbar kranken Mutter auf deren mehrfaches, flehentliches Verlangen mit einer Überdosis von 200 g Morphium ein Ende bereitet. Die Ärztin hat sich damit strafbar gemacht.

[4a] BGH St 34, S. 334 f.

[5] Vgl. Böhme, Das Altenheim 84, S. 22 f., Rieger, DMW 84, S. 1738 zu BGH-Fall; m. E. entfällt bei Abwägungsdefizit die Pflicht zur Hilfe mangels Zumutbarkeit, so auch: Dölling NJW 1986, S. 1011 ff.

[6] Vgl. zur Behandlung bei Selbstmordgefährdung BayVerfGH NJW 1990, S. 2926 f.

Die aktive Sterbehilfe oder die Tötung auf Verlangen ist unter Strafe gestellt (§ 216 StGB). Auch wenn sich der Patient den Tod ernstlich wünscht, darf ihm die „erlösende Spritze" nach deutschem Recht nicht verabreicht werden.

● **Gelähmte „Daniela" nahm Zyankali**

Eine „Sympathisantin" der Gesellschaft für Humanes Sterben gab das Gift

Zur Diskussion ●

FRANKFURT a. M., 28. Dezember (Reuter/AP). Die wegen ihres Kampfes um Gewährung von Sterbehilfe bekannt gewordene querschnittsgelähmte „Daniela" ist tot. Wie die Deutsche Gesellschaft für Humanes Sterben (DGHS) am Montag in Augsburg mitteilte, vergiftete sich die 27 Jahre alte Frau am vergangenen Mittwoch mit Zyankali. Das Gift sei ihr von einer schweizerischen „Sympathisantin der DGHS" mit einem Strohhalm verabreicht worden. Das Schicksal der Frau, deren wahre Identität immer hinter dem Pseudonym „Daniela" versteckt wurde, war durch den umstrittenen Mediziner Julius Hackethal bundesweit bekannt geworden. „Daniela" hatte als 23jährige Frau im April 1983 bei einem Verkehrsunfall einen Halswirbelbruch erlitten. Nach Darstellung der DGHS hatte die Frau starke Schmerzen gehabt und konnte in den letzten Monaten nur noch auf dem Rücken im Bett liegen. Da ihre Lage hoffnungslos gewesen sei, habe sie sich nichts sehnlicher gewünscht als den Freitod.

Ein Sprecher der Staatsanwaltschaft Karlsruhe sagte am Montag, eine dritte Person habe der Patientin vermutlich eine Tasse mit Gift gereicht, das die junge Frau dann mit einem Strohhalm habe zu sich nehmen können. Laut Polizeiangaben wird in diesem Zusammenhang nach einer etwa 60jährigen Frau gesucht. Diese Frau sei von dem Zivildienstleistenden, der „Daniela" versorgt habe, gesehen worden, hieß es weiter.

Hackethal selbst bestritt am Montag, am Tod von „Daniela" beteiligt gewesen zu sein. In einem Interview des Saarländischen Rundfunks sagte der Arzt: „Also ich selbst habe daran keinen Anteil, ich muß allerdings sagen, nachdem ich gehört habe, daß es Zyankali war, habe ich ein schlechtes Gewissen, denn ich hätte ihr sicher besser helfen können." Zyankali sei ein furchtbar „quälerisches" Sterbemittel. Hackethal berichtete, er habe noch am 22. Dezember mit „Daniela" telefoniert und sie informiert, daß das Verwaltungsgericht ihm die Sterbehilfe untersagt habe.

Hackethal war gerichtlich an der Ausführung des Plans gehindert worden, der Gelähmten eine Apparatur zur Verfügung zu stellen, bei der sie mit der Zunge eine tödliche Dosis eines Narkosemittels hätte auslösen können. Eine entsprechende Verfügung der Stadt Karlsruhe gegen dieses Vorhaben war am 21. Dezember vom örtlichen Verwaltungsgericht bestätigt worden. Hackethal hatte dagegen geklagt, weil es unerträglich sei, den Freitod eines Menschen, der ständig quälende Schmerzen erleide, unter Berufung auf die öffentliche Ordnung zu verhindern.

Das Verwaltungsgericht wies die von Hackethal und der Gelähmten selbst erhobene Klage ab und argumentierte, das Grundgesetz gewähre kein Verfügungsrecht über das eigene Leben. Deshalb könne es auch keinen verfassungsrechtlich verbürgten Anspruch auf „aktive Sterbehilfe" durch Dritte geben. Die Richter ließen zwar offen, ob eine Selbsttötung heute noch als Störung der öffentlichen Ordnung angesehen werden kann. Auf jeden Fall aber liege eine Störung der öffentlichen Sicherheit und damit ein Grund zum Eingreifen der Polizei vor, wenn Dritte an einer Selbsttötung beteiligt seien und sich damit möglicherweise strafbar machen könnten.

aus: Frankfurter Rundschau v. 28. 12. 1987

Tötung aus „Mitleid"

Fall 52:

Die 31jährige Krankenschwester Michaela Röder wurde zu einer Haftstrafe von 11 Jahren verurteilt, weil sie acht Patienten aus Mitleid getötet hat. Folgende Tötungen hatte Michaela Röder zugegeben:

– Gudrun Horch, 77, getötet am 05. 02. 1986. Sie war nach Darstellung der Ärzte schwerstkrank, litt an einem bösartigen Tumor im Mastdarm und totaler Abwehrschwäche. Sie hat nach Darstellung von Frau Röder um Sterbehilfe gebeten.

– Emil Schulz, 84, getötet am 08. 01. 1986. Er litt an hochgradigem Lungenemphysem, hatte seit zwei Jahren einen Herzschrittmacher, war schwer desorientiert.

– Anni Jödicke, 75, getötet am 07. 01. 1986. Ihr Magen war wegen eines Karzinoms entfernt worden. Die Patientin erlitt auf der Intensivstation einen Herzstillstand, der 3 – 5 Minuten anhielt. Sie wurde von Michaela Röder während der 30 Minuten dauernden Reanimation durch Injektion von Caliumchlorid getötet. Frau Röder: „Ich konnte die Quälerei nicht mehr mitansehen."[7]

---

[7] Vgl. ausführlich zum Fall Röder: Gerster, Altenpflege 1989, S. 571 ff.

Als Totschlag gemäß § 212 StGB bzw. gar als Mord, § 211 StGB, ist die eigenmächtige Tötung schwerkranker Menschen zu qualifizieren – völlig unabhängig von den Beweggründen der TäterInnen. Tötungsfälle wie im Fall Röder sind unabhängig von ihrer rechtlichen Wertung auch als Ausdruck höchster Belastung der Pflegekräfte bei der Betreuung Schwerstkranker zu sehen und zeigen auf, wie wichtig es ist, sich in der Altenpflege intensiv mit dem tabuisierten Thema Sterben und Tod offen auseinanderzusetzen.

Den Willen einer Sterbenden und ihrer Familie mißachtet

90jähriger Frau zwangsweise eine Magensonde eingesetzt

Im Pflegeheim gefesselt, als sie sich wehrte
Anwalt des Sohnes: Menschenwürde mit Füßen getreten

Passive Sterbehilfe

Fall 53:
Die 90jährige Heimbewohnerin Frau B. erleidet einen Herzanfall, ihre Atmung und ihr Bewußtsein setzen aus. Die Pflegekräfte stellten einen flachen Puls fest und begannen mit der Reanimation, der hinzugezogene Arzt veranlaßte eine Krankenhauseinweisung. Frau B. hatte in einem Patiententestament jedoch festgelegt, daß sie es nicht wünsche, allein zur Lebensverlängerung in ein Krankenhaus verlegt zu werden, sie wolle im Heim sterben.

Unter passiver Sterbehilfe versteht man das Unterlassen lebensverlängernder Maßnahmen, wenn die Krankheit eines Patienten einen tödlichen Verlauf angenommen hat.[8]

Fälle: Reanimation eines Apallikers, Operation eines unheilbar Krebskranken.

Bei lebensverlängernden Maßnahmen ist grundsätzlich der Wille des Patienten maßgebend. Wünscht er keine weitere Behandlung nach einge-

---

[8] Vgl. Bundesärztekammer Dt. Ärzteblatt, 90 (1993) B-1791.

hender Beratung und Aufklärung, so ist diese zu unterlassen. Eine Behandlung gegen den Willen des Betroffenen stellt eine Körperverletzung dar.

Bei Bewußtlosigkeit oder „geistiger Störung" hat allein der Arzt zu entscheiden (nicht das Pflegepersonal). Der Arzt hat sich bei seiner Entscheidung über die Vornahme lebensverlängernder Maßnahmen an Krankheitsbild, Prognose und vor allem am mutmaßlichen Willen des Patients zu orientieren. Im Hinblick auf den mutmaßlichen Willen sind ein Patiententestament und Aussagen Angehöriger wichtige Indizien. Eine Pflicht oder ein Recht des Arztes, in jedem Fall das Leben des Patienten zu verlängern, besteht juristisch nicht.

Eine Krankenhauseinweisung in *Fall 53* wäre bei infauster Prognose als Mißachtung des Willens der Patientin und damit als rechtswidrig zu werten[9].

Behandlungs-abbruch

Fall 54
Frau Sch. litt an einem ausgeprägten hirnorganischen Psychosyndrom im Rahmen einer präsenilen Demenz mit Verdacht auf Alzheimer Krankheit. Durch einen Anfang September 1990 erlittenen Herzstillstand und anschließender Reanimation war sie irreversibel schwerst zelebral geschädigt. Aufgrund darauf beruhender Schluckunfähigkeit war sie auf künstliche Ernährung mit einer von ihrem behandelnden Arzt verordneten Sondennahrung angewiesen. Zunächst erfolgte die Ernährung über eine Nasensonde, wegen der dabei auftretenden Komplikationen ab Ende 1992 über eine Magensonde. Frau Sch. war seit Ende 1990 nicht ansprechbar, geh- und stehunfähig und reagierte auf optische, akustische und Druckreize lediglich mit Gesichtszuckungen oder Knurren. Trotz Krankengymnastik kam es zu sog. ,Grobkontraktoren' an den Gliedmaßen. Der behandelnde Arzt sah Frau Sch. einmal wöchentlich und behandelte dabei leichtere Erkrankungen mit Salben und Schmerzmitteln. Der Zustand der Patientin veränderte sich nach der Einbringung der Magensonde nicht. Vitalfunktionen waren vorhanden. Anzeichen für Schmerzempfinden bestanden nicht. Anfang 1993 wandte sich der behandelnde Arzt an den Sohn von Frau Sch. und schlug ihm vor, den Zu-

---

[9] Vgl. Klie/Bidder, Patiententestament von Heimbewohnerinnen in: Lade (Hg.) Ratgeber Altenarbeit.

stand der Patientin, bei dem keine Besserung zu erwarten sei, dadurch zu beenden, daß die Sondennahrung eingestellt und statt dessen lediglich Tee verabreicht würde. Dadurch würde der Tod von Frau Sch. binnen zwei bis drei Wochen eintreten, ohne daß sie leiden müsse. Auf die entsprechende Frage des Sohnes erklärte der behandelnde Arzt, dieses Vorgehen sei rechtlich abgesichert. Der Sohn vertraute auf diese Erklärung, beriet sich mit Freunden und Verwandten und erklärte sich schließlich mit dem Vorschlag einverstanden. Bei seiner Entscheidung spielte auch der Umstand eine Rolle, daß seine Mutter ihm gegenüber vor acht bis zehn Jahren, nachdem sie in einer Fernsehsendung einen Pflegefall mit Gliedversteifung und Wundliegen gesehen hatte, geäußert hatte, so wolle sie nicht enden. Der behandelnde Arzt schrieb daraufhin, ohne vorher mit dem Pflegepersonal gesprochen zu haben, folgende Eintragung in das im Schwesternzimmer ausliegende Verordnungsblatt: „Im Einvernehmen mit dem behandelnden Arzt möchte ich, daß meine Mutter nur noch mit Tee ernährt wird, sobald die vorhandene Flaschennahrung zu Ende ist." Die Pflegekräfte hielten sich nicht an die „Eintragung" und schalteten das Vormundschaftsgericht ein, das den Behandlungsabbruch nicht genehmigte (Fall nach BGHSt, Urteil vom 13.09.1994, AZ: 1 StR 357/94).

Besonders diskutiert werden Fälle des Behandlungsabbruchs dann, wenn ein Sterbevorgang beim Patienten noch nicht eingesetzt hat. Der Bundesgerichtshof spricht hier nicht von ‚passiver Sterbehilfe', sieht gleichwohl, daß ein Behandlungsabbruch in Situationen wie in *Fall 54* zulässig sein kann. Nur müßten hier an die Annahme des mutmaßlichen Willens hohe Anforderungen gestellt werden. Der Hinweis auf Reaktionen anläßlich Fernsehsendungen, wie in *Fall 54*, reiche nicht aus. Arzt, Angehörige und Betreuer dürften nicht unabhängig von dem Willen des entscheidungsunfähigen Kranken nach eigenen Maßstäben und Vorstellungen das von ihnen als sinnlos, lebensunwert oder unnütz angesehene Dasein des Patienten beenden. Gleiches gilt aber auch umgekehrt für die Verlängerung des Lebens, wenn der mutmaßliche Wille, etwa in einem Patiententestament, deutlich niedergelegt ist, keine Anhaltspunkte dafür sprechen, daß der Patient seinen Willen geändert hat und der Arzt aus eigenen Überzeugungen und Werthaltungen sich zur Verlängerung des Lebens gehalten sieht. Er hat sich dem Patientenwillen unterzuordnen.

Ein gesetzlicher Betreuer bedarf für die Entscheidungen über einen Behandlungsabbruch und die der passiven Sterbehilfe jeweils der Genehmigung des Vormundschaftsgerichts gemäß § 1904 BGB[10].

Leitsätze:

1. Eine Pflicht zur Fortführung der künstlichen Beatmung eines sterbenden Patienten besteht nicht, wenn am Ende einer unheilbaren und fortschreitenden Krankheit eine dauernde Kommunikationsunfähigkeit eingetreten ist und die Behandlung lediglich noch ein Verlängern des Sterbens, nicht aber ein Verlängern des Lebens darstellen würde.

2. Unterbleibt in einem solchen Fall ein Abschalten des Beatmungsgeräts, macht sich der behandelnde Arzt jedenfalls dann nicht wegen einer zum Nachteil des Patienten begangenen Körperverletzung (§ 223 StGB) schuldig, wenn durch die Aufrechterhaltung der künstlichen Beatmung der Zustand des Patienten nicht nachteilig verändert wird[11].

Staatsanwaltschaft Mainz, Einstellungsverfügung vom 6.11.1985 – 2 Js 6320/85 und Generalstaatsanwaltschaft Koblenz, Beschwerdeentscheidung vom 6.9.1985 – Zs 521/85 (bislang unveröffentlicht.)

Zur Diskussion ●

In den englischen Sterbekliniken gilt der Satz: „Ein Patient, der sich danach sehnt, zu sterben, wird nicht richtig gepflegt."

Wiederholungsfragen ●

① Was ist der Unterschied zwischen aktiver und passiver Sterbehilfe?

② Wann besteht für das Pflegepersonal die Verpflichtung, einen Heimbewohner von einem Suizid abzuhalten?

Literaturhinweis

Walter Jens/Hans Küng: „Menschenwürdig Sterben", München 1995.

---

[10] So ausdrücklich: BGHSt, Urteil vom 13.09.1994, AZ: 1 STR 357/94.

[11] Aus: Eser/Koch, Lexikon Medizin – Ethik – Recht, S. 128.

7. Versicherungen

Bei der Regulierung von Schadensfällen stellt sich im Haftungsrecht zentral die Frage nach den Versicherungen. Hier sind neben den Haftpflichtversicherungen auch Rechtsschutz- und Kfz-Versicherungen von Interesse.

a) Haftpflichtversicherungen

Fall 55:
Eine Raumpflegerin gießt das Putzwasser unachtsam über die Fliesen des Heimkorridors. Eine Heimbewohnerin und deren Besucherin rutschen aus und stürzen. Beide ziehen sich Frakturen zu.

Inhalte für	Vorschlag	Lehrplan
Ausbildung	●	
Fort-/Weiter-bildung		

Folgende Haftpflichtversicherungen kommen in der Altenpflege in Betracht:

Der Träger einer Einrichtung (Altenheim, Sozialstation) kann für sich und seine MitarbeiterInnen (inkl. ehrenamtliche) eine Betriebshaftpflicht abschließen, die bei Schadensfällen alle berechtigten Ansprüche der Geschädigten befriedigt, z.B. das fallengelassene Gebiß ersetzt oder Kosten einer Krankenbehandlung inkl. Schmerzensgeld übernimmt, s. *Fall 55*.

Betriebshaftpflicht-versicherung

Dies sollte jedes Heim und jede Sozialstation im eigenen und im Interesse der MitarbeiterInnen tun. Eine gesetzliche Pflicht zum Abschluß einer Betriebshaftpflichtversicherung besteht allerdings nicht. Bei Abschluß einer solchen Versicherung ist darauf zu achten, daß

☐ auch bei grober Fahrlässigkeit der Schaden allein von der Versicherung gezahlt wird, § 4 AHB[1],

☐ für das Abhandenkommen der von Bewohnern und Besuchern eingebrachten Sachen Versicherungsschutz besteht,

---

[1] Vgl. Böhme, Haftungsrecht, S. 99.

☐ Schäden, die sich MitarbeiterInnen untereinander zufügen, mitversichert sind,

☐ Pflegefachkräfte und Pflegedienstleistungen besonders gegen mit ihren Anleitungs-, Überwachungs- und Leitungsaufgaben verbundenen Risiken versichert werden.

Diese Risiken sind in vielen Versicherungspolicen erst einmal ausgeschlossen.

Schlüsselverlust

Fall 56:
In der Sozialstation Hamburg-W. werden von einer Reihe von Patienten Schlüssel aufbewahrt und bei den entsprechenden Einsätzen an die Pflegekräfte ausgegeben. Altenpflegerin K. verliert den Schlüssel beim Einkaufen, die Patientin verlangt nun den Einbau eines neuen Schlosses in ihre Haustür.

Nicht alle möglichen Risiken werden von Betriebshaftpflichtversicherungen erfaßt. Besondere Risiken müssen in den Haftpflichtversicherungsverträgen extra einbezogen werden. So etwa das Schlüsselverlustrisiko, das insbesondere in der ambulanten Altenpflege und Nachbarschaftshilfe von Bedeutung ist.

Berufshaftpflichtversicherung

Besteht in einer Einrichtung keine Betriebshaftpflichtversicherung (fragen!), dann empfiehlt sich für den einzelnen Mitarbeiter der Abschluß einer sog. Berufshaftpflichtversicherung. Über die Gewerkschaften und Berufsverbände werden günstige Gruppenverträge angeboten[2].

| **Wichtig** ● | Die Privathaftpflichtversicherung tritt nicht für Schäden ein, die in Ausübung des Berufes entstanden sind. |

Private Haftpflichtversicherung

Für den älteren Menschen, insbesondere den Heimbewohner, kann u.U. der Abschluß einer privaten Haftpflichtversicherung sinnvoll sein. Die private Haftpflichtversicherung springt ein, wenn der Heimbewohner Mitbewohner oder das Heim schädigt (z.B. Beschmutzung eines Anzuges, Umstoßen

---

[2] Sind als Werbungskosten absetzbar!

einer Vase). Vom Heim aus empfiehlt sich der Abschluß einer Bewohner-Sammel-Haftpflichtversicherung.

Haftpflichtversicherungen schützen niemals vor strafrechtlicher Verantwortlichkeit.

Wichtig	●

b) Weitere Versicherungen

Neben Haftpflichtversicherungen kommen zum Schutz vor Kosten einer möglichen Strafverfolgung Rechtsschutzversicherungen in Betracht. Auch hier besteht die Möglichkeit für den Arbeitgeber, den Versicherungsschutz für alle MitarbeiterInnen sicherzustellen; m. E. ist der Arbeitgeber auch sonst verpflichtet, Kosten eines Strafverfahrens für die MitarbeiterInnen zu tragen, soweit das Strafverfahren mit „risikoreichen" Tätigkeiten im Heim oder in der ambulanten Pflege zusammenhängt[3].

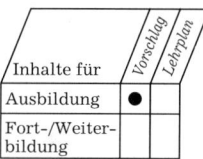

Bei der Auswahl der Versicherungen sind die erheblichen Beitragsunterschiede zu beachten[4]!

Zur Diskussion	●

Ein Heim, das nicht für einen umfassenden Versicherungsschutz seiner Mitarbeiter sorgt, dem liegt nicht daran, daß Pflegekräfte auf Zwangsmaßnahmen gegenüber „Verwirrten" verzichten[5]!

Insbesondere in der ambulanten Pflege benutzen Pflegekräfte nicht selten ihre Privat-PKW für dienstliche Zwecke. Geschieht dies **auf Verlangen** des Arbeitgebers, so trifft den Arbeitgeber eine eigene Haftung, von der er sich durch eine angemessene Unfallrisikoprämie befreien kann[6]. Am sinn-

---

[3] Vgl. Unionversicherungsdienst 2/82, S. 8.

[4] Vgl. Mayer, Ratgeber Versicherung, S. 39, 114; ein Kündigungsrecht besteht nach jedem Versicherungsfall!

[5] Vgl. Klie, Das Altenheim 84, S. 196; ausführlich zu Versicherungsfragen, Jacobi, Haftungs- und Versicherungsfragen, S. 51 ff.

[6] Vgl. BAG BB 1962, S. 178; es empfiehlt sich der Abschluß von Betriebsvereinbarungen zur Regelung der Haftungsfragen. Hierzu ist der Arbeitgeber aufgrund seiner Fürsorgepflicht verpflichtet, vgl. BGH AP Nr. 52 zu § 611 BGB.

vollsten ist der Abschluß einer Kfz-Haftpflicht-versicherung für die dienstlich eingesetzten Privat-PKW durch Heim oder Sozialstation, die einen Versicherungsschutz für die Dienstfahrten gewährt. Benutzt die Pflegekraft den PKW nur zur persönlichen Erleichterung, so trifft den Arbeitgeber keine Haftung[7].

Bei Benutzung von „Firmenfahrzeugen" ist zu beachten, daß durch den Abschluß von Insassenunfallversicherungen Deckungslücken geschlossen werden, die bei Schäden auftreten, die „Firmenangehörige" treffen, etwa bei einem Verkehrsunfall, bei dem eine Arbeitskollegin als Beifahrerin verletzt wird.

Wiederholungs-fragen ●

① Was ist der Unterschied zwischen Privat-, Berufs- und Betriebshaftpflichtversicherung?
② Wann haftet der Arbeitgeber beim Einsatz von Privat-PKW im Dienst?

8. Risikomanagement

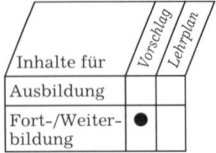

Fall 57:
Die Heimleiterin Frau F. wendet sich empört und verunsichert an einen Rechtsanwalt: Die Staatsanwaltschaft war im Haus und ermittelt wegen Körperverletzung durch Unterlassen. Eine Bewohnerin war aus dem Bett gestürzt. Die Angehörigen werfen dem Heim vor, kein Bettgitter aufgesellt zu haben. „Mit Bettgitter wäre unsere Mutter nicht gestürzt". Die Heimleiterin hatte sich an „die Rechtslage gehalten" und den Pflegekräften untersagt, ohne richterliche Genehmigung Bettgitter aufzustellen, wenn die Bewohner dies nicht wünschten. „Haben wir nun doch etwas falsch gemacht? Bitte helfen Sie mir, Herr Anwalt!"

In der Industrie, aber auch zunehmend im Krankenhaussektor und der Psychiatrie wird versucht ‚mit Methoden des Risikomanagement[1], Haftungs-

---

[7] Auch ohne ausdrückliches Verlangen des Arbeitgebers trifft den Arbeitgeber dann eine Haftung, wenn die Pflegekraft – etwa im ländlichen Bereich – ihre Aufgaben ohne Auto gar nicht ordnungsgemäß erledigen kann.
[1] Franke; Furnrohr, Risikomanagement von Projekten, Köln 1990

risiken und Schadensfolgen zu begegnen. Es geht um die professionelle Schadensverhütung, die von Versicherungen immer häufiger verlangt wird. Einerseits wird durch das Risikomanagement versucht, Risiken zu minimieren und ihre Realisierung zu vermeiden. Hierzu kann die verbindliche Festschreibung von Sorgfaltsregelungen (Standards) gehören, wie z. B. die klare Regelung von Verantwortungsbereichen und Zuständigkeiten. Aber auch die Vorsorge für „Zwischenfälle" gehört zum Risikomanagement: Was hat zu geschehen, wenn ein Bewohner stürzt, „verschwunden" ist etc. Ist für den „Notfall" Vorsorge getroffen worden, wie für den Brandfall durch die Feuerschutzübungen? Vorsorge schafft Sicherheit – auch bei den MitarbeiterInnen.

Wichtiges Anliegen des Risikomanagements ist es aber auch, dafür zu sorgen, daß im Schadensfall der Schaden möglichst wenig „Kosten" verursacht, daß er auf andere verlagert wird. Zunächst ist da an den materiellen Schaden zu denken: Schadensersatzpflichten. Durch Haftungsbeschränkungen (im zulässigen Umfang), vor allem aber durch Versicherungen läßt sich die Schadensersatzpflicht für Pflegekräfte, aber auch für die Einrichtungen und Dienste stark begrenzen. Es geht hier jedoch ebenfalls um immaterielle Schäden: Vorwürfe von Angehörigen, Ärzten, Vorhaltungen von Kollegen: Ihnen kann durch ein gutes Risikomanagement wirksam vorgebeugt werden, etwa durch transparente Konzepte, Einbeziehung in die Pflegeplanung, gemeinsame Diskussion von Risiken. Im Fall X ist die verunsicherte Reaktion der Heimleiterin Ausdruck für den wenig professionellen Umgang mit dem Sturzrisiko von BewohnerInnen.

Schließlich verlangt das Risikomanagement nach „Evaluation", d.h. dem Lernen aus Fehlern, und der ständigen Suche nach Verbesserungsmöglichkeiten. Insgesamt kann das Risikomanagement dazu dienen, Haftungsängsten ihre völlig überhöhte Bedeutung zu nehmen und einen sowohl rationalen als auch professionellen Umgang mit Risiken zu befördern.

Nachfolgendes Schema veranschaulicht die Systematik des Risikomanagements:

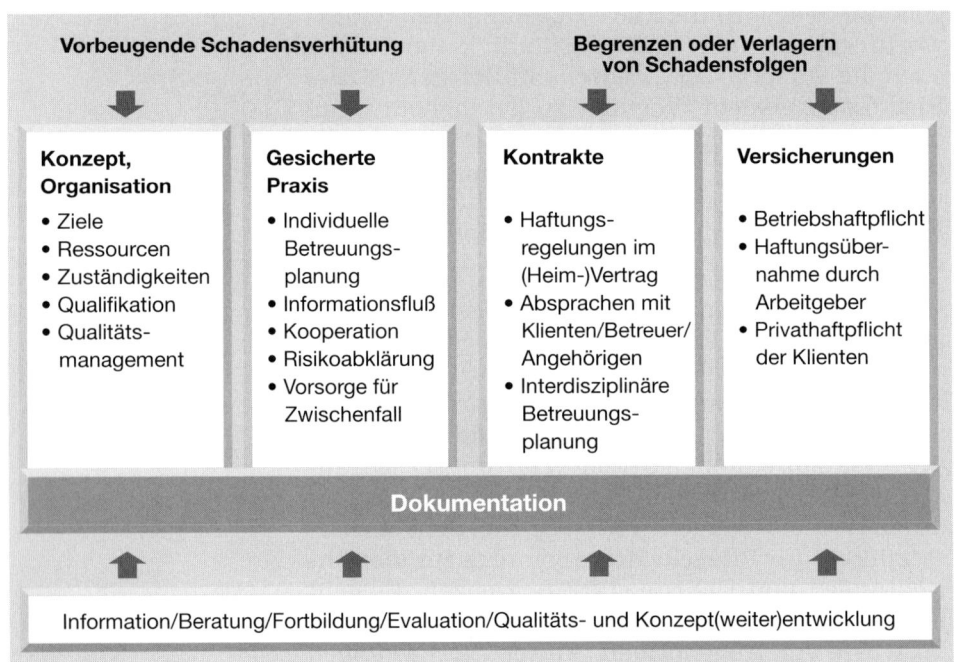

III. Das Recht des dementiell und psychisch kranken alten Menschen

1. Einführung

Altenpflegekräfte haben in ihrer beruflichen Praxis viel mit alten Menschen zu tun, die an dementiellen Störungen leiden – „Verwirrtheitszustände", „Demenz", „Morbus Alzheimer", „Wahnbildungen", „organisches Psychosyndrom" oder wie die Diagnosen sonst lauten mögen[1]. Die Betreuung und Pflege dieser Personengruppe ist besonders anspruchsvoll. Die hiermit zusammenhängenden rechtlichen Probleme werden im folgenden behandelt.

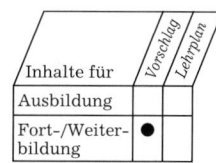

Inhalte für	*Vorschlag*	*Lehrplan*
Ausbildung		
Fort-/Weiterbildung	●	

Demenz		medizinisch		psychosozial
primäre —	degenerative D. —	Alzheimer = senile D. —		Anregungsmangel
		Pick'sche Stirnhirnatophie —		?
		Chorea Huntington —		keine Erbberatung
	Multi-Infarkt-D. —	Sauerstoffmangel —		risikoträchtiges Verhalten
sekundäre —	Stoffwechselstörung —	Wasser-, Salzmangel —		mangelndes Angebot
		Unterzuckerung —		lange Nächte
		Schilddrüsen-Unterfunktion		
	Hirnerkrankung —	Vergiftung:	Alkohol —	Abhängigkeit
			Barbiturate —	Abhängigkeit
		Verletzung —		Waghalsigkeit
		Infektion —		mangelnde Hygiene
		Tumor —		?
		Hirnkammererweiterung —		?
		Epilepsie —		Einstellungsfehler

(Grond)

[1] Vgl. zur Diagnostik: Lotze, Das Altenheim 1984, S. 185 ff.

Um das Ausmaß der Problematik deutlich zu machen, seien einige Zahlen genannt, die die Verbreitung psychischer Erkrankungen im Alter ausweisen: nach Schätzungen gelten ca. 30 % der über 65jährigen als psychisch auffällig, 80 % der PflegeheimbewohnerInnen können als psychiatrisch behandlungsbedürftig angesehen werden[2], gut 30 % der Patienten in den psychiatrischen Landeskrankenhäusern sind Alterspatienten[3]. Die Lage wird sich weiterhin „verschärfen"[4]. Für das Jahr 2000 wird mit über 1 Mio. schwer dementiell erkrankten alten Menschen in der BRD gerechnet[5].

Dementielle Störungen und psychische Veränderungen sind nur z. T. als Krankheit im engen „medizinischen" Sinne zu erklären, wenngleich der Anteil degenerativer Demenzen zunimmt. Oft wird man einen Zusammenhang von sozialer Lage und psychischer Störung finden können (z. B. das gehäufte Auftreten psychischer Veränderungen bei unfreiwilligem Eintritt in ein Pflegeheim). Schließlich wird als „psychisch krank" leicht der

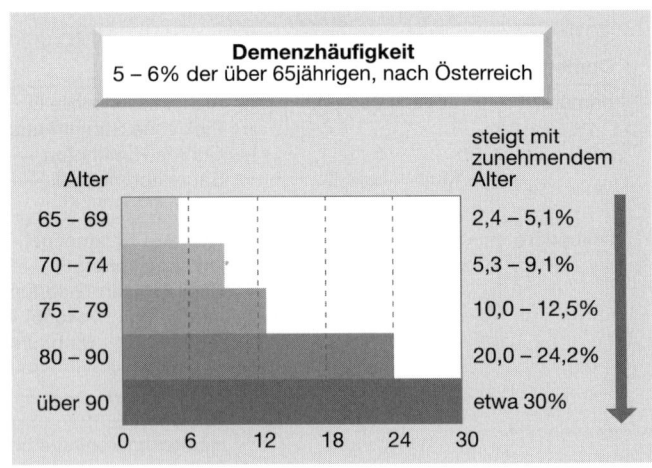

Demenzhäufigkeit
5 – 6% der über 65jährigen, nach Österreich

Alter		steigt mit zunehmendem Alter
65 – 69		2,4 – 5,1%
70 – 74		5,3 – 9,1%
75 – 79		10,0 – 12,5%
80 – 90		20,0 – 24,2%
über 90		etwa 30%

0   6   12   18   24   30

[2] Österreich Archiv 1980, S. 301.
[3] Hesse, ZfF 1979, S. 78.
[4] Hoffmann, Das Altenheim 1984, S. 189 ff.
[5] Rückert in: Brandt/Dennebaum/Rückert (Hrsg.), Stationäre Altenhilfe, S. 87.

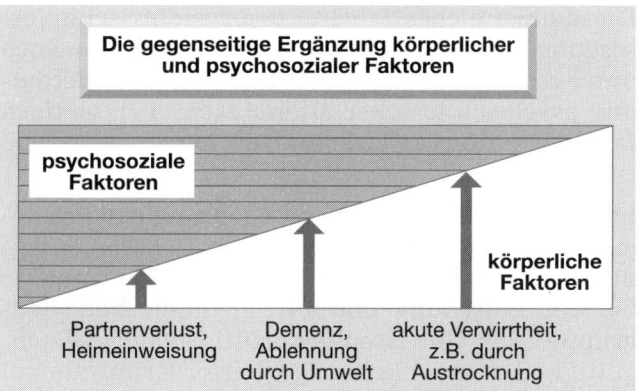

Die gegenseitige Ergänzung körperlicher und psychosozialer Faktoren

psychosoziale Faktoren

körperliche Faktoren

Partnerverlust, Heimeinweisung — Demenz, Ablehnung durch Umwelt — akute Verwirrtheit, z.B. durch Austrocknung

hingestellt, der sich nicht anpaßt und „normal" verhält; es geht bei der Frage „Wer ist psychisch krank?" auch immer um die Geltung bestimmter Normen[6]. Begreift man psychische Erkrankungen in diesem großen Zusammenhang, so unterstreichen die genannten Zahlen die unbefriedigende Lebenssituation eines recht großen Teils älterer Menschen.

Erschreckend groß ist die Zahl der psychiatrisch und psychisch kranken alten Menschen, die nicht fachgerecht behandelt werden und „fehlplaziert" untergebracht sind. Ambulante geronto-psychiatrische Dienste (Beratung, niedergelassene Psychiater, geronto-psychiatrische Tageskliniken) stehen immer noch nicht in ausreichendem Maße zur Verfügung. Viele Patienten werden in psychiatrischen Landeskrankenhäusern untergebracht, obwohl sie nicht dauernd „klinisch" behandlungsbedürftig sind. Dagegen ist die Behandlung der psychisch Kranken im Pflegeheimbereich durch Fachpersonal (FachpflegerInnen für Gerontopsychiatrie, Fachärzte) oft nicht sichergestellt, obwohl sich Pflegeheime in manchen Fällen zur „geheimen Gerontopsychiatrie" entwickeln[7].

„Fehlplaziert"

[6] Vgl. hierzu: Klie, Das Altenheim 1984, S. 194 ff.
[7] Vgl. BTDrks 10/4, S. 108.

151

Diese unzureichende geronto-psychiatrische Versorgung älterer Menschen trägt dazu bei, daß auch unter rechtlichen Aspekten die Pflege und Betreuung psychisch kranker älterer Menschen vielfach fachlich problematisch und oft rechtsverletzend ist.

Recht und Psychiatrie

Im extremen Kontrast zur Bedeutung der Problematik psychisch kranker älterer Menschen steht die Berücksichtigung rechtlicher Gesichtspunkte bei der Betreuung und Pflege dieser Personengruppe. Aus Unwissenheit, Hilflosigkeit, Gleichgültigkeit oder schlichtweg Überforderung kommt es sowohl im stationären wie im ambulanten Bereich routinemäßig zu einer an sich rechtlich unzulässigen Verabreichung von Psychopharmaka, zu Fixierungen und Einschließungen, wenngleich hier in den letzten Jahren zum Teil wesentlich mehr Sensibilität zu beobachten ist. Praxis und Recht klaffen häufig auseinander. Dies sollte weder zu Forderungen nach einer anderen (weniger strengen) Rechtslage noch zu einseitigen Vorwürfen gegen Heim und Personal führen, das durch den ständigen Umgang mit psychisch veränderten Menschen selbst sehr belastet ist. Die Kenntnis der Rechte der psychisch und dementiell Kranken ist aber eine Voraussetzung für eine menschenwürdige Pflege. Denn: Rechtswahrnehmung hängt von Rechtskenntnis ab.

2. Freiheitsrechte psychisch Kranker

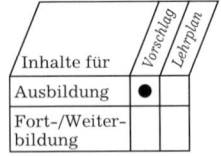

Inhalte für	Vorschlag	Lehrplan
Ausbildung	●	
Fort-/Weiterbildung		

Dementiell und psychisch kranke alte Menschen oder die, die als solche gelten, sind in ihren Freiheitsrechten extrem gefährdet. Die Gefahr der Bevormundung und der Zwangsanwendung ist groß. Für sie besteht kaum die Möglichkeit individueller Freiheitsverwirklichung. Dies gilt insbesondere für Institutionen wie Pflegeheime, in denen ein hohes Maß an Anpassung gefordert wird und die BewohnerInnen in psychischer, sozialer und oft auch wirtschaftlicher Abhängigkeit leben.

Von juristischer Seite ist grundsätzlich anzumerken, daß auch und gerade dementiell und psychisch kranke Personen Inhaber von Freiheitsrechten sind, die durch das Grundgesetz garantiert werden. – „Jeder hat das Recht auf freie Entfaltung seiner Persönlichkeit" (Art. 2 Abs. 1 GG), „Die Würde des Menschen ist unantastbar" (Art. 1 Abs. 1 GG).

Grundgesetz garantiert Freiheitsrechte

Aus juristischer Sicht legitimiert das Motiv, dem Kranken helfen zu wollen, noch lange keine die Freiheit des Betroffenen einschränkenden Maßnahmen. Jeder hat grundsätzlich das Recht, so zu leben, wie er möchte, auch wenn andere ihn für psychisch krank halten. Aus sozialer Fürsorglichkeit vorgenommene Fixierungen oder Verabreichung von Psychopharmaka gegen den Willen des Betroffenen bleiben grundsätzlich immer noch Straftaten. Soziale Betreuung und Pflege darf nicht dazu dienen, Grundrechte deshalb zu beschränken, um „den Bürgern eine Besserung von oben zukommen zu lassen"[1].

Soziale Fürsorglichkeit

Es ist sicherlich nicht hilfreich, alle pflegerischen Maßnahmen, insbesondere auch persönliche Hilfe in Form mitmenschlicher Zuwendung zu „verrechtlichen"[2]. Es besteht aber die große Gefahr, daß unter Hinweis auf die Funktionsbedingungen des Pflegeheimes und die Fürsorglichkeit des Personals der Anspruch auf die Freiheitsverwirklichung der Betroffenen unter den Tisch fällt.

Anspruch auf Freiheitsverwirklichung

Aus diesen Gründen ist pflegerische und soziale Betreuung immer wieder auch unter dem Gesichtspunkt der Freiheitsrechte der Betreuten zu reflektieren.

Anknüpfungspunkt für eine juristische Beurteilung von Fixierungen, Einschließungen und andere freiheitsbedrängende Maßnahmen ist einerseits

Rechtliche Anknüpfungspunkte

---

[1] BVerfGE 22, S. 180, 219 f.
[2] Zur Verrechtlichung vgl. Klie, BldWPfl 1985, S. 86 ff.

die Strafvorschrift des § 239 StGB sowie andererseits die verfassungsrechtliche Garantie persönlicher Freiheit in Artikel 2 Abs. 2, 104 GG, mit dem verfahrensrechtlich ausgestalteten Grundrechtschutz und dem Entscheidungsvorbehalt des Richters über die Zulässigkeit von Freiheitsentziehungen.

Freiheitsentziehende und -beschränkende Maßnahmen gehören zum Alltag in Pflegeheimen: 1992 gaben die Stationsleitungen eines baden-württembergischen Heimträgers mit 404 Heimplätzen an, daß an einem Tag 369 freiheitsentziehende und -beschränkende Maßnahmen ergriffen wurden[3]. Fast alle Pflegekräfte haben mehrfach in ihrer Berufspraxis Erfahrungen mit Fixierungen sammeln müssen[4].

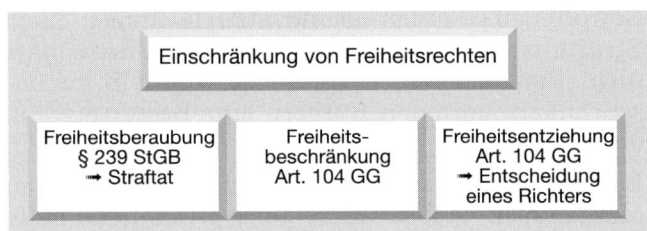

**Freiheits-
beraubung**

Fall 58:
Eine 88jährige Pflegeheimbewohnerin ist stark geh-eingeschränkt, unruhig, verwirrt und wird nach Rücksprache mit dem Arzt durch einen Fixierungs-Gurt im Bett fixiert. Der Sohn hatte sich damit einverstanden erklärt, da sonst eine Einweisung in die Psychiatrische Landesklinik „unumgänglich" gewesen wäre.

**Tatbestandliche
Voraussetzungen**

Eine Freiheitsberaubung liegt tatbestandlich vor, wenn ein Mensch eingesperrt oder auf andere Weise des Gebrauchs seiner persönlichen (Bewegungs-)Freiheit beraubt wird (§ 239 StGB). Die

---

[3] Vgl. Klie/Lörcher, Gefährdete Freiheit, S. 44 f.
[4] Vgl. Borutta, Fixierung in der Pflegepraxis, S. 12.

Vorschrift des § 239 StGB schützt die potentielle Bewegungsfreiheit[5]. Es kommt nicht darauf an, ob der Betreffende sich überhaupt fortbewegen will, sondern allein darauf, ob ihm die Möglichkeit genommen wird.

> „... der Begriff der Freiheitsentziehung erfordert nicht die Feststellung eines konkreten Willens des Betroffenen, seinen Aufenthaltsort aktuell zu wechseln. Entscheidend ist vielmehr, daß der Betroffene sich aufgrund der Maßnahme nicht körperlich bewegen könnte, wenn er es wollte...'"
> (OLG Hamm, B.v. 22.6.93, BtPrax 1993, S. 172 f.)

Geschützt werden damit auch psychisch Kranke, Desorientierte, „Geisteskranke" und eben auch geronto-psychiatrisch Erkrankte, sofern sie zu willkürlicher Ortsveränderung imstande sind[6]. Die Tathandlung der Freiheitsberaubung liegt vor, wenn und solange eine Person – sei es auch nur vorübergehend – durch Gewalt, List, Drohung, Betäubung, Wegnahme der Kleider o. ä. gehindert wird, ihren Aufenthaltsort frei zu verlassen[7].

„Waldfrieden"-Prozeß
Haftbefehle gegen die Heimleitung

Hamburg – Schweres Geschütz fuhr eine Harburger Amtsrichterin gegen den Geschäftsführer des Heimfelder Altenheims „Waldfrieden", Heinz E. (61) und die leitende Krankenschwester Sophie L. (33) auf. Als sie am zweiten Tag nicht zu ihrem Prozeß wegen Freiheitsberaubung erschienen, wollte die Richterin die Angeklagten von der Polizei holen lassen. Die Beamten fanden sie nicht. Da erließ die Richterin Haftbefehle.

Heinz E. und Sophie L. sollen dafür gesorgt haben, daß ihr Schützling Fritz P. (76) in dem Heim am Eißendorfer Pferdeweg tagsüber mit einem Ledergurt am Stuhl festgebunden, nachts im Bett angeschnallt wurde (BILD-Hamburg berichtete).

Der Haftbefehl gegen den Geschäftsführer wurde inzwischen aufgehoben. Bei der Krankenschwester (sie soll krank sein) wird die Aufrechterhaltung noch geprüft. nie

BILD, 2. Februar 1990

---

[5] BGHSt 14, S. 314.
[6] Vgl. Lackner, StGB § 239 Anm. 1.
[7] Vgl. Lackner, Anm. 2.

Beispiele ●

Beispiele:

- Anlegen von Handfesseln, Fußfesseln, Körperfesseln,
- Anlegen von Bauchgurten, wenn keine Möglichkeit für Bewohner besteht, diese selbst zu lösen oder lösen zu lassen, vgl. *Fall 58,*
- Fixieren mit Pflegehemd,
- Aufstellen von Bettgittern[8] (gilt nur in Kinder- und Jugendpsychiatrie als in dem Alter übliche Freiheitsbeschränkung),
- Sicherheitsgurt am Stuhl, wenn nicht die Möglichkeit besteht, diesen zu lösen oder unverzüglich lösen zu lassen,
- Abschließen des Zimmers,
- Abschließen der Station,
- Verriegelung der dem Betreuten bekannten und für ihn benutzbaren Ausgänge der Einrichtung,
- Täuschung über die Verriegelung (Tür angeblich abgeschlossen),
- Verwendung von Trickschlössern[9],
- Ausübung psychischen Drucks,
- Wegnahme von Schuhen und Kleidung[10].

Wird jemand lediglich gezwungen, seinen Aufenthaltsort zu verlassen oder daran gehindert, einen bestimmten Ort aufzusuchen, so handelt es sich regelmäßig nicht um Freiheitsberaubung, jedoch ggf. um Nötigung.

Zulässigkeit von Fixierungen etc.

In engen Grenzen können tatbestandlich freiheitsberaubende Maßnahmen wie Fixierungen etc. zulässig sein. Die Rechtswidrigkeit der Maßnahme kann entfallen

☐ bei Einwilligung des Betroffenen,

☐ bei Vorliegen der Voraussetzungen des § 34 StGB (rechtfertigender Notstand),

☐ bei richterlich genehmigter oder beschlossener Unterbringung.

---

[8] Vgl. LG Kassel B. v. 10. 4. 90 AZ 3 T 35/90, vgl. zu Gefahren von Bettgittern: Koch, Altenpflege 1987, S. 652.

[9] Vgl. Urteil des AG Helmstedt, Altenpflege 1986, S. 147 ff., hier wurde eine Heimleiterin wegen Verwendung einer Trickschaltung im Fahrstuhl, die nicht richterlich genehmigt war, verurteilt.

[10] Beispiele aus der Praxis.

Eine Einwilligung des Bewohners, mit dem eine Verständigung möglich und der noch zu zweckhafter Willensäußerung fähig ist[11] und Sinn und Zweck der Maßnahme erkennt und akzeptiert, läßt die Widerrechtlichkeit von Fixierungen etc. entfallen[12], jedoch nicht, wenn er durch Täuschung oder Drohung zur „Einwilligung" gebracht wurde. Es ist in diesen Fällen jedoch sicherzustellen, daß der Betreute kurzfristig Hilfe rufen kann, um sich „zu befreien", da die Einwilligung jederzeit widerrufen werden kann[13]. Die Einwilligung hat sich jeweils auf die konkrete, aktuelle Situation zu beziehen. Eine Einwilligung von HeimbewohnerInnen in künftig gegen sie zu ergreifende Zwangsmaßnahmen, wie Fixierungen, Verabreichung von Psychopharmaka etc. bei Abschluß des Heimvertrages[14], ist weder heimrechtlich zulässig (§ 2 Abs. 1 HeimG) noch in der Situation wirksam, da die Einwilligung in der aktuellen Situation weiterhin vorhanden sein muß.

Einwilligung

Ist der Bewohner nicht mehr in der Lage, seine Situation zu erfassen und in pflegerische Maßnahmen einzuwilligen, so ist ggf. vom gesetzlichen Vertreter (Betreuer) eine Einwilligung zu geben (s. u.).

Ist keine Einwilligung zu erzielen, dann können Fixierungen etc. ausnahmsweise und für kurze Zeit unter den Voraussetzungen des rechtfertigenden Notstandes zulässig sein. Gem. § 34 StGB handelt derjenige nicht rechtswidrig, der in einer gegenwärtigen, nicht anders abwendbaren Gefahr für Leben, Körper, Freiheit oder Eigentum eine Tat begeht, um die Gefahr von sich oder einem anderen abzuwenden, wenn bei Abwägung der widerstrei-

Rechtfertigender Notstand

[11] Vgl. Gernhuber, Familienrecht, S. 1099.
[12] Str., ob schon Tatbestand entfällt, siehe Lackner, Anm. 4.
[13] allerdings nicht „zur Unzeit", vgl. hierzu Polenz, Das Altenheim 1987, S. 28.
[14] So ernstlich vorgeschlagen von Everts, NDV 1983, S. 201; aufgenommen im Runderlaß 34/83 des schleswig-holsteinischen Sozialministers.

tenden Interessen das geschützte Interesse das beeinträchtigte wesentlich überwiegt (§ 34 StGB). Danach sind Fixierungen etc. für kurze Zeit zulässig,

▷ wenn ein Bewohner aufgrund starker Aggressivität deutliche Anzeichen unmittelbar drohender und erheblicher Gefahr für sich (z. B. Suizid) oder andere erkennen läßt, und diese Gefahr nur durch Fixierungen o. ä. abgewendet werden kann oder

▷ wenn die Gefahr besteht, daß ein Bewohner im gegenwärtigen Zustand unkontrollierter krankhafter Bewegungsunruhe sich oder anderen einen (nicht unerheblichen) Schaden zufügt, z. B. bei akuten Verwirrtheitszuständen infolge von Herz-Kreislauf-Störungen[15].

Zwangsmaßnahmen sind immer nur dann zulässig, wenn andere Behandlungsmaßnahmen erfolglos bleiben (persönliche Betreuung, therapeutische Behandlung), wobei Psychopharmakabehandlung ohne/gegen den Willen des Betroffenen rechtlich nicht anders zu beurteilen ist als eine Fixierung. Bei der Applikation von Psychopharmaka sind dabei die Vorschriften der §§ 48, 96 Arzneimittelgesetz gesondert zu beachten[16].

Dokumentation

Fixierungen etc. (Anlaß, Anordnung, Dauer) sind stets schriftlich zu dokumentieren. Nur so können sich Arzt und Aufsichtsbehörde sowie ggf. das Gericht von der Erforderlichkeit der Maßnahme unter Beschränkung auf Notfallsituationen überzeugen[17]. Für die Dauer der Fixierungen etc. ist der Bewohner in besonderem Maße zu betreuen, da es sich regelmäßig um psychische Krisensituationen handelt, und darüber hinaus die sich in Einzelfällen realisierende Gefahr von Strangulation be-

---

[15] Vgl. Rieger, DMW 1981, S. 378.
[16] Vgl. Klie, Altenpflege 1984, S. 84; Altenpflege 1984, S. 350.
[17] Vgl. Kunz, ZfSH/SGB 1983, S. 67.

steht. Bei der Fixierung ist dasjenige Mittel einzusetzen, das die Bewegungsfreiheit am wenigsten einschränkt.

Aus der Dienstanweisung eines psychiatrischen Krankenhauses:
„Fixierte Patienten sind stets persönlich zu betreuen und dürfen nicht allein gelassen werden."

Routinemäßiges Fixieren aus präventiven Gesichtspunkten ohne gegenwärtige Gefahr, über einen längeren Zeitraum und wiederholt ist nicht von § 34 StGB gedeckt.

In den staatlichen Pflegeheimen Hamburgs wurde eingehend über die Rechtsfragen der Fixierung informiert und mittels einer dienstlichen Richtlinie die Dokumentation von Fixierungen verbindlich eingeführt. In der Folgezeit ging offenbar die Fixierungsrate um etwa 90 % zurück[18].

Zur Diskussion ●

Für regelmäßige und dauerhafte Fixierungen und andere freiheitsbeschränkende Maßnahmen ist ein richterlicher Beschluß erforderlich, siehe S. 197 ff. Jedoch sind auch bei Vorliegen eines Beschlusses Zwangsmaßnahmen nur in dem Umfang gerechtfertigt, als sie zur Sicherstellung des Unterbringungszweckes unbedingt erforderlich sind[19].

Richterlicher Beschluß

Greift eine Pflegekraft in einer sie überfordernden Situation zu Zwangsmaßnahmen, ohne daß diese gerechtfertigt sind – etwa Einschließen eines unruhigen Patienten, von dem keine besondere Gefahr ausgeht, Abschließen der Stationstür, da bei der augenblicklichen Personallage sonst kein Überblick gewahrt werden kann –, dann kann trotz Rechtswidrigkeit der Handlung ein entschuldigender Notstand, § 35 StGB, vorliegen, der die Schuld entfallen läßt.

Entschuldigender Notstand

[18] Vgl. Wojnar, 1. VGT, S. 85 f.
[19] Vgl. BGH NJW 1959, S. 2301.

Wiederholungs-fragen ●

① Unter welchen Voraussetzungen sind Fixierungen rechtlich zulässig?
② Ist das Einschließen von Bewohnern über einen längeren Zeitraum ohne richterlichen Beschluß zulässig?
③ Können Angehörige als solche in Fixierungen von Bewohnern einwilligen?

Literaturhinweise

Gastiger: Freiheitsrecht und Haftungsrecht, Freiburg 1989.
Klie: Freiheitsbeschränkende Maßnahmen in der Altenpflege RsDE Heft 6 S. 67 ff.
v. Eiken/Ernst/Zenz: Fürsorglicher Zwang S. 37 ff.
Borutta: Fixierung in der Pflegepraxis, Hannover 1994
Video: Gewalt und Zwang in der Pflege, Vincentz Verlag 1995.
Wofner: Freiheitsentziehende Maßnahmen und Demenz, BtPrax 1995, S. 12ff.

3. Verabreichung von Psychopharmaka

Inhalte für	Vorschlag	Lehrplan
Ausbildung	●	
Fort-/Weiter-bildung		

Fall 59:
Auf Anordnung des Leiters eines Pflegeheimes wurden HeimbewohnerInnen regelmäßig Sedativa verabreicht. Dies geschah ohne ärztliche Verordnung und wurde durch Beschäftigte ausgeführt, die keine pflegerische Qualifikation besaßen. Die verabreichten Medikamente zur Ruhigstellung wurden mit kreislaufanregenden Mitteln vermischt, um gesundheitliche Schäden für die BewohnerInnen zu vermeiden. Die Anordnungen wurden gegeben, um dem Pflegepersonal des Spät- und Nachtdienstes die Arbeit zu erleichtern[1].

Der Psychopharmakaeinsatz im Pflegeheimbereich ist schon von der Quantität her bedenklich. Erschreckend sind die Zahlen, nach denen 25 % der über 60jährigen mit einer für mittlere Erwachsene berechneten Tagesdosis Psychopharmaka behandelt werden[2] und 75 % der HeimbewohnerInnen Psychopharmaka erhalten. Es wird allgemein von einer gravierenden Übermedikation alter Menschen mit Psychopharmaka gesprochen, dies gilt insbesondere auch für die stationäre Altenpflege.

---

[1] Ein aktenkundiger Fall, der der Heimaufsicht bekannt wurde und zu einem Beschäftigungsverbot nach § 13 HeimG führte. Darüber hinaus wurde ein staatsanwaltschaftliches Ermittlungsverfahren eingeleitet.
[2] Vgl. Rahe, Altenpflege 1983, S. 610 ff.

Dabei sollten bei dem Einsatz von Psychopharmaka bei älteren Patienten folgende Probleme bedacht werden:

Psychopharmaka bei älteren Patienten

▷ Die Wirkweise von Psychopharmaka im Alter ist aufgrund morphologischer und biochemischer Altersveränderungen im Gehirn, veränderter Resorption der Medikamente und einer häufig vorliegenden Multimorbidität alter Menschen sehr verschieden von der in anderen Lebensaltern. So beträgt die durchschnittliche Verweildauer von „Valium" im Menschen ca. 40 Stunden, beim alten Menschen ca. 120 bis 140 Stunden. Bei Alterspatienten ist $\frac{1}{2}$ bis $\frac{1}{3}$ der üblichen Dosierung für Patienten in mittleren Lebensaltern angezeigt[3]. Bei unrichtiger Medikation kann es zu Intoxikationen mit Bewußtseinseinschränkungen, Harnretentionen sowie Kreislaufstörungen kommen. Bei Tranquilizern werden Gangstörungen und Kollapszustände beobachtet, bei „Distraneurin" etwa Atemdepressionen[4].

Auch wurde bei Patienten, die Sedativa erhalten, ein hochgradiges Fallrisiko festgestellt[5].

▷ Psychopharmaka sollten nur dann Verwendung finden, wenn anders eine Problemverarbeitung für und eine Therapie mit dem Patienten nicht möglich ist. Psychopharmakatherapie setzt dann einen Therapiegesamtplan voraus[6].

▷ Psychopharmaka werden häufig unter Mißachtung oder in Unkenntnis rechtlicher Maßstäbe verabreicht – ohne Verordnung des Arztes, einfach aus Stationsbeständen, ohne oder gar gegen den Willen des Patienten, ohne gebotene Aufklärung.

Dabei können Psychopharmaka im Einzelfall durchaus sinnvoll und hilfreich sein: Etwa in gerontopsychiatrischen Notfallsituationen wie z. B.

---

[3] Vgl. Becker/Husser/Mehne, Der alte Mensch in der heutigen Familie, S. 5.
[4] Zu Komplikationen vgl. Husser, Die Schwester/Der Pfleger 1983, S. 14.
[5] Vgl. Koch, Altenpflege 87, S. 577 ff.
[6] Dörner/Plog, Irren ist menschlich, S. 363.

bei psychomotorischen Erregungszuständen aufgrund von zerebralen Durchblutungsstörungen, bei akuten Verwirrtheitszuständen infolge von Herz-Kreislauf-Störungen oder deliranten Zuständen, die aber auch gerade eine Folge von Psychopharmaka-Unverträglichkeit bzw. -Überdosierungen sein können[7]. Die langfristige Therapie mit Psychopharmaka erscheint grundsätzlich nur dann hilfreich, wenn der Betroffene der Behandlung zustimmt und die Veränderung seiner Empfindungen, die die Medikamente bewirken sollen, selbst wünscht[8].

Einteilung der Psychopharmaka

▷ *Neuroleptika*
psychomotorisch dämpfend (Dipiperon, Atosil, Haldol)
▷ *Antidepressiva*
stimmungshebend, psychomotorisch teils antriebssteigernd, teils dämpfend (Trofanil, Saroten, Ludiomil)
▷ *Tranquilizer*
Affektivität, Aggressivität, angstdämpfend, schlafanstoßend (Adumbran, Valium, Dalmadorm)
▷ *Nicht klassifizierbar*
Distraneurin: dämpfend, schlafmachend; Lithiumsalze: bei manischen Zuständen[9]

Grundsätze für den Umgang mit Psychopharmaka

① Psychopharmaka sind hochwirksame Mittel.
② Die Dosis des Medikamentes muß vom Arzt für jeden Patienten individuell herausgefunden werden.
③ Während der Behandlung mit Psychopharmaka ist ein regelmäßiger Kontakt zum Arzt erforderlich.
④ Psychopharmaka dürfen nur nach ärztlicher Verordnung gegeben werden.
⑤ Auf der Station muß über alle vergebenen Medikamente Buch geführt werden.
⑥ Die sogenannte „Bedarfsmedikation" ist nicht erlaubt[10].

---

[7] Husser: a. a. O.
[8] Vgl. ausführlich: Lotze, Altenpflege 1987, S. 703 ff.
[9] Vgl. zur Wirkweise: Finzen, Medikamentenbehandlung bei psychischen Störungen.
[10] Diese Grundsätze wurden von Direktionen der Landeskrankenhäuser im Rheinland festgelegt und dem zuständigen Gesundheitsminister vorgelegt, vgl. Ratgeber Psychiatrie, S. 58.

① *Psychopharmaka sind hochwirksame Mittel.*
Sie dürfen nicht leichtfertig und aufgrund sachfremder Erwägungen gegeben werden (etwa Unruhe auf der Station, Konflikte unter den Bewohnern, erschwerter Dienst[11]).

Umgang mit Psychopharmaka

② *Die Dosis des Medikaments muß vom Arzt für jeden Patienten individuell herausgefunden werden.*
Dies gilt in ganz besonderem Maße für Alterspatienten, bei denen Unverträglichkeiten und veränderte oder gar paradoxe Wirkungen von Psychopharmaka auftreten können[12].

③ *Während der Behandlung mit Psychopharmaka ist ein regelmäßiger Kontakt zum Arzt erforderlich.*
Dies ist in der stationären Altenpflege schwer durchführbar. Aber gerade wegen einer sehr eingeschränkten Verfügbarkeit von Ärzten auf den Stationen und in den Heimen erscheint ein regelmäßiger Arztbesuch in kurzen Intervallen erforderlich. Zu wenig werden die Fachärzte in diesem Zusammenhang konsultiert[13].

④ *Psychopharmaka dürfen nur nach ärztlicher Verordnung gegeben werden.*
Der Arzt hat die Menge und Häufigkeit genau festzulegen.

⑤ *Auf der Station muß über alle vergebenen Medikamente Buch geführt werden.*
Das Pflegepersonal darf von sich aus keine Psychopharmaka zusätzlich geben. Apothekenrecht-

---

[11] Vgl. Marschner, R&P 1985, S. 6.

[12] Vgl. Husser a. a. O.

[13] Nicht selten kommt es daher zu ärztlichen „Kunstfehlern", etwa daß Distraneurin als Dauerschlafmittel verschrieben wird, obwohl die Suchtgefahr bekannt ist, vgl. Dörner a. a. O., S. 376.
Dabei haben neuere Untersuchungen ergeben, daß bei Konsultation von Fachärzten der Psychiatrie die Verschreibung von Psychopharmaka seltener erfolgt als bei alleiniger Heranziehung von Allgemeinpraktikern oder Internisten (Meyer-König 1981).

lich unzulässig ist eine Bevorratung von nicht persönlich gekennzeichneten Psychopharmaka i. S. eines Stationsbedarfs, s. S. 453.

⑥ *Die „Bedarfsmedikation" ist nicht erlaubt!*

Beispiel für unzulässige Bedarfsmedikation:

> So wurde beispielsweise in einem Fall während seines Heimaufenthaltes einem Bewohner 6mal Rohypnol und 42mal Chloraldurat (ohne Angabe rot oder blau) verabreicht, ohne laut Medikamentenblatt verordnet gewesen zu sein. Bei der Vergabe von Bedarfsmedikationen handelte es sich um die im Beispiel erwähnten Medikamente Adumbran, Dominal, Tavor, Atosil, Tranxilium, Distraneurin und Noctamid.
>
> Aus: Klie/Rapp/Riedel, Dokumentierte Pflege, S. 34

Die Verordnung muß präzise sein. Die Verordnung der Ärzte, „bei Unruhe" oder „bei Bedarf" z. B. 50–100 mg eines Medikamentes zu geben, ist unzureichend. Es müssen Bedarfssituationen und Dosierung genau angegeben werden. In Zweifelsfällen hat sich der Arzt vor jeder zusätzlichen Dosis selbst ein Urteil über die Notwendigkeit der Vergabe zu bilden.

Aufklärungspflicht

Wie über jede andere ärztliche Behandlung sind die Patienten auch über die Nebenwirkungen, Wirkweisen und Komplikationen von Psychopharmaka vor Verordnung und Vergabe aufzuklären. Die Aufklärung hat in verständlichen Worten zu erfolgen und sollte Hinweise auf die Wirkung, Nebenwirkung, die Notwendigkeit der Behandlung, die Erfolgsaussichten und das Behandlungsrisiko beinhalten. Dem Patienten soll Gelegenheit gegeben werden, Fragen zu stellen. Auf Wunsch ist ihm der „Waschzettel" zu geben[14].

Einwilligung des Patienten

Für jede Behandlung benötigen der Arzt und auch das Pflegepersonal die Einwilligung des Patienten, s. S. 88 f. Dies gilt selbstverständlich auch für die Behandlung mit Psychopharmaka von „psychia-

---

[14] Vgl. Ratgeber Psychiatrie, S. 60.

trischen" Patienten. Auch sie müssen jeder Heilbehandlung zustimmen, mögen sie auch noch so hilflos, durcheinander oder deprimiert sein. Solange eine Verständigung möglich ist, ist die Zustimmung einzuholen. Andernfalls handelt es sich bei der Behandlung um eine Körperverletzung gemäß § 223 StGB, ggf. um eine Freiheitsberaubung gemäß § 239 StGB und in jedem Fall um Verstöße gegen das Heimgesetz.

Zur selbstkritischen Prüfung: Glosse aus dem Krankenhaus

„So, jetzt nehmen wir unsere Tablette – und dann werden wir schön schlafen!"

„Warum nehmen denn wir die Tablette?"

„Das sagte ich doch eben – damit wir schön schlafen!"

„Ja, ist denn das erlaubt?"

„Was soll denn daran nicht erlaubt sein?"

„Ja, daß Sie jetzt ins Bett gehen!"

„Ich gehe doch jetzt nicht ins Bett. Ich habe Nachtdienst!"

„Um Gottes willen, dann können Sie doch keine Tablette nehmen!"

„Wie kommen Sie denn darauf, daß ich eine Tablette nehmen will?"

„Nein, nicht eine ganze, aber Sie wollen doch die Hälfte von meiner und dann wollten wir schön schlafen!"

„Sagen Sie, ist Ihnen nicht gut? Haben Sie Fieber?"

„Mir ist gut! Aber Sie sind doch hier reingekommen und haben gesagt, daß wir jetzt unsere Tablette nehmen wollen. Ich hätte Ihnen ja auch die Hälfte der Tablette abgeben. Aber Sie haben ja Nachtdienst!"

„Das haben Sie vollkommen falsch verstanden!"

„Haben Sie denn keinen Nachtdienst?"

„Natürlich habe ich Nachtdienst. Deshalb bringe ich ja die Tabletten!"

„Kriegen Sie das nicht ein bißchen durcheinander?"

„Ich kriege überhaupt nichts durcheinander! Wir nehmen jetzt die Tabletten, und dann machen wir das Licht aus!"

„Nein, bitte nicht, Schwester, erstens haben Sie Nachtdienst, und zweitens kann jemand reinkommen?"

„Ich glaube, wir müssen doch mal Fieber messen!"

„Ja, Sie zuerst!"

„Wieso ich?"

„Ja, also, zuerst messen Sie Fieber und dann ich!"

„Warum denn ich?"

„Weil ich weiß, daß ich keins habe!"

„Dann wollen wir mal den Puls fühlen!"

„Gegenseitig?"

„Wenn Sie nicht vernünftig werden, müssen wir den Professor rufen!"

„Ich rufe nicht mit!"

„Nehmen Sie jetzt eine Tablette oder nicht?"

„Wollen Sie denn nichts mehr abhaben?"

„Ich will, daß Sie jetzt die Tablette nehmen, daß Sie nichts mehr fragen, daß Sie sich schön ausstrecken, sich gut zudecken und dann lange und tief schlafen. So, und nun wünsche ich Ihnen eine recht gute Nacht!"

„Danke, Schwester, das ist wirklich sehr lieb von Ihnen!"

„Ist doch selbstverständlich – wo wir morgen operiert werden!"[15]

---

[15] Wolfgang Rompa, entnommen: Forum, Febr. 81.

Ist eine Verständigung mit der Patientin auf Dauer nicht mehr möglich und ist sie erkennbar mit der Behandlung nicht einverstanden, so ist die Bestellung eines Betreuers rechtlich unumgänglich. Auch die Verordnung eines Arztes vermag daran nichts zu ändern, siehe untenstehend abgedruckten Beschluß[16].

Psychopharmaka zur Ruhigstellung

Erfolgt die Vergabe von Psychopharmaka zur Ruhigstellung der PatientInnen, so handelt es sich dabei um eine freiheitsbeschränkende Maßnahme, für die bei regelmäßiger oder dauerhafter Vornahme ebenfalls eine richterliche Genehmigung erforderlich ist, vgl. § 1906 BGB.

Zwangsbehandlung

Eine zwangsweise Behandlung mit Psychopharmaka ist nur unter besonderen Voraussetzungen möglich[17], s. u.

BESCHLUSS

In der Pflegschaftssache

betreffend Frau A   , geboren am 00.00.1914, seit dem 07.01.1988 geschlossen untergebracht in der Geronto-Psychiatrischen Station des

in

Pfleger mit dem Wirkungskreis Vermögenssorge und Aufenthaltsbestimmung: Rechtsanwalt

Köln

wird dem behandelnden Facharzt für Nervenkrankheiten Dr.

untersagt, der Pflegebefohlenen Psychopharmaka, insbesondere Haldol, verabreichen zu lassen, solange eine wirksame Einwilligung hierfür nicht vorliegt oder eine Notstandssituation dies rechtfertigt.

---

[16] Vgl. AG Kerpen B. v. 29. 1. 88 AZ 13 AR 3/88.
[17] Vgl. hierzu: Marschner, R&P 1985, S. 6 f.

① Welche Straftatbestände werden erfüllt, wenn einem Heimbewohner gegen seinen Willen Haldol® verabreicht wird?

② Darf das Pflegepersonal nach eigenem Ermessen Psychopharmaka verabreichen?

③ Wenn ein Heimbewohner sich weigert, ein ihm verordnetes Psychopharmakon einzunehmen, was ist zu tun?

Wiederholungs-fragen ●

Literaturhinweis

v. Eicken/Ernst/Zenz: Fürsorglicher Zwang, S. 63 ff.

4. Betreuungs- und Aufsichtspflicht

Gilt es auf der einen Seite, die Freiheitsrechte der psychisch veränderten HeimbewohnerInnen zu respektieren und zu schützen, so ergibt sich andererseits für Heim und Personal auch die Verpflichtung, psychisch veränderten BewohnerInnen in verstärktem Maß Betreuungsangebote zu machen und in engen Grenzen eine Art „Aufsicht" auszuüben, d. h. Verantwortung für sie zu übernehmen. Hier kollidieren Schutzgedanke und Freiheitsanspruch des Bewohners möglicherweise miteinander.

Inhalte für	Vorschlag	Lehrplan
Ausbildung	●	
Fort-/Weiterbildung		

Fall 60:

Eine weitgehend zeitlich und örtlich desorientierte Heimbewohnerin verläßt im Winter ohne geeignete Kleidung das Heim. Das Pflegepersonal sieht dies und greift nicht ein. Die Bewohnerin zieht sich bei ihrem Ausflug eine Lungenentzündung zu.

Für eine erhöhte Betreuungspflicht gegenüber psychisch veränderten HeimbewohnerInnen kommen als Rechtsgrundlagen insbesondere in Betracht:

▷ die Aufsichtspflicht aus § 832 BGB,

▷ die Betreuungspflicht aus Vertrag,

▷ die Verkehrssicherungspflicht aus § 823 BGB, sowie

▷ eine „Garantenstellung" gegenüber den Bewohnern.

167

Fall 61:
Frau M. wohnt im Altenheim St. Gertrud, das im Innenstadtbereich von B. liegt. Frau M. leidet an einer Multiinfaktdemenz, läuft häufig außer Haus und findet sich in der Stadt allein nicht zurecht. Sie wurde bisher aber regelmäßig wieder zurückgebracht, entweder von der Polizei, die sie inzwischen kennt, oder von Passanten. Am Mittwoch, 5. November, war sie wieder unterwegs und überquerte eine befahrene Straße. Ein Autofahrer bemerkte sie zu spät und konnte nur noch durch Ausweichen verhindern, Frau M. anzufahren. Er rammte dabei einen anderen PKW. Vom Heim verlangt er Ersatz der Unfallkosten.

Aufsichtspflicht aus Gesetz und aus Vertrag

Die Aufsichtspflicht und die Haftung des Aufsichtspflichtigen ist den meisten aus dem Bereich der Kinderbetreuung bekannt. Eltern haften für die Schäden, die ihre minderjährigen Kinder anderen zufügen[1]. Dies gilt entsprechend für Personen, die nicht wegen ihrer Minderjährigkeit, sondern wegen ihres „geistigen oder körperlichen Zustands" für ihr Handeln nicht verantwortlich gemacht werden können, s. S. 30 f. Die Aufsichtspflicht kann sich sowohl aus Gesetz, § 832 Abs. 1 BGB, als auch aus Vertrag, § 832 Abs. 2 BGB, ergeben.

Gesetzliche Aufsichtspflicht

Eine **gesetzliche** Aufsichtspflicht kommt nur in Betracht, wenn ein Pflegebedürftiger einen Betreuer hat und seine Behinderung oder Krankheit (dementielle Erkrankung) eine Aufsicht erforderlich macht. Ob allerdings der gesetzliche Betreuer überhaupt aufsichtspflichtig i. S. d. § 832 BGB ist, ist umstritten: Verpflichtet ihn das Betreuungsgesetz doch allein auf das Wohl des Betreuten und nicht auf das Schutzinteresse Dritter[2].

Vertragliche Aufsichtspflicht

Eine Aufsichtspflicht kann auch **vertraglich** übernommen werden. Auch wenn dies im Heim- oder Pflegevertrag nicht ausdrücklich geschrieben steht, wurde bisher davon ausgegangen, daß durch den Heimvertrag gegenüber dementiell erkrankten HeimbewohnerInnen eine vertragliche Aufsichtspflicht in Pflegeheimen übernommen wird, wenn der sonstige Inhalt des Vertrags die Übernahme als

[1] Vgl. die neue Rechtsprechung BGH NJW 1995, S. 3385
[2] Vgl. HK-BUR Kommentierung zu § 832 BGB

selbstverständlich erscheinen ließ[3]. Dies wurde beispielsweise dann angenommen, wenn sich ein
Heimbewohner gerade wegen seiner dementiellen
Erkrankung im Heim befindet. Während im Altenwohnheim und im Altenheim im allgemeinen eine
Aufsichtspflicht im Heimvertrag nicht übernommen wird[4], wurde bei HeimbewohnerInnen, die wegen ihres Beaufsichtigungs- und Betreuungsbe-
darfs in ein Heim ziehen und entsprechend einer
höheren „Pflegestufe" bzw. „Pflegeklasse" zugeordnet werden, die Aufsichtspflicht des Heims als
Vertragsbestandteil angesehen[5]. Dies galt ebenso
bei der Aufnahme von geronto-psychiatrischen Patienten in Krankenhäusern für den Krankenhaus-
vertrag[6]. Seit Geltung des Betreuungsrechts wird
auch die Aufsichtspflicht der Heime bestritten.

Inhalt der Aufsichtspflicht ist zunächst einmal das
Angebot der vertraglich geschuldeten, fachgerechten Betreuung und Pflege. Nur in extremen Fällen
umfaßt die Aufsichtspflicht die Berechtigung bzw.
Verpflichtung, jemanden unter Anwendung von
Zwang festzuhalten, um ihn von einer aktuell drohenden, erheblichen Gefährdung Dritter abzuhalten, siehe dazu im einzelnen unten.

Inhalt der Aufsichtspflicht

Bei Verletzung der Aufsichtspflicht ist der **einem
Dritten** entstandene Schaden zu ersetzen. *Fall 60*
ist daher im engeren Sinn kein Fall von „Aufsichtspflicht", s. u. Da es sich bei Haftung wegen
Aufsichtspflichtverletzung um deliktische Haftung handelt (siehe S. 80 f.), ist ggf. auch Schmerzensgeld zu zahlen. In *Fall 61* liegt eine Aufsichtspflichtverletzung – vorausgesetzt, es gäbe eine entsprechende Pflicht – nicht vor. Eine unmittelbare
Gefährdung Dritter war vom Heim nach dem bisherigen Verhalten von Frau M. nicht zu erwarten.
Der Fahrer des PKW hat überdies aus § 3 Abs. 2a

---

[3] Vgl. BGH VersR 1984, S. 461.
[4] Vgl. Staudinger, § 832 Rz. 42.
[5] Str., Evertz verneint das Bestehen einer vertraglichen Aufsichtspflicht: Kleine Schriften des Deutschen Vereins Heft 70, S. 29 f., a. a. OLG Hamm NJW
RR 1994 S. 863 f.
[6] Vgl. BGH VersR 1984, S. 461.

StVO für den Unfall zu haften. Hiernach sind Fahrzeugführer u. a. gegenüber älteren Menschen verpflichtet, insbesondere durch Verminderung der Fahrgeschwindigkeit und durch Bremsbereitschaft sich so zu verhalten, daß eine Gefährdung dieser Verkehrsteilnehmer ausgeschlossen ist.

Allgemeine Verkehrssicherungspflicht

Fall 62:
Auf Station B des Heimes H. ist der Putzdienst der Fremdreinigungsfirma P. beim Arbeiten und hat auf dem Flur einen Putzwagen abgestellt. Frau B., die tagsüber ständig den Flur auf und ab läuft und sehbehindert ist, stößt gegen den nicht arretierten Wagen, von dem ein Putzeimer fällt, über den sie stolpert. Beim Sturz zog sich Frau B. eine Oberschenkelhalsfraktur zu, die einen langen Krankenhausaufenthalt erforderlich machte und später zu einem erhöhten Pflegeaufwand führte. Die Krankenkasse verlangt im Regreßweg Ersatz der Krankenhauskosten vom Heim (LG Frankfurt, Urteil vom 14. 07. 1987, AZ: 2/260309/86).

Im Schadensersatzrecht gilt der Grundsatz, daß jeder, der einen Betrieb, eine Einrichtung wie ein Heim oder ähnliches führt, dafür zu sorgen hat, daß aus dem Betreiben der Einrichtung anderen kein Schaden entstehen kann.

Wer eine Gefahrenquelle schafft oder unterhält, muß die Vorkehrungen treffen, die erforderlich und zumutbar sind, um die Gefahren nicht wirksam werden zu lassen. Wer durch Nichtbeachtung dieser Pflicht bewirkt, daß andere zu Schaden kommen, wird als „Verletzer" behandelt und ist zum Schadensersatz verpflichtet. Pflicht des Heimes ist es, in diesem Zusammenhang auf frisch gebohnerte Fußböden hinzuweisen oder die privaten Gehwege bei Glätte zu streuen. Auch hat es den Stationsablauf so zu organisieren, daß BewohnerInnen auf den Fluren nicht zu Schaden kommen. Im *Fall 60* hätte in diesem Zusammenhang der Putzwagen arretiert sein müssen.

In der Rechtsprechung finden sich auch Fälle, in denen Krankenhäuser und Heime wegen Verletzung der Verkehrssicherungspflicht in Anspruch genommen wurden, weil sie keine Vorkehrungen getroffen hatten, stark desorientierte Patienten an dem unwillkürlichen Überqueren der Straße zu hindern[7]. Mögliche Vorkehrungen wären Geländer am Straßenrand, Einrichtung eines Fußgängerüberwegs etc. Die Anforderungen an die Verkehrssicherungspflicht dürfen in diesem Zusammenhang nicht überspannt werden. Es bleibt bei der vorrangigen Verantwortlichkeit der Verkehrsteilnehmer, Gefährdungen für ältere Menschen auszuschließen, § 3 Abs. 2a StVO.

Fall 63:
Frau F. steckt sich beim Abendbrot im Speisesaal immer etwas in ihre Handtasche, eine Scheibe Brot, etwas Obst. In ihrem Zimmer hat sie schon ein ganzes Lager alter Lebensmittel, die z. T. verschimmelt sind.

Betreuungspflicht

Am bedeutsamsten und von der Begrifflichkeit am angemessensten ist die Betreuungspflicht. BewohnerInnen gegenüber, die gerade wegen ihrer psychischen Veränderung oder ihrer dementiellen Störung in einem Heim leben und deshalb als erhöht pflegebedürftig gelten, schuldet das Heim aus dem Heimvertrag die Sicherstellung einer besonderen Betreuung, die den BewohnerInnen auch davor schützt, **sich selbst** unwissentlich Schäden zuzufügen. Sie beinhaltet, ebenso wie die Aufsichtspflicht, zunächst das Angebot fachgerechter Pflege und Betreuung.

In *Fall 63* wäre Frau F. auf die Vergiftungsgefahren hinzuweisen, ggf. könnte durch das regelmäßige Angebot von Zwischenmahlzeiten Frau F. von ihrem Lebensmittelhorten abgebracht werden. Wenn die Gefahr droht, daß sie sich durch verschimmelte Lebensmittel erheblichen gesundheitlichen Schaden zufügt, so kann im Einzelfall auch die Vernichtung der Lebensmittel geboten sein (Notstand).

Im Rahmen der Betreuungspflicht hat das Heim

---

[7] Vgl. OLG Celle NJW 1961, S. 223. BayObLG NJW 1966, S. 403 f.

den BewohnerInnen den entstandenen materiellen, nicht aber den immateriellen Schaden (Schmerzensgeld) zu ersetzen.

In *Fall 60* haben die Pflegekräfte ihre Betreuungspflicht verletzt, indem sie die Heimbewohnerin nicht auf die Gefahren ihres Ausfluges hingewiesen und sie nicht motiviert haben, entsprechende Kleidung anzuziehen.

„Unterlassene Hilfeleistung"?

Die Verletzung von Betreuungspflichten kann auch strafrechtliche Folgen haben. Hierbei geht es allerdings nicht vorrangig, wie häufig angenommen wird, um unterlassene Hilfeleistung im Sinne von § 323c StGB. Diese Vorschrift unterstreicht die Verpflichtung eines jeden, in Unglücksfällen, soweit es ihm zumutbar ist, zu helfen. Für das Heim und das Pflegepersonal ergibt sich aus der vertraglichen Betreuungspflicht eine begrenzte Pflicht **(Garantenstellung),** Risiken für den Bewohner zu minimieren und dadurch Schäden vorzubeugen – und zwar nicht erst in Unglücksfällen. Soweit es vertraglich vereinbart wurde, haben sie dafür Sorge zu tragen, daß der Bewohner vor Risiken geschützt wird. Wird die gebotene Betreuung schuldhaft nicht gewährt, so können sich das Pflegepersonal und die Leitung ggf. wegen Unterlassens strafbar machen, § 13 StGB. In *Fall 60* käme u. U. eine Strafbarkeit wegen Körperverletzung durch Unterlassen gebotener Betreuung in Betracht.

Grenzen der Betreuungs- und Aufsichtspflicht

Bei der Wahrnehmung von Betreuungs- und Aufsichtspflichten besteht die Gefahr, daß zu disziplinierenden Maßnahmen gegriffen wird. Auch sachfremde Erwägungen können eine Rolle spielen, etwa, daß das Ansehen eines Heimes nicht durch auf der Straße herumlaufende „vermißte" BewohnerInnen geschädigt werden soll. Die Pflicht zur Pflege und Betreuung ist kein Recht zur Verwahrung oder ständigen Aufsicht. Freiheitsbeschränkende Maßnahmen sind nur in den engen Grenzen der für Notfälle dargelegten Grundsätze zulässig.

Übersicht zu Sorgfaltspflichten bei der Betreuung „verwirrter" Heimbewohner

	Aufsichts-pflicht		Verkehrssiche-rungspflicht	Betreuungs-pflicht	Garanten-stellung
Rechts-grundlage	§ 832 BGB – Anwendbarkeit umstritten –		§ 823 Abs. 1 BGB	Heimvertrag	§ 13 StGB i. V. mit § 823 II BGB
Verant-wortlich	Betreuer	Heimträger ggf. Pflegekraft	Heimträger ggf. Pflegekraft	Heimträger	Heimträger ggf. Pflegekraft
Personen-kreis	aus Gesetz: gegenüber	aus Heimvertrag: gegenüber	gegenüber pflegebedürf-tigen, psychisch erkrankten Be-wohnern, die andere gefähr-den können	gegenüber pflegebedürfti-gen Bewohnern mit erhöhtem Betreuungs-bedarf	gegenüber besonders schutzbedürfti-gen Bewohnern
	deliktsunfähigen				
	Betreuten	pflegebedürftigen Heimbewohnern, die wegen ihrer Verwirrtheitszu-stände im Heim besonderer Be-treuung bedürfen			
Schutz	Vermeidung von Schädigungen „Dritter"		Vermeidung von Schädigungen „Dritter"	Vermeidung von Selbst- und Fremdschädigungen	
Bei Pflicht-verletzung	Schadensersatz und Schmerzensgeld		Schadens-ersatz und Schmerzens-geld	nur Schadensersatz	Schadens-ersatz und Schmerzens-geld

Dem Heim sind auch bei bestehender Aufsichts-pflicht keine hoheitlichen (polizeilichen) Macht-befugnisse übertragen[8].

Allerdings besteht in Heimen nicht selten die Be-fürchtung, haftungsrechtlich in Anspruch ge-nommen zu werden, wenn auch psychisch verän-derten BewohnerInnen die ihnen zustehende Freiheit gewährt wird – z. B. BewohnerInnen nicht aufgehalten werden, die das Heim verlassen wollen. Hierzu sind die Betreuungspflichten näher einzugrenzen[9]:

[8] Vgl. Staudinger, § 832 Rz 38; anders bei gerichtl. Unterbringung.
[9] Vgl. Linzbach, Altenheim 1982, S. 209. Klie, Altenpflege 1983, S. 546.

Selbstbestimmungsrecht ist überragendes Recht

① Grundsätzlich ist das Selbstbestimmungsrecht eines jeden Bewohners das überragende Recht: Auch von einem neutralen Beobachter aus gesehen „unvernünftige" Entscheidungen von HeimbewohnernInnen sind zu respektieren. Scheinbar notwendige Betreuungsmaßnahmen sind grundsätzlich nicht gegen oder ohne den Willen des Bewohners durchzusetzen, es sei denn, es handelt sich um Fälle akuter Selbst- und Fremdgefährdung. Sicherheitsdenken darf nicht oberstes Gebot sein[10]!

② Die Betreuungspflicht findet ihre Grenzen auch im Leistungsangebot des Hauses. Abgesehen von Schwerstpflegebedürftigen ist das Heim nicht dazu verpflichtet, BewohnerInnen ständig vor möglichen Gefahren zu schützen. Will eine Bewohnerin, mit der eine Verständigung möglich ist, partout das Haus trotz Hinweisen auf Gefahren verlassen, soll sie gehen. Das Haus ist zu einer weitergehenden Betreuung nicht ohne weiteres verpflichtet.

Gesteigerte Beobachtung

③ In Situationen, in denen sich BewohnerInnen selbst gefährden, sind Ausdruck der Betreuungspflicht zunächst einmal eine gesteigerte Beobachtung, Aufklärung, Hinweis auf Gefahren und geeignete unterstützende Maßnahmen, soweit dies für das Heim zumutbar ist.

④ In Fällen akuter Gefahr können auch freiheitsbeschränkende Maßnahmen als Ausdruck der Betreuungspflicht geboten sein – allerdings nur als „ultima ratio".

Insgesamt gilt: In gut geführten Heimen erfolgt eine Öffnung des Heimes nach außen, die notwendigerweise Risiken mit sich bringt. Die Haftungsanforderungen dürfen hier nicht überspannt werden. BewohnerInnen in ständiger Isolierung zu halten, um Schädigungen von MitbewohnerInnen, Ver-

---

[10]Problematisch: Böhme, Das Altenheim 1985, S. 18. Zu gesteigertem Aufsichtsbedarf bei aggressiven Behinderten vgl. BGH FamRZ 1996, S. 29 ff.

Checkliste zur Aufsichts- und Betreuungspflicht
Es ist schwierig und gefährlich zugleich, situationsunabhängig Handlungsanweisungen für den (rechtlich) richtigen Umgang mit verwirrten HeimbewohnerInnen zu geben. Wichtig ist vielmehr, die Wahrnehmungsfähigkeit im Hinblick auf Gefahrensituationen und die Sensibilität für unnötige, bevormundende Maßnahmen zu erhöhen. Dabei gilt die Aufmerksamkeit bestimmten Faktoren, wie

☐ Faktoren in der Person des Bewohners (Krankheitsbild, Orientierungsfähigkeit, Verhaltensauffälligkeiten)
☐ örtliche Umgebung (Nähe befahrener Straße, Größe der Ortschaft, Gewässer)
☐ Witterung (Glatteis, Schnee, Kälte)
☐ Person der Pflegekraft (Kenntnissse im Umgang mit Desorientierten, Erfahrung, Spezialwissen)
☐ Verhältnis zwischen Bewohner und Pflegekraft (Vertrauen/Mißtrauen, Angst, Aggression)

Im Heimalltag mögen „Checklisten" helfen, in denen wesentliche Gesichtspunkte zusammengefaßt sind, auf die zu achten ist, wenn zum Beispiel ein Bewohner, der verwirrt erscheint, das Haus verlassen will. Zur Selbstkontrolle und für eine Pflegedokumentation dienen folgende Listen, die gemeinsam mit Altenpflegeschülern entwickelt wurden:

Verlassen des Hauses | **Umtriebigkeit**

Welche präventiven Maßnahmen wurden getroffen?

☐ Sorgfältige Pflegeanamnese
☐ Orientierungstraining mit Bewohnern (Zurechtfinden in der Nachbarschaft)
☐ Zusammenarbeit mit der örtlichen Polizei, die die BewohnerInnen ggf. zurückbringt (besser einige Male von der Polizei chauffiert als eingesperrt)
☐ Verkehrsberuhigende Maßnahmen (Ampel, Geschwindigkeitsbeschränkungen, Hinweisschilder)
☐ Therapeutisches Konzept, das zu bewußter Lockerung der „Aufsicht" führt
☐ Einbeziehung und Aufklärung der Nachbarschaft
☐ Gespräche mit den Angehörigen (sie haben zwar kein Recht, über die BewohnerInnen zu bestimmen, haben aber als Bezugsperson häufig wichtigen Einfluß und beschweren sich ggf. auch über Vernachlässigung der Aufsichtspflicht)
☐ Absprachen mit gesetzlichem Betreuer

☐ Für gehbehinderte BewohnerInnen: Gehübungen, Hilfsmittel, Rollstuhl, Krankengymnastik
☐ Ausreichende Bewegungs- und Kontaktangebote
☐ Organisation von Besuchsdiensten
☐ Einbeziehung von Mitbewohnern in die Betreuung
☐ Absprache mit Angehörigen
☐ Fortbildung der MitarbeiterInnen im Umgang mit desorientierten BewohnerInnen
☐ Milieutherapeutische Bemühungen
☐ Konsultation eines Facharztes für Psychiatrie

Verlassen des Hauses	**Umtriebigkeit**

Beobachtung des Bewohners

☐ Läßt die gesundheitliche Situation ein Verbleiben im Hause unbedingt erforderlich erscheinen?

☐ Wurden Medikamente verordnet, deren Wirkweise eine ständige Betreuung erfordert?

☐ Kann sich der Bewohner allein außerhalb des Heimes zurechtfinden?

☐ Wie hat er sich in ähnlichen Situationen verhalten? Ist er gut zurückgekommen?

☐ Ist er ausreichend gekleidet für die Jahreszeit?

☐ Macht die gesundheitliche Situation ein Verbleiben im Bett/Zimmer unbedingt erforderlich?

☐ Bestehen Gehbehinderungen/Gleichgewichtsstörungen, die unbedingt Unterstützung beim Aufstehen und Gehen erfordern?

☐ In welchen Situationen tritt die Umtriebigkeit auf?

☐ Welche Wünsche hat der Bewohner hinsichtlich Kontakt, Gespräch, Unterhaltung?

☐ Wie ist der Bewohner medikamentös eingestellt?

Einschätzung der Gefahren

☐ Besteht Suizidgefahr?

☐ Besteht akute Gefahr, daß sich der Bewohner erheblichen gesundheitlichen Schaden zufügt?

☐ Besteht die akute Gefahr einer durch den Bewohner verursachten Verkehrsgefährdung?

☐ Besteht die akute Gefahr, daß der Bewohner gefährlich stürzt?

☐ Werden andere Bewohner gefährdet?

Maßnahmen im Einzelfall

☐ Warnung des Bewohners vor Gefahren

☐ Zettel mit Anschrift und Tel.-Nr. mitgeben

☐ Für geeignete Kleidung sorgen

☐ Geld für Taxi und Café mitgeben

☐ Angebot einer Begleitung

☐ Nach längerem Ausbleiben: Benachrichtigung der Polizei

☐ Warnung des Bewohners vor Gefahren

☐ Erhöhte Beobachtung des Bewohners

☐ Beschäftigungsangebote

☐ Begleitung durch MitbewohnerInnen, Personal, Besuch, Ehrenamtliche

☐ Begleitung in den Aufenthaltsraum zu MitbewohnerInnen

Erforderlichkeit von Freiheitsbeschränkungen

Besteht trotz o. g. Maßnahmen und Überlegungen weiterhin die akute Gefahr erheblicher Selbst- oder Fremdschädigungen, dann sind kurzfristige Freiheitsbeschränkungen in Betracht zu ziehen.

kehrsteilnehmerInnen etc. fernzuhalten, widerspricht gerontologischen und gerontopsychiatrischen Erkenntnissen und ist inhuman[11].

Ausdrücklich stellte das OLG Hamm fest, daß eine jedes Risiko ausschließende Überwachung nicht möglich sei. Um geistig behinderten und pflegeabhängigen Menschen ein menschenwürdiges Leben zu ermöglichen, sei es medizinisch, pädagogisch und pflegerisch geboten, die erforderliche Beaufsichtigung auf das unbedingt Notwendige zu beschränken, auch wenn damit gewisse Risiken verbunden sind. Realisiere sich ein fachlich verantwortbares, „erlaubtes" Risiko, so kann den Betreuern und Pflegekräften daraus kein rechtlicher Vorwurf gemacht werden[12]. Eine entsprechende Pflegedokumentation, in der Auffälligkeiten und Erfolge der Pflege und Betreuung vermerkt werden, hilft, einen Schuldvorwurf zu widerlegen. Die Pflegedokumentation ist um so wichtiger, als der Beweis, daß der Aufsichtspflicht genügt wurde, dem „Aufsichtspflichtigen" (Heim) obliegt[13], s. hierzu nebenstehende Checkliste.

① Aus welchen Rechtsgrundlagen ergibt sich eine erhöhte Betreuungspflicht gegenüber psychisch veränderten Heimbewohnern?
② Wann macht sich Pflegepersonal möglicherweise wegen „Unterlassens" strafbar?

| **Wiederholungs-fragen** | ● |

Gerade im Umgang mit psychisch veränderten Heimbewohnern sind fachliche Weiterbildung sowie eine ständige Reflexion des eigenen Handelns (z. B. in Supervisionsgruppen, Balintgruppen) erforderlich[14]. „Supervision gehört zur Altenpflege wie die Büroklammer ins Büro" (Hirsch).

| **Wichtig** | ● |

[11] So zur „Verwahrung" eines psychisch Kranken: OLG Frankfurt. Das Krankenhaus 1966, S. 28 f.
[12] Vgl. OLG Hamm, NJW RR 1994, S. 863 f.; so auch: v. Örzten, Zwischen Therapie und Haftung, S. 209.
[13] Vgl. BGH NJW 1984, S. 2575
[14] Vgl. Klie, Das Altenheim 1984, S. 298 ff.

177

5. Gesetzliche Betreuung[1]

a) Allgemeines

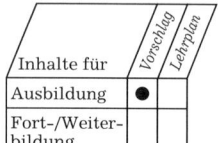

Inhalte für	Vorschlag	Lehrplan
Ausbildung	●	
Fort-/Weiter-bildung		

Fall 64:
Frau B. leidet an einer Demenz vom Alzheimer Typ. Sie wird immer vergeßlicher, kann in ihrer Wohnung kaum noch Ordnung halten, vergißt, Rechnungen zu begleichen und findet auch nicht mehr den Weg zum Arzt. Ihre Nachbarn, die sie manchmal hilflos im Treppenhaus finden, sind der Ansicht, Frau B. müsse in ein Pflegeheim. Dies aber möchte Frau B. auf keinen Fall.

Ältere Menschen, die an einer schweren dementiellen Veränderung leiden und zusätzlich sozial isoliert sind, kommen häufig nicht mehr mit allen Anforderungen des Alltags zurecht. Sie bedürfen des Beistands, teilweise muß für sie entschieden werden. Tatsächlich geschieht dies bei Menschen, die mit nahen Angehörigen zusammenleben oder in einem Freundeskreis oder in die Nachbarschaft integriert sind, durch „vertraute" Personen. Häufig reicht dies aber nicht aus, besteht die Gefahr von Interessenswidersprüchen zwischen den noch so vertrauten Personen und den Betroffenen, oder es ist aus sonstigen rechtlichen Gründen staatlich kontrollierte „Fürsorge" geboten. Im *Fall 64* etwa mögen die Nachbarn auf eine Heimeinweisung drängen, die gar nicht im Interesse der alten Frau liegt. Durch ungeklärte finanzielle Verhältnisse droht Frau B. Schaden – sie bedarf für beide Fragen eines Beistands.

Vormundschaft und Pflegschaft

Bisher gab es für solche Fälle die „Rechtsinstitute" Pflegschaft und Vormundschaft. Das bis 1991 geltende Vormundschafts- und Pflegschaftsrecht stammte noch aus dem 19. Jahrhundert, orientierte sich stark an der Erhaltung des Familienvermögens und war in den letzten Jahrzehnten immer mehr in die fachliche und öffentliche Kritik geraten. Dies galt insbesondere für die Vormundschaft,

---

[1] Vgl. ausführlich zum Betreuungsrecht: Klie, Recht auf Verwirrtheit.

die mit weitgehenden Rechtsverlusten für die Betroffenen verbunden war: Verlust der Geschäftsfähigkeit, des Wahlrechts, der Testierfähigkeit, Eintrag ins Bundeszentralregister. Vor allem aber wurde die Praxis des Vormundschafts- und Pflegschaftsrechts als unbefriedigend empfunden.

▷ Zu viele Mündel/Pfleglinge „kamen auf einen Vormund", durchschnittlich etwa 110, manchmal hatte ein Amtsvormund bis zu 220 Mündel zu betreuen, „ein rechtswidriger Zustand",

▷ eine im wesentlichen schreibtischmäßige Erledigung der Aufgaben war die Folge.

Durch das neue Betreuungsrecht wurde das alte Vormundschafts- und Pflegschaftsrecht völlig neu geregelt. Die Entmündigung wurde abgeschafft, anstelle des Vormunds und Pflegers tritt der gesetzliche Betreuer. Bisher nicht ausreichend geregelte Verfahrens- und Sachfragen wurden gesetzlich klarer geregelt. Das Betreuungsgesetz will, und darin liegt eine wesentliche Bedeutung des Gesetzes, ein Umdenken in der Gesellschaft auslösen und eine Leitbildfunktion für den Umgang mit psychisch und geistig behinderten Menschen übernehmen:

Neues Betreuungsrecht

▷ mehr Toleranz für Menschen, die „anders" sind,

▷ mehr Solidarität in der Unterstützung hilfeabhängiger und behinderter Menschen,

▷ die Achtung der Rechte auf Selbstbestimmung und Selbsterfüllung behinderter Menschen im Alltag,

▷ die Reflexion von Bevormundung in Betreuung und Pflege.

Ob sich durch die neue Rechtslage die bisher beklagten Mißstände, etwa

▷ Bestrafung der Betroffenen durch die Einrichtung von Vormundschaften und Pflegschaften,

▷ Disziplinierung der Betroffenen,

▷ Durchsetzung von Zwangsmaßnahmen, auch wenn diese nicht erforderlich sind, etwa Heimeinweisungen

abstellen lassen, hängt wesentlich – wie bisher bei den Vormündern und Pflegern – von dem Engagement der Betreuer ab.

Noch wichtiger aber ist es, daß sich Pflegekräfte, Ärzte und Sozialarbeiter die Wertungen des Betreuungsrechts zu eigen machen und sie auch ohne Einschaltung der Gerichte im Alltag der Pflege beachten. Pflegerische Ethik und Betreuungsrecht haben vieles gemein: Beiden geht es um den Schutz und die Förderung der Selbstbestimmung pflegeabhängiger Menschen.

b) Errichtung einer „Betreuung"

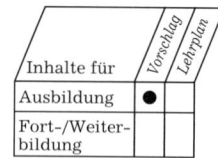

Fall 65:
Herr P., 85 Jahre, hat einen schweren Schlaganfall erlitten und liegt seit drei Monaten im Krankenhaus. Die Krankenkasse will die Kosten für den Krankenhausaufenthalt nicht weiter übernehmen. Der Arzt sieht keine Besserungsaussichten. Eine Entlassung steht an. Herr P. weiß nicht, wo er ist. Er hat keine Verwandten. Ohne fremde Hilfe ist er z. Z. völlig hilflos.

Voraussetzung

Erwachsene Menschen, die aufgrund einer psychischen Krankheit oder einer körperlichen, geistigen oder seelischen Behinderung ihre Angelegenheiten ganz oder teilweise nicht mehr besorgen können, können einen Betreuer erhalten, den das Vormundschaftsgericht für sie bestellt, § 1896 BGB.

Erforderlichkeit

Ein Betreuer darf dann nicht bestellt werden, wenn die Angelegenheiten des Betroffenen durch **Bevollmächtigte** oder andere Hilfen, etwa durch Pflegekräfte oder SozialarbeiterInnen, ebenso gut wie durch einen Betreuer besorgt werden können, § 1896 Abs. 2 BGB. Auf diese Weise soll verhindert werden, daß Menschen, die zwar nicht mehr allein zurechtkommen, aber ausreichend versorgt und in ihren Rechten geschützt sind, zusätzlich etwa zur

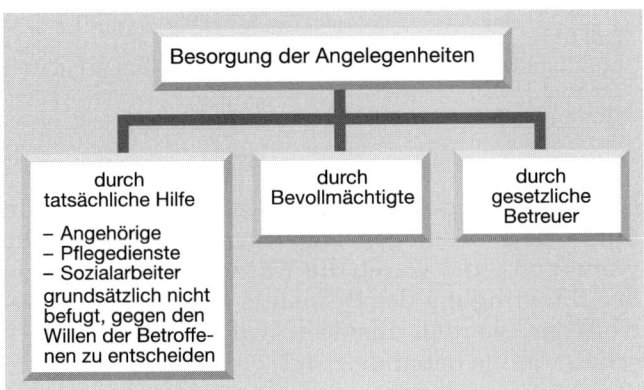

Hilfe durch bevollmächtigte Familienmitglieder oder professionelle Dienste einen Betreuer erhalten, mit der ganzen Belastung eines gerichtlichen Verfahrens. Sobald aber gegen den Willen des Betroffenen entschieden werden soll oder Zwang ausgeübt wird, ist die Bestellung eines Betreuers i. S. des § 1896 Abs. 2 BGB erforderlich.

Aufgabenkreise

Ein Betreuer wird nur für die Aufgabenkreise bestellt, in denen die Betreuung erforderlich ist. Teilweise benötigen die Betroffenen nur in einzelnen Angelegenheiten, etwa der Vermögenssorge, der Unterstützung. Teilweise brauchen sie nur in einer bestimmten Situation, etwa bei der Krankenhausentlassung, den Beistand.

Rechtsfolgen

Allein durch die Bestellung eines Betreuers verliert der Betroffene weder seine Geschäftsfähigkeit noch das Wahlrecht oder andere ihm bei der Entmündigung nach altem Recht entzogene Kompetenzen. Besteht jedoch die erhebliche Gefahr, daß der Betroffene sich durch Willenserklärungen selbst oder seinem Vermögen erheblichen Schaden zufügt, etwa durch unkontrollierte Geldausgaben, so ordnet das Vormundschaftsgericht einen **Einwilligungsvorbehalt** an. Soweit dieser reicht, wird eine Willenserklärung des Betroffenen erst mit Einwilligung des Betreuers wirksam.

**Einwilligungs-
vorbehalt**

Fall 66:
Frau B. aus Fall 62 fühlt sich durch innere Stimmen dazu genötigt, das Mietverhältnis zu kündigen. Sie bestellt überdies immer wieder aus Versandhauskatalogen Möbelgarnituren und Fernseher.

Bei Anordnung eines Einwilligungsvorbehalts in Miet- und Vermögensangelegenheiten wäre die Kündigung und wären die Warenbestellungen von der Einwilligung des Betreuers abhängig. Die Betroffenen werden insoweit wie beschränkt Geschäftsfähige behandelt, vgl. §§ 108 ff. BGB.

**Alle Ange-
legenheiten**

Wird der Betreuer für die Besorgung aller Angelegenheiten des Betroffenen bestellt, so verliert der Betreute sein Wahlrecht, § 13 Nr. 2 BundeswahlG.

**Prozeß- und
Verfahrens-
fähigkeit**

Soweit der Betroffene von dem Betreuer gerichtlich vertreten wird, verliert er seine Prozeßfähigkeit, § 53 ZPO, d. h.: er kann in einem Prozeß nicht mehr die Klage zurücknehmen o. ä. Seine Verfahrensfähigkeit in Betreuungsangelegenheit behält er stets, er kann sich also mit Rechtsmitteln gegen die Betreuung oder den Betreuer „wehren".

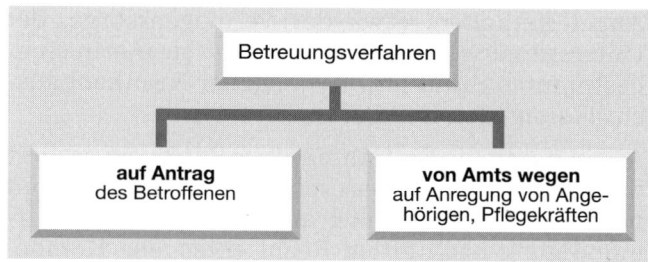

Verfahren

Der Betreuer wird auf Antrag des Betroffenen oder von Amts wegen bestellt. Die erste Alternative spielt in der Praxis eine relativ geringe Rolle. Sieht ein älterer Mensch, daß er aufgrund seiner Behinderungen einen Beistand benötigt, so kann er die Bestellung eines Betreuers beantragen. Den Regelfall stellt die Bestellung eines Betreuers von Amts wegen dar: Angehörige, Nachbarn, behandelnde Ärzte oder andere mit dem Betroffenen befaßte Personen teilen dem Vormundschaftsgericht mit, daß die betreffende Person sich selbst nicht mehr helfen kann. In diesem Fall muß das zuständige Vormundschaftsgericht tätig werden und von Amts wegen in der Sache ermitteln.

Vorgeschrieben ist mit nur wenigen Ausnahmemöglichkeiten die **Anhörung** des Betroffenen, § 68 FGG. Wenn der Betroffene dem nicht widerspricht, soll die Anhörung möglichst in der üblichen Umgebung des Betroffenen stattfinden, d. h. in seiner Wohnung.

Anhörung

Vorgeschrieben ist grundsätzlich weiterhin die Einholung eines Sachverständigengutachtens über die Notwendigkeit der Betreuung, § 68b FGG. Hierbei sind insbesondere auch soziale Belange des Betroffenen zu berücksichtigen. Es genügt statt des Sachverständigengutachtens ein ärztliches Zeugnis, wenn der Betroffene den Antrag auf die Betreuung selbst gestellt hat.

Sachverständigengutachten

Soweit es zur Sachaufklärung dienlich ist, hört das Gericht auch andere Personen an, etwa Pflegekräfte, SozialarbeiterInnen. Den nahen Angehörigen ist überdies Gelegenheit zur Äußerung im Betreuungsverfahren zu geben, § 68a FGG.

„Anhörung" anderer

Das Vormundschaftsgericht bestellt für den Betroffenen einen Verfahrenspfleger als eine Art Rechtsbeistand. Das Gericht ist hierzu verpflichtet, wenn eine Betreuung sich auf die Besorgung aller Angelegenheiten des Betroffenen erstrecken soll, § 67 FGG. Gleiches gilt grds. bei „Unterbringungsmaßnahmen" (s. S. 205 f.)[2]. Der Verfahrenspfleger unterstützt den Betroffenen durch Befragung des Sachverständigen, eigene Anträge etc.

Verfahrenspfleger

Die Entscheidung über die Bestellung eines Betreuers ist dem Betroffenen bekanntzugeben und zu begründen. Nur wenn es mit erheblichem Nach-

Bekanntgabe der Entscheidung

[2] Vgl. HK-BUR, § 70 b FGG RZ 3 ff.

teil für die Gesundheit des Betroffenen verbunden wäre, kann von der Bekanntgabe der Entscheidung gegenüber dem Betroffenen abgesehen werden.

Verfahrens-kosten

Die Verfahrenskosten sind grundsätzlich von dem Betroffenen zu tragen, können jedoch vom Gericht der Staatskasse auferlegt werden, § 13a FGG.

Befristung der Betreuung

Neu gegenüber der Vormundschaft und Pflegschaft nach altem Recht ist die obligatorische Befristung der Betreuung. Das Gericht hat in der Entscheidung über die Bestellung eines Betreuers festzulegen, wann es über die Aufhebung oder die Verlängerung zu entscheiden hat. Die Frist darf höchstens fünf Jahre betragen. Nach dieser Frist ist das Betreuungsverfahren mit Anhörung und Sachverständigengutachten erneut durchzuführen.

Aufhebung der Betreuung

Ist die Betreuung nicht mehr oder nicht mehr in dem Umfang erforderlich, so hat das Vormundschaftsgericht die Betreuung aufzuheben.

> **Fall 67:**
> Herr F. kommt aus dem Krankenhaus in das Pflegeheim „Sonnenschein". Für ihn wurde bislang kein Betreuer bestellt. Das Heim sieht sich aufgrund erheblicher Unruhezustände des Betroffenen dazu gezwungen, ihn regelmäßig zeitweise zu fixieren.

Einstweilige Maßregeln

Ist ein Betreuer noch nicht bestellt, so hat das Vormundschaftsgericht die erforderlichen Maßregeln zu treffen, etwa die Genehmigung von Heilbehandlungen oder freiheitsentziehenden Maßnahmen, § 1846 BGB, s. *Fall 67*.

c) Bestellung des Betreuers

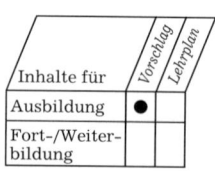

Inhalte für	Vorschlag	Lehrplan
Ausbildung	●	
Fort-/Weiter-bildung		

> **Fall 68:**
> Im Heim „Burgfrieden" leben 15 dementiell erkrankte, pflegebedürftige Bewohner. Sie sind alle „unter" Betreuung gestellt. Als Vereinsbetreuer wurde der Trägerverein des Pflegeheims bestellt.

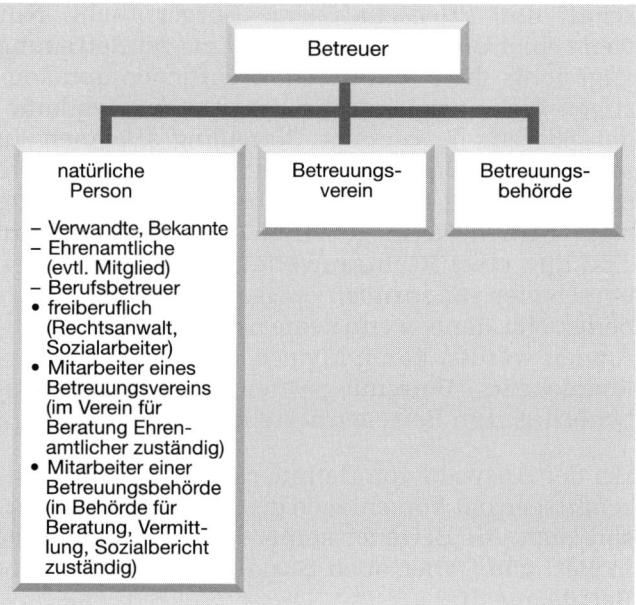

Während nach altem Recht der Rechtspfleger für die Auswahl von Vormund und Pfleger zuständig war, so ist die Auswahl und Bestellung nunmehr dem Richter vorbehalten, § 14 Abs. 4 RPflG. Wer zum Betreuer bestellt wird, muß geeignet sein, in dem vom Gericht bestimmten Aufgabenkreis die Angelegenheiten des Betreuten zu besorgen. An der Eignung fehlt es, wenn erhebliche Interessenswidersprüche und Konflikte zwischen Betreuer und Betreutem bestehen. Dies ist auch bei der Bestellung von Angehörigen als Betreuer zu beachten.

Bestellung durch Richter

Einrichtungen und MitarbeiterInnen von Einrichtungen dürfen nicht zu Betreuern von HeimbewohnerInnen bestellt werden, § 1897 Abs. 3 BGB, siehe *Fall 68.*

Das Betreuungsgesetz geht davon aus, daß grundsätzlich eine „natürliche Person" die Betreuung übernimmt. So bleibt die Übernahme einer Betreuung, wie schon früher bei der Vormund-

185

schaft und Pflegschaft, eine Bürgerpflicht. Nur wenn einer Bürgerin die Übernahme der Betreuung angesichts ihrer familiären, beruflichen und sonstigen Verhältnisse nicht zugemutet werden kann, darf sie eine gesetzliche Betreuung ablehnen. In schwierigen Betreuungssituationen wird häufig die Bestellung eines Berufsbetreuers notwendig sein. Stehen Vermögensfragen im Vordergrund, sind dies etwa Rechtsanwälte oder Steuerberater, bei schwierigen sozialen Fragestellungen Sozialarbeiter. Nur dann, wenn keine natürliche Person gefunden werden kann, können – in der Regel vorübergehend – Betreuungsvereine und Betreuungsbehörden zum Betreuer bestellt werden.

Bei der Auswahl von Betreuern hat das Vormundschaftsgericht Vorschlägen des Betroffenen zu entsprechen. Als Betreuer kommen meist Angehörige in Betracht[3], aber auch SozialarbeiterInnen oder Rechtsanwälte.

„Betreuungstestament"

In einem sog. „Betreuungstestament" kann jeder vor Eintritt einer Behinderung oder Krankheit festlegen, wer Betreuer für ihn werden soll und was bei Erfüllung der Betreuung besonders zu beachten ist. Wer im Besitz eines solchen Betreuungstestaments ist, hat es bei laufendem Betreuungsverfahren unverzüglich dem Vormundschaftsgericht auszuhändigen (allerdings nicht schon vorher!).

Beispiel:

Für den Fall, daß ich meine Angelegenheiten aufgrund einer schweren Behinderung nicht mehr allein besorgen kann, soll meine Tochter Barbara zu meiner Betreuerin bestellt werden. Sie soll als Betreuerin dafür sorgen, daß ich so lange wie möglich in meinem eigenen Haushalt wohnen kann. Ich möchte auf keinen Fall, daß ich nur zu lebensverlängernden Maßnahmen in die Klinik verlegt werde. Ich möchte, auch

---

[3] Zu Problemen bei der Bestellung von Angehörigen s. Lehr, FamRZ 1982, S. 1176; Klie, Altenpflege 1985, S. 447 ff.

wenn ich einmal nicht mehr alles überblicken kann, meinen alten Vorlieben weiter nachgehen können; hierzu gehören das Pfeiferauchen, ein gutes Gläschen Wein und die Haltung eines Hundes.
Unterschrift: Friedrich Wilhelm
Frankfurt, den 07. 10. 1990

Vereinsbetreuer

Schon nach altem Recht wurden Vormundschaften und Pflegschaften von Vereinen geführt. Für diesen Weg spricht, daß in Vereinen gegenseitige Hilfe und Beratung geleistet werden kann, die angesichts der häufig schwierigen rechtlichen und fachlichen Fragen von großer Bedeutung sind. Durch das Betreuungsgesetz wird die Vereinsbetreuung gefördert. Grundsätzlich wird auch hier nur natürlichen Personen, d. h. einzelnen Mitgliedern, eine Betreuung übertragen. Nur ausnahmsweise, wenn eine natürliche Person den Betroffenen nicht hinreichend betreuen kann, kann das Vormundschaftsgericht einen anerkannten Betreuungsverein, etwa den SKM (Sozialdienst Katholischer Männer), auf Zeit zum Betreuer bestellen.

Behördenbetreuer

Als letzte Möglichkeit bleibt die Bestellung eines Behördenbetreuers. Anders als nach altem Recht wird auch in den Behörden grundsätzlich eine natürliche Person als Betreuer bestellt. Ausnahmsweise kann vorübergehend auch die Behörde Betreuer sein, wenn keine andere Lösung gefunden wird. Es wird im Zusammenhang mit dem neuen Betreuungsrecht angestrebt, die „Fallzahlen" der Betreuer in den Behörden deutlich zu reduzieren.

Fall 69:
Die Heimbewohnerin, Frau B., wohnt im Alten- und Pflegeheim St. Joseph. Sie ist eine unbequeme Bewohnerin, die zu einer ausgeprägten Unordnung neigt und hinsichtlich des Tagesablaufs ihre eigenen Vorstellungen hat. Pflegekräfte und Pflegedienstleitung kommen zunehmend schlechter mit Frau B. zurecht und veranlassen die Bestellung eines gesetzlichen Betreuers zur Unterbringung von Frau B. im psychiatrischen Landeskrankenhaus. Dieser hält eine Unter-

bringung nicht für notwendig. Medizinisch sei die Unterbringung nicht erforderlich und durch behutsame Begleitung von Frau B. lasse sich die Situation im Heim wieder „normalisieren". Nachdem sich der Heimleiter bei dem zuständigen Vormundschaftsrichter über den Betreuer „beschwert" hatte, wird der gesetzliche Betreuer entlassen und durch einen anderen ersetzt, der die Einweisung ins PLK veranlaßt und durchführen läßt.

Fall nach LG Freiburg, Beschluß vom 02.11.1994, AZ: 4 T 158/94.

Entlassung eines Betreuers

Kommt ein Betreuer seinen Aufgaben nicht nach oder stellt sich heraus, daß er ungeeignet ist, so hat das Vormundschaftsgericht den Betreuer zu entlassen. Das Vormundschaftsgericht hat aber nicht das Recht, wenn es fachlich andere Ansichten vertritt als der Betreuer, diesen zu entlassen. Keinesfalls ist es für sich genommen ein Entlassungsgrund, daß Angehörige oder ein Heim sich gegenüber dem Betreuer mit ihren Wünschen nicht durchsetzen können, wie in *Fall 69*. Der Betreuer hat die Rechte des Betroffenen und nicht die Interessen des Heimes oder der Angehörigen wahrzunehmen. Der Betreuer kann seine Entlassung verlangen, wenn Umstände eingetreten sind, aufgrund derer ihm die Betreuung nicht mehr zugemutet werden kann, § 1908b BGB.

d) Aufgaben des Betreuers

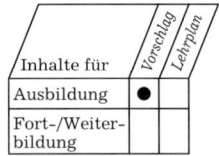

Fall 70:
Frau W., 84 J., wohnt seit 1960 in einer Zweizimmerwohnung. Sie leidet an einem „Sammeltick". In jahrelanger Kleinarbeit hat sie aus den Müllkästen ihrer Umgebung eine Fülle Unrat herbeigeschafft und diesen in ihrer Wohnung säuberlich in Pappkartons sortiert und gestapelt. Die Wohnung ist „zu". Man kann kaum durch die Wohnungstür in ihr Zimmer. Darüber hinaus leben sieben Katzen in der Wohnung. Frau W. sieht ungepflegt aus, ißt kaum und ist völlig isoliert. Der Vermieter hat inzwischen einen Räumungstitel gegen sie erwirkt[4].

---

[4] Fall nach: Huye, Gratwanderungen, S. 214; vgl. zum „Vermüllungssyndrom": Dettmering, Öff. Gesundh. Wes. 1985, S. 17 ff.

Wohl und Wünsche

Die Betreuer haben die Angelegenheiten des Betroffenen so zu besorgen, wie es dessen Wohl entspricht, § 1901 BGB. Zum Wohl des Betroffenen gehört die Sicherung einer menschenwürdigen Existenz, ausreichende pflegerische und ärztliche Betreuung und die Berücksichtigung bisheriger Lebensgewohnheiten. Zum Wohl des Betreuten gehört insbesondere die Möglichkeit, im Rahmen seiner Fähigkeiten sein Leben nach seinen eigenen Wünschen und Vorstellungen zu gestalten.

> „Wir sind alle Narren. So hat keiner das Recht, seine eigentümliche Narrheit einem anderen aufzudrängen."
>
> (Büchner)

Eigensinn

Dies bedeutet: Der Betreuer hat nicht seine eigenen Wert- und Normvorstellungen gegenüber dem Betroffenen durchzusetzen, sondern sich nach seinen Wünschen zu richten. Dies gilt bis zur Grenze der (erheblichen) Selbstschädigung. Es gehört damit sehr viel Toleranz gegenüber dem „Eigensinn" psychisch veränderter Menschen zu den Voraussetzungen, die ein Betreuer mitbringen muß.

Erörterungspflicht

Das Gesetz verpflichtet den Betreuer, bevor er wichtige Angelegenheiten für den Betreuten erledigt, dies mit ihm zu besprechen.

Tatsächliche Betreuung

Zur tatsächlichen „Betreuung" und Pflege, etwa Haushaltsführung, Treppenreinigung oder Körperpflege, ist der Betreuer nicht verpflichtet. Er hat diese aber, soweit erforderlich bzw. den Wünschen des Betreuten entsprechend, zu organisieren.

Innerhalb seines Aufgabenkreises hat der Betreuer dazu beizutragen, daß die Möglichkeiten genutzt werden, die Krankheit oder Behinderung des Betreuten zu beseitigen, zu bessern, ihre Verschlimmerung zu verhüten oder ihre Folgen zu mildern, § 1901 Abs. 3 BGB. Hierin liegt die Verpflichtung begründet, nach Möglichkeiten der Rehabilitation, sei es auch „nur" zur Vermeidung oder Verminderung von Pflegebedürftigkeit, zu suchen.

Rehabilitation

Bestallungsurkunde nach altem Recht

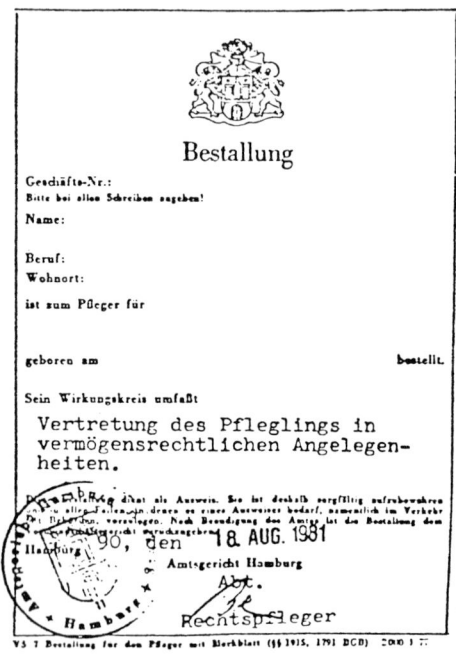

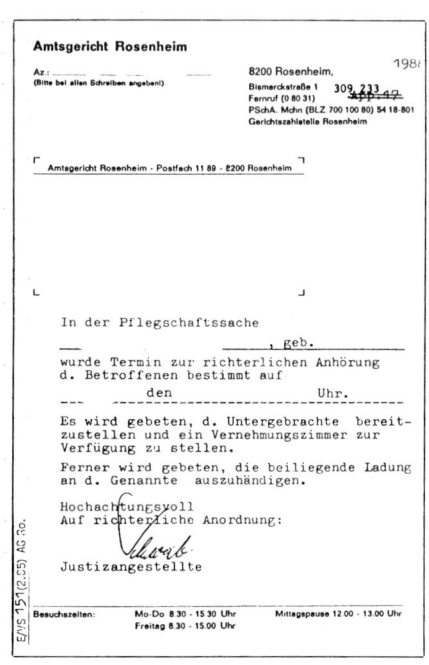

Aufsicht über Betreuer

Das Vormundschaftsgericht und hier die Rechtspfleger üben Aufsicht über die Betreuer aus, ihnen gegenüber ist regelmäßig auch Rechenschaft abzulegen.

Unterstützung der Betreuer

Unterstützung sollen die Betreuer durch die Betreuungsbehörden (Landkreise) erfahren, die sie beraten und ggf. auch fortbilden.

Aufwendungsersatz Betreuer

Den Betreuern steht ein Anspruch auf Aufwendungsersatz zu, hierzu gehören auch die Kosten einer Haftpflichtversicherung, § 1835 BGB. Wird eine Betreuung berufsmäßig ausgeübt, so haben die jeweiligen Betreuer Anspruch auf eine Vergütung, § 1836 Abs. 2 BGB.

Betreuung

Voraussetzungen

Aufgrund einer psychischen Krankheit oder einer körperlichen, geistigen oder seelischen Behinderung kann Betroffener seine Angelegenheiten ganz oder teilweise nicht besorgen.

Einwilligung des Betroffenen

Auf Antrag des Betroffenen oder von Amts wegen dann – soweit Betreuung notwendig – auch gegen den Willen des Betroffenen.

Rechtsfolgen für den Betroffenen

Erhält Betreuer.
Bleibt grundsätzlich geschäftsfähig.
Bei Anordnung eines Einwilligungsvorbehaltes wird er insoweit wie ein beschränkt Geschäftsfähiger behandelt: Willenserklärungen bedürfen der Einwilligung des Betreuers.
Bleibt in Betreuungssachen stets verfahrensfähig.
Behält das Wahlrecht, wenn nicht zur Besorgung aller seiner Angelegenheiten ein Betreuer bestellt wurde.
Bleibt grundsätzlich ehefähig.
Bleibt grundsätzlich testierfähig.

Verfahren

Es gilt der Untersuchungsgrundsatz.
Zuständig: Vormundschaftsgericht § 65 FGG.
Einleitung: Auf Antrag des Betroffenen oder von Amts wegen aufgrund von „Anregungen" aus dem Umfeld des Betroffenen.
Verfahrensrechte des Betroffenen: Anhörung § 68 FGG, ggf. Bestellung eines Verfahrenspflegers § 67 FGG, Sachverständigengutachten (ggf. nur ärztliches Zeugnis) über Notwendigkeit der Betreuung, § 68 b FGG, nahestehende Personen haben Gelegenheit zur Äußerung § 68 Abs. V FGG, Vorschlagsrecht für Betreuer
Entscheidung: Begründung § 69 FGG, Bekanntgabe an Betroffenen § 69 a FGG.

Rechtsmittel

Formlose Beschwerde des Betroffenen § 20 FGG.
Bei Einwilligungsvorbehalt: Sofortige Beschwerde, § 69 g FGG.

Beendigung

Erfolgte die Bestellung auf Antrag des Betroffenen: Jederzeit § 1908 d BGB.
Ansonsten: Bei Wegfall der Notwendigkeit.
Turnusmäßige Überprüfung mindestens alle 5 Jahre, § 69 FGG.

Kosten

Verfahrenskosten sind grundsätzlich vom Betroffenen zu tragen, können jedoch vom Gericht der Staatskasse auferlegt werden, § 13 a FGG. Aufwendungen des Betreuers sind grundsätzlich vom Betroffenen aus seinem Vermögen zu zahlen, § 1835 BGB, allerdings gelten relativ hohe Vermögensgrenzen, § 92 KostO.

191

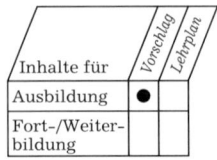

Inhalte für	Vorschlag	Lehrplan
Ausbildung	●	
Fort-/Weiter-bildung		

e) Einzelfragen der Betreuung

Fall 71:
Frau Q. verfügt über einiges Vermögen, das durch einen Betreuer verwaltet wird. Sie lebt in einem Pflegeheim und verlangt von ihrem Vermögensbetreuer ein „standesgemäßes Taschengeld". Dieser hält sich aber an die Sozialhilfesätze und zahlt Frau Q. lediglich 150 DM monatlich aus.

Ist die Sorge über das Vermögen mit zum Aufgabenkreis des Betreuers erklärt worden, so bestimmt und verwaltet der Betreuer über das Vermögen des Betreuten. Dies hat aber nach den Wünschen des Betreuten zu erfolgen. Ihm ist daher ausreichend Geld zur freien Verfügung zu belassen. Dies gilt auch bei der Anordnung eines Einwilligungsvorbehalts in Vermögensangelegenheiten. Hier ist der Betreuten zumindest ein ihrem Lebensstandard entsprechendes Geld zur freien Verfügung (Taschengeld) zu überlassen. Nur bei der Gefahr erheblicher Selbstschädigung kann hier etwa eine wöchentliche Zuteilung von kleineren Geldbeträgen erwogen werden. Auch Betreute haben das Recht, sich „unvernünftige" Dinge zu leisten, anderen Geschenke zu machen etc. Eine Betreuung dient nicht dem Schutz des Vermögens,

Geld zur freien Verfügung

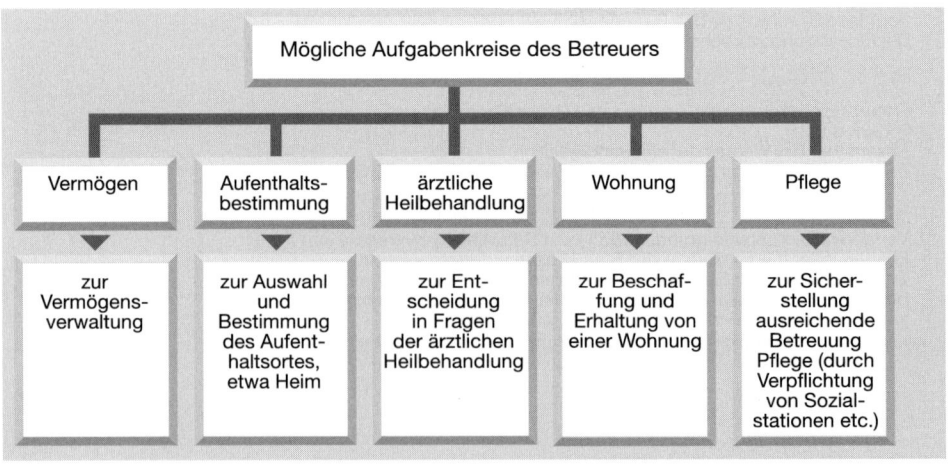

sondern dem des Betreuten[5]. Schon nach alter Rechtslage hatten sich Vormund und Pfleger sowohl an den vorherigen Lebensgewohnheiten sowie an der Vermögenslage zu orientieren. So hatte in *Fall 71* das zuständige Landgericht den Zwangsvermögenspfleger angewiesen, Frau Q. monatlich 300 DM auszuhändigen, ohne eine Abrechnung oder ähnliches fordern zu können[6].

Fall 72:
Frau K. lebt im Pflegeheim. Sie hat seit Wochen ein schmerzhaftes Uterusleiden und muß dringend operiert werden. Sie selbst kann ihre Lage kaum beurteilen und ist seit Tagen „durcheinander". Die Heimleitung veranlaßt eine Krankenhausaufnahme. Die Ärzte im Krankenhaus verlangen, bevor sie sich zu einem Eingriff entschließen, eine schriftliche Einwilligung in die Operation, die Frau K. nicht geben kann.

Die ärztliche Heilbehandlung ist eine höchst persönliche Angelegenheit, die eng mit dem Selbstbestimmungsrecht des Patienten verknüpft ist. Nicht umsonst gilt jeder ärztliche Eingriff ohne Einwilligung des Betroffenen als Körperverletzung. Geht es im Betreuungsrecht darum, soweit wie möglich das Selbstbestimmungsrecht geistig und seelisch behinderter Menschen zu schützen, so hat dies auch und besonders für die Heilbehandlung zu gelten. Weder Ärzte, Pflegekräfte noch Angehörige haben das Recht, Heilbehandlungsmaßnahmen gegen den Willen des Patienten zu veranlassen und zu bestimmen. Fehlt einem Patienten die Einsichtsfähigkeit in die Erforderlichkeit einer ärztlichen Heilbehandlung, wehrt er sich gegen die Vergabe von Medikamenten oder die Einweisung in ein Krankenhaus, so ist – von Notfällen abgesehen – jeweils ein Betreuer für den Aufgabenkreis der

Ärztliche Heilbehandlung (Betreuung)

---

[5] Mit Recht weist Gernhuber, FamRZ 1976, S. 190, darauf hin, daß es im Einzelfall sinnwidrig sein kann, eine Vermögenspflegschaft anzuordnen, um „Vermögenssorge" zu betreiben und dafür einen psychischen Verfall in Kauf zu nehmen.

[6] So: LG Mannheim, Die Justiz 1974, S. 20; bestätigt vom OLG Karlsruhe, Die Justiz 1974, S. 187, 188.

Heilbehandlung zu bestellen, so in *Fall 70*. Aber auch der Betreuer hat keinen Freibrief für die Veranlassung aller ihm geeignet erscheinenden Behandlungsmaßnahmen[7]. Er hat, soweit dies möglich ist, Fragen der ärztlichen Heilbehandlung mit dem Betroffenen vor der Entscheidung zu erörtern[8]. Nur wenn der Betreute keinerlei Einsichtsfähigkeit in den Sinn und Zweck ärztlicher Heilbehandlung besitzt, entscheidet der Betreuer für ihn. Handelt es sich um eine sehr gefährliche ärztliche Behandlungsmaßnahme, etwa eine schwierige Operation, an der der Patient sterben kann, oder besteht die Gefahr einer schweren oder länger dauernden gesundheitlichen Schädigung, die etwa auch bei dauerhafter Abgabe von Psychopharmaka nicht auszuschließen ist, so bedarf der Betreuer für die Veranlassung der ärztlichen Heilbehandlung der Genehmigung durch das Vormundschaftsgericht, § 1904 BGB. Gleiches gilt für den Behandlungsabbruch im Rahmen einer Sterbehilfe, s. S. 140 f.

Fall 73:
Frau M. verweigert die Einnahme ihrer täglichen Medikamente. Der Arzt und die Pflegekräfte sehen die Gefahr, daß Frau M. ohne die Medikamente schweren gesundheitlichen Schaden nehmen könnte. Der Arzt veranlaßt, daß die Medikamente künftig in das Essen gerührt werden.

In *Fall 73* handeln Arzt und Pflegekräfte rechtlich falsch. Die Veranlassung der Medikamentenvergabe steht allein dem Betreuer zu, der sich vorher mit Arzt und Patientin zusammenzusetzen hätte. Auch bei der ärztlichen Heilbehandlung hat der Betreuer die vor der Erkrankung geäußerten Wünsche, etwa bezüglich der Arztwahl oder der Behandlungsmethoden, zu beachten. Dies gilt auch für lebensverlängernde Maßnahmen.

---

[7] Schünemann, VersR 1981, S. 306 ff.; ausführlich: Klie, Altenpflege 1985, S. 557 ff.

[8] Vgl. zur Bedeutung der Aufklärung Lehr, FamRZ 1982, S. 1176; Liebhardt, ZfGeront 1981, S. 281.

Fall 74:
Frau P. hat eine Betreuerin. Die Betreuerin hat die Heimleitung gebeten, die Post von Frau P., bevor sie ihr ausgehändigt wird, „durchzusehen".

Briefverkehr

Das Brief-, Post- und Fernmeldegeheimnis wird durch Art. 10 GG geschützt. Dies gilt auch für Betreute. So wird in § 1896 Abs. 4 BGB ausdrücklich bestimmt, daß der Betreuer nur dann das Recht hat, die Post des Betreuten zu öffnen oder anzuhalten, wenn das Gericht dies ausdrücklich angeordnet hat. Auch bei entsprechender Anordnung hat sich die Postkontrolle auf das zur Abwendung von Gefahren für den Betroffenen erforderliche Maß zu beschränken. Eine ständige Briefkontrolle durch Betreuer oder beauftragtes Heim wäre mit Art. 10 GG nicht zu vereinbaren, siehe *Fall 74*[9].

Briefkontrolle durch Betreuer

Fall 75:
Frau Z. lag nach einer Oberschenkelhalsfraktur im Krankenhaus. Die Ärzte sahen keine Möglichkeit einer Rückkehr in die eigene Häuslichkeit. Daraufhin veranlaßte der Sozialdienst im Krankenhaus die Auflösung und Kündigung der Wohnung und verschaffte Frau Z. einen Heimplatz. Frau Z. erholte sich aber wider Erwarten gut, so daß eine Rückkehr in die Wohnung nach 6 Monaten durchaus möglich gewesen wäre. Ihr Enkel wird zum Betreuer bestellt, er sucht eine neue Wohnung und verlangt Schadensersatz von der Mitarbeiterin des Krankenhaussozialdienstes[10].

Wohnungs-auflösung

Die Bedeutung der Wohnung als Lebensmittelpunkt und Raum eigenständiger Lebensgestaltung wird durch die in Art. 13 GG festgelegte Unverletzlichkeit der Wohnung auch verfassungsrechtlich anerkannt. Auch das neue Betreuungsrecht trägt der Bedeutung der Wohnung für die Betroffenen Rechnung und erschwert die in der Praxis weit verbreitete vorschnelle Wohnungsauflösung bei Krankenhausaufenthalt und Heimübersied-

---

[9] Quambusch, Rechtsfragen, S. 36, OLG Hamm B. v. 16.4.1985 – 15 W 46/85.
[10] So: LG Berlin, Altenpflege 1987, S. 818 ff.

lung. So bedarf auch der Betreuer zur Wohnungskündigung der Genehmigung des Vormundschaftsgerichts, § 1907 BGB. Bei der Genehmigung der Wohnraumkündigung oder anderer Formen der Vertragsaufhebung hat das Vormundschaftsgericht zu prüfen, ob eine Rückkehr des Betreuten in seine eigene Wohnung möglich erscheint. Auch kann der zu beachtende Wunsch des Betreuten darauf gerichtet sein, die Wohnung zumindest zeitweise weiterhin beizubehalten, auch wenn er in einem Heim lebt. In *Fall 75* hatte der Krankenhaussozialdienst keinerlei Berechtigung zur Wohnungsauflösung und war entsprechend zum Schadensersatz verpflichtet. Auch der Enkel als Betreuer hätte zur Wohnraumkündigung der vormundschaftsgerichtlichen Genehmigung bedurft.[11]

Aufenthaltsrecht

Ist dem Betreuer der Aufgabenkreis der Aufenthaltsbestimmung übertragen worden, kann er bestimmen, wo der Wohnsitz des Betreuten ist. Wo sich der Betreute aber tatsächlich aufhält, ob er das Haus verlassen, verreisen oder Besuche machen möchte, bleibt dem Betreuten überlassen. Soll der Betreute gegen seinen Willen an einem bestimmten Ort festgehalten werden, so handelt es sich dabei um eine Unterbringung oder unterbringungsähnliche Maßnahme, für die eine gesonderte Genehmigung des Vormundschaftsgerichts erforderlich ist.

> **Fall 76:**
> Herr Z. lebt in einem Pflegeheim. Er beschwert sich bei Besuchern über die Versorgung und Betreuung im Heim. Er werde nachts häufig eingeschlossen, erhalte sein Taschengeld nur zögerlich und unvollständig ausgezahlt, er wisse gar nicht, welche Medikamente er bekomme, er möchte nicht länger im Heim leben, wisse aber nicht, wie er einen Auszug bewerkstelligen kann.

---

[11] Vgl. hierzu: Klie, „Und plötzlich ist die Wohnung weg" in: Lade (Hg.) Ratgeber Altenarbeit.

Den Betreuern obliegt allgemein die Aufgabe, die gefährdeten Rechte der Betroffenen zu sichern. Engagierte Betreuer haben, ausgestattet mit ihren Vertretungsrechten, durchaus die Chance

Rechte sichern

▷ einzelnen Heimbewohnern, die in Heimen unzureichend betreut werden und sich nicht wehren können, wirksame Hilfe von außen zu bieten, so *Fall 76,*

▷ Verwahrloste vor Räumungsklagen und Heimeinweisungen zu schützen,

▷ die Rückkehr aus der Psychiatrie in die eigene Wohnung zu ermöglichen,

▷ auch skurrile Lebensgewohnheiten älterer Menschen gegen den Widerstand von Familie, Nachbarn oder Heim zu schützen.

Angesichts hoher Fallzahlen kommen viele gesetzliche Betreuer aber nicht dazu, ihre Aufgaben so zu erfüllen, wie sie sich das selbst und häufig auch Pflegekräfte und Heime wünschen würden.

① Haben Betreute grundsätzlich Anspruch auf ein „Taschengeld" zur freien Verfügung?
② Kann ein Betreuer einer Psychopharmakabehandlung des Betroffenen zustimmen, wenn mit ihm eine Verständigung über die Behandlung noch möglich ist?

**Wiederholungs-
fragen**   ●

6. Unterbringungsrecht

Fall 77:
Eine 83jährige desorientierte Heimbewohnerin, sturzgefährdet, wird auf eine Station verlegt, auf der die Tür zum Treppenhaus durch ein Trickschloß „gesichert" ist. Sie ist mit der Unterbringung auf der Station nicht einverstanden.

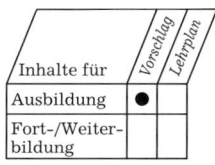

Inhalte für	Vorschlag	Lehrplan
Ausbildung	●	
Fort-/Weiter-bildung		

Wird jemand über längere Zeit oder regelmäßig gegen seinen Willen an einem Ort festgehalten, so stellt dies eine Freiheitsentziehung dar. Art. 104 GG bestimmt, daß über die Zulässigkeit einer Freiheitsentziehung nur ein Richter entscheiden kann.

Art. 104 GG

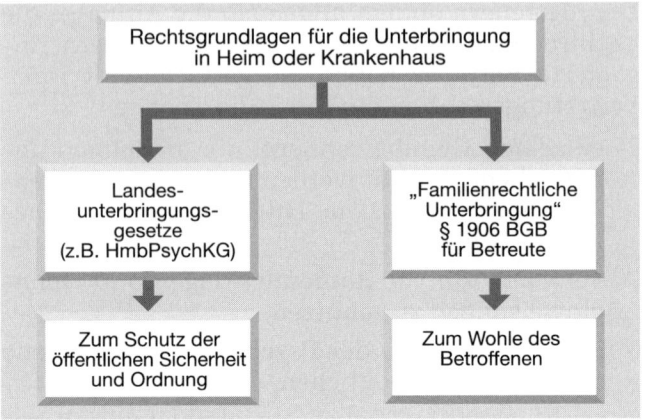

Der Richter entscheidet bei psychisch Kranken über deren „Unterbringung" in einem Heim oder Krankenhaus.

a) Freiheitsentziehung

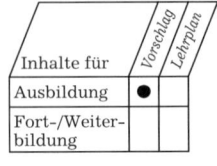

Von Freiheitsentziehung wird gesprochen, wenn etwa HeimbewohnerInnen dauernd oder regelmäßig auf einem bestimmten, beschränkten Raum festgehalten werden, ihr Aufenthalt ständig überwacht und die Aufnahme von Kontakten mit Personen außerhalb des Raumes durch Sicherheitsmaßnahmen verhindert wird[1]. Allgemeiner gesagt: eine Freiheitsentziehung liegt dann vor, wenn die betreffende Person ihren Willen, sich frei zu bewegen, wohin und wann sie will, auf Dauer oder regelmäßig nicht durchsetzen kann[2]. Es kommt dabei nicht darauf an, ob für den Betroffenen eine weitreichende Bewegungsmöglichkeit in einem Heim bzw. auf einem Grundstück besteht. Demzu-

---

[1] So: Palandt/Diederichsen, § 1631b Anm. 3; Erman/Honke, § 1631b Rz. 3; Soergel/Siebert/Lange, § 1631b Randziffer 3.
[2] AG Kamen, FamRZ 1983, S. 299.

folge liegen im Pflegeheim Freiheitsentziehungen gegenüber BewohnerInnen vor, wenn diese

☐ zu ihrem Schutz in ihrem Zimmer eingesperrt werden,

☐ sich nur innerhalb eines Gebäudeteils, z. B. Stockwerk, frei bewegen können,

☐ sich nur im Gebäude und ggf. im Garten oder Park frei bewegen können,

☐ nur mit Zustimmung der Heimleitung das Heim verlassen dürfen[3],

☐ durch das Patientensicherungssystem ständig überwacht und am Verlassen des Hauses gehindert werden[4],

☐ Bewohner regelmäßig fixiert werden[5],

☐ regelmäßig gegen den Willen Bettgitter aufgestellt werden[6].

Nicht nur die geschlossene, sondern auch die sogenannte halbgeschlossene Unterbringung (Trickschlösser, Ausgang zu bestimmten Zeiten) ist demnach als Freiheitsentziehung zu werten[7], s. *Fall 77.*

Träger der Freiheitsrechte und damit Angehöriger des durch Art. 104 GG geschützten Personenkreises ist jeder Mensch, ohne Rücksicht darauf, ob er geschäftsfähig ist oder nicht, oder ob er überhaupt noch die natürliche Fähigkeit zu einer selbständigen Willensbetätigung hat[8].

Geschützter Personenkreis

Personen, die ständig bettlägerig und aufgrund körperlicher Gebrechen daran gehindert sind, sich frei zu bewegen, kann begrifflich die (Bewegungs-)Freiheit nicht mehr entzogen werden[9]. Wird etwa ein Bettgitter aufgestellt, um den Betroffenen vor einem unwillkürlichen Herausfallen aus dem Bett zu schützen, so liegt keine Freiheitsentziehung

[3] So: Kunz, ZfSH/SGB 1983, S. 66.
[4] Vgl. Praxis VormG München, Altenpflege 1987, S. 103.
[5] Vgl. AG Rüsselsheim FamRZ 1988, S. 653 ff.
[6] So: LG Kassel, B. v. 15. 1. 1990, 3 T 35/90.
[7] So: Palandt/Diederichsen a. a. O.; AG Kamen a. a. O.; vgl. AG Helmstedt, Altenpflege 1986, S. 147.
[8] Saage/Göppinger, § 2 FEVG Rz. 6.
[9] Vgl. AG Kaiserslautern, B. v. 16. 11. 81, Az VIII 50/63.

vor. Anderen Personen, die sich (relativ) frei bewegen können, aber aufgrund psychischer Störungen zu gefährlichen Ausflügen etc. neigen, kann sehr wohl die Freiheit entzogen werden. Der Freiheitsbegriff ist nicht vom Schutzbedürfnis des einzelnen Heimbewohners her zu definieren[10], sondern von seinen Entfaltungswünschen und Äußerungen. Insofern gibt es in Grenzen auch ein „Recht auf Verwirrtheit"[11].

Rechtlich wird die Freiheit auch dann unter besonderen Schutz gestellt, wenn der Betroffene sie subjektiv auch gar nicht als solche erlebt. So kann ein „verwirrter" Heimbewohner sehr unter seinem Umherirren und seiner „Verwirrtheit" leiden. Dann braucht er Hilfen, die aber im Einzelfall rechtlich legitimiert werden müssen.

Wiederholungsfragen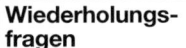

① Welche beiden Rechtsgrundlagen kommen für eine Unterbringung psychisch kranker älterer Menschen in Betracht?
② Was versteht man unter Freiheitsentziehung?
③ Wer entscheidet über die Zulässigkeit von Freiheitsentziehungen?

b) Familienrechtliche Unterbringung

Fall 78:
Frau M., 96 Jahre, lebt allein in ihrer kleinen Wohnung. Ihre Tochter wurde zu ihrer Betreuerin bestellt, als sie mit ihren finanziellen Angelegenheiten nicht mehr zurecht kam. Die Tochter macht sich zunehmend Sorgen um ihre Mutter, die in der Wohnung bleiben möchte und täglich Hilfe von der Sozialstation erhält. Die Tochter hält die Hilfen nicht für ausreichend, darüber hinaus hat die Mutter in letzter Zeit wiederholt nachts die Nachbarn gestört, indem sie mitten in der Nacht bei ihnen schellte. Die Tochter möchte nicht länger in Angst um ihre Mutter leben und den Beschwerden der Nachbarn ausgesetzt sein und will die Unterbringung in einem geschlossenen Heim veranlassen.

Lebt ein(e) Heimbewohner(in) unter freiheitsentziehenden Bedingungen, so hat der Betreuer die Genehmigung der „Unterbringung" oder „unterbrin-

---

[10] So aber für den Behindertenbereich AG Kaiserslautern a. a. O.
[11] Vgl. Klie, Das Altenheim 1984, S. 198: allgemein zum Verhältnis von Fürsorge und Freiheit, BVerfGE 22, S. 180 (290 ff.).

gungsähnlichen Maßnahme" durch das Vormundschaftsgericht herbeizuführen. Im neuen Betreuungsrecht sind die Voraussetzungen wesentlich genauer als im alten Recht bestimmt worden: Danach ist eine Unterbringung des Betreuten nur soweit und so lange zulässig, als sie zum Wohl des Betreuten erforderlich ist, weil

▷ aufgrund einer psychischen Krankheit oder geistigen oder seelischen Behinderung des Betreuten die Gefahr besteht, daß er sich selbst tötet oder erheblichen gesundheitlichen Schaden zufügt oder

▷ aufgrund einer Untersuchung des Gesundheitszustands eine Heilbehandlung oder ein ärztlicher Eingriff notwendig ist, der ohne die Unterbringung des Betreuten nicht durchgeführt werden kann.

Für die Praxis der Altenarbeit ist die erste Fallgruppe von Bedeutung. Wichtig ist, daß nicht jede Gefährdung, sondern nur eine erhebliche ausreicht, so daß in *Fall 78* die Voraussetzungen für eine Unterbringung nicht gegeben sein dürften. Im übrigen dürfen keine anderen Betreuungsmöglichkeiten innerhalb oder außerhalb von Heimen bestehen, die nicht mit freiheitsentziehenden Maßnahmen verbunden sind.

Der Unterbringung gleichgestellt sind unterbringungsähnliche Maßnahmen. Wird Betreuten über einen längeren Zeitraum oder regelmäßig die Freiheit durch mechanische Vorrichtungen (Fixierung, Bettgitter, Trickschlösser) oder Medikamente (Sedierung zum Zweck der Ruhestellung) oder auf andere Weise (tatsächliches Hindern am Verlassen des Hauses) entzogen, so ist auch hierfür die richterliche Genehmigung erforderlich.

Unterbringungsähnliche Maßnahmen

Dies gilt nach der Rechtsprechung auch dann, wenn ein Heimbewohner sich bereits in einer geschlossenen Station befindet[12]. In der Familienpflege, d. h. in der eigenen Häuslichkeit eines Pflegebedürftigen

---

[12] Vgl. HK-BUR, § 1906 BGB, Rdz. 47.

bedarf es keiner vormundschaftsgerichtlichen Genehmigung für das Aufstellen von Bettgittern o. ä., siehe Seite 212.

Rechte des Betroffenen

Eine Unterbringung ist nicht mit dem Verlust aller Rechte des Betroffenen verbunden. So gibt die Genehmigung einer Unterbringung durch das Gericht nicht das Recht, den Betroffenen ständig eingeschlossen zu halten. Betreuer können, ohne daß sich Heim oder Krankenhaus dagegen stellen dürfen, Ausgang, Urlaub etc. genehmigen. Die geschlossene Unterbringung rechtfertigt nur insoweit freiheitsentziehende Maßnahmen, als diese notwendig sind. Gegen die dieses Maß überschreitenden Maßnahmen kann ggf. das Vormundschaftsgericht angerufen werden. Typische Fälle der „familienrechtlichen Unterbringung" sind die regelmäßige Fixierung, „beschützende Abteilungen" etc., die jeweils auch eine richterliche Genehmigung erfordern, s. S. 205 ff.

Praxis der Gerichte

Die gerichtliche Praxis bei der Genehmigung von geschlossener Unterbringung, Fixierungen, Anstellen von Bettgittern ist äußerst unterschiedlich. Manche Richter halten bei regelmäßigen Fixierungen eine gerichtliche Genehmigung für erforderlich, andere nicht[13]. Die unterschiedliche Praxis der Gerichte bereitet vielen Heimen große Schwierigkeiten, entbindet sie aber nicht davon, im Einzelfall entsprechende Genehmigungsverfahren einzuleiten. Allgemein gilt: Erst einmal sollte im Heim geprüft werden, ob durch eine andere Betreuungskonzeption, im Rahmen der individuellen Pflegeplanung oder aber durch Förderung einer verantwortlichen Risikobereitschaft durch die Pflegedienstleitung auf Bettgitter etc. verzichtet werden kann. Erst danach sollten Gerichte eingeschaltet werden.

Bis zur Entscheidung der Gerichte über die Zulässigkeit von freiheitsentziehenden Maßnahmen hat das Heim das Recht bzw. die Pflicht, die notwendigen Schutzmaßnahmen nach Absprache mit dem

---

[13] Klie, Altenpflege 88, S. 665; Bischof/Wolff in: Klie/Lörcher, Gefährdete Freiheit, S. 110 ff.

Betreuer zu treffen, d. h. etwa ein Bettgitter aufzustellen.

Zur Diskussion ●

Von vielen Heimleitungen und Pflegekräften wird die Erforderlichkeit gerichtlicher Genehmigungen von Fixierungen und Bettgittern kritisiert und für eine unnötige „Verrechtlichung" gehalten. Sogar von der Bevormundung der Pflegekräfte durch die Gerichte ist da die Rede. Gäbe es mehr Personal, müßte auch weniger fixiert und sediert werden. Richtig ist, daß Personalmangel häufig eine menschenwürdige Pflege fast unmöglich macht. Auf freiheitsentziehende Maßnahmen kann aber weit mehr als bisher verzichtet werden. Das Betreuungsrecht will keine Verrechtlichung, sondern eine stärkere Sensibilisierung für die Rechte von Heimbewohner/Innen. Ein „erwachsener" Umgang mit dem Recht zeichnet sich dadurch aus, daß man rechtliche Maßstäbe und Verfahren nicht nur einhält, sondern weil man die hinter den rechtlichen Regelungen stehenden Wertungen mitträgt. In Heimen, in denen die MitarbeiterInnen über das Betreuungsrecht gut informiert sind und die Einschaltung der Vormundschaftsgerichte im Einzelfall auch nicht für überflüssig gehalten wird, wird häufig wesentlich weniger fixiert und zu anderen als freiheitsentziehenden Maßnahmen gegriffen als in Heimen, die das Betreuungsrecht für überflüssig halten. In der geplanten Reform zum Betreuungsrecht ist vorgesehen, daß ein Bevollmächtigter mit entsprechender Vollmacht berechtigt sein soll, unterbringungsähnliche Maßnahmen zu veranlassen, die dann aber auch ohne Bestellung eines Betreuers der vormundschaftlichen Genehmigung bedürfen, so §1906 BGB E[14].

Das LG Stuttgart hat bereits die Ansicht vertreten, daß Vollmachten auch für unterbringungsähnliche Maßnahmen erteilt werden können.

Wiederholungs- fragen ●

① Unter welchen Voraussetzungen kann ein Betreuer gem. § 1906 BGB „untergebracht" werden?
② Kann ein Betreuer ohne Genehmigung durch das Gericht Betreute in einer „geschlossenen" Abteilung eines Heimes unterbringen?

c) Unterbringung nach den Landesunterbringungsgesetzen

Fall 79:

Frau D. wohnt allein in ihrer Wohnung. Sie ist aufgrund von unzureichender Nahrung und aufgrund Wassermangels in

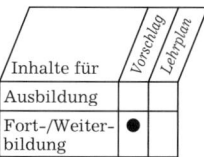

---

[14] LG Stuttgart, BtPrax, 1994, S. 64

einem Zustand völliger Desorientiertheit. Aufgrund der Verwirrtheitszustände hat sie in den letzten Tagen wiederholt die Herdplatte brennen lassen und ist in fast unbekleidetem Zustand bei kalten Temperaturen aus dem Haus gegangen. Die Nachbarn haben den sozialpsychiatrischen Dienst benachrichtigt. Frau D. lehnt jede Hilfe ab.

Landesrecht

Als „Alternative" zu der Unterbringung durch die Betreuer oder Pfleger zum „Wohle" des Betroffenen besitzt jedes Bundesland ein Gesetz, das die Unterbringung von den psychisch Erkrankten ermöglicht, die eine Gefahr für die öffentliche Sicherheit und Ordnung darstellen, weil sie

▷ andere gefährden (z. B. unkontrollierte Aggressivität eines psychotischen Patienten) oder

▷ sich selbst in erheblichem Maße gefährden (Suizid, Gesundheitsschäden).

Diese Gesetze heißen Unterbringungsgesetze oder Psychischkrankengesetze.

Eine Unterbringung nach diesen Gesetzen ist nur in Fällen erheblicher Gefahr zulässig, nicht hingegen aus rein fürsorglichen Gesichtspunkten, etwa weil es „besser" für den Betroffenen sei.

In den meisten Ländern dienen die Gesetze zur Unterbringung in der Psychiatrie, seltener auch zur Unterbringung in Heimen.

Ungefähr ein Drittel der nach diesen Gesetzen in der Psychiatrie Untergebrachten sind ältere Menschen.

Voraussetzungen

Die Voraussetzungen für eine Unterbringung nach den Landesgesetzen sind in den Ländern im wesentlichen gleich.

Psychische Krankheit

① Es muß eine psychische Krankheit vorliegen (Psychose, Suchtkrankheit o. ä., in den älteren Gesetzen heißt es Geisteskrankheit, Gemütskrankheit).

Selbstgefährdung oder Gefährdung anderer Personen

② Von dieser Krankheit muß eine erhebliche Gefahr für andere oder den Kranken selbst ausgehen. Am häufigsten sind Unterbringungen wegen einer Selbstgefährdung des Kranken. Hier muß eine ernste Gefahr für Leben oder Gesundheit des Betroffenen bestehen, andere Gefahren genügen nicht.

③ Die Gefahr für andere oder den Betroffenen selbst darf nicht anders als durch eine zwangsweise Unterbringung abgewendet werden können (also nur bei Erfolglosigkeit ambulanter Behandlung, Beratung etc.).

Zwangsweise Unterbringung

Auch wenn die Rechte der Betroffenen während der Unterbringung eingeschränkt sind, so gilt dies nicht absolut. Immer haben sie ein Recht auf menschenwürdige Behandlung.[15]

Rechte des Betroffenen während der Unterbringung

Die psychische Krankheit, die zur Unterbringung geführt hat, kann auch gegen den Willen des Betroffenen behandelt werden. Dies gilt jedoch nur, wenn der Patient nicht „einsichtsfähig" ist, die Behandlung nicht mit erheblichen Gefahren für Gesundheit und Leben verbunden ist, und die Behandlung nicht zu einer Persönlichkeitsveränderung führt.

Zwangsbehandlung

Der Schriftverkehr des Betroffenen kann von bestimmten Personen kontrolliert werden, wenn dies für die Sicherstellung der Behandlung notwendig erscheint. Post an/von Angehörigen, Rechtsanwalt, Behörde, Beschwerdestelle darf in den meisten Ländern weder eingesehen noch zurückgehalten werden.

Schriftverkehr

Das Besuchsrecht kann vom Arzt eingeschränkt werden, wenn dies aus Gründen der gesundheitlichen Situation geboten erscheint.

Besuch

Alle diese Maßnahmen können auf Antrag vom Gericht überprüft und ggf. aufgehoben werden.

① Kann ein psychisch Kranker, ohne daß eine ernste Gefahr vorliegt, nach den Landesunterbringungsgesetzen zwangsweise in die Psychiatrie gebracht werden?

② Welches Gericht entscheidet über die Unterbringung?

Wiederholungsfragen ●

d) Verfahren bei Unterbringung und unterbringungsähnlichen Maßnahmen

Durch das Betreuungsgesetz wurden die Verfahrensvorschriften für die familienrechtliche Unter-

[15] Vgl. i. E. RG Psychiatrie Ratgeber, S. 73.

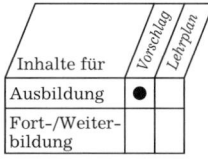

Inhalte für	Vorschlag	Lehrplan
Ausbildung	●	
Fort-/Weiterbildung		

bringung sowie die Unterbringung nach Psychisch-Kranken-Gesetzen einheitlich geregelt.

Zuständigkeit

Für alle Unterbringungsmaßnahmen sind die Vormundschaftsgerichte zuständig.

Anhörung

Vor einer Unterbringungsmaßnahme hat das Gericht den Betroffenen persönlich anzuhören und sich einen unmittelbaren Eindruck von ihm zu verschaffen. Die Anhörung soll, soweit dies erforderlich ist, in der üblichen Umgebung des Betroffenen, d. h. meist in der Wohnung oder in dem Heim, stattfinden.

Gelegenheit zur Äußerung

Vor einer Unterbringungsmaßnahme hat das Gericht Angehörigen, vom Betroffenen benannten Personen seines Vertrauens, dem Betreuer des Betroffenen, der Betreuungsbehörde sowie dem Leiter der Einrichtung, in der der Betroffene lebt (Heimleitung), Gelegenheit zur Äußerung zu geben. Darüber hinaus können etwa auch Pflegekräfte oder andere Personen, die den Betroffenen und seine Lage kennen, angehört werden.

Sachverständigengutachten

Vorgeschrieben ist weiterhin vor jeder Unterbringungsmaßnahme die Einholung eines Sachverständigengutachtens durch einen Arzt für Psychiatrie, zumindest durch einen Arzt mit Erfahrung auf dem Gebiet für Psychiatrie.

Verfahrenspfleger

Soweit es zur Wahrnehmung der Interessen des Betroffenen erforderlich ist, hat das Gericht ihm einen Verfahrenspfleger zu bestellen. Dies wird häufig ein Rechtsanwalt sein müssen.

Ort und Dauer der Unterbringung

Während bei der familienrechtlichen Unterbringung jede geeignete Einrichtung für die Unterbringung in Betracht kommt, richtet sich der Unterbringungsort bei einer Unterbringung nach den Psychisch-Kranken-Gesetzen der Länder nach Landesrecht, s. S. 209. Die Unterbringungsmaßnahmen sind jeweils befristet. Sie dürfen höchstens ein Jahr, bei offensichtlich langer Unterbringungsbedürftigkeit höchstens zwei Jahre nach Erlaß der Entscheidung liegen.

Bekanntmachung

Die Entscheidung ist folgenden Personen bekanntzumachen:

▷ dem Betroffenen,
▷ den Personen, denen Gelegenheit zur Äußerung gegeben werden mußte,
▷ dem Leiter der Einrichtung, in der der Betroffene untergebracht werden soll.

Gegen die Entscheidung des Gerichts in Unterbringungssachen ist innerhalb von 14 Tagen die sofortige Beschwerde gegeben. **Beschwerde**

Für eine maximale Zeit von 6 Wochen (zu verlängern bis zu einer Gesamtdauer von 3 Monaten) kann eine vorläufige Unterbringungsmaßnahme getroffen werden. Angehörigen, Vertrauenspersonen und dem Leiter der jeweiligen Einrichtung ist auch bei vorläufigen Unterbringungsmaßnahmen Gelegenheit zur Äußerung zu geben. **Einstweilige Anordnung**

Nach allen Landesgesetzen über die Unterbringung psychisch Kranker ist die Möglichkeit der sofortigen geschlossenen Unterbringung bei Vorliegen eines entsprechenden ärztlichen Attestes sowie die Anordnung der nach Landesrecht zuständigen Behörden vorgesehen. Hier muß jeweils ein richterlicher Beschluß unverzüglich herbeigeführt werden. In der Praxis erfolgen die meisten Unterbringungen nach Landesrecht als sofortige Unterbringung. Von Nachbarn, Angehörigen oder Ärzten erfolgen entsprechende Hinweise an das Gesundheitsamt oder an die Polizei. Der sozialpsychiatrische Dienst sucht dann die psychisch auffälligen Personen auf. Liegt ein psychiatrischer Notfall vor und legt ein Arzt die Notwendigkeit der Unterbringung dar, wird der Betroffene von der Polizei oder einem „Zubringdienst" in ein psychiatrisches Krankenhaus verbracht. Dem Betroffenen ist vorher die Möglichkeit zu gewähren, eine Person seines Vertrauens zu benachrichtigen. Bei der familienrechtlichen Unterbringung hat der Betreuer das Recht, eine sofortige Unterbringung zu veranlassen, wenn mit dem Aufschub erhebliche Gefahr verbunden wäre. Er hat dann unverzüglich die gerichtliche Genehmigung nachzuholen. **Sofortige Unterbringung**

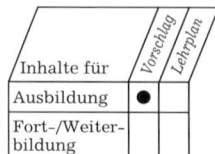

Inhalte für	*Vorschlag*	*Lehrplan*
Ausbildung	●	
Fort-/Weiter-bildung		

e) Übersicht zum Unterbringungsverfahren

Familienrechtliche Unterbringung gem. § 1906 BGB	Unterbringung nach den Landesunterbringungsgesetzen

Voraussetzungen

Die Voraussetzungen einer Unterbringung für Betreute sind in § 1906 BGB geregelt. Danach muß die geschlossene Unterbringung für das Wohl des Betroffenen erforderlich sein, weil Gefahr der Selbsttötung oder anderer erheblicher gesundheitsschädlicher Schädigung besteht.

Die Unterbringungsgesetze ermöglichen die geschlossene Unterbringung von psychisch Kranken, die aufgrund ihrer Erkrankung andere erheblich gefährden (z.B. unkontrollierte Aggressivität eines psychotischen Patienten) oder sich selbst in erheblichem Maße gefährden (z.B. Suizidalität, erhebliche Gesundheitsschäden). Eine geschlossene Unterbringung aus rein fürsorglichen Gründen, etwa weil es „besser" für den Betroffenen sei, ist hiernach nicht möglich. Eine Unterbringung ist weiterhin nur dann zulässig, wenn die Gefahr für andere oder den Betroffenen nicht anders als durch eine geschlossene Unterbringung abgewendet werden kann.

Verfahren

① Zuständigkeit

Der Betreuer muß die geschlossene Unterbringung vom Vormundschaftsgericht genehmigen lassen.

In allen Ländern ist das Vormundschaftsgericht zuständig. Den Antrag auf Unterbringung kann in der Regel nur eine bestimmte Behörde stellen, die auf Hinweis von Ärzten, Heim oder Angehörigen tätig wird.

② Sachverständigengutachten

Vor einer endgültigen Entscheidung ist ein Sachverständigengutachten einzuholen, das die Erforderlichkeit der geschlossenen Unterbringung darlegen muß. Ist der Betroffene mit dem Gutachter nicht einverstanden, kann er bei Gericht die Bestellung eines anderen – ggf. von ihm gewählten – Sachverständigen beantragen.

③ Anhörung

Grundsätzlich muß der Betroffene vor einer richterlichen Entscheidung angehört werden. Die Anhörung wird in aller Regel im Heim durchzuführen sein. Bei der Anhörung kann der Betroffene eine Person seines Vertrauens hinzuziehen. Nur wenn der Gesundheitszustand des Betroffenen es partout nicht zuläßt oder eine Verständigung nicht möglich ist, kann auf eine Anhörung verzichtet werden.

④ Bestellung eines Verfahrenspflegers

Soweit für Interessenwahrung erforderlich, ist Verfahrenspfleger (häufig: Rechtsanwalt) zu bestellen.

⑤ Ort und Dauer der Unterbringung

In der Regel darf eine Unterbringung nur für ein Jahr, bei voraussichtlich langandauernder Geisteskrankheit maximal für zwei Jahre angeordnet werden. Danach muß der Richter erneut entscheiden.

Als Ort kommen – in jedem Land unterschiedlich – sowohl Krankenhäuser als auch bestimmte Heime in Betracht.

Das Gericht kann je nach Land für ein bis maximal drei Jahre die Unterbringung anordnen. Nach Ablauf der Frist müssen die Voraussetzungen der Unterbringung neu geprüft werden.

Als Ort kommen – je nach Land unterschiedlich – teilweise nur Krankenhäuser, teilweise auch Heime in Betracht.

⑥ Beschwerde

Gegen die Entscheidung des Gerichts ist innerhalb von 14 Tagen Beschwerde möglich.

Im Notfall

Ohne Genehmigung des Gerichts ist eine Unterbringung gemäß § 1906 Abs. 2 BGB nur zulässig, wenn mit dem Aufschub der Unterbringung bis zur richterlichen Entscheidung Gefahr verbunden ist. Die richterliche Genehmigung ist dann unverzüglich nachzuholen.

Nach allen Landesgesetzen kann ein Arzt die Notwendigkeit einer sofortigen Unterbringung darlegen. Eine nach Landesrecht zuständige Behörde ordnet dann die sofortige geschlossene Unterbringung an. Ein richterlicher Beschluß ist unverzüglich nachzuholen.

Vorläufige/einstweilige Unterbringung

Im Eilfall kann das Gericht auf Wunsch von Vormund und ggf. Pfleger eine „vorläufige Unterbringung" durch einstweilige Anordnung für 6 Wochen (max 3 Monate) genehmigen. Dies wird dann der Fall sein, wenn ein ärztliches Gutachten noch nicht erstellt ist, die Notwendigkeit der geschlossenen Unterbringung aber schon besteht. Gegen diese Entscheidung ist die Beschwerde möglich.

Beendigung der Unterbringung

Der Betreuer kann jederzeit, ohne das Gericht zu fragen, die geschlossene Unterbringung beenden. Das Gericht hat die Unterbringung – ggf. auf Antrag des Betroffenen – zu beenden, wenn das Wohl des Betroffenen die Unterbringung nicht mehr erfordert.

Die Unterbringung endet mit Ablauf der Frist des richterlichen Beschlusses oder durch Beschluß des Gerichts, wenn die Unterbringung nicht mehr erforderlich ist. Der Betroffene kann jederzeit eine Aufhebung beantragen.

Übersicht der Unterbringungsgesetze

	Baden-Württemberg	Bayern	Berlin	Bremen	Hamburg	Hessen	Mecklenburg-Vorpommern
Gesetz	Unterbringungsgesetz i. d. F. vom 2.12.91	Unterbringungsgesetz i. d. F. vom 5.4.92	Psychisch-Kranken-Gesetz i. d. F. vom 17.3.94	Psychisch-Kranken-Gesetz i. d. F. vom 18.2.92	Psychisch-Kranken-Gesetz vom 22.9.77	Freiheitsentziehungsgesetz vom 19.5.52	Psychisch-Kranken-Gesetz vom 1.6.93
für Antrag zuständig	untere Verwaltungsbehörde, Angehörige, Fürsorger	Kreisverwaltungsbehörde	Bezirksamt, Abt. Gesundheitswesen	Ortspolizeibehörde	Bezirksamt	Landrat oder Bürgermeister	örtliche Ordnungsbehörde
Ort der Unterbringung	psychiatrisches Krankenhaus sowie andere geeignete Kranken- und Pflegeanstalten mit Zulassung	psychiatrisches Krankenhaus sowie andere geeignete Einrichtungen (Heime)	Krankenhäuser, Pflegeheime, Entziehungsanstalten	psychiatrisches Krankenhaus oder anderes Krankenhaus mit psychiatrischer Abteilung	psychiatrisches Krankenhaus, psychiatrische Abteilung eines Krankenhauses, Pflegeheim, Entziehungsanstalt	geschlossene Krankenabteilung oder andere geeignete Verwahrung (Heim)	psychiatrische Krankenhäuser, andere Krankenhäuser und geeignete Heime

	Niedersachsen	Nordrhein-Westfalen	Rheinland-Pfalz	Saarland	Sachsen-Anhalt	Schleswig-Holstein	Thüringen
Gesetz	Psychisch-Kranken-Gesetz vom 30.5.78 zuletzt geändert 17.12.91	Psychisch-Kranken-Gesetz vom 2.12.69	Unterbringungsgesetz vom 19.2.59 geänd. durch Gesetz vom 20.12.91	Unterbringungsgesetz vom 11.11.82	Psychisch-Kranken-Gesetz vom 30.1.92	Psychisch-Kranken-Gesetz vom 26.3.79 zuletzt geändert 17.12.91	Psychisch-Kranken-Gesetz vom 2.2.94
für Antrag zuständig	Verwaltungsbehörde (Kreis)	Örtliche Ordnungsbehörde	Landratsamt, Stadtverwaltung	untere Verwaltungsbehörde	Verwaltungsbehörde (Kreis, kreisfreie Stadt)	Kreisgesundheitsbehörde	Sozialpsychiatrischer Dienst (am Gesundheitsamt)
Ort der Unterbringung	nur Krankenhäuser	psychiatrische Krankenhäuser, psychiatrische Abteilungen von Krankenhäusern, Entziehungsanstalten	Krankenhäuser, Pflegeheime, Entziehungsanstalten	psychiatrische Krankenhäuser und Abteilungen	Landeskrankenhäuser, i. E. auch andere Krankenhäuser	Krankenhäuser	psychiatrisches Krankenhaus oder Abteilung eines Krankenhauses

In Sachsen und Brandenburg waren 1995 noch keine PsychKG verabschiedet.

7. Betreuung psychisch Kranker im ambulanten Bereich

Fall 80:
Frau S. leidet an einer paranoiden halluzinatorischen Schizophrenie. Von Wahnvorstellungen befallen, glaubt sie, vom Teufel und anderen bösen Geistern bedrängt sowie von ihren Angehörigen vergiftet zu werden. In diesem Zustand lief sie in halbbekleidetem Zustand von zu Hause weg und begab sich zum Pfarrer oder zum Kinderheim von S., das sie für ein Krankenhaus hielt, um dort „Zuflucht zu suchen". Die Tochter mußte jeweils im Ort nach ihr suchen und sie in die Wohnung zurückführen. Zu Hause pflegte Frau S. zum Schutz gegen böse Geister ihr Zimmer so stark mit Weihwasser und anderen Wässern zu besprengen, daß der Fußboden ihres Wohnraumes durchfeuchtet wurde. Während der Erregungszustände schloß die Tochter ihre Mutter häufiger in ein Zimmer ein (Fall nach BGHSt 13, 197 ff.).

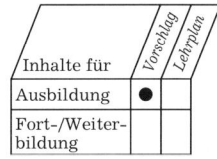

Inhalte für	*Vorschlag*	*Lehrplan*
Ausbildung	●	
Fort-/Weiterbildung		

Probleme

Mit Problemen in der Betreuung psychisch veränderter älterer Menschen sind Pflegekräfte nicht nur im stationären Bereich konfrontiert, sondern vermehrt auch im ambulanten, wobei die Betreuungssituation hier bisweilen wesentlich belastender ist. Pflegekräfte kommen für wenige Stunden am Tag, die übrige Zeit sind die Betreuten allein, nicht selten eingeschlossen in ihrer Wohnung oder sogar im Bett fixiert – von Angehörigen, die ihrerseits überlastet sind. Oder Pflegekräfte kommen in verwahrloste oder „vollgemüllte" Wohnungen, in denen es erbärmlich stinkt und eine Kündigung droht. Hier zu intervenieren, setzt Fachkompetenz voraus, das Alleinlassenmüssen der Bewohner ist ggf. belastend, da Pflegekräfte nicht selten eine der wenigen Kontaktpersonen darstellen. Komplizierte Familienstrukturen können Interventionen zusätzlich erschweren.

Ambulante Dienste sind auf die Problemgruppe psychisch kranker älterer Menschen zu wenig eingerichtet, teilstationäre Angebote (gerontopsychiatrische Tageskliniken) sind nicht in ausreichender Anzahl vorhanden. Die ambulante psychiatrische Versorgung älterer Menschen ist ungenügend.

Für die Beratung sind die jeweiligen sozialpsychiatrischen Dienste zuständig, die nach den jeweiligen Psychisch-Kranken-Gesetzen eingerichtet wurden und eine vor- und nachsorgende Beratung psychisch Kranker gewährleisten sollen, vgl. § 7 NWPsychKG. Ggf. kann hier auch die Bestellung eines engagierten Betreuers geboten sein[1], um eine Heimeinweisung zu verhindern, die Pflege sicherzustellen oder auf Gewaltmaßnahmen zu reagieren.

Gewalt gegen alte Menschen

Die auch gerade im familiären Bereich anzutreffenden Zwangsmaßnahmen gegenüber psychisch kranken Alten[2] sind juristisch grundsätzlich nicht anders zu beurteilen als freiheitsbeschränkende Maßnahmen im stationären Bereich. Nur ist den Familienangehörigen verwehrt, eine richterliche Genehmigung für Zwangsmaßnahmen, wie Einschließung etc. zu erwirken. Eine „Unterbringung" im häuslichen Bereich ist rechtlich nicht möglich[3]. Es bleibt den Familien nur die Bestellung eines Betreuers und der Rückgriff auf den rechtfertigenden Notstand (§ 34 StGB), der im Hinblick auf die schwierige Betreuungssituation, die Belastung der Familienangehörigen und das Bestreben, eine Heimeinweisung zu umgehen, von den Gerichten weiter ausgelegt wird als im Heimbereich[4].

Familiäre Fürsorge

So wurde im *Fall 80* die Tochter von dem Vorwurf der Freiheitsberaubung freigesprochen. Zwangsmaßnahmen und Einschließungen bleiben jedoch grundsätzlich auch im familiären Bereich Eingriffe in persönliche Freiheitsrechte und sind nicht von vornherein als Akte familiärer Fürsorge gerechtfertigt[5]. Geboten ist regelmäßig die Einleitung ei-

---

[1] Vgl. Fallschilderungen von Huye, in: Schmidt/Stephan (Hrsg.), Der dementiell erkrankte Mensch, S. 213; Ohorn, Altenpflege 1985, S. 20 ff.
[2] Vgl. Dieck, Altenpflege 1987, S. 557 ff.; Fussek, Häusliche Pflege 1997, S. 40
[3] So: BGHSt 13, S. 199; jetzt ausdrücklich § 1906 BGB.
[4] Vgl. BGHSt 13, S. 201; ausführlich: Sax, JZ 1959, S. 779.
[5] Problematisch in der Begründung und in dem Umfang, in dem Einschließungen für gerechtfertigt gehalten wurden, BGHSt 13, S. 201, die Rechtsauffassung dürfte sich inzwischen geändert haben.

nes Betreuungsverfahrens; Aufgabenkreis: Entscheidung über freiheitsentziehende Maßnahmen in der eigenen Häuslichkeit.

Übernehmen Pflegedienste die Verantwortung für die Betreuung pflegebedürftiger Menschen in ihrer eigenen Häuslichkeit, so wird von den Gerichten zunehmend davon ausgegangen, daß hier wie im Heim unterbringungsähnliche Maßnahmen oder das Einschließen in der eigenen Wohnung gerichtlich genehmigungsbedürftig seien. Die Pflegedienste würden sich hier in eine ähnliche Verantwortungsstellung begeben wie ein Heim. Es müsse überdies den Diensten auch die Möglichkeit gegeben werden, ihre Pflege rechtlich abzusichern[6].

Pflegedienste und § 1906 BGB

Fall 81:

Frau G., 89 Jahre alt, die in Schüben leicht desorientiert ist und sich nur bedingt selbst versorgen kann, lebt alleine in ihrem Haus, in dem zwei Zimmer an alleinstehende Männer vermietet sind, von denen einer ständig abwesend ist und der andere sich nur bedingt um diese Frau kümmert. Die Frau wird von der Sozialstation betreut. Die zuständige Altenpflegekraft steht immer wieder vor dem Problem, daß sie zum vereinbarten Besuchstermin vor verschlossener Tür steht und nicht weiß, ob Frau G. lediglich den Termin vergessen hat oder ob sie im Haus verunglückt sein könnte. Soll sie das Haus öffnen lassen? Ist sie etwa dazu verpflichtet? Bedarf es vorbeugender Maßnahmen?[7]

Anders als im Heimbereich beinhaltet der Vertrag zwischen Sozialstation und Klient grundsätzlich keine „Aufsichtspflicht" oder eine Betreuungspflicht mit dem Inhalt, Klienten umfassend vor Selbstschädigungen zu schützen. Im Bereich der ambulanten Betreuung ist das „allgemeine Lebensrisiko" höher anzusetzen als im Heim. Nicht jeder Schadensfall ist vermeidbar, gerade wenn dem Klienten ein Verbleiben in der Häuslichkeit weiter ermöglicht werden soll. So hat die Pflegekraft in *Fall 81* ohne weitere Anhaltspunkte nicht die Pflicht, die Haustür aufbrechen zu lassen.

Aufsichtspflicht

---

[6] Vgl. LG Hamburg, FamRZ 1994, S. 1619
[7] Fallgestaltung nach Böhme, Altenpflege 1988, S. 452 ff.

Maßgeblich für die Haftung der Sozialstation ist die Frage, ob es zu einer Gefahrerhöhung durch den Einsatz von Mitarbeitern der Sozialstation kommt[8]

▷ etwa dadurch, daß sich Angehörige absprachegemäß entfernen,

▷ der Arzt nach Vereinbarung mit der Sozialstation auf eigene Krankenbeobachtung weitgehend verzichtet.

Eine dem Heim vergleichbare, recht umfassende Verantwortlichkeit kann bei ambulanter Pflege und Betreuung nur bei Rund-um-die-Uhr-Betreuung angenommen werden.

Wiederholungs-fragen ●

① Kann eine Ehefrau eine richterliche Genehmigung einholen, wenn sie ihren dementiell erkrankten Mann tagsüber in seinem Zimmer einschließen will?

② Besteht für Sozialstationen eine vergleichbare Betreuungs- und Aufsichtspflicht wie für Heime?

[8] Böhme a. a. O.

IV. Sozialrecht

1. Einführung

Es gibt keinen feststehenden allgemeinen Begriff des „Sozialrechts" im bundesdeutschen Recht. In das Gebiet des Sozialrechts fallen all diejenigen rechtlichen Regelungen, die „soziale Gerechtigkeit" und „soziale Sicherheit" gewährleisten sollen. Es handelt sich hierbei nicht um ein einheitlich geordnetes Rechtsgebiet. Es umfaßt vielmehr etwa 200 Einzelgesetze, die allerdings zum Teil in einem umfassenden Sozialgesetzbuch zusammengefaßt sind bzw. werden sollen.

Inhalte für	Vorschlag	Lehrplan
Ausbildung	●	
Fort-/Weiterbildung		

Im Grundgesetz ist das sogenannte Sozialstaatsgebot verankert: „Die Bundesrepublik Deutschland ist ein demokratischer und sozialer Bundesstaat" (Art. 20 Abs. 1 GG). Hieraus ergibt sich die Verpflichtung für den Staat, d. h. Gesetzgeber, Verwaltung und Rechtsprechung, möglichst weitgehend „soziale Gerechtigkeit" zu gewährleisten.

Grundsätze des deutschen Sozialrechts

Die Aufgaben des Sozialrechts sind in der Art von Programmsätzen in § 1 SGB I formuliert:

▷ Sicherung eines menschenwürdigen Daseins,

▷ Schaffung gleicher Voraussetzungen für die freie Entfaltung der Persönlichkeit, insbesondere auch für junge Menschen,

▷ Schutz und Förderung von Familie,

▷ Ermöglichung eines Erwerbs des Lebensunterhaltes durch eine freigewählte Tätigkeit,

▷ Abwendung oder Ausgleich für besondere Belastungen des Lebens, auch durch Hilfe zur Selbsthilfe.

Die folgenden Rechtsgebiete sollen im Laufe der nächsten Jahr(zehnt)e im Sozialgesetzbuch zusammengefaßt werden:

Überblick über das Sozialrecht

① Förderung von Ausbildung und Erwerbstätigkeit

▷ Ausbildungsförderung,
▷ Arbeitsförderung (Arbeitslosenversicherung u. a.).

② Sozialversicherung

▷ Krankenversicherung (SGB V),
▷ Unfallversicherung,
▷ Rentenversicherung (SGB VI),
▷ Pflegeversicherung (SGB XI).

③ Soziale Entschädigung

▷ Kriegsopferversorgung und -fürsorge,
▷ Versorgung der Opfer von Gewalttaten.

④ Sozialer Ausgleich

▷ Wohngeld,
▷ Kindergeld,
▷ Kinder- und Jugendhilfe (SGB VIII),
▷ Sozialhilfe.

Diese Rechtsgebiete, soweit sie für alte und ältere Menschen von Bedeutung sind, werden im folgenden – unter Einschluß einiger Nebengebiete – behandelt.

Bedeutung der Sozialleistungen für alte Menschen

Die meisten älteren Menschen sind auf Sozialleistungen angewiesen. Mit Ausscheiden aus dem Berufsleben ergibt sich für viele die Situation, mehr denn je auf Unterstützung sozialer Art angewiesen zu sein, sei es durch laufende Geldleistungen (Rente), durch Hilfe bei Krankheit oder Pflegebedürftigkeit.

Es existiert bislang jedoch kaum ein auf die typischen Bedarfslagen älterer Menschen abgestimmtes soziales Sicherungssystem in der Bundesrepublik. Die älteren Bürger erhalten entsprechend der Dauer und ihrem Einkommen während ihrer Berufstätigkeit eine Rente, die ihnen die Führung eines selbständigen Lebens ermöglichen soll

Übersicht: Netz der sozialen Sicherung

Lebensrisiken	Krankheit, Arbeitsunfähigkeit, Schwangerschaft u.a.	Alter, Erwerbsunfähigkeit, Berufsunfähigkeit	Pflegebedürftigkeit	Beruflich bedingte Gesundheitsschäden	Arbeitslosigkeit	Gesundheitsschäden durch Sonderopfer	Sonstige Belastungen
Leistungsträger	Krankenversicherung	Rentenversicherung	Pflegeversicherung	Unfallversicherung	Arbeitslosenversicherung	Versorgungsverwaltung	verschiedene Verwaltungsträger
Leistungen	Behandlung, Heil- und Hilfsmittel, häusliche Krankenpflege, Krankengeld	Rehabilitation, Renten, Altersruhegeld	Pflege und hauswirtschaftliche Versorgung begrenzte Leistungen	Rehabilitation, Behandlung, Übergangsgeld, Renten, Pflege	Rehabilitation, Ausbildungs- und Übergangsgeld, Arbeitslosengeld und -hilfe	Rehabilitation, Behandlung, Kranken- und Übergangsgeld, Renten, Pflege	Wohngeld, Kindergeld
Gesetze	SGB V	SGB VI, GAL u.a.	SGB XI	SGB VII	AFG	BVG	WohnGG, BKindGG
Finanzierung	Beiträge und Steuern						Steuern

Sozialhilfe

Voraussetzung	geringes Einkommen, geringes Vermögen, keine Arbeit, keine Unterhaltsverpflichteten
Leistungen	Hilfe zum Unterhalt (Regelsatz), Hilfe in besonderen Lebenslagen (Pflege, Altenhilfe)
Gesetz	BSHG
Finanzierung	Steuern (Kommunen)

217

(s. S. 254 ff.). Viele ältere Menschen stehen sich derzeit mit ihrer Rente oder Pension sowie dem angesammelten Vermögen ausgesprochen gut. Im Schnitt liegt das verfügbare Einkommen in der Rentnergeneration höher als in anderen Altersstufen. Die sozialen Besitzstände der Rentnergeneration werden politisch kaum in Frage gestellt. So gut es einer recht großen Gruppe älterer Menschen auch gehen mag, so problematisch ist für viele andere ältere Menschen die Altersarmut. Unser soziales Sicherungssystem führt dazu, daß soziale Benachteiligungen im Alter fortgeschrieben werden: wer wenig hatte, erhält auch wenig –, wobei sich die Probleme der Lebensbewältigung vervielfachen – soziale Isolierung, schlechtere gesundheitliche Verfassung, weniger Geld. Im Gegensatz zur Bundesrepublik wird beispielsweise in den Niederlanden eine Einheitsrente an alle Rentner gezahlt; darüber hinaus übernimmt der Staat dort die Kosten für erforderliche häusliche Pflege oder Heimunterbringung – dies führt allerdings zu hohen staatlichen Sozialausgaben.

Von den sozialrechtlichen Ansprüchen machen nicht zuletzt aufgrund der Unübersichtlichkeit des Sozialrechts viele ältere Menschen keinen oder nur unvollständigen Gebrauch, obwohl sie entsprechende Hilfen dringend benötigen würden.

> „Das Schicksal, das sie ihren nicht mehr arbeitsfähigen Mitgliedern bereitet, enthüllt den wahren Charakter der Gesellschaft"
> (Simone de Beauvoir: „Das Alter")

Darstellungsweise

Die Gebiete des Sozialrechts für alte Menschen werden in Grundzügen dargestellt. Soweit es sich um Anwendungsbereiche handelt, die mit der Praxis der Altenpflege zusammenhängen, werden konkrete Hinweise auf Sozialleistungen gegeben, dies gilt insbesondere für das Recht der Pflege- und Krankenversicherung und das Sozialhilferecht. Da die Rechtswege (zuständige Gerichte) in den einzelnen Gebieten des Sozialrechts unterschiedlich sind, werden am Ende jedes Abschnittes entsprechende Rechtsmittelhinweise gegeben.

Angesichts der Unübersichtlichkeit des deutschen Sozialrechts kommt der Aufklärung und Beratung der Betroffenen besondere Bedeutung zu.

Aufklärung und Beratung

> **Fall 82:**
> Die Rentnerin Frau Stiegmüller fragt die Sozialarbeiterin vom Sozialamt, die gerade bei ihr einen Hausbesuch macht, ob sie Anspruch auf eine höhere Rente wegen der Kindererziehung haben könnte. Auch interessiert sie, wie das mit den neuen Leistungen bei Schwerpflegebedürftigkeit ausschaut, da sie seit Jahren ihren pflegebedürftigen Mann betreut.

Die Sozialleistungsträger, das sind die jeweils für die Sozialgesetze zuständigen Behörden, etwa das Sozialamt für die Sozialhilfe, das Wohngeldamt für das Wohngeld oder die AOK für das Krankenversicherungsrecht, sind zur Aufklärung, Auskunft und Beratung verpflichtet, §§ 13 ff. SGB I.

Mit Aufklärung ist die Verpflichtung gemeint, die Bevölkerung über Rechte und Pflichten durch planmäßige Allgemeininformation zu unterrichten, etwa durch Broschüren, Presseartikel oder Berichte in anderen Medien.

Aufklärung

Beispiel für entsprechende Broschüren:

▷ Sozialhilfe – Ihr gutes Recht;

▷ Die soziale Pflegeversicherung;

▷ Ratgeber für Behinderte;

▷ Der rote Faden – ein Ratgeber für ältere Menschen.

Die Verpflichtung zur Auskunft beinhaltet die Pflicht, hilfesuchende Bürger auf in Frage kommende Hilfen und die zuständigen Stellen hinzuweisen. In *Fall 82* hätte die Sozialarbeiterin Frau Stiegmüller auf die angefragten Hilfen hinzuweisen und ihr die zuständigen Stellen zu nennen.

Auskunft

Die Beratungspflicht umfaßt die Verpflichtung zur ausführlichen Unterrichtung bezüglich der Hilfen der eigenen Behörde. Die Sozialarbeiterin hätte

Beratung

hier Frau Stiegmüller über die in Frage kommenden Hilfen des Sozialamts ausführlich zu informieren – auch über die angefragten Hilfen hinaus. Vielleicht wollte Frau Stiegmüller nur Pflegegeld beantragen, die Sozialarbeiterin hätte sie darüber hinaus über weitere Hilfeangebote des Sozialamts zu unterrichten. Bei unvollständiger und falscher Beratung können Schadenersatzansprüche der Betroffenen begründet werden.

Unzuständige Behörde?

Stellt eine Bürgerin einmal einen Antrag bei einer falschen Behörde, was gar nicht so selten vorkommen kann angesichts der recht komplizierten Zuständigkeiten, so darf die Behörde den Antrag nicht zurückweisen, sondern hat ihn an die zuständige Stelle weiterzuleiten, § 16 SGB I.

Sicherstellung

Jeder Sozialleistungsträger ist bezüglich der von ihm zu gewährenden Hilfen dafür verantwortlich, daß sie jeder Berechtigte in zeitgemäßer Weise umfassend und schnell erhält und die zur Ausführung von Sozialleistungen erforderlichen sozialen Dienste und Einrichtungen rechtzeitig und ausreichend zur Verfügung stehen, § 17 Abs. 1 SGB I – ein hoher Anspruch, der da formuliert wurde.

Wiederholungsfragen ●

① Was sind Aufgaben des Sozialrechts?
② Nennen Sie einige Gebiete des Sozialrechts.
③ Worin besteht der Unterschied zwischen Aufklärung und Beratung im SGB I?

2. Sozialversicherung

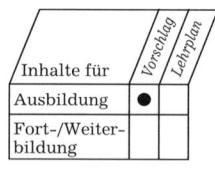

Inhalte für	Vorschlag	Lehrplan
Ausbildung	●	
Fort-/Weiterbildung		

Die Risiken von Arbeitsunfall, Arbeitslosigkeit, Krankheit, Pflegebedürftigkeit, Erwerbsunfähigkeit und die finanzielle Sicherung im Rentenalter werden nicht primär durch den Staat mit Steuermitteln abgedeckt, sondern durch Versicherungen, in denen alle Versicherten im Sinne einer „Risikogemeinschaft" durch ihre Beiträge das Risiko des einzelnen tragen. Da sich die Gefahr, die den einzelnen bedroht, nicht bei allen, sondern nur bei einigen Versicherten bzw. nicht bei allen gleichzeitig realisieren wird, verteilen die Versicherungen den in seiner Gesamtheit schätzbaren Bedarf an Versicherungsleistungen auf die große Gemeinschaft der Versicherten und machen ihn dadurch tragbar. Die Sozialversicherungen dienen nicht nur dem „sozial Schwachen", sondern fast der gesamten Bevölkerung.

Durch die erheblich gestiegenen Kosten im Gesundheitswesen, die hohe Arbeitslosigkeit und gestiegenen Renten muß ein großer Teil der Leistungen der Sozialversicherungen inzwischen zusätzlich aus Steuergeldern finanziert werden.

In der Bundesrepublik gibt es fünf gesetzliche Sozialversicherungen:

Die Versicherungen

die *Krankenversicherung*: schützt vor Krankheit und Folgen der Arbeitsunfähigkeit;

die *Pflegeversicherung*: deckt einen Teil des Pflegebedarfs ab bei erheblicher Pflegebedürftigkeit;

die *Rentenversicherung*: deckt die Risiken der Berufs- und Erwerbsunfähigkeit und zahlt bei Erreichen der Altersgrenze ein Altersruhegeld;

die *Unfallversicherung*: schützt vor Risiken von Arbeitsunfällen und Berufskrankheiten;

die *Arbeitslosenversicherung*: schützt vor Risiken des Beschäftigungsrückgangs wie Kurzarbeit und Arbeitslosigkeit.

Das deutsche Sozialversicherungssystem geht zurück auf eine Initiative Bismarcks. Aufgrund der erheblichen sozialen Not der deutschen Arbeiter, und nicht zuletzt auch aus Angst vor sozialen und politischen Unruhen, sollten durch ein System von gesetzlichen Versicherungen die Risiken des einzelnen Arbeiters abgesichert werden. In einer „Kaiserlichen Botschaft" kündigte Kaiser Wilhelm I. 1881 „den Hilfebedürftigen größere Sicherheit" an. Es kam zu der Einrichtung der ersten drei Sozialversicherungen (die Arbeitslosenversicherung folgte erst 1927), die 1911 in einem Gesetz,

Geschichte

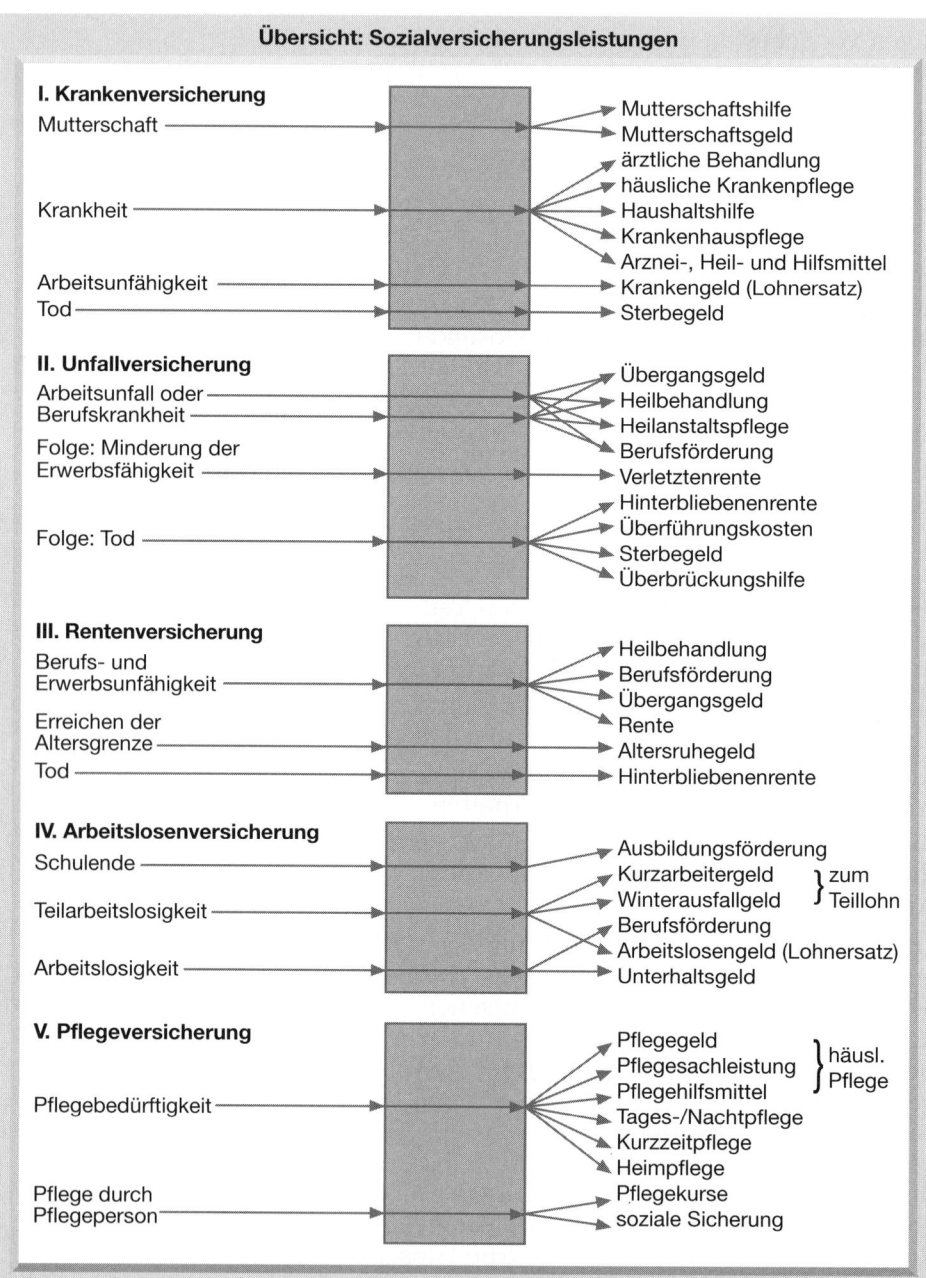

Übersicht: Sozialversicherungsleistungen

I. Krankenversicherung

Mutterschaft
→ Mutterschaftshilfe
→ Mutterschaftsgeld

Krankheit
→ ärztliche Behandlung
→ häusliche Krankenpflege
→ Haushaltshilfe
→ Krankenhauspflege
→ Arznei-, Heil- und Hilfsmittel

Arbeitsunfähigkeit → Krankengeld (Lohnersatz)

Tod → Sterbegeld

II. Unfallversicherung

Arbeitsunfall oder Berufskrankheit
→ Übergangsgeld
→ Heilbehandlung
→ Heilanstaltspflege
→ Berufsförderung

Folge: Minderung der Erwerbsfähigkeit → Verletztenrente

Folge: Tod
→ Hinterbliebenenrente
→ Überführungskosten
→ Sterbegeld
→ Überbrückungshilfe

III. Rentenversicherung

Berufs- und Erwerbsunfähigkeit
→ Heilbehandlung
→ Berufsförderung
→ Übergangsgeld
→ Rente

Erreichen der Altersgrenze → Altersruhegeld

Tod → Hinterbliebenenrente

IV. Arbeitslosenversicherung

Schulende → Ausbildungsförderung

Teilarbeitslosigkeit
→ Kurzarbeitergeld ⎱ zum
→ Winterausfallgeld ⎰ Teillohn
→ Berufsförderung

Arbeitslosigkeit
→ Arbeitslosengeld (Lohnersatz)
→ Unterhaltsgeld

V. Pflegeversicherung

Pflegebedürftigkeit
→ Pflegegeld ⎱
→ Pflegesachleistung ⎰ häusl.
→ Pflegehilfsmittel ⎰ Pflege
→ Tages-/Nachtpflege
→ Kurzzeitpflege
→ Heimpflege

Pflege durch Pflegeperson
→ Pflegekurse
→ soziale Sicherung

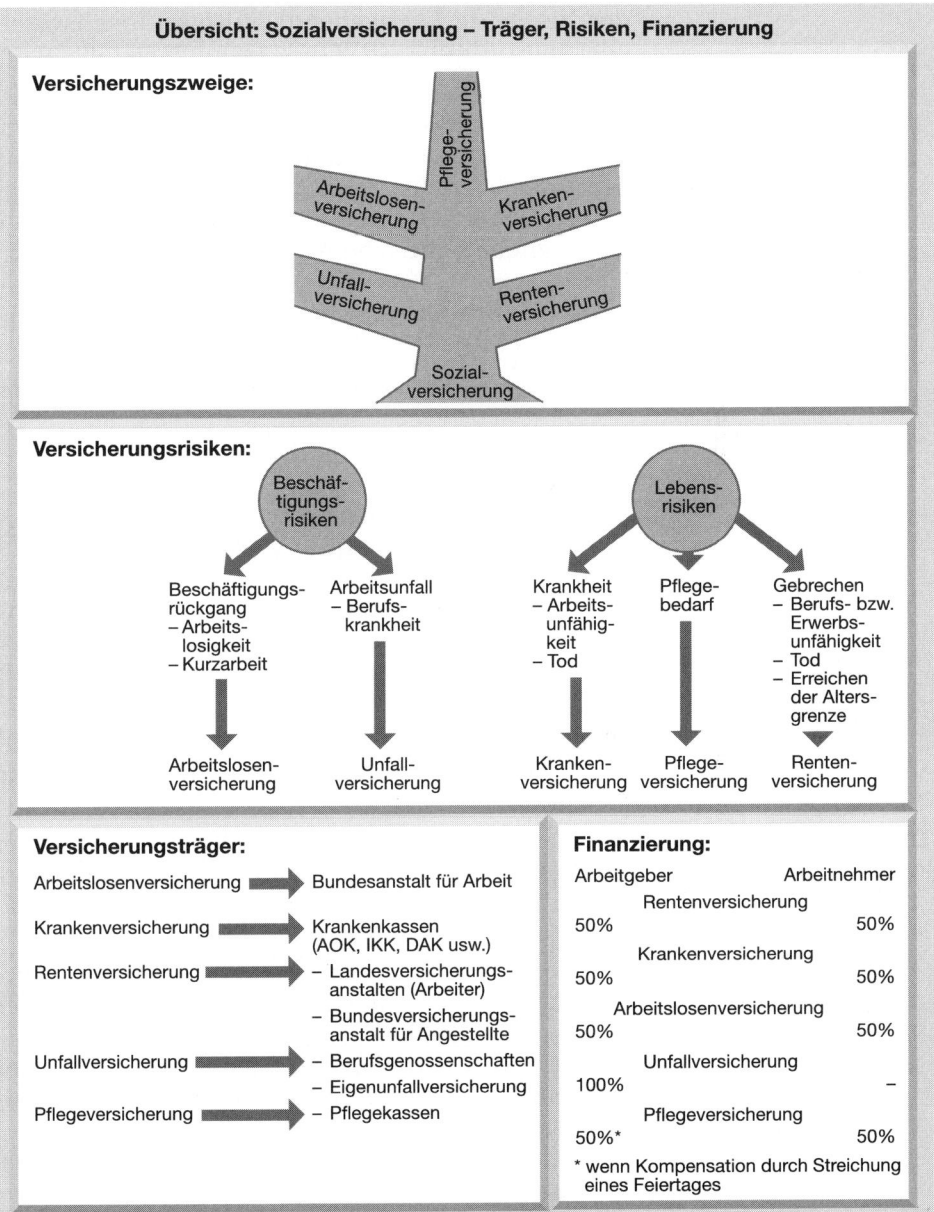

der bis heute (weitgehend) gültigen Reichsversicherungsordnung (RVO), zusammengefaßt wurden.

Übrigens wurden in unmittelbarem zeitlichen wie politischen Zusammenhang mit der Einrichtung der Sozialversicherungen die sogenannten „Sozialistengesetze" erlassen, die der Sozialdemokratie fast jegliche politische Aktivität untersagten.

Wiederholungs-fragen ●

① Wie heißen die fünf gesetzlichen Sozialversicherungen?
② Welche Risiken decken sie ab?
③ Wer sind die Träger der Sozialversicherungen?
④ Wann sind die ersten drei Sozialversicherungen eingerichtet worden?

a) Krankenversicherung
(1) Aufgabe, Träger, Versicherte

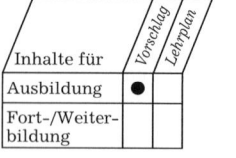

Die soziale (= gesetzliche) Krankenversicherung schützt den Versicherten und seine mitversicherten Familienangehörigen bei Krankheit, Mutterschaft und erstattet ein Sterbegeld[1].

Heute sind ca. 90 % der bundesdeutschen Bevölkerung in einer gesetzlichen Krankenversicherung versichert.

Träger der Krankenversicherung

Die gesetzliche Krankenversicherung ist in der BRD stark gegliedert. Es gibt etwa 1900 unterschiedliche Versicherungen. Zu unterscheiden sind im wesentlichen folgende Krankenkassenarten:

▷ *Allgemeine Ortskrankenkassen* (AOK); sie werden vielfach neu strukturiert, auf regionaler oder Landesebene;

▷ *Betriebskrankenkassen;* jeder Unternehmer kann für seinen Betrieb eine Betriebskrankenkasse (BKK) errichten, wenn er in seinem Betrieb mindestens 1000 Versicherungspflichtige beschäftigt;

---

[1] Beamte sind nicht krankenversichert, sondern erhalten Beihilfen nach den jeweils geltenden Beihilfe-Vorschriften (BhV).

▷ *Innungskrankenkassen* (IKK), für die handwerklichen Innungen angehörenden Berufsgruppen können sog. Innungskrankenkassen errichtet werden;

▷ *Ersatzkassen* (z. B. Barmer Ersatzkasse), sie sind i. d. R. zuständig für Angestellte;

▷ *Bundesknappschaft*, zuständig für im Bergbau Beschäftigte;

▷ *See-Krankenkasse* für Seeleute;

▷ *Landwirtschaftliche Krankenkasse* für selbständige Landwirte.

Die sozialen Krankenkassen verwalten sich selbst (Sozialwahlen); sie legen u. a. die Beitragshöhe fest. Neben den gesetzlichen bestehen die privaten Krankenversicherungen, die vollen Schutz oder zusätzlichen Schutz gewähren.

Es gibt zwei Arten der Mitgliedschaft. Man kann der Krankenversicherung als Pflichtmitglied (Pflichtversicherter) oder als freiwilliges Mitglied (freiwilliger Versicherter) angehören.

Mitgliedschaft in der gesetzlichen Krankenversicherung

Die Pflichtversicherten werden durch Gesetz zur Mitgliedschaft in der Krankenkasse „gezwungen". Pflichtversicherte sind im wesentlichen (vgl. § 5 SGB V):

Pflichtversicherte

▷ Arbeiter und Angestellte bis zu einem bestimmten Jahreseinkommen (1997 = 73 800,– DM [alte Bundesländer]);

▷ Rentner, mit Einschränkungen, vgl. § 5 I Ziff. 11,12 SGB V;

▷ Arbeitslose;

▷ Studierende bis zum 30. Lebensjahr;

▷ Landwirte;

▷ einige Selbständige.[2]

Geringfügige Beschäftigungen (§ 8 SGB IV) sind sozialversicherungsfrei. Dies gilt, sofern eine Beschäftigung weniger als 15 Stunden wöchentlich

Versicherungsfreiheit

[2] Vgl. § 5 SGB V.

ausgeübt wird und das Arbeitsentgelt monatlich 610,– DM (alte Bundesländer) nicht übersteigt.

Freiwillig Versicherte

Ein freiwilliges Versicherungsverhältnis ist – im Gegensatz zur Pflichtversicherung – weitgehend vom Willen des einzelnen abhängig. Die freiwillige Versicherung gliedert sich in die sog. Weiterversicherung (für vorher Pflichtversicherte, z. B. Angestellte, die die Einkommensgrenze überschreiten) und den freiwilligen Beitritt, z. B. für Familienangehörige, Witwen, geschiedene Ehegatten (ist nur binnen kurzer Frist möglich!).

Krankenversicherung der Rentner

Seit 1983 beteiligen sich die Rentner mit einem eigenen Beitrag von der Rente an der Krankenversicherung, bis dahin waren sie beitragsfrei versichert. Die Rentenversicherungen zahlen einen dem Arbeitgeberanteil vergleichbaren Zuschuß zur Krankenversicherung. Rentner haben damit Anspruch auf die gleichen Leistungen wie alle übrigen Mitglieder der Krankenkassen.

Wiederholungsfragen ●

① Welche Arten von Mitgliedschaften in der gesetzlichen Krankenkasse gibt es?
② Wer ist pflichtversichert?
③ Seit wann zahlen Rentner einen Beitrag zur Krankenversicherung?

(2) Das Leistungssystem der Krankenversicherung

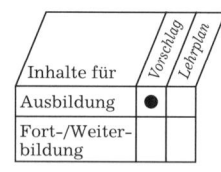

Die Krankenkassen gewähren Regel- und Mehrleistungen. Die vom Gesetz vorgeschriebenen Leistungen werden Regelleistungen genannt. Das sind die Mindestleistungen, die von allen gesetzlichen Krankenkassen in gleichem Umfang, in gleicher Höhe und unter den gleichen Bedingungen bewilligt werden müssen. Daneben können die Krankenkassen im Rahmen der gesetzlichen Vorschriften weitere Leistungen gewähren, sog. Mehrleistungen. Hierfür ist erforderlich, daß diese in die Satzung der jeweiligen Krankenkasse aufgenommen sind.

Fall 83:
Die Altenpflegerin Erika möchte sich selbständig machen und ambulant pflegebedürftige Menschen in ihrer Häuslichkeit pflegen. Sie möchte dabei selbstverständlich auch nach ärztlicher Verordnung im Rahmen der häuslichen Krankenpflege tätig werden und mit den Krankenkassen abrechnen können.

Das Krankenkassenrecht ist vom Sachleistungsprinzip gekennzeichnet. Die verschiedenen im folgenden darzustellenden Leistungen der Krankenkassen werden durch Vertragspartner der Kassen erbracht. Nicht jeder Arzt und jede Pflegekraft kann diese erbringen, sondern nur diejenigen, die entsprechende Verträge mit den Kassen abgeschlossen haben. Altenpflegerin Erika müßte, bevor sie ihre Tätigkeit aufnimmt, mit den Krankenkassen aushandeln, ob und wenn ja, zu welchen Bedingungen sie für die Krankenkasse tätig werden kann.

Sachleistungsprinzip

Die Leistungen der Krankenversicherung beschränken sich nicht nur auf die Behandlung von Krankheiten, sondern sind wesentlich weiter gefächert, wie die folgende Übersicht zeigt.

Sachleistungsarten

Die Krankenkassen sollen nicht nur Krankheiten behandeln, sondern auch zur Prävention beitra-

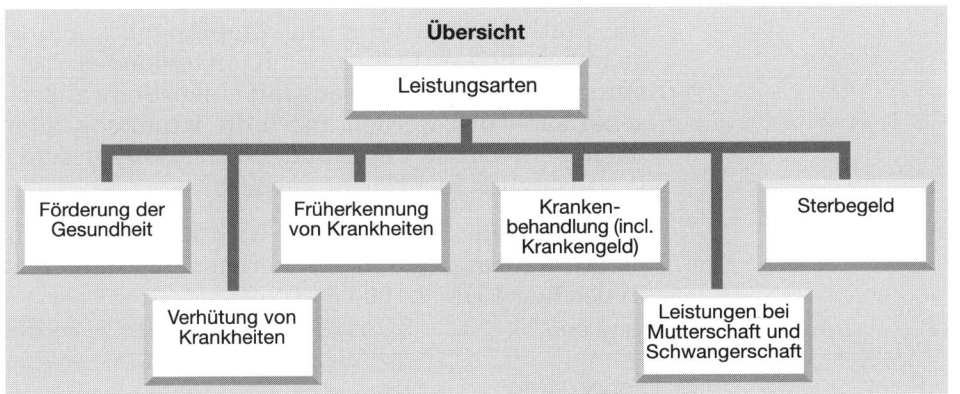

227

Gesundheitsförderung

gen. Dies können sie durch Aufklärung über Gesundheitsgefährdungen und über die Verhütung von Krankheiten tun, etwa mit Informationen zur Raucherentwöhnung oder Ernährungsberatung. Auch die Förderung von Gesundheitsselbsthilfegruppen ist den Krankenkassen möglich.

Verhütung von Krankheiten

Zu den Leistungen der Krankheitsverhütung gehören etwa regelmäßige Zahnuntersuchungen, aber auch andere medizinische Vorsorgeleistungen wie Kuren. Es soll nicht erst das Eintreten der Krankheit abgewartet werden, bevor durch die Krankenkasse geholfen wird. Besondere Bedeutung kommt im Bereich der Altenpflege den Leistungen zur Verminderung oder Vermeidung von Pflegebedürftigkeit zu, etwa Kontinenztraining bei Menschen mit Schließmuskelschwäche oder Gedächtnistraining bei beginnenden dementiellen Erkrankungen.

Vorbeugung von Krankheiten

Alle über 35jährigen haben das Recht, sich jedes zweite Jahr ärztlich untersuchen zu lassen. Einen Anspruch auf Krebsvorsorgeuntersuchung haben Frauen ab dem 20. Lebensjahr und Männer ab dem 45.

Schwangerschaft und Mutterschaft

Bei Schwangerschaft und Mutterschaft wird von den Krankenkassen neben den Hilfen bei der Entbindung und der häuslichen Pflege auch Mutterschaftsgeld und Entbindungsgeld gezahlt. Auch die ärztliche Beratung zur Empfängnisregelung gehört zu den Aufgaben der Krankenkassen. Leistungen im Zusammenhang mit einem Schwangerschaftsabbruch werden durch die Krankenkassen nach dem Urteil des Bundesverfassungsgerichts grundsätzlich nicht mehr gewährt[3].

Sterbegeld

Beim Tod eines Versicherten wird als Zuschuß zu den Bestattungskosten ein Sterbegeld gezahlt, das in der Regel DM 2 100,– beträgt.

---

[3] BVerfG FamRZ 1993, S. 899 ff.

Die für die Altenpflege wichtigsten Regelungen der Krankenbehandlung werden in den folgenden Abschnitten ausführlich dargestellt.

① Worin besteht der Unterschied zwischen Regel- und Mehrleistungen?
② Was gehört zu den wesentlichen Leistungen der Krankenkassen?

**Wiederholungs-
fragen** ●

(3) Leistungen bei Krankheit

Im Krankheitsfall haben die Versicherten Anspruch auf Krankenbehandlung sowie, wenn sie beschäftigt sind, auf Krankengeld, das 80 % ihres regelmäßigen Arbeitsentgelts beträgt. Die Leistungen der Krankenbehandlung werden in der folgenden Übersicht vorgestellt.

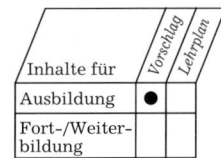

Inhalte für	*Vorschlag*	*Lehrplan*
Ausbildung	●	
Fort-/Weiterbildung		

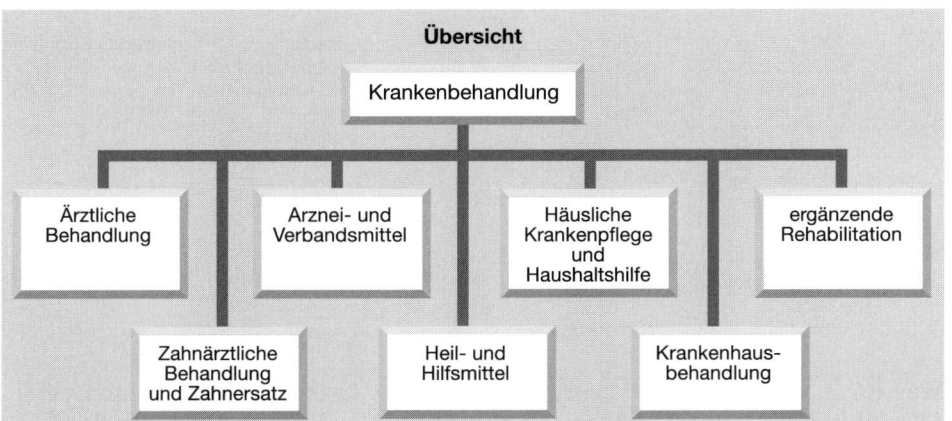

Übersicht

Krankenbehandlung

- Ärztliche Behandlung
- Arznei- und Verbandsmittel
- Häusliche Krankenpflege und Haushaltshilfe
- ergänzende Rehabilitation
- Zahnärztliche Behandlung und Zahnersatz
- Heil- und Hilfsmittel
- Krankenhausbehandlung

Bevor die Leistungen im einzelnen dargestellt werden, gilt es erst einmal zu klären, was im Krankenversicherungsrecht unter Krankheit verstanden wird. Gerade bei alten Menschen wird laienhaft häufig so manches „Gebrechen" als altersgemäß betrachtet und viele Menschen als „Pflegefall" bezeichnet. Sozialrechtlich betrachtet hätte dies zur Konsequenz, daß sie ggf. keinen Anspruch mehr auf Krankenbehandlung hätten.

Begriffserklärung

	Krankheit	Behinderung	Pflegebedürftigkeit
Definition	regelwidriger Körper- oder Geisteszustand, der ärztliche Heilbehandlung erfordert	erhebliche und dauerhafte Einschränkung der Beziehung zwischen Individuen und Außenwelt	besondere Bedarfssituation bei Behinderung oder Krankheit, gekennzeichnet durch Bedarf an personenbezogenen Verrichtungen
Ziel	Heilung, Stabilisierung, Linderung	Eingliederung in Gemeinschaft, Abwendung, Beseitigung einer Behinderung, Stabilisierung	Ausgleich von Funktionsdefiziten
zuständig	i. W. Krankenversicherung – SGB V –	unterschiedliche Träger – medizinische Rehabilitation i. W. Krankenkasse – berufliche Rehabilitation i. W. Rentenversicherung – soziale Rehabilitation i. W. Sozialhilfe	i. W. Pflegeversicherung ergänzende Sozialhilfe

Was ist „Krankheit"?

▷ Voraussetzung der Leistung der Krankenversicherung im Rahmen der Krankenhilfe ist das Vorliegen einer Krankheit. Im Gesetz ist der Begriff der Krankheit nicht definiert. Nach Rechtsprechung und Rechtslehre ist Krankheit im Sinne der gesetzlichen Krankenversicherung ein regelwidriger Körper- oder Geisteszustand, der die Notwendigkeit einer ärztlichen Heilbehandlung und/oder Arbeitsunfähigkeit zur Folge hat.

> GESUNDHEIT
>
> Gesundheit ist ein Zustand des vollständigen körperlichen, geistigen und sozialen Wohlbefindens und nicht lediglich des Freiseins von Krankheit oder Gebrechen, sie stellt ein grundlegendes Menschenrecht dar. Das Erreichen des höchstmöglichen Gesundheitszustandes ist ein äußerst wichtiges Ziel, dessen Realisierung das tatkräftige Handeln zahlreicher anderer sozialer und ökonomischer Sektoren außer dem Gesundheitssektor erfordert.
>
> *(Weltgesundheits-Organisation)*

▷ Wichtig ist: Der juristische Krankheitsbegriff deckt sich nicht mit dem medizinischen. Gilt jeder abnormale somatische oder psychische Zustand als Krankheit im medizinischen Sinne, so ist nicht jeder regelwidrige Körper- oder Geisteszustand Krankheit im Rechtssinne, sondern nur der, der entweder eine ärztliche Heilbehandlung erfordert oder/und zur Arbeitsunfähigkeit führt.

Juristischer Krankheitsbegriff

▷ Auf die Ursache der Krankheit kommt es hier nicht an. Eine entschädigungspflichtige Leistung liegt auch dann vor, wenn sie angeboren oder schuldhaft (z. B. durch Suizidversuch) herbeigeführt worden ist.

▷ Es wird rechtlich kein Unterschied zwischen körperlichen und psychischen Krankheiten gemacht. So kann eine Sucht Leistungsansprüche gegenüber der Krankenversicherung begründen. Eine Neurose ist Versicherungsfall, wenn der Versicherte „nicht fähig ist, sie allein zu beheben"[4].

Exkurs: Krankheit und Pflegebedürftigkeit

Sehr bedeutsam und problematisch ist die Unterscheidung zwischen (ärztlich behandlungsbedürftiger) Krankheit und Pflegebedürftigkeit. „Pflegebedürftigkeit" ist nicht etwas anderes als Krankheit, sondern tritt bei Krankheit oder Behinderung auf. Ein frisch operierter „Blinddarm" ist ebenso auf Pflege (im Sinne von Grundpflege) angewiesen wie eine auf Dauer gelähmte Person. Pflegebe-

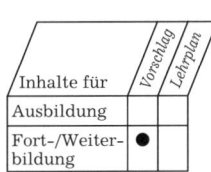

Inhalte für	Vorschlag	Lehrplan
Ausbildung		
Fort-/Weiterbildung	●	

---

[4] BSGE 21, 189.

dürftigkeit ist ohne (chronische) Krankheit oder Behinderung bei alten Menschen nicht denkbar – es gibt keine „natürliche", altersgemäße Pflegebedürftigkeit bei erwachsenen Menschen, wie dies etwa bei Kleinkindern der Fall ist.

Allerdings leiden ältere Menschen häufig unter Krankheiten, meist sogar an mehreren (Multimorbidität). Nur weil bei älteren Menschen häufiger Krankheiten auftreten als bei anderen, verlieren sie aber nicht den Anspruch auf Krankenbehandlung.

Besondere Bedeutung erlangt die Unterscheidung zwischen Krankheit und Pflegebedürftigkeit im Krankenhaus. Viele alte Menschen werden hier zum „Pflegefall" erklärt.

Krankenhaus-behandlungs-bedürftigkeit

Benötigt ein Patient zur Heilung, Linderung oder Stabilisierung seines Gesundheitszustands aus medizinischen Gründen Krankenhausbehandlung – medizinische Gründe sind: apparative Ausstattung des Krankenhauses, ständig rufbereiter Arzt, Ineinandergreifen ärztlicher Behandlung und Pflege[5] – dann trägt die Krankenkasse die Kosten.

Ist die Krankenhausbehandlung aus ärztlicher Sicht jedoch nicht mehr erforderlich, läßt sich die Krankheit nicht mehr beeinflussen oder könnte die Behandlung ebensogut in der eigenen Häuslichkeit oder in einem Heim erfolgen, so verliert der Versicherte seinen Anspruch auf Krankenhausbehandlung. Die Entscheidung hat für den Betroffenen häufig weitreichende Konsequenzen und ist fachlich schwierig zu treffen.

Fehlbelegungen

Im Zusammenhang mit der Verabschiedung der Pflegeversicherung ging der Gesetzgeber davon aus, daß etwa 40 000 Krankenhausbetten abgebaut werden könnten, da vielfach gerade ältere Menschen zu lange im Krankenhaus liegen würden.

[5] BSG Breith. 79, S. 856.

Andererseits fehlt es an geriatrischen Plätzen in den Krankenhäusern, und viele Alterspatienten werden zu früh aus dem Krankenhaus entlassen, bevor eine Rehabilitation eingeleitet oder abgeschlossen werden konnte. Durch das Gesundheitsstrukturgesetz werden die Krankenhäuser noch einmal stärker zum Sparen veranlaßt. Dies wird die Ärzte noch mehr unter Druck setzen, die Verweildauer von Krankenhauspatienten zu verkürzen. Dies heißt bei Alterspatienten, den „Pflegefall" festzustellen.

Fall 84:

Ein 70jähriger Mann, Rentner, krankenversichert, erleidet einen Schlaganfall: Er wird in eine nahegelegene Universitätsklinik aufgenommen und dort nach modernsten Erkenntnissen der Medizin behandelt. Die Krankenkasse zahlt alles. Er behält seine Rente. Sein Vermögen wird nicht angetastet. Seine Angehörigen bleiben unbehelligt.

Er wird in ein kleines, vielleicht ländliches Krankenhaus mit freier Bettenkapazität aufgenommen und dort behandelt. Die Krankenkasse bezahlt alles. Er behält seine Rente. Sein Vermögen wird nicht angetastet. Seine Angehörigen bleiben unbehelligt.

Er kommt in ein Pflege- oder Krankenheim und bleibt dort für immer. Die Krankenkasse zahlt nicht. Seine Rente reicht für die Heimkosten nicht aus. Er wird Sozialhilfeempfänger. Sein Vermögen wird verwertet. Seinen unterhaltspflichtigen Angehörigen drohen Kostenbeiträge (nach: Rolshoven).

Wie *Fall 84* zeigt, fällt die Entscheidung oft willkürlich.

Häufig ist für den Patienten der Krankenhausaufenthalt in einem Akut-Krankenhaus nicht mehr erforderlich, aber die Behandlung in einer Reha-Klinik geboten. Auch wenn insoweit ein (Reha-)Klinikaufenthalt erforderlich sein mag, etwa nach Schlaganfall, wird der Patient in der Regel, weil es nicht ausreichend Plätze in geriatrischen Kliniken gibt, zum „Pflegefall" erklärt. Dieses „Schicksal" trifft sehr viele, die auf Dauer auf (grund-)pflegerische Hilfen angewiesen sind.

„Pflegefall"

Zur Diskussion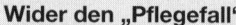

Wider den „Pflegefall"

Wir fordern alle in der Altenarbeit professionell Tätigen – Pflegekräfte, Ärzte, Sozialarbeiter/innen, Therapeut/innen – sowie Kostenträger, Verbände, Planer und politisch Verantwortliche – auf, auf die Verwendung des Begriffs *Pflegefall* und das damit verbundene Denken und Handeln zu verzichten:

Pflegefall ist ein diskriminierender Begriff, der – fachlich unrichtig – nahelegt, die so bezeichneten Menschen seien nicht mehr medizinischen, therapeutischen und rehabilitativen Interventionen zugänglich oder ihrer würdig.

Pflegefall ist ein volkstümlicher, kein Rechtsbegriff. Er wird in der Verwaltungssprache benutzt zur Kennzeichnung fehlender Krankenhauspflegebedürftigkeit. Bei den hier zutreffenden Entscheidungen sind oftmals nicht fachlich fehlende Interventionsmöglichkeiten maßgeblich, sondern fehlende Rehabilitationsangebote, sowohl stationär als auch ambulant.

Der Begriff *Pflegefall* spricht in seiner generalisierenden und stigmatisierenden, auf Defizite konzentrierten Sichtweise betroffenen Menschen Lebensperspektiven ab und beraubt sie ihrer Persönlichkeit.

Pflegefall-Denken widerspricht einer professionellen Pflegephilosophie, die die Einzigartigkeit eines Menschen, seine – bei aller Abhängigkeit bestehenden – Fähigkeiten und die Prozeßhaftigkeit von Pflege herausstellt.

Pflegefall-Denken ist nicht gerontologisch, weil es den betroffenen Menschen auf seine Defizite reduziert, ihm Entwicklungsmöglichkeiten abspricht und ihm damit Lebensmut nimmt.

Pflegefall-Denken signalisiert einen Achtungsverlust gegenüber Menschen, die Hilfe benötigen. Es ist unsolidarisch, da es ausgrenzend wirkt und sollte auch die betroffen machen, die zwar heute noch nicht, aber morgen vielleicht schon Opfer dieses Denkens sein können.

Aufruf vom 28. Februar 1990 anläßlich des Kongresses ALTENPFLEGE 90

Pflegeversicherung

Auch nach Verabschiedung der Pflegeversicherung muß differenziert mit dem Begriff der Pflegebedürftigkeit umgegangen werden: Pflegebedürftige haben grundsätzlich weiterhin Anspruch auf Krankenkassenleistungen, unabhängig von ihrem Lebensort. Sie haben Anspruch auf Leistungen der Rehabilitation „vor Pflege". Angesichts der begrenzten Leistungen der Pflegeversicherung kommt es zur Sicherung einer guten Pflege darauf an, die Krankenkassenleistungen für Pflegebedürftige mitauszuschöpfen.

① Worin unterscheiden sich juristischer und medizinischer Krankheitsbegriff?

② Welche negativen Folgen hat die rechtliche Abgrenzung zwischen reiner Pflegebedürftigkeit und Krankheit?

③ Warum sollte der Begriff „Pflegefall" in der Altenpflege nicht verwendet werden?

(a) Ärztliche und zahnärztliche Behandlung

Fall 85:
Frau Dr. B. ist Fachärztin für Psychiatrie. Ihr wird vom Hausarzt Frau Müller überwiesen, die zunehmend an erheblichen „Verwirrtheitszuständen" leidet und häufiger Suizidabsichten äußerte. Frau Dr. B. untersucht Frau Müller eingehend, bespricht mit dem Heim therapeutische und soziale Maßnahmen und verordnet Frau Müller Medikamente.

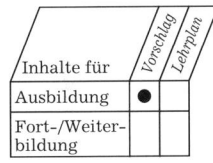

Inhalte für	*Vorschlag*	*Lehrplan*
Ausbildung	●	
Fort-/Weiterbildung		

Die ärztliche Heilbehandlung hat zum Ziel, Krankheiten zu heilen, Krankheitsbeschwerden zu lindern und/oder den Gesundheitszustand zu stabilisieren. In diesem Zusammenhang umfaßt die ärztliche Behandlung alle die ärztlichen Tätigkeiten, die zur Verhütung, Früherkennung und Behandlung von Krankheiten nach den Regeln der ärztlichen Kunst ausreichend und zweckmäßig sind. Die ärztliche und zahnärztliche Behandlung ist Sachleistung der gesetzlichen Krankenkassen und wird durch zugelassene Kassenärzte (neu: Vertragsärzte) und -zahnärzte erbracht. Unter den zugelassenen Vertragsärzten kann der Versicherte frei wählen. Er kann auch den behandelnden Arzt wechseln, im laufenden Quartal jedoch nur bei Vorliegen eines gewichtigen Grundes, § 76 SGB V.

Heilen, Lindern, Stabilisieren

In Heimen liegt die ärztliche Versorgung auch in Händen von niedergelassenen Vertragsärzten. Krankenhausärzte können nur ausnahmsweise für die Versorgung von HeimbewohnerInnen ermächtigt werden, § 116 SGB V, so lange und soweit eine ausreichende ärztliche Versorgung sonst nicht sichergestellt ist. Findet sich etwa in der näheren Umgebung eines Heimes kein Facharzt für Psychiatrie, der in der Lage wäre, die dementiell erkrankten HeimbewohnerInnen zu betreuen, so könnte ein Arzt aus dem nahegelegenen Krankenhaus für die Behandlung der HeimbewohnerInnen ermächtigt werden.[6]

Vergütung der Ärzte

Die Vertragsärzte werden für ihre Leistungen von den Krankenkassen vergütet. Für die einzelnen ärztlichen Leistungen wurden Punktwerte festgelegt, die mit einem bestimmten Pfennigbetrag multipliziert das Honorar der Ärzte ergeben. In *Fall 85* etwa könnte Frau Dr. B. folgende „Ziffern" abrechnen:

– 820 – Erhebung des vollständigen psychiatrischen Status unter Einbeziehung der lebensgeschichtlichen und sozialen Daten ... Punktwert 320.

– 836 – Einleitung und Koordination flankierender therapeutischer und sozialer Maßnahmen . . . Punktwert 300.

Diese Punktwerte werden für die Berechnung des Honorars mit einem Pfennigbetrag z. B. x DM 0,11 multipliziert (in jedem Kassenbezirk unterschiedlich)[7].

Versicherungskarte

Für die Inanspruchnahme der ärztlichen und zahnärztlichen Behandlung hat der Versicherte seine Versicherungskarte vorzulegen, die den ehemaligen Krankenschein abgelöst hat. Mit der Versicherungskarte kann der Versicherte grundsätzlich nicht unmittelbar zum Facharzt gehen, hierfür benötigt er weiterhin einen Überweisungsschein. In Heimen besteht die Möglichkeit, daß die Ärzte für ihre vielen Patientenbesuche Lesegeräte für die Versicherungskarten aufstellen.

---

[6] Arbeitet der Arzt in einem psychiatrischen Krankenhaus, käme auch eine Behandlung durch eine psychiatrische Institutsambulanz gemäß § 118 SGB V in Betracht. Angestellte Heimärzte, wie etwa in den Heimen des Landesbetriebs PFLEGEN UND WOHNEN in Hamburg, können an der kassenärztlichen Versorgung i. d. R. nicht teilnehmen.

[7] Vgl. auch Tabellen im EBM, Köln 1996.

Fall 86:
Dr. B. weigert sich, seiner Patientin Frau C. zu Hause einen Arztbesuch abzustatten, er fühlt sich hierzu nicht verpflichtet.

Die Ärzte sind gegenüber ihren Patienten zu notwendigen Hausbesuchen verpflichtet, soweit diese medizinisch erforderlich sind und der Patient die Praxis nicht aufsuchen kann[8]. Dies gilt auch für die Fachärzte, so im *Fall 86*, die ihre Patienten insoweit nicht auf Allgemeinärzte verweisen können[9], und auch in Heimen.

Hausbesuch

(b) Arzneimittel

Fall 87:
Die Patientin Z. wird nach Apoplex aus dem Krankenhaus in das Pflegeheim „Sonnenschein" entlassen. Sie leidet unter neurologisch bedingten Einschluckstörungen und kann nur über eine Magensonde ausreichend ernährt werden. Sie benötigt hierfür kostenaufwendige Sondennahrung.
(. . .)
Ausgenommen von der Verordnungsfähigkeit sind sog. „Bagatellarzneimittel", § 34 Abs. 1 SGB V.

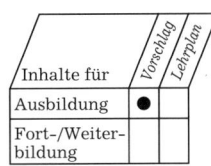

Inhalte für	Vorschlag	Lehrplan
Ausbildung	●	
Fort-/Weiterbildung		

Die Arzneimittel sind Sachleistungen, d.h. sie werden dem Versicherten aufgrund einer ärztlichen Verordnung (Rezept) von Apotheken ausgehändigt, § 31 SGB V.[10]

Arzneimittel

Arzneimittel, die üblicherweise bei geringfügigen Gesundheitsstörungen verordnet werden, sowie unwirtschaftliche Arzneimittel können von der Verordnungsfähigkeit ausgeschlossen werden, etwa Geriatrika[11].

---

[8] BGH NJW 1988, S. 1248

[9] Narr, Ärztliches Berufsrecht Rdn 731.

[10] Die Versorgung mit Arzneimitteln kann nur durch öffentliche Apotheken erfolgen, Krankenhausapotheken dürfen noch nicht einmal die Pflegeheimteile des Krankenhauses mit Arzneimitteln versorgen.

[11] OVG Rh-Pfalz Urt. v. 9. 1. 1985 AZ 2 A 106/84.

Hierzu gehören:

▷ Arzneimittel zur Anwendung bei Erkältungskrankheiten,

▷ leichte Schmerzmittel,

▷ Abführmittel,

▷ Mund- u. Rachentherapeutika.

Zur Kostendämpfung im Gesundheitswesen wurden weiterhin für eine Reihe von Arzneimitteln Festbeträge festgesetzt, § 35 SGB V. Welche Mittel als Arzneimittel verordnungsfähig sind, wird in den Arzneimittelrichtlinien festgelegt. Hier finden sich nicht nur Arzneimittel im engeren Sinn, sondern beispielsweise auch Sondennahrung bei medizinisch indizierter Sondenernährung, siehe *Fall 87.* Die Versicherten haben bei der Verordnung von Arznei- und Verbandsmitteln eine Rezeptgebühr zu entrichten, § 31 Abs. 3 SGB V. BezieherInnen geringer Einkommen und Renten können von der Zuzahlungspflicht befreit werden (alle Sozialhilfeberechtigten im Heim), siehe unten Härtefälle.

Zuzahlungen, 2. NOG:			
bis	30,– DM	9,–	(früher: 4,–)
30,– —	50,– DM	11,–	(früher: 6,–)
über	50,– DM	13,–	(früher: 8,–)

Höchstbetrag

Die verbreitete Meinung, der Arzt dürfe Arzneimittel nur bis zu einem bestimmten Betrag verschreiben und müsse bei Überschreitung dieses Betrages aus eigener Tasche zahlen, trifft so nicht zu. Es gibt keine Begrenzung durch einen Höchstbetrag für einen Patienten. Der Arzt darf jedoch das Maß des Notwendigen nicht überschreiten. Die Überschreitung bestimmter „Richtgrößen" aller Verschreibungen kann die Krankenkasse allerdings zum Anlaß nehmen, die Verordnungstätigkeit des Arztes zu überprüfen, § 84 SGB V.

(c) Heilmittel

Fall 88:
Frau Z. ist nach einem Apoplex halbseitig gelähmt. Auch nach der Entlassung aus dem Krankenhaus benötigt sie Krankengymnastik, um weiter selbständig gehen zu lernen.

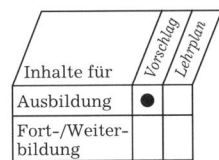

Inhalte für	*Vorschlag*	*Lehrplan*
Ausbildung	●	
Fort-/Weiterbildung		

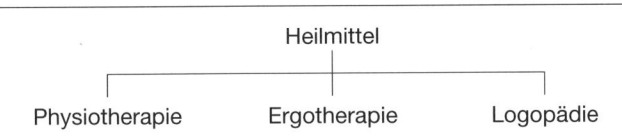

Heilmittel sind Dienstleistungen, die die ärztliche Heilbehandlung unterstützen oder ergänzen. Insbesondere gehören zu den Heilmittelleistungen der ambulanten Rehabilitation die Krankengymnastik und Ergotherapie. Welche Leistungen als Heilmittel verordnungsfähig sind, ergibt sich aus den Heilmittelrichtlinien. Als Heilmittel sind u. a. folgende Leistungen anerkannt, die vom Arzt verordnet werden können, soweit sie im Rahmen der Heilbehandlung notwendig sind:

▷ Orientierungs- und Wahrnehmungsübungen, Mobilisation der kognitiven, motorischen Fähigkeiten bei psychisch kranken alten Menschen.

Keine Heilmittel sind allgemeine Gebrauchsgegenstände des täglichen Lebens und ausgeschlossene Heilmittel.

Wie bei den Arzneimitteln haben die Versicherten auch bei Heilmitteln Zuzahlungen zu leisten. Sie betragen 20 % (2. NOG) der Heilmittelkosten. Auch hier ist in Härtefällen eine Befreiung von der Zuzahlungspflicht möglich, siehe Seite 253.

Insgesamt wird gerade bei Alterspatienten von diesen therapeutischen Möglichkeiten zuwenig Gebrauch gemacht. Hinweise der Pflegekräfte können hier durchaus angezeigt sein.

Heilmittelrichtlinien

Ambulante Rehabilitation

Nicht verordnet werden dürfen etwa:
▷ Ganz- und Vollmassagen,
▷ Mineral-, Heil- und andere Wasser,
▷ allgemeine Gebrauchsgegenstände des täglichen Lebens (Wärmflasche),
▷ Fieberthermometer.

Verordnet werden können, soweit dies notwendig, zweckmäßig und wirtschaftlich vertretbar ist:
▷ Massagen einzelner oder mehrerer Körperteile, Bindegewebs- und Reflexzonenmassagen, Colonmassagen, Unterwasserdruckmassagen,
▷ Bewegungstherapie (Bewegungsübungen, z.b. nach Schlaganfall),
▷ Krankengymnastik,
▷ Wärme- und Kältetherapie (z.b. Warmkompressen),
▷ medizinische Bäder (z. B. mit antirheumatischer Wirkung),
▷ Beschäftigungstherapie (bei motorischen Störungen wie Parkinson oder sensorischen Störungen).

Durch die vorzeitige Entlassung von Patienten aus dem Krankenhaus und durch den Grundsatz der Rehabilitation vor Pflege gewinnt die ambulante Rehabilitation nochmals an Bedeutung. Bei der Feststellung der Pflegebedürftigkeit ist der Bedarf an Rehabilitation mit festzustellen, und die pflegerischen Hilfen sind mit den therapeutischen abzustimmen. Aus der Sicht der Pflegekräfte ist es nicht immer ganz einleuchtend, daß etwa Bewegungsübungen, tagestrukturierende Maßnahmen oder andere rehabilitative Pflegetätigkeiten nicht als Heilmittel anerkannt werden, die gleichen Tätigkeiten aber vom Therapeuten „auf Rechnung" der Krankenkassen gehen. Eine Abgrenzung zwischen aktivierender und rehabilitativer Pflege auf der einen Seite und medizinischer Rehabilitation auf der anderen Seite ist ausgesprochen schwer möglich[12].

---

[12] Vgl. zur Leistung der ambulanten Rehabilitation im einzelnen: Klie, Forum Sozialstation, 1994 (Heft 71), S. 17 ff.

(d) Hilfsmittel

Fall 89:
Herr B. wird von seiner Familie zu Hause gepflegt. Er hat durch das lange Liegen eine Druckstelle an den Füßen sowie einen beginnenden Dekubitus am Gesäß. Er benötigt eine Dekubitusmatratze neben der entsprechenden pflegerischen Behandlung.

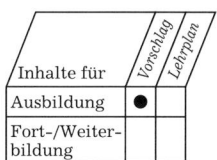

Inhalte für	*Vorschlag*	*Lehrplan*
Ausbildung	●	
Fort-/Weiter-bildung		

Als Hilfsmittel werden Seh- und Hörhilfen, Körperersatzstücke und andere Mittel angesehen, die erforderlich und geeignet sind, eine Behinderung auszugleichen oder einer Behinderung oder Pflegebedürftigkeit vorzubeugen und den Erfolg einer Heilbehandlung zu sichern, § 33 SGB V. Die verordnungsfähigen Hilfsmittel sind in den Hilfsmittelrichtlinien der Krankenkassen aufgelistet[13]. Hierzu gehören u. a.:

▷ Krankenfahrstühle,
▷ Gehhilfen (Deltarad, Krücken),
▷ Hörgeräte (ohne Batterien),
▷ Dekubitusmatratzen und -betten, siehe *Fall 89*,
▷ Inkontinenzhilfsmittel (zum größten Teil).

Hilfsmittel (Def.)

Eine Reihe von Hilfsmitteln wurden von der Verordnungsfähigkeit ausgeschlossen, z. B. Leibbinden, Alkoholtupfer, Einmalhandschuhe, Urinflaschen, Batterien für Hörgeräte (Verordnung zu § 34 Abs. 4 SGB V[14]).

Ausgeschlossene Hilfsmittel

Auch Brillen und Kontaktlinsen gehören zu den Hilfsmitteln. Hier werden zu den Brillengestellen in der Regel nur Zuschüsse in Höhe von DM 20,– gezahlt. Anspruch auf eine neue Brille besteht bei Änderung der Sehfähigkeit um mindestens 0,5 Dioptrien, § 33 Abs. 4 SGB V.
Bei Hilfsmitteln sind Zuzahlungen nicht zu leisten.

Brillen

Fall 90:
Ein gehfähiger Heimbewohner leidet unter Harninkontinenz, ist aber frei von Krankheiten, für die die Harninkontinenz gefährlich ist, z. B. Dekubitus.

Sonderfragen: Krankenunterlagen, Einwegwindeln . . .

[13] vgl. Hilfsmittelkatalog, Bonn 1997
[14] s. a.a.O.

**Gebrauchs-
gegenstände**

Einwegwindeln, Einwegkrankenunterlagen und Zellstoffeinlagen gelten grundsätzlich nicht als Hilfsmittel gem. § 33 SGB V und können deshalb von den Ärzten bei Inkontinenz ohne besondere Begründung nicht verschrieben werden. Diese Artikel werden als allgemeine Gebrauchsgegenstände eingeordnet, die zwar der Pflege des Patienten dienen, aber weder unmittelbar noch mittelbar mit der Behandlung einer Krankheit im Zusammenhang stehen (s. *Fall 90*).

Fall 91:
Ein Schlaganfallpatient mit Halbseitenlähmung und Sprachverlust leidet an Harn- und Stuhlinkontinenz und benötigt zur Dekubitusprophylaxe Krankenunterlagen.

Fall 92:
Ein Heimbewohner kommt mit Dekubitus aus dem Krankenhaus. Er benötigt im Rahmen der Dekubitusbehandlung Krankenunterlagen und Einwegwindeln.

Hilfsmittel

Dennoch gibt es Fallgruppen, in denen diese Artikel vom Arzt als Hilfsmittel verschrieben werden können. Werden Einwegwindeln etc. in direktem Zusammenhang mit der Behandlung einer Krankheit erforderlich (bei Blasen- und/oder Darminkontinenz im Rahmen einer Dekubitusbehandlung oder bei Dermatitiden), handelt es sich um Hilfsmittel zur Sicherung des Heilerfolges (§ 33 SGB V) (s. *Fall 92*). Entsprechendes gilt, wenn neben der Blasen- und/oder Darminkontinenz so schwere Funktionsstörungen (z. B. Halbseitenlähmung mit Sprachverlust) vorliegen, daß ohne diese Mittel der Eintritt von Dekubitus oder Dermatitiden droht (s. *Fall 91*).

Fall 93:
Frau S. lebt in einem Altenheim. Sie leidet an einer mittelschweren Harninkontinenz. Ohne Inkontinenzhilfsmittel kann sie nicht außer Haus gehen und auch nicht am Gemeinschaftsleben im Heim teilnehmen, da sie stets Angst vorm Einnässen und vor Geruchsbelästigung haben muß.

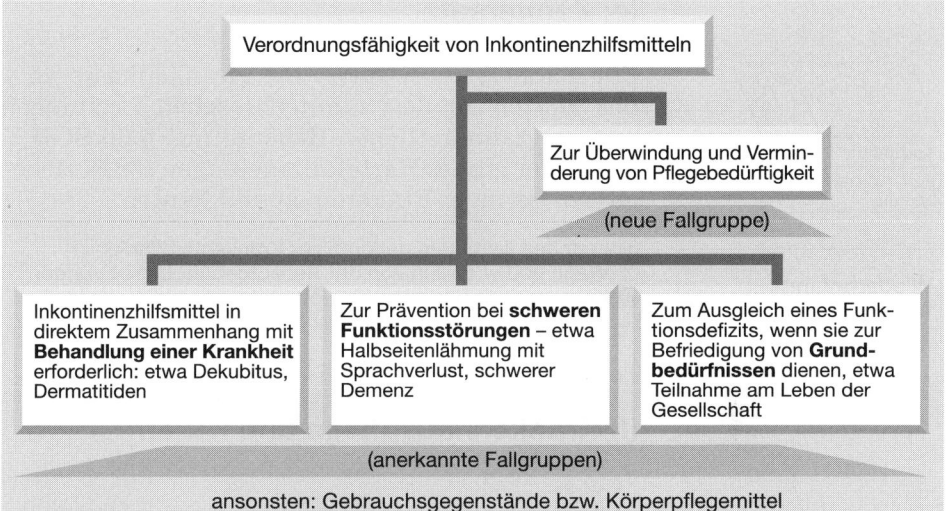

Das Bundessozialgericht hat in einer weiteren Fallgruppe 1989 die Hilfsmitteleigenschaft von Inkontinenzmitteln anerkannt. Sind diese zum Ausgleich eines Funktionsdefizits (Inkontinenz) erforderlich und dienen sie zur Befriedigung von Grundbedürfnissen des täglichen Lebens, etwa der Teilnahme am Leben in der Gesellschaft, so sind Inkontinenzmittel als Hilfsmittel i. S. des § 33 SGB V anzusehen und verordnungsfähig[15].

Zu der Verschreibungsfähigkeit von Einwegwindeln und Krankenunterlagen liegen eine Reihe von Urteilen vor, in denen diese Verschreibungsvoraussetzungen herausgearbeitet wurden[16]. Auch die Krankenkassen haben in ihren Grundsätzen diese neuere Rechtsprechung berücksichtigt[17].

---

[15] BSG Altenpflege 1990, S. 405 ff.
[16] BSG DOK 1982, S. 739; BSG DOK 1983, S. 220.
[17] DOK 1982, S. 32: DOK 1983, S. 211; Hilfsmittelkatalog a. a. O.;
Verschreibungen von Krankenunterlagen bedürfen ab einem bestimmten Betrag (z. B. 150,–) der Genehmigung durch die Krankenkasse, bevor Apotheken liefern dürfen.

(e) Zahnersatz

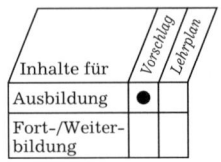

Inhalte für	Vorschlag	Lehrplan
Ausbildung	●	
Fort-/Weiter-bildung		

Für Zahnersatz erstattet die Krankenkasse 45% der Kosten zu den zahntechnischen Leistungen und der zahnärztlichen Behandlung, § 30 SGB V. Auch hier gibt es Härtefallregelungen für BezieherInnen geringer Einkommen und Renten.

① Welche Leistungen gehören zur Krankenbehandlung?
② Wann und wie kann von der Rezeptgebühr befreit werden?
③ Können auch Batterien für Hörgeräte verordnet werden?
④ Wann zahlt die Krankenkasse Krankenunterlagen und Inkontinente?

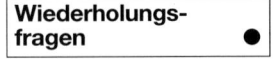

Wiederholungs-fragen ●

(f) Krankenhauspflege und Kuren

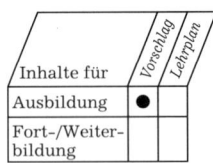

Inhalte für	Vorschlag	Lehrplan
Ausbildung	●	
Fort-/Weiter-bildung		

Fall 94:
Herr B. hat vor 6 Monaten einen Schlaganfall erlitten, nach 3 Monaten ist er aus dem Krankenhaus in ein Pflegeheim entlassen worden. Der behandelnde Arzt hält einen Aufenthalt in einer Reha-Klinik für erfolgversprechend und hat auch einen Platz bekommen. Herr B. hat etwas Angst vor der Reha-Klinik und möchte, daß seine Frau mitkommt.

Krankenhaus-pflege

Stationäre Behandlung im Krankenhaus wird gewährt, wenn die Aufnahme in ein Krankenhaus erforderlich ist, um die Krankheit zu erkennen oder zu behandeln oder Krankheitsbeschwerden zu lindern (§ 39 SGB V).

Im Krankenhaus werden grundsätzlich alle Leistungen – ärztliche Behandlung, Pflege, Unterkunft und Verpflegung, Arzneimittel usw. – direkt vom Krankenhaus als Sachleistungen erbracht und vollständig von den Krankenkassen übernommen (anders als in Pflegeheimen). Es wird allerdings in den ersten 14 Tagen eine Selbstbeteiligung von DM 17,– pro Tag verlangt (Höchstbetrag im Jahr 238,– DM).

Der Patient hat grundsätzlich das Krankenhaus aufzusuchen, das in der ärztlichen Einweisung genannt ist. Im Rahmen der Krankenhauspflege gem. § 39 SGB V werden auch teilstationäre Behandlungen übernommen (z.B. gerontopsychiatrische Tagesklinik).

Krankenhauspflege wird nicht gewährt, wenn ambulante und teilstationäre Behandlung ausreichen würden.

Reha-Klinik

Behandlung in Kur- und (geriatrischen) Spezialeinrichtungen kann die Krankenkasse gewähren, wenn sie erforderlich ist, um eine Krankheit zu lindern, zu bessern oder vor Verschlimmerung zu bewahren, z. B. nach Schlaganfall in einer Reha-Klinik, § 40 SGB V[18]. Für Kuren sind die Krankenkassen aber nur zuständig, soweit nicht die Renten- oder Unfallversicherung oder das Versorgungsamt leistungspflichtig sind. Die Selbstbeteiligung beträgt hier 11,– DM pro Tag. In Spezialeinrichtungen kann u. U. auch eine Begleitperson aufgenommen werden, s. *Fall 94*, § 11 Abs. 3 SGB V.

Hospize

Durch das 2. NOG wird die Finanzierung stationärer Hospize im Rahmen der Krankenversicherung ermöglicht. Die Kassen haben Zuschüsse zu zahlen, deren Höhe in den Satzungen der Krankenkassen bestimmt wird, § 39a SGB V (E).

Zahlt die Krankenkasse bei Krankenhauspflege auch die im Krankenhaus gewährte Grundpflege?

Wiederholungsfrage	●

(g) Häusliche Krankenpflege

> **Fall 95:**
> Einer 74jährigen Frau wurde wegen eines Ca-Geschwüres im absteigenden Dickdarmbereich ein Anus praeter naturalis angelegt. Die Patientin wollte so schnell wie möglich in ihre Wohnung zurück, obwohl die Ärzte ein weiteres Verbleiben im Krankenhaus für erforderlich hielten und ihr den Einzug in ein Pflegeheim nach abgeschlossener Behandlung empfohlen hatten. Sie wird in ihre Wohnung entlassen und bedarf weiterer ärztlicher Behandlung und pflegerischer Hilfe.

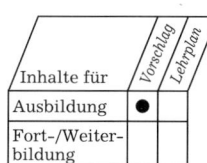

Inhalte für	Vorschlag	Lehrplan
Ausbildung	●	
Fort-/Weiterbildung		

Die häusliche Krankenpflege wird von den Krankenkassen (sowie ggf. von Unfallversicherung,

---

[18] Vgl. ausführlich zu Spezialeinrichtungen: Brandt in: Brandt/Dennebaum/Rückert (Hrsg.), Stationäre Altenhilfe, S. 192 ff.

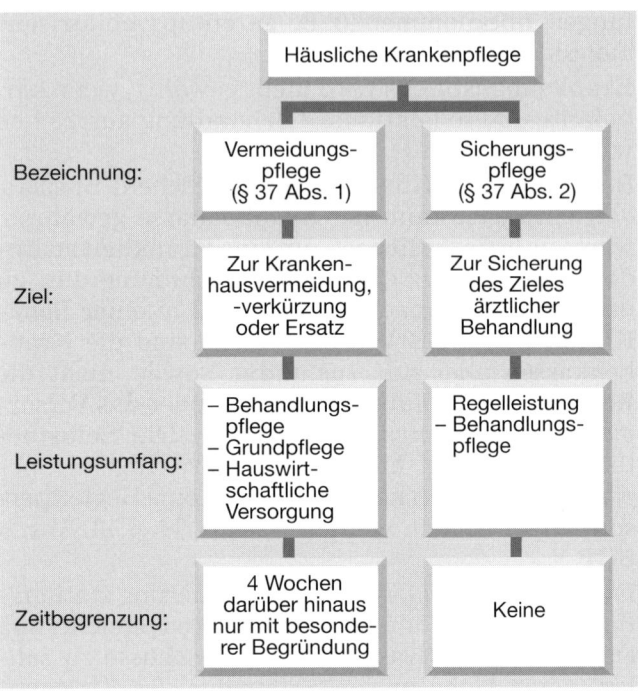

Versorgungsamt, Beihilfe, bei nicht Krankenversicherten von der Sozialhilfe) gewährt. Ihre Rechtsgrundlage findet sich in § 37 SGB V.

Unabdingbare Voraussetzung und zugleich Merkmal der häuslichen Krankenpflege ist, daß sie neben der ärztlichen Behandlung im eigenen Haushalt oder innerhalb der Familie erbracht wird. Der Grundgedanke dieser Kassenleistung ist, daß die erforderlichen Maßnahmen, z.B. Injektionen, Dekubitusversorgung, Waschungen, Nachtwachen, im vertrauten häuslichen Bereich durchgeführt werden sollen. Er hat neben seinem „humanitären" Aspekt auch ein wirtschaftliches Ziel: die häusliche Krankenpflege soll andere Leistungsbereiche der gesetzlichen Krankenkasse entlasten, insbesondere Krankenhauspflege und ärztliche Konsultationen.

Humanität und Kostendämpfung

In jedem Fall kann die häusliche Krankenpflege nur in Zusammenhang mit ambulanter ärztlicher Behandlung gewährt werden. Sind allein pflegerische Maßnahmen notwendig, ohne daß zugleich ärztliche Behandlung erforderlich ist, so besteht kein Anspruch nach § 37 SGB V – dies ist i.d.R. der Fall, wenn nur Maßnahmen der Grundpflege benötigt werden.

Voraussetzungen

Es muß sich weiterhin um Pflege im Haushalt des Versicherten oder seiner Familie handeln. Im Pflegeheim kann nach Ansicht der Krankenkassen häusliche Krankenpflege grundsätzlich nicht gewährt werden, wohl aber, wenn der Versicherte in einer Altenwohnung oder einem Altenwohn- oder Altenheim wohnt, da diese Einrichtungen die hauswirtschaftliche Versorgung grundsätzlich den BewohnerInnen überläßt bzw. offenläßt[19].

Nach § 37 Abs. 1 SGB V wird häusliche Krankenpflege als Regelleistung (= Pflichtleistung der Krankenkassen) gewährt, wenn Krankenhauspflege geboten ist und durch diese Maßnahme nicht erforderlich wird. Man spricht in diesen Fällen von „Vermeidungspflege".

Krankenhausvermeidung

Drei Situationen sind hier zu unterscheiden:

▷ Krankenhauspflege ist nicht ausführbar. Hier ist kein geeigneter Krankenhausplatz, etwa in einer Reha-Klinik vorhanden.

Ersatzpflege

▷ Krankenhauspflege kann vermieden werden. Etwa bei einem Re-Apoplex ist Krankenhausbehandlung aus ärztlicher Sicht geboten. Eine belastende Krankenhauseinweisung kann jedoch durch umfassende häusliche Krankenpflege vermieden werden.

Vermeidungspflege

▷ Verkürzung der Krankenhauspflege. Durch häusliche Krankenpflege kann eine vorzeitige Entlassung aus dem Krankenhaus erfolgen.

Verkürzungspflege

In *Fall 95* könnte der Frau häusliche Krankenpflege zur Vermeidung eines an sich noch länger notwendigen Krankenhausaufenthaltes gewährt werden.

[19] Vgl. KK-Verb. DOK 1978, S. 304; vgl. Klie, Altenheim 1995, S. 76 ff.

Bei Fällen der Krankenhausvermeidung wird im Rahmen der häuslichen Krankenpflege sowohl Behandlungspflege (Injektionen, Dekubitusbehandlung usw.) als auch Grundpflege (Waschen, Betten usw.) gewährt, erforderlichenfalls auch hauswirtschaftliche Mindestversorgung und Nachtwachen.

Die „Vermeidungspflege" kann grundsätzlich nur für vier Wochen verschrieben werden. Sollte sie über einen längeren Zeitraum erforderlich sein, etwa bei schwer MS-Kranken, Moribunden, so kann sie auch über diesen Zeitraum hinaus gewährt werden. Hier bedarf es einer (rechtzeitigen!) Begutachtung durch den medizinischen Dienst.

Sicherung ärztlicher Behandlung

Unabhängig von einer aktuellen Krankenhausvermeidung wird häusliche Krankenpflege zur Sicherung des Ziels ärztlicher Behandlung gewährt.

▷ Geht es dabei um Behandlungspflege, wird die häusliche Krankenpflege als eine zeitlich unbefristete Pflichtleistung gewährt[20]. Es geht dabei um Mitarbeit bei ärztlicher Therapie und Diagnostik[21] (*Insulin*-Injektionen, *Medikamentenvergabe bei Compliance-Problemen,* spezielle Krankenbeobachtung, Verbände, Packungen, Übungsbehandlung, Bestrahlung, *Inhalation,* Katheterwechsel, Spülungen, Anus-praeter- und Fistelversorgung, Trachealkanülen usw.[22]) und fachpflegerische Maßnahmen zur Unterstützung des Ziels der ärztlichen Behandlung (rehabilitative Pflege).

Nachrang der häuslichen Krankenpflege

Nach § 37 Abs. 3 SGB V wird häusliche Krankenpflege nur insoweit gewährt, als eine im Haushalt lebende Person den Kranken nicht pflegen kann.

---

[20] So schon nach alter Rechtslage: Barth, DOK 1982, S. 214; vgl. Krauskopf, SozKV, § 185 RVO a. F.

[21] kursiv Gedrucktes: Soll nach Abgrenzungskatalog (Entwurf) nicht verordnungsfähig sein.

[22] Zu Definition von Behandlungspflege vgl. Hauck/Haines SGB V § 37 Rz 22, vgl. Igl/Welti, Die Leistungsinhalte der häuslichen Krankenpflege, VSSR 2/1995, S. 117–148.

Soweit „Selbsthilfe" möglich ist, schließt sie eine professionelle Versorgung aus. So muß auf dem ärztlichen Verordnungsschein von dem Versicherten ausgefüllt werden, ob, und wenn ja, welche Pflegeleistungen von im Haushalt lebenden Personen erbracht werden können. Maßnahmen der sog. „einfachen Behandlungspflege" können – nach entsprechender Unterweisung – auch von Haushaltsangehörigen übernommen werden, etwa Medikamentenvergabe, ggf. auch die Verabreichung

Übersicht: Pflege

Grundpflege	Behandlungspflege
Hilfe bei Verrichtungen des täglichen Lebens	Pflegerische Verrichtungen, die zur medizinischen Behandlung gehören oder sie unterstützen
Einfache Behandlungspflege	Qualifizierte Behandlungspflege
Erfordert keine besondere Fachkenntnis	Einsatz von Fachkräften des Gesundheitswesens erforderlich
Gehört zur Grundpflege	Keine Berücksichtigung bei Pflegebedarf i. S. d. § 14 SGB XI
Leistungspflicht der Pflegekassen bei Pflegebedürftigkeit i. S. d. § 14 SGB § XI	Leistungspflicht der Krankenkassen (außerhalb von stationären Einrichtungen)
Wird bei Feststellung des Pflegebedarfs im Zusammenhang mit der Pflegebedürftigkeitsbegutachtung berücksichtigt	
Keine Pflegebedürftigkeit i. S. d. § 14 SGB XI: Anspruch gem. § 37 Abs. 2 SGB V, wenn keine im Haushalt lebende Person diese Leistungen übernehmen kann	

„Einfache" und „qualifizierte" Behandlungspflege

von s.c. Injektionen. Maßnahmen der „qualifizierten Behandlungspflege" bleiben den Fachkräften vorbehalten, etwa: Katheterisierung, rehabilitative Pflege. Eine klare Abgrenzung zwischen „einfacher" und „qualifizierter" Behandlungspflege existiert nicht[23]. Ein „Abgrenzungskatalog" befindet sich jedoch in Vorbereitung, der weitgehende Eingrenzungen der Behandlungspflege im Rahmen der häuslichen Krankenpflege vorsieht.[23a]

Von den Mitgliedern des Haushalts, die für die Durchführung der häuslichen Krankenpflege in Betracht kommen, kann nicht verlangt werden, daß sie sich von Berufstätigkeit, Berufs- und Schulausbildung zum Zwecke der Pflege beurlauben lassen[24].

Altenpflegekräfte in der häuslichen Krankenpflege

Auch examinierte Altenpflegekräfte können Leistungen der Häuslichen Krankenpflege erbringen – sowohl im Bereich Grundpflege als auch im Bereich der qualifizierten Behandlungspflege – entsprechende Qualifikation vorausgesetzt[25]. Dennoch haben auch heute noch AltenpflegerInnen vielerorts Schwierigkeiten, von den Kassen anerkannt zu werden. Insbesondere von Ortskrankenkassen hört man immer wieder, daß sie sich weigern, den Einsatz von Altenpflegekräften zu akzeptieren. Auch in Sozialstationen werden aus verschiedenen Gründen Altenpflegekräfte häufig nicht für Aufgaben der häuslichen Krankenpflege eingesetzt. Sozialversicherungsrechtlich ist diese Praxis nicht zu rechtfertigen. Schuld ist nicht zuletzt ein unzutreffendes Berufsbild bzgl. Altenpflegekräften bei den Kassen und berufsständische Konflikte in ambulanten Diensten.

Weisen Altenpflegekräfte nach, daß sie über die entsprechende Kompetenz verfügen, können die Krankenkassen sie nicht von der Leistungserbringung

---

[23] vgl. ausführlich: Klie, Forum Sozialstation, Heft 83 1996, S. 21 ff.
[23a] vgl. Forum Sozialstation Heft 86 (1987), S. 6 ff.
[24] So: BSG BKK 1977, S. 160.
[25] vgl. ausführlich: Klie, Altenpflege 1996, S. 610 ff., vgl. auch BSGE 50, 73

ausschließen. Leider gibt es noch keine einheitlichen Ausbildungs- und Prüfungsordnungen in Deutschland, so daß jeweils nachgewiesen werden muß, daß die in der häuslichen Krankenpflege einzusetzenden Altenpflegekräfte über die entsprechenden Kenntnisse verfügen[26]. Altenpflegekräften kann ggf. auch die Leitung eines Dienstes übertragen werden, der Leistungen der Häuslichen Krankenpflege „abgibt". Allerdings muß hier auch die entsprechende „Managementqualifikation" nachgewiesen werden[27].

Selbstbeschaffte Pflegekräfte

Versicherten können auch von den Kassen die Kosten für eine selbstbeschaffte Pflegekraft erstattet werden, wenn hierfür ein besonderer Grund vorliegt (§ 37 Abs. 4 SGB V), etwa, wenn die Krankenkasse nicht in der Lage ist, eine Fachkraft zu stellen oder nicht ausreichend ambulante Dienste vor Ort verfügbar sind[28]. Hier kann – anders als bei der Haushaltshilfe gem. § 38 SGB V – auch ein Familienangehöriger als „selbstbeschaffte Pflegekraft" fungieren und eine angemessene Kostenerstattung verlangen[29].

Verordnung der Ärzte

In jedem Fall bedarf es für die Gewährung häuslicher Krankenpflege einer ärztlichen Verordnung. Der behandelnde Arzt muß auf der Verordnung genau angeben, welche Hilfen erforderlich sind. Aufgrund der in der Tat recht komplizierten Rechtslage sind die Ärzte nicht immer umfassend infor-

---

[26] Vgl. ausführlich zu dem problematischen Urteil des OLG Düsseldorf vom 8. 6. 93 AZ U/28/92 Klie in: Forum Sozialstation, 1994 (Heft 66), S. 37–43; Böhme verweist zu Recht darauf, daß Altenpflegekräfte bei 700 Ausbildungsstunden in Anatomie, Krankheitslehre und Medikamentenlehre in der Regel über ausreichende Kenntnisse für die in der Altenpflege anfallenden behandlungspflegerischen Aufgaben besitzen, vgl. Böhme, Gutachten, S. 124 f. Zu unterscheiden ist der Einsatz von AltenpflegerInnen und die Zulassung freiberuflicher AltenpflegerInnen zur Leistungserbringung gem. § 132 SGB V. Der Einsatz in Sozialstationen ist bei entsprechenden Kenntnissen und Fähigkeiten in „Behandlungspflege" unproblematisch,. Die Zulassung freiberuflich Tätiger oder als LeiterIn eines Dienstes fungierende AltenpflegerInnen setzt zusätzlich Leitungskompetenz und besonderes Fachwissen für Anleitung und Kontrolle von MitarbeiterInnen voraus.

[27] Vgl. ausführlich Klie, Altenpflege 1996, S. 610 ff.

[28] BSG FEVS Bd. 29 S. 72

[29] So: BSG BKK 1977, S. 88; vgl. für BVG: Wilke § 18 Rz 30 „Oma auf Krankenschein."

miert. Hinweise von Pflegekräften können durchaus angebracht sein. Auch die Versicherten können bei der Kasse direkt einen Antrag stellen[30].

Vergütung

Die Vergütung der häuslichen Krankenpflege durch die Kassen an Pflegedienste ist von Bundesland zu Bundesland recht unterschiedlich. Sie wird in Versorgungsverträgen zwischen Krankenkassen und ambulanten Diensten bzw. Wohlfahrtsverbänden oder selbständigen Pflegekräften ausgehandelt, § 132 SGB V[31].

Psychiatrische Pflege

Im Rahmen der häuslichen Krankenpflege ist auch der besonderen Belange psychisch Kranker Rechnung zu tragen. Hier sind im Rahmen der Pflege nicht so sehr körperliche Pflegemaßnahmen erforderlich, sondern Hilfen bei der Tagesstrukturierung, Erinnerung an Medikamenteneinnahme etc. Die psychiatrische Pflege ist im Rahmen der häuslichen Krankenpflege leider von den Krankenkassen noch nicht ausreichend anerkannt worden.

Der Anspruch auf Leistungen der Häuslichen Krankenpflege besteht auch nach dem 2. NOG fort. Der Leistungskatalog wird jedoch reduziert und die Verordnung einer strengeren Prüfung unterzogen.[32]

Wiederholungsfragen ●

① Unter welchen zwei Voraussetzungen kann Grundpflege im Rahmen der häuslichen Krankenpflege von den Kassen gezahlt werden?
② Wird Behandlungspflege immer von den Krankenkassen übernommen?
③ Können auch AltenpflegerInnen in der häuslichen Krankenpflege eingesetzt werden?

Literaturhinweise

BAG FW: Anforderungen an die Qualität häuslicher Krankenpflege, Bonn, 2. Aufl. 1989

---

[30] Information für Ärzte: Geriatrie Praxis 1991, Heft 3, S. 68 ff.
[31] Übersicht über Vergütungssätze: Klie, Altenpflege 1987, S. 614 ff.
[32] vgl. ausführlich zur Diskussion um die „Häusliche Krankenpflege: Forum Sozialstation, Heft 83, 1996

(h) Haushaltshilfe

Für den Zeitraum, in dem pflegende Angehörige auf Kur oder im Krankenhaus sind, können die Krankenkassen in ihren Satzungen vorsehen, daß den Pflegebedürftigen, die auf diese Weise unversorgt sind, Haushaltshilfe gewährt wird, § 38 SGB V. Auf diese Weise soll eine „Fremdunterbringung", etwa im Krankenhaus oder Heim, verhindert werden[33]. Haushaltshilfe **kann** für Alleinstehende auch neben häuslicher Krankenpflege gewährt werden. Der Erstattungshöchstbetrag je Stunde beträgt DM 13,25 (11,50 Ost) (1997).

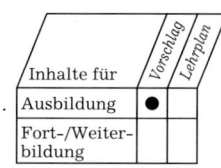

Inhalte für	Vorschlag	Lehrplan
Ausbildung	●	
Fort-/Weiterbildung		

(i) Fahrtkosten

Die Krankenkasse übernimmt Fahrtkosten der Patienten ins Krankenhaus und anderer Krankentransporte, bei denen eine Begleitperson erforderlich ist. Hier haben die Versicherten jedoch DM 25,– (2. NOG) jeweils selbst zu tragen, § 60 SGB V.

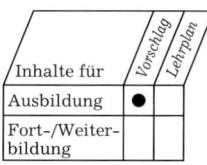

Inhalte für	Vorschlag	Lehrplan
Ausbildung	●	
Fort-/Weiterbildung		

Arztbesuch

In anderen Fällen, etwa der Fahrt mit der Taxe zum Arzt, übernimmt die Krankenkasse die Fahrtkosten nur dann, wenn der Versicherte durch sie unzumutbar belastet würde, siehe Härtefallregelung. In der Praxis ist es wichtig, daß die entsprechenden Belege, etwa Taxiquittung, vom Arzt abgestempelt und die Erforderlichkeit des Transports bestätigt wird.

(j) Härtefälle

Fall 96:
Im Heim Waldfrieden werden die Zuzahlungen für Arzneimittel, die die Heimbewohner entrichten müssen, vom Barbetrag der Bewohner gezahlt.

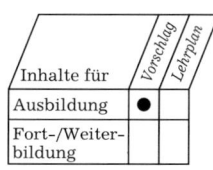

Inhalte für	Vorschlag	Lehrplan
Ausbildung	●	
Fort-/Weiterbildung		

Zuzahlungen

Von den Zahlungsverpflichtungen, etwa bei Arznei- und Heilmitteln, hat die Krankenkasse den Versicherten von der Zuzahlungspflicht zu befrei-

---

[33] Vgl. Klie, Altenpflege 1986, S. 24.

en, wenn diese ihn unzumutbar belasten würde, § 61 SGB V. Sozialhilfebezieher sind von der Zuzahlungspflicht zu befreien. Ebenfalls von den Zuzahlungsverpflichtungen befreit sind die BewohnerInnen von Heimen, die ergänzend Sozialhilfe oder Kriegsopferfürsorge erhalten, § 61 Abs. 2 Ziff. 3 SGB V, siehe aber Fall 96.

Die Befreiung gilt auch für Kosten bei Zahnersatz, Zuzahlungsverpflichtung bei Kuren sowie für Fahrtkosten.

Als Einkommensgrenze gilt 40% der monatlichen Bezugsgröße nach § 18 SGB IV, das sind 1997 1708,– DM (1456,– Ost).

Teilweise Befreiung

Eine teilweise Befreiung wird denjenigen Versicherten gewährt, die relativ knapp über der genannten Einkommensgrenze liegen. Hier wird am Ende des Jahres eine Erstattung vorgenommen. Für die Praxis wichtig ist, daß alle Belege gesammelt werden!

Wiederholungsfragen ●

① Für welche Leistungen der Krankenversicherung gibt es Härtefallregelungen für Zuzahlungsverpflichtungen der Versicherten?
② Müssen Heimbewohner, die ergänzende Sozialhilfe beziehen, Zuzahlungen zu Arzneimitteln leisten?

b) Rentenversicherung

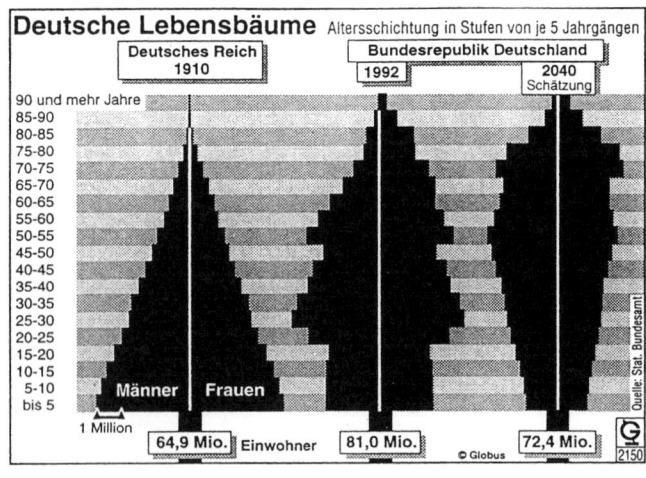

Deutsche Lebensbäume Altersschichtung in Stufen von je 5 Jahrgängen

Diese Frage beschäftigt viele ältere Menschen. Die Sicherheit der Renten ist überdies zu einem wichtigen sozialpolitischen Thema geworden. Immerhin ist die Rentnergeneration zur größten Wählergruppe angewachsen. Können heute die Renten noch als sicher gelten, und handelt es sich bei der jetzigen Rentnergeneration um die wohl reichste, die es je in Deutschland gab und geben wird, so wird von vielen bezweifelt, daß die Renten auch in Zukunft noch sicher sind. Es sind aber nicht nur die Renten, die

Sind die Renten sicher?

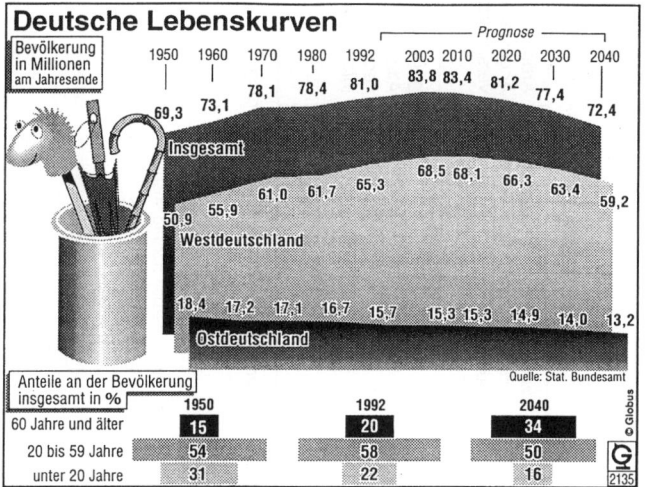

Deutsche Lebenskurven

die materielle Sicherheit im Alter garantieren. Nicht wenige Rentner leben (auch) von Geldvermögen, von Lebensversicherungen oder Wertpapieren. Die Einkommenssituation der jetzigen Rentner ist – durchschnittlich gesehen – zwar gut, dennoch gibt es viele, insbesondere Frauen, die an oder unter der Armutsgrenze leben müssen.

(1) Formen der Alterssicherung

In der Bundesrepublik gibt es – anders als in anderen Ländern wie etwa den Niederlanden – keine staatliche Einheitsfürsorge für Menschen im Ren-

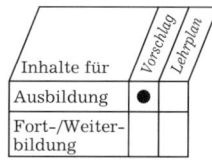

Inhalte für	Vorschlag	Lehrplan
Ausbildung	●	
Fort-/Weiter-bildung		

Formen der Absicherung im Alter für verschiedene Gruppen der Bevölkerung in der Bundesrepublik Deutschland

Art der Alterssicherung	Privatwirtschaft				unselbständig Beschäftigte (ArbeitnehmerInnen)		Öffentlicher Sektor
	Selbständige				ArbeiterInnen und Angestellte		
	Landwirtschaft	Freie Berufe	Handwerker	übrige Selbständige	im Bergbau	alle anderen	Beamte [3]
Basissicherung	Altershilfe für Landwirte [1]	Berufsständische Versorgung [2]	Handwerkerversicherung — zum Teil als Pflichtmitglied oder freiwillig versichert	zum Teil als Pflichtmitglied oder freiwillig versichert	Knappschaftliche Rentenversicherung *(Gesetzliche Rentenversicherung)*	Arbeiterrenten und Angestelltenversicherung	Beamtenversorgung
Zusatzsicherung						Betriebliche Altersversorgung *(nicht für alle)*	Zusatzversorgung des öffentlichen Dienstes *(für alle)*
Ergänzende Alterssicherung	private Altersvorsorge in verschiedenen Formen (z.B. private Lebensversicherung)						

Erwerbstätige insgesamt, davon

1) Zum Teil einschließlich mithelfender Familienangehöriger, als teilweise Absicherung, insbesondere neben dem „Altenteil"
2) Zum Teil auch für ArbeitnehmerInnen der betreffenden Berufszweige, mit Befreiungsmöglichkeit in der gesetzlichen Rentenversicherung
3) Beamte, Richter, Soldaten

Quelle: W. Schmähl, in: Gesetzliche und betriebliche Alterssicherung für verschiedene Gruppen der Bevölkerung in der Bundesrepublik Deutschland: Erfahrungen und Zukunftsaufgaben, Deutsche Rentenversicherung 11–12/1986, S.686

tenalter. Es haben sich vielmehr verschiedene Formen der Alterssicherung entwickelt bzw. erhalten. Welche Alterssicherung für einen alten Menschen eintritt, hängt wesentlich davon ab, welchen Beruf er vorher gehabt hat. Landwirte und Bergleute z. B. verfügen über eine eigenständige Alterssicherung, die in besonderer Weise aus staatlichen Mitteln bezuschußt wird. Freiberufliche verfügen über eine berufsständische Alterssicherung, haben aber auch Zugang zur gesetzlichen Rentenversicherung. Daneben gewinnen immer mehr Lebensversicherungen an Bedeutung. 38 % der Haushalte in Deutschland haben eine Lebensversicherung. Demgegenüber spielt die früher in bürgerlichen Kreisen wichtige Sicherung über Vermietung und Verpachtung nur noch eine recht geringe Rolle. Der größte Teil der BürgerInnen in der Bundesrepublik ist Mitglied in einer der gesetzlichen Rentenversicherungen. Die Alterssicherung der Beamten ist gesondert als Beamtenversorgung geregelt. Zusätzlich zu einer „Basissicherung" existieren betriebliche Altersrenten sowie Zusatzversorgungen im öffentlichen Dienst. Das vorstehende Schaubild vermittelt einen Überblick über die Alterssicherung in der Bundesrepublik.

Im folgenden soll lediglich auf die gesetzliche Rentenversicherung eingegangen werden, die für die meisten älteren Menschen die Grundlage ihrer finanziellen Alterssicherung darstellt. Im Hinblick auf den hohen Anteil von Frauen unter den älteren Menschen wird ihre (problematische) Alterssicherung besonders zu beleuchten sein. Darüber hinaus werden die wichtigsten Änderungen, die das Rentenreformgesetz 1992 gebracht hat, dargestellt.

(2) Die gesetzliche Rentenversicherung

Die gesetzliche Rentenversicherung schützt die Versicherten vor dem Risiko eines vorzeitigen, krankheitsbedingten Verlustes oder einer wesentlichen

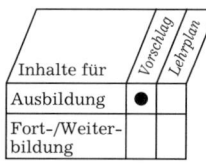

257

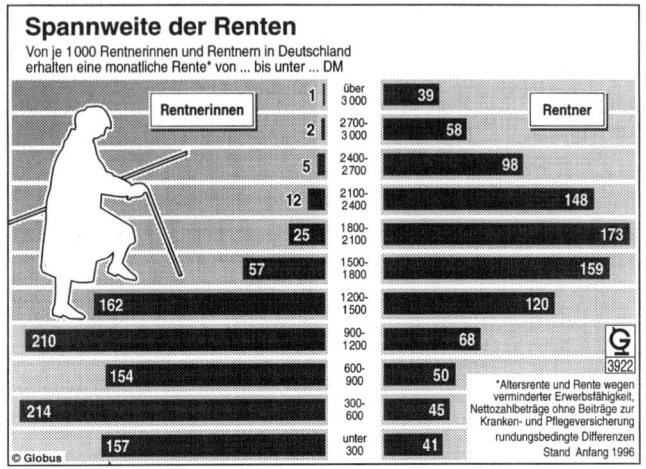

Spannweite der Renten
Von je 1 000 Rentnerinnen und Rentnern in Deutschland
erhalten eine monatliche Rente* von ... bis unter ... DM

Rentnerinnen	über 3 000	Rentner
1	über 3 000	39
2	2 700-3 000	58
5	2 400-2 700	98
12	2 100-2 400	148
25	1 800-2 100	173
57	1 500-1 800	159
162	1 200-1 500	120
210	900-1 200	68
154	600-900	50
214	300-600	45
157	unter 300	41

© Globus

*Altersrente und Rente wegen verminderter Erwerbsfähigkeit, Nettozahlbeträge ohne Beiträge zur Kranken- und Pflegeversicherung rundungsbedingte Differenzen
Stand: Anfang 1996

3922

Beeinträchtigung ihrer Erwerbstätigkeit und sichert ihnen ein Einkommen im Alter. In Erfüllung dieser Aufgaben gewährt sie Leistungen der medizinischen und beruflichen Rehabilitation, wenn hierdurch die Erwerbsfähigkeit wesentlich gebessert oder wiederhergestellt werden kann, Renten bei vorzeitiger Berufs- oder Erwerbsunfähigkeit, Altersruhegeld und Hinterbliebenenrente.

Versicherte

Wie auch sonst in der Sozialversicherung gibt es in der Rentenversicherung zwei Arten von Versicherten: Pflichtversicherte und freiwillig Versicherte.

Pflichtversichert ist man als Arbeiter und in der Regel als Angestellter. Auch verschiedene Gruppen von Selbständigen sind – wegen ihrer besonderen Schutzbedürftigkeit – pflichtversichert, z. B. Hausgewerbetreibende und Heimarbeiter. Andere Selbständige, z. B. Ärzte, Rechtsanwälte, Einzelhändler, können auch „pflichtversichert" sein, wobei allerdings die Aufnahme in die Pflichtversicherung von einem besonderen Antrag abhängt.

Von der Versicherungspflicht gibt es eine Reihe von Ausnahmen. So sind z. B. Beschäftigte, die nur ein geringes Entgelt erhalten (610,– DM p. m.,

520,– DM neue BL) oder nur eine Nebenbeschäftigung ausüben, versicherungsfrei.

Versicherungsträger

Träger der gesetzlichen Rentenversicherungen sind im wesentlichen die Angestelltenversicherung (Bundesversicherungsanstalt für Angestellte [BfA]), die Rentenversicherung der Arbeiter (Landesversicherungsanstalt [LVA]), die Knappschaftsversicherung für die Beschäftigten des Bergbaus, die Handwerkerversicherung für alle selbständigen Handwerker und die Altershilfe für Landwirte. Für die meisten Versicherungsträger bzw. Versicherungszweige gilt nunmehr einheitlich das SGB VI (Rentenversicherung für Angestellte und Arbeiter, Bundesknappschaft, gesondert geregelt bleibt die Altershilfe für Landwirte [GAL]).

Beiträge

Die Pflichtbeiträge für die versicherungspflichtigen Beschäftigten sind i. d. R. vom Arbeitgeber zu entrichten[34]. Sie werden von der zuständigen gesetzlichen Krankenkasse zusammen mit den Beiträgen für die gesetzliche Krankenversicherung und die Arbeitslosenversicherung als sog. Gesamtsozialversicherungsbeiträge eingezogen. Der Versicherte trägt i. d. R. die Hälfte des Beitrags selbst und muß sich die auf ihn entfallende Beitragshälfte von seinem Barlohn abziehen lassen. Beitragssatz 1997: 20,3 %.

Leistungen: Rehabilitation

① Ebenso wie die Kranken- und Unfallversicherung ist auch die Rentenversicherung verpflichtet, ihren Versicherten Rehabilitationsleistungen zu gewähren (§§ 9 ff. SGB VI). Dabei handelt es sich sowohl um medizinische als auch um berufsfördernde – z. B. für Ausbildung, Umschulung sowie Anpassung und Erweiterung beruflicher Kenntnisse (Weiterbildung) – Leistungen.

Frührente

② Die Rentenversicherung sichert die Beschäftigten sowohl bei vorzeitigem als auch bei altersbedingtem Ausscheiden aus dem Erwerbsleben.

---

[34] Bis zur Entgeltgrenze von DM 610,– (1995) trägt der Arbeitgeber den Beitrag allein.

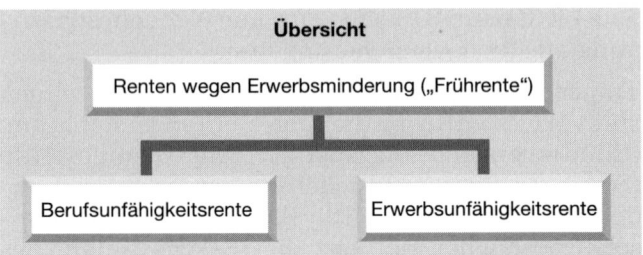

Der Arbeitnehmer, der bereits vorzeitig wegen Krankheit oder Unfallfolgen seinen Beruf aufgeben oder sogar ganz aus dem Erwerbsleben ausscheiden muß, kann Rente erhalten.

**Berufs-
unfähigkeits-
rente**

Fall 97:
Die Altenpflegerin Monika hat durch das langjährige Heben und Tragen in der Pflege eine „bandscheibenbedingte Erkrankung der Lendenwirbelsäule" erlitten. Sie kann daher den Beruf der Altenpflegerin nicht mehr ausüben.

Eine sog. Berufsunfähigkeitsrente erhält der Versicherte, der nur noch weniger als die Hälfte eines gesunden Versicherten verdienen kann – unter der Voraussetzung, daß die sog. kleine Wartezeit (5 Jahre, s. u.) erfüllt ist. Bei der im Einzelfall möglicherweise schwierigen Feststellung der Berufsunfähigkeit kommt es auf den bisherigen Beruf des Versicherten an. Eine Berufsunfähigkeit scheidet immer dann aus, wenn der Versicherte noch halbtags oder zu halbem Verdienst in seinem bisherigen Beruf arbeiten kann. Im übrigen spielt die mögliche Verweisung auf eine zumutbare Tätigkeit eine große Rolle, wobei auf Kräfte und Fähigkeiten, Dauer und Umfang der Ausbildung, bisherigen Beruf und auf die besonderen Anforderungen der bisherigen Berufstätigkeit abgestellt wird.

**Rente wegen
Erwerbs-
unfähigkeit**

Rente wegen Erwerbsunfähigkeit erhält ein Versicherter ebenfalls nach 5 Jahren Versicherungszeit, wenn er erwerbsunfähig ist. Die Erwerbsunfähigkeit unterscheidet sich von der Berufsunfähigkeit vor allem dadurch, daß der Versicherte überhaupt keiner regelmäßigen Erwerbstätigkeit mehr nachgehen kann. Allerdings muß sich der Antragsteller grundsätzlich auf den gesamten Arbeitsmarkt verweisen lassen, also auch auf eine weniger angesehene oder schlechter bezahlte Arbeit, soweit sie ihm zuzumuten ist.

③ Das Altersruhegeld wird nach Erreichen der Altersgrenze gewährt (§ 25 SGB VI). Als Grundfall gilt immer noch die Vollendung des 65. Lebensjahres; in diesem Fall wird das Altersruhegeld ohne besondere Voraussetzungen gewährt. Die vor Vollendung dieses Lebensalters eingetretenen Versicherungsfälle sind an zusätzliche Voraussetzungen geknüpft:

Altersruhegeld

▷ Arbeitslose können nach Vollendung des 60. Lebensjahres unter gewissen Voraussetzungen vorgezogenes Altersruhegeld erhalten,

▷ für Schwerbehinderte und Berufs- oder Erwerbsunfähigkeitsrentner kann nach Vollendung des 60. Lebensjahres Altersruhegeld gewährt werden,

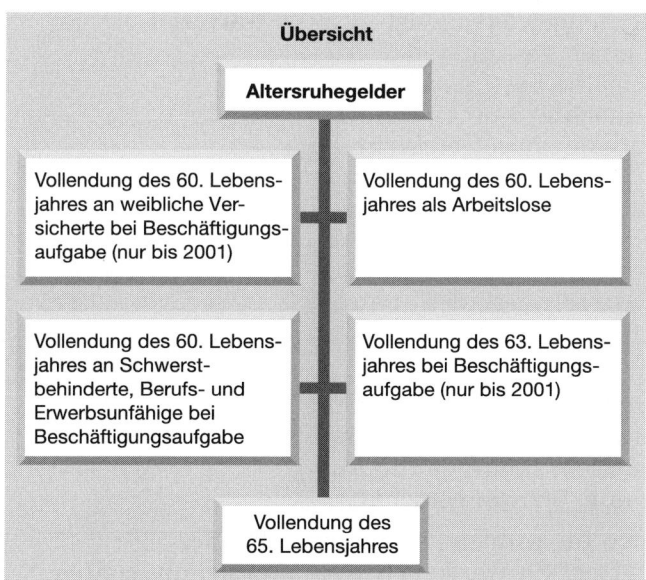

Übersicht

Altersruhegelder

Vollendung des 60. Lebensjahres an weibliche Versicherte bei Beschäftigungsaufgabe (nur bis 2001)

Vollendung des 60. Lebensjahres als Arbeitslose

Vollendung des 60. Lebensjahres an Schwerstbehinderte, Berufs- und Erwerbsunfähige bei Beschäftigungsaufgabe

Vollendung des 63. Lebensjahres bei Beschäftigungsaufgabe (nur bis 2001)

Vollendung des 65. Lebensjahres

▷ nach Vollendung des 63. Lebensjahres (flexible Altersgrenze) können alle Versicherten bei Erfüllung einer bestimmten Wartezeit Altersruhegeld beantragen,

▷ Frauen erhalten mit dem 60. Lebensjahr das Altersruhegeld, wenn sie in den letzten 20 Jahren überwiegend Pflichtbeiträge gezahlt haben.

Seit 1989 ermöglicht die sog. „Altersteilzeit", ArbeitnehmerInnen, die mindestens 58 Jahre alt sind und in den letzten 5 Jahren vor Beginn der „Altersteilzeit" mindestens 3 Jahre vollbeschäftigt und sozialversichert gearbeitet haben, den schrittweisen Rückzug aus der Berufsarbeit. Sie müssen mindestens 18 Stunden pro Woche im Jahresdurchschnitt arbeiten. Wer die „Altersteilzeit" in Anspruch nimmt, erhält 70 % seines Arbeitsentgelts. **„Altersteilzeit"**

④ Auch Hinterbliebene erhalten Renten aus der Rentenversicherung, wobei der Tod des Versicherten folgende Leistungen auslöst: Witwen-, Witwer-, Waisen- und Geschiedenenrente (§§ 46 ff. SGB VI). **Hinterbliebenenrente**

Voraussetzung für die Rentengewährung ist in jedem Fall die Erfüllung einer bestimmten Wartezeit. D. h., es müssen für eine bestimmte Anzahl von Monaten Beiträge entrichtet worden sein, damit überhaupt ein Leistungsanspruch entsteht. Im allgemeinen – z. B. für Berufsunfähigkeits- oder Erwerbsunfähigkeitsrente – beträgt die Wartezeit 60 Kalendermonate (kleine Wartezeit). Für das Altersruhegeld ist zu unterscheiden: Die Wartezeit für alle „vorgezogenen Altersruhegelder" beträgt 35 Jahre, die Wartezeit für das Altersruhegeld ab 65 Jahre 60 Monate. **Wartezeit**

Erfüllt werden kann diese Wartezeit i. d. R. nur mit Beitrags- und Ersatzzeiten (zu den Ersatzzeiten zählen Wehrdienstzeiten, nicht hingegen die Ausfallzeiten: Berufsausbildung, Schwangerschaft).

Seit 1986 erwerben Frauen für Kindererziehungszeiten Rentenanwartschaften. So werden für Ge- **Kindererziehungszeiten** burten bis zum 31. 12. 1991 das erste Jahr nach der Geburt, für Geburten ab dem 01. 01. 1992 die ersten drei Lebensjahre als Pflichtbeitragszeiten angerechnet.

Höhe der Renten

Während in anderen Staaten Einheits- oder Mindestrenten gezahlt werden, erfolgt in der Bundesrepublik eine individuelle Rentenberechnung.

Pflegezeiten

Seit 01. April 1995 sieht das Pflegeversicherungsgesetz vor, daß Zeiten der nicht erwerbsmäßigen häuslichen Pflege als Pflichtbeitragszeiten in der gesetzlichen Rentenversicherung anerkannt werden, siehe S. 292.

Die Rentenberechnung erfolgt nach einer recht komplizierten Formel. Auf der einen Seite werden persönliche Faktoren berücksichtigt: Höhe des Einkommens, Dauer der Versicherungszeit. Sie werden in Beziehung gesetzt zum Durchschnittsverdienst aller ArbeitnehmerInnen und zur Regelaltersgrenze. Im einzelnen wird die monatliche Bruttorente nach folgender Formel berechnet:

Monatsbruttorente =

Zugangsfaktor x Entgeltpunkte x Rentenfaktor x aktueller Rentenwert

Zugangsfaktor

Der Zugangsfaktor beträgt bei Inanspruchnahme der Regelaltersgrenze von 65 Jahren 1.0, pro Monat vorzeitigen Rentenbezugs wird er jedoch um 0.003 Punkte gekürzt. Diejenigen, die früher in Rente gehen, müssen mit Rentenabschlägen rechnen.

Entgeltpunkte

Dauer der versicherungspflichtigen Beschäftigung und Einkommenshöhe werden bei den Entgeltpunkten berücksichtigt. Für ein Jahr versicherungspflichtige Beschäftigung zum Durchschnittsverdienst gibt es 1.0 Entgeltpunkte.

Rentenartfaktor

Da, wie bisher auch, bei Erwerbsunfähigkeits-, Witwen- und anderen Renten nicht der „volle" Rentenanspruch besteht, drückt sich dies beim Rentenartfaktor aus. Bei Berufsunfähigkeitsrenten beispielsweise beträgt der Rentenartfaktor 0.6667.

Aktueller Rentenwert

Die jährliche Anpassung des aktuellen Rentenwerts richtet sich seit 1992 nach der Entwicklung der verfügbaren Arbeitnehmereinkommen. Der aktuelle Rentenwert betrug beispielsweise im ersten Halbjahr 1996 DM 46,67 (Ost: 38,38): ein Jahr Beschäftigung zum Durchschnittsverdienst = monatlicher Rentenanspruch 46,67 DM.

Ein Standardrentner mit 40 Versicherungsjahren und Rentenzugang bei Erreichen der Regelaltersgrenze von 65 Jahren würde nach der künftigen Rentenformel folgende Rente erhalten:

1.0 x 40 x 1.0 x 46,67 = DM 1 866,80

Abzüglich des Krankenversicherungsbeitrags für Rentner von 13,0 % (1997) und 1,7 % Pflegeversicherungsbeitrag ergäbe dies eine Nettomonatsrente von DM 1 592,38.

Anhebung der Altersgrenze

Das Rentenreformgesetz 1992 brachte folgende wichtige Änderungen:

▷ Die Altersgrenze wird vom Jahr 2001 an schrittweise auf 65 Jahre angehoben. Bis zum Jahr 2004 erfolgt die Anhebung in jährlichen Stufen von drei Monaten, anschließend in jährlichen Stufen von 6 Monaten, so daß die neue Regelaltersgrenze für Frauen und Arbeitslose ab 2012 und für Männer ab 2006 gilt.

Einführung einer Teilrente

▷ Durch die Einführung einer Teilrente in Höhe von einem Drittel, der Hälfte oder zwei Dritteln der zustehenden Vollrente soll ein vorzeitiges „Hineingleiten in den Ruhestand" ermöglicht werden. Wer früher Renten bezieht, muß später jedoch mit Abzügen rechnen.

Bundeszuschuß

▷ Der Bundeszuschuß zur gesetzlichen Rentenversicherung wird auf 19,2 % der Rentenausgaben insgesamt erhöht.

Anerkennung von Pflegezeiten

▷ Ebenso wie Kindererziehungszeiten werden künftig Pflegezeiten auf Antrag bei entsprechendem Nachweis bei der Rentenberechnung als „Pflegeberücksichtigungszeiten" anzuerkennen sein.

▷ Für Bezieher geringer Einkommen wurde schon seit 1972 die Rente nach einem durchschnittlichen Mindesteinkommen angehoben. Voraussetzung ist jedoch die Erfüllung einer Wartezeit von 35 Jahren.

Rente nach Mindesteinkommen

(3) Reiche Rentner, arme Frauen?

Auf der einen Seite sind die Einkommen der Rentenhaushalte in den letzten Jahren enorm gestiegen. Im Zeitraum von 1972 bis 1991 weisen die Rentenhaushalte mit 180 % Steigerung die mit Abstand stärkste Einkommenszunahme von allen Haushalten aus. Je Haushaltsmitglied verfügten die Rentenhaushalte 1991 im Durchschnitt über DM 23 000,– und lagen damit fast gleich mit den Angestellten- und Beamtenhaushalten. Diese „neuen Alten" wecken zunehmend das Interesse von Werbefachleuten. Von den 'Woopies' (well off older people) ist dort die Rede, die zu einer wichtigen Konsumentengruppe geworden sind. Mehr als jeder zweite über 65jährige in Westdeutschland besitzt Wohnungseigentum, knapp 40 % der Haushalte verfügen über Lebensversicherungen. Die Rentnergeneration in den 90er Jahren – aufs Ganze

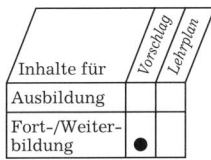

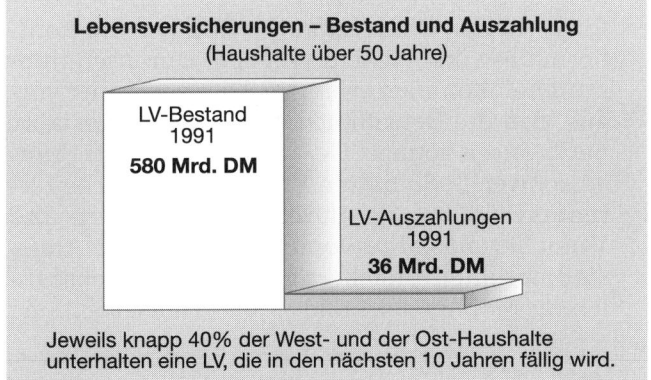

Lebensversicherungen – Bestand und Auszahlung
(Haushalte über 50 Jahre)

LV-Bestand 1991
580 Mrd. DM

LV-Auszahlungen 1991
36 Mrd. DM

Jeweils knapp 40% der West- und der Ost-Haushalte unterhalten eine LV, die in den nächsten 10 Jahren fällig wird.

nach: Verband LV-Unternehmen, GfK

Monatliches Nettoeinkommen der Haushalte

Einkommen in DM	West [%]			Ost [%]		
	50–59 Jahre	60–65 Jahre	65 Jahre und älter	50–59 Jahre	60–65 Jahre	65 Jahre und älter
unter 2000	7	15	27	31	46	64
2000–3000	28	37	33	43	35	24
3000–5000	36	30	24	19	11	5
5000 und mehr	22	12	7	1	–	–
keine Angabe	7	6	9	6	8	7

betrachtet – ist eine ausgesprochen reiche Generation, deren Renten noch sicher sind.[35]

Frauenarmut

Gleichzeitig nimmt das Risiko für manche Bevölkerungsgruppen zu, im Alter in Armut leben zu müssen. Hierzu gehören insbesondere Frauen, die im Durchschnitt eine wesentlich geringere Rente erhalten als Männer. Hierin offenbart sich eine lebenslange Benachteiligung von Frauen auf dem Arbeitsmarkt, die im Recht der gesetzlichen Rentenversicherung weitgehend fortgeschrieben wird.

▷ kürzere Versicherungszeit
Die gesetzliche Rentenversicherung setzt ein langes, lückenloses Erwerbsleben in Vollzeitform voraus. Dann kann der Rentner/die Rentnerin das vorstehend errechnete Durchschnittsrenteneinkommen erlangen. Dies setzt aber voraus, daß die Betroffenen 40 Versicherungsjahre nachweisen können. Gerade dies aber fällt Frauen schwer. 1988 hatten Frauen in der Arbeiterrentenversicherung durchschnittlich nur 22,2 Versicherungsjahre vorzuweisen, in der Angestelltenrentenversicherung 27,1 (Vergleichszahlen für Männer: 36,1 und 37,6)[36]. Hausarbeit und

---

[35] Vgl. kritisch zur Rentenfinanzierung: Borchert, Renten vor dem Absturz, Frankfurt 1993, S. 71 ff.
[36] Vgl. Bäcker/Steffen, Alterssicherung in der Zukunft, S. 257.

Kindererziehungszeiten, die über die anrechen-
baren hinausgehen, halten Frauen ebenso von
einem langen Erwerbsleben ab wie die Schwierigkeiten auf dem Arbeitsmarkt.

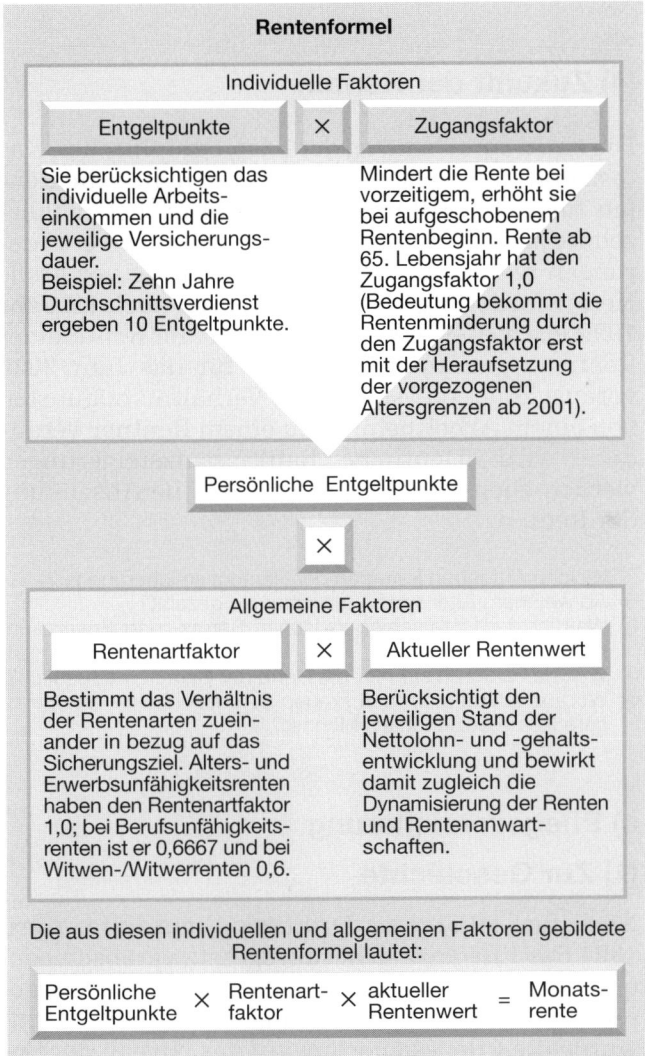

Rentenformel

Individuelle Faktoren

Entgeltpunkte	×	Zugangsfaktor
Sie berücksichtigen das individuelle Arbeitseinkommen und die jeweilige Versicherungsdauer. Beispiel: Zehn Jahre Durchschnittsverdienst ergeben 10 Entgeltpunkte.		Mindert die Rente bei vorzeitigem, erhöht sie bei aufgeschobenem Rentenbeginn. Rente ab 65. Lebensjahr hat den Zugangsfaktor 1,0 (Bedeutung bekommt die Rentenminderung durch den Zugangsfaktor erst mit der Heraufsetzung der vorgezogenen Altersgrenzen ab 2001).

Persönliche Entgeltpunkte

×

Allgemeine Faktoren

Rentenartfaktor	×	Aktueller Rentenwert
Bestimmt das Verhältnis der Rentenarten zueinander in bezug auf das Sicherungsziel. Alters- und Erwerbsunfähigkeitsrenten haben den Rentenartfaktor 1,0; bei Berufsunfähigkeitsrenten ist er 0,6667 und bei Witwen-/Witwerrenten 0,6.		Berücksichtigt den jeweiligen Stand der Nettolohn- und -gehaltsentwicklung und bewirkt damit zugleich die Dynamisierung der Renten und Rentenanwartschaften.

Die aus diesen individuellen und allgemeinen Faktoren gebildete
Rentenformel lautet:

$$\text{Persönliche Entgeltpunkte} \times \text{Rentenartfaktor} \times \text{aktueller Rentenwert} = \text{Monatsrente}$$

▷ niedrigeres Einkommen
Der Durchschnittsverdienst von Arbeitnehmerinnen liegt deutlich unter dem von Männern. Da die Höhe des bisherigen Einkommens für die Höhe der späteren Rente verantwortlich ist, wirkt sich der schlechtere Verdienst später in einer niedrigeren Rente aus.

(4) Zukunft der Renten

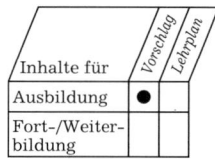

Die einen sprechen von der „demographischen Katastrophe" (Borchert), die anderen halten die Renten für sicher (Blüm): Die für die nächsten Jahrzehnte zu erwartenden demographischen Veränderungen werden die Rentenfinanzierung vor große Herausforderungen stellen. Mußten noch im Jahr 1990 etwa drei Arbeitnehmer für die Rente eines Rentners „aufkommen", wird für das Jahr 2030 vorausgesagt, daß sich dieses Verhältnis zugunsten von einem Arbeitnehmer zu einem Rentner verändern wird. Deutliche Beitragssatzsteigerungen werden ebenso vorausgesagt wie eine Absenkung der Renten.

Wiederholungsfragen ●

① Welche Aufgaben kommen der Rentenversicherung zu?
② Ab welchem Alter wird Altersruhegeld gezahlt?
③ Was ist der Unterschied zwischen Berufs- und Erwerbsunfähigkeit?
④ Welche Faktoren sind für die Höhe der Renten maßgeblich?
⑤ Woraus erklärt sich, daß Frauen durchschnittlich eine geringere Rente beziehen als Männer?

c) Pflegeversicherung

(1) Zur Geschichte

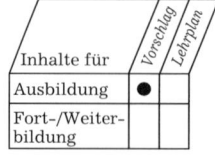

Nach fast 20jähriger Diskussion wurde im April 1994 das Pflegeversicherungsgesetz verabschiedet und die Pflegeversicherung als fünfte Säule der gesetzlichen Sozialversicherung eingeführt. Damit wurde die Pflegesicherung auf das Niveau der Sozialversicherung „gehoben", wenngleich die Pflegeversicherung nicht für sich in Anspruch nehmen kann, den gesamten Bedarf bei Pflegebedürftigkeit zu decken. So wird die Pflegeversicherung von verschiedenen Seiten auch stark kritisiert: Sie verschlechtere die Situation für Behinderte, sie begünstige diejenigen, die über ein gutes Einkommen verfügen, sie verteuere die Pflegeleistungen für die Betroffenen und werde viele Pflegeabhängige in der Abhängigkeit zur Sozialhilfe belassen. Sogar verfassungsrechtliche Bedenken werden geäußert: Die Pflegeversicherung verstoße auf der „Finanzierungsseite" gegen Art. 6 und 3 Grundgesetz, da sie Familien mit Kindern durch die Beiträge ungerechtfertigt belaste: Sie müßten sowohl für die Kindererziehung aufkommen als auch Pflegeversicherungsbeiträge zahlen. Die öffentliche Diskussion kreiste lange um die Frage, welcher Feiertag für die Finanzierung der Pflegeversicherung geopfert werden sollte.

Kritik

(2) Grundsätze und Ziele der Pflegeversicherung

Durch die Pflegeversicherung soll das Ziel verfolgt werden, Pflegebedürftigen zu helfen, trotz ihres Hilfebedarfs ein möglichst selbständiges und selbstbestimmtes Leben zu führen, das der Würde des Menschen entspricht. Die Hilfen sind darauf auszurichten, die körperlichen, geistigen und seelischen Kräfte des Pflegebedürftigen wiederzugewinnen und/oder zu erhalten. Mit diesen Zielen sind wichtige ethische Grundaussagen verbindlich niedergelegt worden. An den Zielen haben sich alle Pflegedienste und Einrichtungen, aber auch die Pflegekräfte in der Durchführung der Pflege zu orientieren. Darüber hinaus wird festgelegt, daß die Leistungen nach dem allgemein anerkannten Stand medizinisch-pflegerischer Erkenntnisse erbracht werden. Damit findet sich ausdrücklich eine Standardanknüpfung im Gesetz: Die Pflegeleistungen

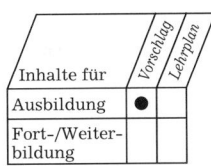

Inhalte für	Vorschlag	Lehrplan
Ausbildung	●	
Fort-/Weiterbildung		

Standards

müssen nach dem „allgemein anerkannten Stand" der Pflegewissenschaft erbracht werden. Das bedeutet u. a., daß sowohl die Pflegeanamnese, die Pflegeplanung, die Pflege selbst und ihre Kontrolle sich an Pflegemodellen zu orientieren haben.

Aktivierende Pflege

Das Prinzip der aktivierenden Pflege soll bei allen Pflegeleistungen beachtet werden. Auf diese Weise sollen vorhandene Fähigkeiten erhalten und, soweit dies möglich ist, verlorene Fähigkeiten zurückgewonnen werden. Schließlich wird besonderer Wert auf die kommunikativen Bedürfnisse des Pflegebedürftigen gelegt, wenngleich diese bei der Feststellung der Pflegebedürftigkeit nicht zur Erhöhung des Pflegestufe führen.

„Neue Kultur des Helfens"

Schließlich sollen „in gemeinsamer Verantwortung" alle an der Umsetzung des Pflegeversicherungsgesetzes Beteiligten (die Pflegekräfte, die Dienste und Einrichtungen, die Pflegekassen etc.) darauf hinwirken, daß Familienangehörige, Nachbarn und andere BürgerInnen sich freiwillig und ehrenamtlich an der Hilfe für pflegeabhängige Menschen beteiligen, § 8 SGB XI. Von der Förderung einer „neuen Kultur des Helfens" spricht das Pflegeversicherungsgesetz: gegenseitige Hilfe soll als ein wichtiger Wert im Zusammenleben erscheinen und als solcher gewürdigt und gefördert werden.

Als weitere Grundsätze legt das Pflegeversicherungsgesetz fest:

Wunsch- und Wahlrecht

▷ Die Pflegebedürftigen haben ein Wunsch- und Wahlrecht hinsichtlich der Art ihrer Versorgung und der Pflegedienste, die sie wünschen.

Vorrang ambulant vor stationär

▷ Der häuslichen Pflege wird Vorrang eingeräumt vor der stationären, d. h. Pflegebedürftige können und „dürfen" erst dann in ein Heim ziehen, wenn die ambulante und teilstationäre Pflege nicht mehr ausreicht.

Reha vor Pflege

▷ „Rehabilitation geht vor Pflege", d. h. bevor Pflegeleistungen in Betracht gezogen werden, müssen auch neben ihnen bei Bedarf Leistungen der medizinischen Rehabilitation erbracht werden.

▷ Der Pflegebedürftige soll daran mitwirken, daß seine Selbständigkeit gewahrt bleibt, er soll also selbst den Grundsatz der Prävention und Rehabilitation vor Pflege beherzigen.

**Eigen-
verantwortung**

Anders als etwa Leistungen nach dem Krankenversicherungsrecht wird im Rahmen der Pflegeversicherung nicht der gesamte pflegebedingte Bedarf gedeckt: Die Leistungen der Pflegeversicherung sind begrenzt und reichen grundsätzlich nicht aus, all das zu gewährleisten, was ein Pflegebedürftiger braucht, um fachlich und menschlich ausreichend versorgt zu sein. Der Gesetzgeber geht davon aus, daß Partner und Familienangehörige weiterhin einen Großteil der Pflegeleistungen erbringen werden und daß die Betroffenen Eigenmittel einsetzen, um zusätzliche Pflegeleistungen zu bezahlen.

„Teilkasko"

Neben der sozial- und gesellschaftspolitischen Zielrichtung, die Partner und Familien nicht zu entpflichten, sind es im wesentlichen finanzielle Hintergründe, die zu der Leistungsbegrenzung geführt haben: Die Beiträge zur gesetzlichen Pflegeversicherung sollen der Höhe nach begrenzt bleiben, damit die Lohnnebenkosten für die Arbeitnehmer nicht noch mehr steigen. Die Pflegekassen als die Leistungsträger der Pflegeversicherung dürfen nicht mehr „Geld" ausgeben als sie durch ihre Versicherten einnehmen. Um dies sicherzustellen, werden auf der einen Seite für die Leistungen Höchstbeträge festgelegt und auf der anderen Seite recht strenge Kriterien für die Feststellung der Pflegebedürftigkeit formuliert (Pflegebedürftigkeitsrichtlinien). Auf diese Weise soll der Grundsatz der Beitragssatzstabilität verfolgt werden: Die Beiträge zur Pflegeversicherung sollen in den nächsten Jahren nicht weiter steigen.

**Beitragssatz-
stabilität**

Die mit dem Gesetz verfolgten Ziele – Förderung der Selbstbestimmung, aktivierende Pflege etc. – stehen damit in einem Spannungsverhältnis zu den begrenzten Leistungen. Kritisch wird angemerkt, daß das Pflegeversicherungsgesetz nicht einlöse, was es verspricht.

Dabei ist zu berücksichtigen, daß die Pflegeversicherung ergänzende und entlastende Leistungen für i.w. von Angehörigen erbrachte Pflege gewähren soll. Professionelle Pflege soll die von „Laien" geleistete Pflege unterstützen und einbeziehen, nicht aber vollständig ersetzen.

Zur Diskussion ●

Gute Pflege zeigt sich gerade daran, inwieweit es ihr gelingt, Angehörige und Laien in die Betreuung und Pflege mit einzubeziehen – auch im Heim. Nur so können die Leistungsgrenzen der Pflegeversicherung ohne Qualitätseinbußen gemanagt werden.

Was ist gefährlich, was ist berechtigt an dieser Position – aus der Perspektive professioneller Pflege?

Wiederholungs-fragen ●

① Nennen Sie wichtige Ziele und Grundsätze der Pflegeversicherung.
② Worauf bezieht sich die Kritik an der Pflegeversicherung?

(3) Die gesetzlichen Grundlagen

Grundlage der Pflegeversicherung ist das Pflegeversicherungsgesetz, das am 01. Januar 1995 in Kraft getreten ist. Durch das Pflegeversicherungsgesetz wurden zahlreiche bestehende Gesetze geändert, etwa das Krankenkassenrecht (SGB V), das Bundessozialhilfegesetz (BSHG), das Heimgesetz. Die Pflegeversicherung selbst ist im 11. Buch des Sozialgesetzbuches (SGB XI) geregelt: Im engeren Sinn ist also das Pflegeversicherungsgesetz das SGB XI.

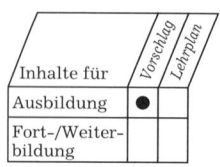

Inhalte für	Vorschlag	Lehrplan
Ausbildung	●	
Fort-/Weiter-bildung		

SGB XI

SGB XI

Rechtsverordnungen
z. B. VO zu § 40: Pflegehilfsmittel und technische Hilfen
VO zu § 92: Landespflegeausschüsse
VO zu § 109: Statistikverordnung

Richtlinien
z. B. RL zu § 17: Pflegebedürftigkeitsrichtlinie

Rahmenvereinbarungen
z. B. RV zu § 75: Rahmenverträge
RV zu § 80: Qualität und Qualitätssicherung

Wichtige Detailregelungen zur Pflegeversicherung finden sich in Rechtsverordnungen und Richtlinien, etwa Pflegebedürftigkeitsrichtlinien, sowie Vereinbarungen, etwa zur Qualität und Qualitätssicherung.

(4) Pflegebedürftigkeitsbegriff

Fall 98:
Herr Meier leidet an einer Demenz vom Alzheimer Typ. Er ist körperlich noch recht rüstig, verkennt aber zunehmend Situationen. So kauft er mehrmals täglich ein, oftmals die gleichen „Sachen". Auch entkleidet er sich mehrmals am Tag, da er der Meinung ist, daß es nun „Abend" und Zubettgehenszeit sei. Er verkennt Personen: So hielt er neulich seine Tochter für seine Schwester. Seine ihn pflegende Frau hat den ganzen Tag mit ihm zu tun – weit über 5 Stunden.

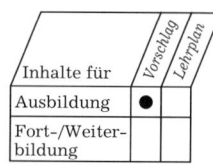

Inhalte für	Vorschlag	Lehrplan
Ausbildung	●	
Fort-/Weiterbildung		

Wer gilt nun als pflegebedürftig und hat Anspruch auf Leistungen nach dem SGB XI?

Das Gesetz enthält eine verbindliche Definition für die Pflegebedürftigkeit in § 14 SGB XI:

Definition

Pflegebedürftig sind Personen, die wegen einer körperlichen, geistigen oder seelischen Krankheit oder Behinderung für die gewöhnlichen oder regelmäßig wiederkehrenden Verrichtungen im Ablauf des täglichen Lebens auf Dauer, voraussichtlich für mindestens sechs Monate, in erheblichem oder höherem Maß der Hilfe bedürfen.

Verrichtungen

Die Definition, die nur begrenzt pflegewissenschaftliche Erkenntnisse berücksichtigt[37], konzentriert sich auf folgende Aspekte:

▷ Voraussetzung ist das Vorliegen einer Krankheit oder Behinderung, auf ihnen muß die Pflegebedürftigkeit beruhen. Pflegebedürftigkeit ist damit nicht etwas anderes als Krankheit oder Behinderung, sondern ein besonderer Bedarfszustand infolge von Krankheit und/oder Behinderung. Damit wird richtigerweise Abstand ge-

Krankheit und Behinderung

---

[37] Vgl. Klie, Der Begriff der Pflegebedürftigkeit im Entwurf des Pflegeversicherungsgesetzes in Braun et. al., Zukunft der Pflege, S. 427–436.

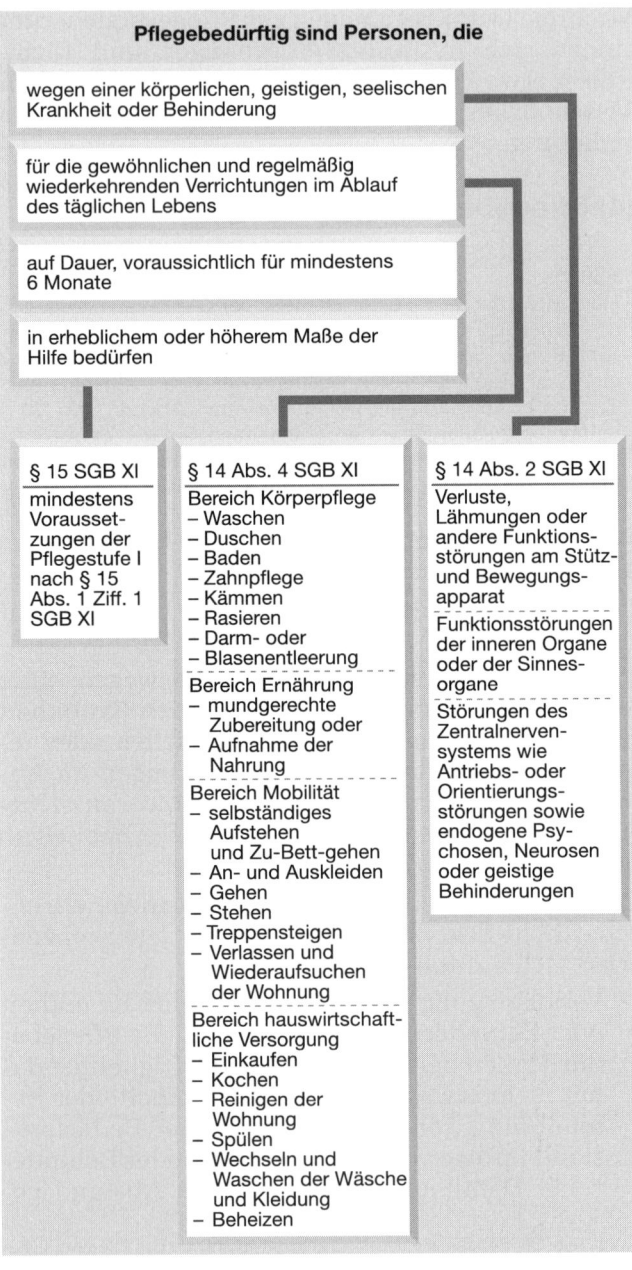

Pflegebedürftig sind Personen, die

wegen einer körperlichen, geistigen, seelischen Krankheit oder Behinderung

für die gewöhnlichen und regelmäßig wiederkehrenden Verrichtungen im Ablauf des täglichen Lebens

auf Dauer, voraussichtlich für mindestens 6 Monate

in erheblichem oder höherem Maße der Hilfe bedürfen

§ 15 SGB XI	§ 14 Abs. 4 SGB XI	§ 14 Abs. 2 SGB XI
mindestens Voraussetzungen der Pflegestufe I nach § 15 Abs. 1 Ziff. 1 SGB XI	Bereich Körperpflege – Waschen – Duschen – Baden – Zahnpflege – Kämmen – Rasieren – Darm- oder – Blasenentleerung Bereich Ernährung – mundgerechte Zubereitung oder – Aufnahme der Nahrung Bereich Mobilität – selbständiges Aufstehen und Zu-Bett-gehen – An- und Auskleiden – Gehen – Stehen – Treppensteigen – Verlassen und Wiederaufsuchen der Wohnung Bereich hauswirtschaftliche Versorgung – Einkaufen – Kochen – Reinigen der Wohnung – Spülen – Wechseln und Waschen der Wäsche und Kleidung – Beheizen	Verluste, Lähmungen oder andere Funktionsstörungen am Stütz- und Bewegungsapparat Funktionsstörungen der inneren Organe oder der Sinnesorgane Störungen des Zentralnervensystems wie Antriebs- oder Orientierungsstörungen sowie endogene Psychosen, Neurosen oder geistige Behinderungen

nommen von einem defizitären Bild von Alters-gebrechlichkeit, wonach Pflegebedürftigkeit ein mit hohem Alter normalerweise verbunde-ner Zustand sei. Zudem gilt: Da weiterhin ggf. eine behandlungsbedürftige Krankheit oder Behinderung vorliegt, kommen neben den Lei-stungen der Pflegeversicherung auch Leistun-gen der Krankenkasse (ärztliche Betreuung, Heilmittel, sog. 'Behandlungspflege'), aber auch Maßnahmen der sozialen Rehabilitation (Ein-gliederungshilfe, siehe unten) in Betracht. Pfle-gebedürftigkeit ohne Krankheit und/oder Be-hinderung berechtigt nicht, Leistungen nach dem SGB XI zu beziehen. Wer sich aufgrund von Bequemlichkeit oder „Faulheit" pflegen lassen will, hat keinen Anspruch.

▷ Pflegebedürftigkeit muß von Dauer sein. Ge-ringfügige, gelegentliche oder nur kurzfristig erforderliche Hilfeleistungen werden nicht im Rahmen der Pflegeversicherung gewährt. Benötigt etwa ein Patient nach dem Kranken-hausaufenthalt weitere vier bis acht Wochen in-tensive Pflege, hat er keinen Anspruch auf Lei-stungen der Pflegeversicherung (aber ggf. An-spruch auf Leistungen der Krankenversiche-rung, siehe oben).

Die Pflegebedürftigkeit muß „auf Dauer" beste-hen, das bedeutet (voraussichtlich) mehr als sechs Monate. Dieser Sechs-Monate-Zeitraum bedeutet aber nicht, daß erst nach Ablauf von sechs Mona-ten Pflegebedürftigkeit Leistungen gewährt wer-den können. Vielmehr kann eine Pflegebedürftig-keit i. S. des § 14 SGB XI schon anerkannt werden, wenn voraussehbar ist, daß die Hilfebedürftigkeit länger als sechs Monate andauern wird. Pflegebe-dürftigkeit auf Dauer ist auch dann gegeben, wenn die verbleibende Lebensspanne möglicherweise weniger als sechs Monate beträgt. Wird etwa ein Schlaganfallpatient aus dem Krankenhaus entlas-sen, ohne daß eine Besserung seines Gesundheits-

„auf Dauer"

zustands zu erwarten ist, und stirbt dieser nach vier Wochen, so hat er auch für diesen Zeitraum Anspruch auf Leistungen nach dem Pflegeversicherungsgesetz.

Die Definition der Pflegebedürftigkeit geht von der Hilflosigkeit des Pflegebedürftigen für die gewöhnlichen oder regelmäßig wiederkehrenden Verrichtungen des täglichen Lebens aus.

Die Verrichtungen des täglichen Lebens werden in vier Gruppen unterteilt: Körperpflege, Ernährung, Mobilität und hauswirtschaftliche Versorgung.

**Pflegebedürftig-
keitsrichtlinien**

Auszug aus Pflegebedürftigkeitsrichtlinien vom 21. 12. 1995

3.4.1 Verrichtungen in diesem Sinne sind

– im Bereich der Körperpflege

1. das Waschen,
2. das Duschen,
3. das Baden,
4. die Zahnpflege,
5. das Kämmen,
6. das Rasieren,
7. die Darm- oder Blasenentleerung

– im Bereich der Ernährung

8. das mundgerechte Zubereiten der Nahrung,
9. die Aufnahme der Nahrung

– im Bereich der Mobilität

10. Aufstehen und Zu-Bett-Gehen,
11. An- und Auskleiden,
12. Gehen,
13. Stehen,
14. Treppensteigen,
15. Verlassen und Wiederaufsuchen der Wohnung

– im Bereich der hauswirtschaftlichen Versorgung

16. das Einkaufen,
17. das Kochen,
18. das Reinigen der Wohnung,
19. das Spülen,
20. das Wechseln und Waschen der Wäsche und Kleidung,
21. das Beheizen.

3.4.2 Haarewaschen sowie das Schneiden von Finger- und Fußnägeln sind regelmäßig keine täglich anfallenden Verrichtungen.

Die Zahnpflege (lfd. Nr. 4) umfaßt auch die Mundpflege. Das Rasieren (lfd. Nr. 6) umfaßt auch die damit zusammenhängende Haut- und Gesichtspflege.

Zur mundgerechten Zubereitung und zur Aufnahme der Nahrung (lfd. Nr. 8 und 9) gehören alle Tätigkeiten, die zur unmittelbaren Vorbereitung dienen und die die Aufnahme von fester oder flüssiger Nahrung ermöglichen, z. B.

– portions- und temperaturgerechte Vorgabe,

– Umgang mit Besteck.

Unter Gehen (lfd. Nr. 12) ist das Bewegen im Zusammenhang mit den Verrichtungen im Bereich der Körperpflege, der Ernährung und der hauswirtschaftlichen Versorgung zu verstehen. Auch Stehen und Treppensteigen (lfd. Nr. 13 und 14) kommen nur im Zusammenhang mit diesen Verrichtungen in Betracht.

Beim Verlassen und Wiederaufsuchen der Wohnung (lfd. Nr. 15) sind nur solche Verrichtungen außerhalb der Wohnung bei der Begutachtung zu berücksichtigen, die für die Aufrechterhaltung der Lebensführung zu Hause unumgänglich sind und das persönliche Erscheinen des Pflegebedürftigen erfordern. Weiterer Hilfebedarf, z. B. bei Spaziergängen oder Besuch von kulturellen Veranstaltungen, bleibt unberücksichtigt.

Das Einkaufen (lfd. Nr. 16) umfaßt z. B. auch

– den Überblick, welche Lebensmittel wo eingekauft werden müssen,

– Kenntnis des Wertes von Geldmünzen und Banknoten,

– Kenntnis der Genieß- bzw. Haltbarkeit von Lebensmitteln.

Zum Kochen (lfd. Nr. 17) gehört auch das Vor- und Zubereiten der Bestandteile der Mahlzeiten.

Das Reinigen der Wohnung (lfd. Nr. 18) beschränkt sich auf den allgemein üblichen Lebensbereich.

Der Begriff Waschen der Wäsche und Kleidung (lfd. Nr. 20) umfaßt die gesamte Pflege der Wäsche und Kleidung (z. B. Bügeln, Ausbessern).

Das Beheizen (lfd. Nr. 21) umfaßt auch die Beschaffung und Entsorgung des Heizmaterials.

3.5 Die Hilfe muß in Form

– der Unterstützung bei den pflegerelevanten Verrichtungen des täglichen Lebens,

– der teilweisen oder vollständigen Übernahme dieser Verrichtungen,

– der Beaufsichtigung der Ausführung dieser Verrichtungen oder der Anleitung zur Selbstvornahme

durch die Pflegekassen erforderlich sein.

Nur die benannten, notwendigen Verrichtungen in den vier Bereichen finden Berücksichtigung bei der Feststellung des Grades der Pflegebedürftigkeit. Im Unterschied zur alten Rechtslage nach §§ 53 ff. SGB V werden Kommunikationsbedürfnisse des pflegebedürftigen Menschen bei der Feststellung der Pflegebedürftigkeit nicht gesondert berücksichtigt.

Die Pflegebedürftigkeit wird durch die medizinischen Dienste der Krankenversicherungen (MDK) nach einer einheitlichen Begutachtungsanleitung festgestellt. Dabei sollten ärztliche Atteste und die Pflegeanamnese der Pflegedienste und Heime herangezogen werden – Einwilligung der Pflegebedürftigen vorausgesetzt. Die Entscheidung trifft die Pflegekasse.

Merke:

Eine gute Pflegeanamnese erleichtert dem MDK die Arbeit.

**Wiederholungs-
fragen** ●

① Nennen Sie die vier Bereiche der notwendigen Verrichtungen, die bei der Feststellung der Pflegebedürftigkeit berücksichtigt werden!

② Wer ist für die Feststellung der Pflegebedürftigkeit zuständig?
  – für die Begutachtung?
  – für die Festlegung der Pflegestufe?

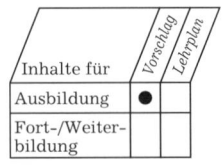

Inhalte für	Vorschlag	Lehrplan
Ausbildung	●	
Fort-/Weiter-bildung		

(5) Stufen der Pflegebedürftigkeit

Für die Gewährung von Leistungen nach dem SGB XI werden die Pflegebedürftigen vier Pflegestufen zugeordnet.

Wer ist pflegebedürftig?

Stufe I erheblich Pflegebedürftige	Personen, die bei der Körperpflege, der Ernährung oder der Mobilität für wenigstens zwei Verrichtungen aus einem oder mehreren Bereichen mindestens einmal täglich der Hilfe bedürfen und zusätzlich mehrfach in der Woche Hilfen bei der hauswirtschaftlichen Versorgung. Im Schnitt 90 Minuten Pflegebedarf täglich.
Stufe II Schwer-pflegebedürftige	Personen, die bei der Körperpflege, der Ernährung oder der Mobilität mindestens dreimal täglich zu verschiedenen Tageszeiten der Hilfe bedürfen und zusätzlich mehrfach in der Woche Hilfen bei der hauswirtschaftlichen Versorgung. Im Schnitt 3 Stunden Pflegebedarf täglich.
Stufe III Schwerst-pflegebedürftige	Personen, die bei der Körperpflege, der Ernährung oder der Mobilität rund um die Uhr, auch nachts, der Hilfe bedürfen und zusätzlich mehrfach in der Woche Hilfen bei der hauswirtschaftlichen Versorgung. Im Schnitt 5 Stunden Pflegebedarf täglich.
Regelung für Kinder	Für die Zuordnung ist der zusätzliche Hilfebedarf gegenüber einem gesunden gleichaltrigen Kind maßgebend.

Pflegestufe 0: einfach Pflegebedürftige
               keine Leistungen nach dem SGB XI,
               ggf. aber nach dem BSHG
Pflegestufe 1: erheblich Pflegebedürftige
Pflegestufe 2: Schwerpflegebedürftige
Pflegestufe 3: Schwerstpflegebedürftige

Fall 99:   **Pflegestufe 1**
Bei Frau S. besteht eine fortgeschrittene Gelenkentzündung und -abnutzung mit Unfähigkeit zum Bücken und Heben der Arme über Schulterhöhe. Hilfebedarf besteht bei der Körperpflege (Waschen, Duschen, Baden), der Mobilität (An- und Ausziehen, Verlassen der Wohnung) sowie bei der hauswirtschaftlichen Versorgung (Reinigung der Böden und Fenster, Tragen von schweren Einkaufstaschen). Der tägliche Hilfebedarf am Körper entsteht am Morgen und am Abend, tagsüber ist Selbständigkeit gegeben[38].

Frau S. wäre der Pflegestufe 1 zuzuordnen.

[38] Fall nach Ditschler, Arbeitsmappe zur Pflegeversicherung, Eppertshausen 1994

Handelt es sich um psychisch oder dementiell erkrankte oder hirnverletzte Menschen, wird die Notwendigkeit der körperbezogenen Verrichtung der Notwendigkeit der Beaufsichtigung oder Anleitung zu den Verrichtungen des täglichen Lebens gleichgestellt. Ggf. sind dementiell Erkrankte körperlich in der Lage zu heben, zu gehen und sich zu waschen, jedoch schwer zu motivieren, möglicherweise stellt die Mobilität gerade das Pflegeproblem dar (z. B. Weglaufen).

Pflegestufe 2

> **Fall 100:**
> Frau L. erlitt infolge eines 'Apoplex' eine schwere Lähmung der linken Körperhälfte. Sie benötigt Hilfe beim Waschen, beim An- und Ausziehen und Aufsuchen der Toilette. Man muß ihr das Essen reichen und mundgerecht zubereiten (passieren), da sie unter einer Schluckstörung leidet. Ihren Haushalt kann sie nicht mehr versorgen.

Frau L. ist der Pflegestufe 2 zuzuordnen.

Dabei muß ihr täglicher Pflegebedarf im Tagesdurchschnitt mindestens 3 Stunden betragen, wobei der pflegerische Aufwand gegenüber dem hauswirtschaftlichen Aufwand im Vordergrund stehen muß. Der Pflegeaufwand bemißt sich nicht nach dem Einsatz einer Fachkraft, sondern nach dem Einsatz einer sog. 'Pflegeperson', d. h. eines pflegenden Angehörigen oder einer freiwillig tätigen, ehrenamtlichen Helferin.

Pflegestufe 3

> **Fall 101:**
> Die 85jährige Frau M. ist schwer dementiell erkrankt. Sie wird von ihrem Mann, 82 Jahre, gepflegt. Sie benötigt rund um die Uhr Betreuung. Sie kann nicht allein aufstehen, braucht Hilfe beim Waschen und beim Essen. Man muß sie motivieren, aufzustehen und sich zu bewegen. Sie leidet an einer Harn- und Stuhlinkontinenz. Tageweise kann sie kaum noch gehen und benötigt einen Rollstuhl. Da aber die Türschwellen in der Altbauwohnung von Ehepaar M. so hoch sind, daß Herr M. einen Rollstuhl nicht allein durch die Wohnung schieben kann, kann sich Frau Müller an diesen Tagen nur mit fremder Hilfe in der Wohnung bewegen.

Frau M. wäre Pflegestufe 3 zuzuordnen, da sie rund um die Uhr der Betreuung bedarf.

Liegt ein außergewöhnlich hoher Pflegeaufwand vor, der das übliche Maß der Pflegestufe 3 übersteigt, dann kann ggf. die Härtefallregelung in Anspruch genommen werden, nach der bei den Pflegesachleistungen und bei der stationären Pflege höhere Leistungen nach dem SGB XI gewährt werden können. Ob ein Härtefall vorliegt, richtet sich nach den Härtefallrichtlinien gemäß § 17 Abs. 1 S. 2 SGB XI. Allerdings können nur 3% der Pflegebedürftigen der Stufe 3 in der häuslichen Pflege und 5% in der vollstationären als Härtefall anerkannt werden: Es gilt der Grundsatz, wer zuerst kommt, mahlt zuerst.

Härtefall

Probleme bei der Pflegebedürftigkeitsfeststellung:

– Der MDK begutachtet auf der Grundlage eines Hausbesuches (Momentaufnahme).

Momentaufnahme

– Die atmosphärischen Bedingungen für die Begutachtung sind von großer Bedeutung (Empfang, Zeit, Austausch mit Pflegenden).

Atmosphäre

– Der Bedarf Demenzerkrankter wird nicht vollständig berücksichtigt.

Pflegedienste und Heime sollten auf eine gute Kooperation mit den MDK's hinarbeiten.

① Welche „vier" Pflegestufen unterscheidet das SGB XI?
② Wie hoch ist der jeweils mindestens vorausgesetzte Zeitbedarf für die Pflege je Pflegestufe?

Wiederholungsfragen ●

(6) Die Leistungen

Die Pflegeversicherung sieht eine Reihe von unterschiedlichen Leistungen vor, die teilweise miteinander kombiniert werden können, sich teilweise aber auch gegeneinander ausschließen (ambulante und Heimpflege).

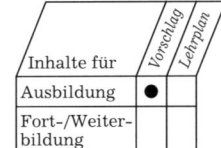

Inhalte für	Vorschlag	Lehrplan
Ausbildung	●	
Fort-/Weiterbildung		

a) Leistungen bei häuslicher Pflege

Etwa 80% der Pflegebedürftigen wählten 1996 die Geldleistung.

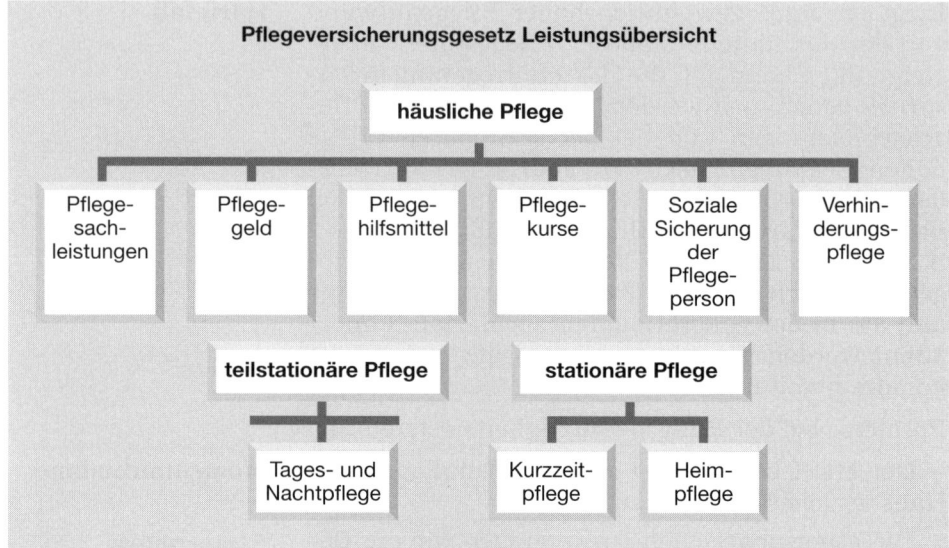

Leistungsarten	Stufe I bis zu	Stufe II bis zu	Stufe III bis zu
Pflegesachleistungen monatlich	750 DM	1800 DM	2800 DM
(in besonderen Härtefällen)	–	–	3750 DM
Pflegegeld monatlich	400 DM	800 DM	1300 DM
Urlaubs- und Verhinderungspflege für bis zu vier Wochen im Jahr (Voraussetzung: vorherige zwölfmonatige Pflege)	2800 DM	2800 DM	2800 DM
Tages- und Nachtpflege in einer teilstationären Vertragseinrichtung monatlich	750 DM	1500 DM	2100 DM
Kurzzeitpflege für bis zu vier Wochen im Jahr in einer vollstationären Einrichtung	2800 DM	2800 DM	2800 DM

„cash oder care"

In der Pflegeversicherung niedergelegt ist der Vorrang der häuslichen Pflege vor der stationären. Von daher sind zunächst alle Möglichkeiten ambulanter Versorgung auszuschöpfen, bevor eine Heimunterbringung erwogen wird. Der Pflegebedürftige kann grundsätzlich wählen, ob er Pflegesachleistungen (Pflege durch eine Sozialstation oder einen ambulanten Dienst) möchte oder Geldleistungen will, die er zur Gratifikation pflegender Angehöriger oder für selbstbeschaffte Pflegekräfte einsetzen kann. Bei den Sachleistungen werden im einzelnen festgelegte Leistungen der Grundpflege (allgemeine Pflege) und hauswirtschaftliche Versorgung gewährt. Es ist im einzelnen festgelegt, welche Hilfeleistungen im Rahmen des SGB XI gewährt werden dürfen: Es handelt sich um Hilfestellungen bei folgenden „Verrichtungen":

▷ im Bereich der Körperpflege das Waschen, Duschen, Baden, die Zahnpflege, das Kämmen, Rasieren, die Darm- und Blasenentleerung,

▷ im Bereich der Ernährung das mundgerechte Zubereiten oder die Hilfe bei der Aufnahme der Nahrung,

▷ im Bereich der Mobilität das selbständige Aufstehen und Zubettgehen, An- und Auskleiden, Gehen, Stehen, Treppensteigen und das Verlassen oder Wiederaufsuchen der Wohnung,

▷ im Bereich der hauswirtschaftlichen Versorgung das Einkaufen, Kochen, Reinigen der Wohnung, Spülen, Wechseln und Waschen der Wäsche und Kleidung oder das Beheizen.

Darüber hinausgehende Leistungen sind nicht vorgesehen. Das heißt, etwa die Beschäftigung mit Pflegebedürftigen (Vorlesen, Spielen) oder gesonderte Gespräche über den „Umgang mit existenziellen Erfahrungen des Lebens"[39] können nicht als Leistungen im Rahmen der Pflegeversicherung abgerechnet werden. Doch soll die Pflege als aktivierende Pflege erbracht werden, d. h. bei der Hilfestellung soll der Pflegebedürftige – soweit möglich – einbezogen, die Interaktion mit ihm würdig gestaltet und

Gespräche

---

[39] Vgl. Krohwinkel, AEDL-Modell, Forum Sozialstation, Sonderheft 1, 1993, S. 28 ff.

seine Selbsthilfefähigkeit genutzt und gefördert werden[40]. Beim Einsatz einer Fachpflegekraft und einem Einsatz von einer Stunde am Tag wären die DM 750,– bei knapp 15 Stunden „aufgebraucht" (bei einem Stundensatz von DM 51,–). Beim Einsatz einer angelernten Kraft (für Pflege und Hauswirtschaft) würden die DM 750,– gut für 21 Stunden reichen (bei einem Stundensatz von DM 35,–).

Tatsächlich werden die Pflegeleistungen, je nach Bundesland allerdings unterschiedlich, i.d.R. nach sog. 'Leistungspaketen' vergütet.

1. Große Toilette

beinhaltet:

1 An-/Auskleiden
2. Hautpflege
3 Kämmen
4. Mund- und Zahnpflege, Zahnprothesenpflege einschließlich Parotitis- und Soorprophylaxe
5. Rasieren
6. Waschen (im Bett oder am Waschbecken) oder Duschen (umfaßt gegebenenfalls Haarwäsche)
7. Transfer aus dem Bett/ins Bett

Bei den nachfolgenden Leistungspaketen wird unterstellt, daß sie von einer Fachpflegekraft erbracht werden:

– Große Toilette
– Kleine Toilette
– Vollbad
– Hilfe bei Ausscheidungen
– Lagern
– Mobilisation
– Umfangreiche Hilfen bei der Nahrungsaufnahme
– Begleitung der Pflegebedürftigen

Bei folgenden Leistungspaketen wird unterstellt, daß sie von einer hauswirtschaftlichen Fachkraft erbracht werden:

– Zubereitung einer warmen Mahlzeit
– Großer Einkauf

Bei allen anderen Leistungspaketen wird davon ausgegangen, daß sie nicht von Fachkräften erbracht werden müssen.

aus: Erläuterungen zur Rahmenvereinbarung gemäß § 75 SGB XI

[40] Vgl. Vogel, Aktivierende Pflege contra Rehabilitation in : Häusliche Pflege 1994, S. 569 ff.

2. Kleine Toilette

beinhaltet:

1. An-/Auskleiden
2. Hautpflege
3. Mund- und Zahnpflege, Zahnprothesenpflege einschließlich Parotitis- und Soorprophylaxe
4. Waschen (im Bett oder am Waschbecken)
5. Transfer aus dem Bett/ins Bett

Bei einer Reihe von Leistungspaketen wird davon ausgegangen, daß sie von einer Fachpflegekraft erbracht werden, bei anderen, daß sie von einer haus-

Fachkraft oder Hilfskraft

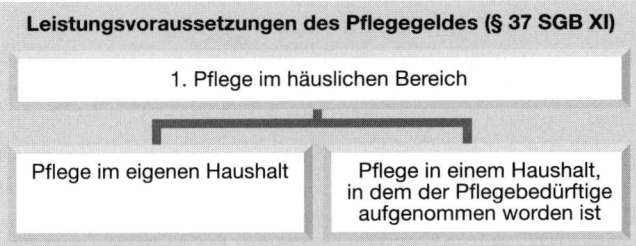

Leistungsvoraussetzungen des Pflegegeldes (§ 37 SGB XI)

1. Pflege im häuslichen Bereich

Pflege im eigenen Haushalt	Pflege in einem Haushalt, in dem der Pflegebedürftige aufgenommen worden ist

Häusliche Pflege ist nicht ausgeschlossen, wenn der Pflegebedürftige
– in einem Altenwohnheim, Altenheim
– Wohnheim für Behinderte oder vergleichbaren Behinderteneinrichtungen lebt

2. Verwendung des Pflegegeldes zur Sicherstellung der Pflege

Der Pflegebedürftige muß nach § 37 Abs. 1 S. 2 SGB XI
– mit dem Pflegegeld dessen Umfang entsprechend
– die erforderliche Grundpflege und hauswirtschaftliche Versorgung
– durch eine Pflegeperson
– in geeigneter Weise
– selbst sicherstellen

3. Verpflichtung zum Abruf eines Einsatzes einer zugelassenen Pflegeeinrichtung nach § 72 SGB XI

Pflegegeldempfänger sind nach § 37 Abs. 3 SGB XI verpflichtet
– bei Pflegestufe I und II mindestens 1x halbjährlich
– bei Pflegestufe III mindestens 1x vierteljährlich
einen Pflegeeinsatz durch eine nach § 72 SGB XI zugelassene Pflegeeinrichtung abzurufen.
Die Kosten dieses Einsatzes werden vom Pflegegeld abgezogen.

285

wirtschaftlichen Fachkraft und bei wieder anderen, daß sie von „Nichtfachkräften" erbracht werden müssen.

Zukauf

Braucht der Pflegebedürftige mehr Pflege, als ihm die Pflegeversicherung „zahlt" und können Angehörige oder andere HelferInnen nicht weiterhelfen, so muß er sich Pflege „zukaufen", wenn er nicht unterversorgt bleiben will. Verfügt er nur über ein geringes Einkommen, so kann er ggf. „Hilfe zur Pflege" nach dem BSHG in Anspruch nehmen, siehe Seite 327.

Pflegegeld

Die Pflegeversicherung geht davon aus, daß ein Großteil der Pflege durch pflegende Angehörige, ehrenamtliche oder selbstbeschaffte Pflegekräfte erbracht wird. Mit der Geldleistung kann der Pflegebedürftige seine Pflegehilfen selbst gestalten. Auch die Höhe des Pflegegeldes ist abhängig vom Grad der Pflegebedürftigkeit.

Pflegegeld kann nur derjenige beanspruchen, dessen Pflege durch „Pflegepersonen" oder selbstbeschaffte Pflegekräfte sichergestellt ist. Das Pflegegeld kann als finanzieller Anreiz für Angehörige dienen, deren Pflegebereitschaft erhalten werden soll. Der Pflegebedürftige kann sich mit Hilfe des Pflegegeldes aber auch auf dem „grauen Markt" Pflegekräfte besorgen, die er – u. a. mit dem Pflegegeld – bezahlt.

Bezieht der Pflegebedürftige Pflegegeld, so ist er verpflichtet, bei Pflegestufe 1 und 2 mindestens einmal halbjährlich, bei Pflegestufe 3 mindestens einmal vierteljährlich einen Pflegeeinsatz einer zugelassenen Pflegeeinrichtung (Sozialstation oder ambulanter Pflegedienst) in Anspruch zu nehmen (§ 37 Abs. 3 SGB XI). Auf diese Weise sollen Überforderungssituationen pflegender Angehöriger durch Beratung, Hilfestellung und Hinweis auf entlastende Dienste vorgebeugt und die Qualität der häuslichen Pflege gesichert werden[41]. Der Pflegebedürftige muß sein Ein-

---

[41] Vgl. hierzu Klie, Pflegende Angehörige und Pflegeversicherung, Ev. IMPULSE 1994, Heft 2, S. 21 f.

verständnis geben, daß der Pflegedienst die Pflegekasse über das Ergebnis des Besuches informiert. Vorher muß der Pflegebedürftige aber erfahren, was der Pflegekasse mitgeteilt werden soll. Auch hat er ein Recht auf Gegendarstellung[42].

„Pflege-TÜV"

Der Pflegebedürftige kann Geld- und Sachleistungen auch miteinander kombinieren. Nimmt der Pflegebedürftige die Sachleistungen nur teilweise in Anspruch, erhält er daneben ein anteiliges Pflegegeld.

Kombinationsleistungen

Fall 102:
Herr M. ist als Pflegebedürftiger der Pflegestufe 1 zuzuordnen. Der Höchstbetrag der Sachleistungen beträgt in der Pflegestufe 1 DM 750,–. Herr M. nimmt Sachleistungen im Wert von DM 500,– in Anspruch. Er hat damit die Sachleistung zu $2/3$ ausgeschöpft, so daß ihm noch vom Pflegegeld $1/3$ zusteht. Das Pflegegeld in der Pflegestufe 1 beträgt DM 400,–. Anteilig stehen Herrn M. davon $1/3$, also DM 133,– zu. Bei Kombinationsleistung ist der Pflegebedürftige auch nicht weitergehend verpflichtet, den Pflegeeinsatz einer zugelassenen Pflegeeinrichtung zur Überprüfung der Pflegequalität durch Pflegepersonen in Anspruch zu nehmen (Pflege-TÜV).

Wohnt ein Pflegebedürftiger in einem Altenwohnheim, in einer Wohngemeinschaft oder aber in Einrichtungen des Betreuten Wohnens, kann er unproblematisch Leistungen der häuslichen Pflege in Anspruch nehmen. Umstritten ist die Frage in einigen Altenheimen, in denen die Pflegebedürftigen nicht über ein Einzelzimmer verfügen oder/und keine Wasch- und Kochgelegenheiten in ihrem Apartment haben oder durch den Heimvertrag verpflichtet sind, an den Mahlzeiten im Heim teilzunehmen. Hier wird von den Pflegekassen das Vorliegen eines eigenen Haushalts ver-

Häusliche Pflege im Heim oder „das ambulante Altenheim"

Inhalte für	Vorschlag	Lehrplan
Ausbildung		
Fort-/Weiterbildung	●	

---

[42] Vgl. zu den datenschutzrechtlichen Problemen und Novellierungsabsichten: Klie, Häusliche Pflege 1996, S. 161, Forum Sozialstation, Heft 83 (1996), S. 28 ff.

neint[43]. Benötigen Bewohner von Altenwohnheimen und Altenheimen häusliche Pflege, so können sie frei wählen, ob sie Einrichtungen des Hauses (Pflegedienst des Heimes) oder ambulante Dienste aus dem Stadtteil in Anspruch nehmen. Der Grundsatz des Wunsch- und Wahlrechts bezüglich der Dienste gilt auch in Heimen und kann durch den Heimvertrag nicht ausgeschlossen werden.

b) Häusliche Pflege bei Verhinderung der Pflegeperson

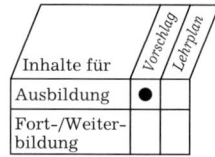

Inhalte für	Vorschlag	Lehrplan
Ausbildung	●	
Fort-/Weiterbildung		

Ist etwa der pflegende Partner in Kur, im verdienten Urlaub oder wegen Krankheit im Krankenhaus und deshalb an der Pflege gehindert, hat der Pflegebedürftige Anspruch auf Häusliche Pflege bei Verhinderung der Pflegeperson. Hier übernimmt die Pflegekasse für die „Pflegevertretung" maximal DM 2 800,– für einen Zeitraum von vier Wochen im Kalenderjahr. Voraussetzung ist allerdings, daß die Pflegeperson (pflegende Angehörige) den Pflegebedürftigen mindestens 12 Monate in der häuslichen Umgebung gepflegt hat. Die Pflege kann in diesem Fall auch von nicht „zugelassenen" Pflegediensten oder Pflegekräften ohne Vertrag mit den Pflegekassen erbracht werden.

c) Pflegehilfsmittel und technische Hilfen

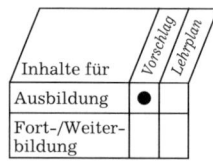

Inhalte für	Vorschlag	Lehrplan
Ausbildung	●	
Fort-/Weiterbildung		

Pflegehilfsmittel

> **Fall 103:**
> Im Heim St. Joseph weigert sich die Krankenkasse, den dort lebenden Bewohnern Rollstühle als Hilfsmittel zu gewähren. Diese hätten, wie die Pflegebetten auch, die Heime für ihre Bewohner vorzuhalten.

Die Pflegeversicherung gewährt nicht nur Pflegegeld und Dienstleistungen. Ähnlich wie im Kran-

---

[43] M.E. kann in Heimen, die keine Pflegeheime sind, unabhängig vom Ausstattungsstandard den Wohnplätzen für BewohnerInnen nicht das Merkmal der eigenen Häuslichkeit abgesprochen werden. Allerdings müßten die Heimverträge häufig insoweit umgestellt werden, als den BewohnerInnen die Teilnahme an der Verpflegung freigestellt wird, vgl. auch Vogel, Ambulante Altenheime? Häusliche Pflege 1995, S. 184 ff.

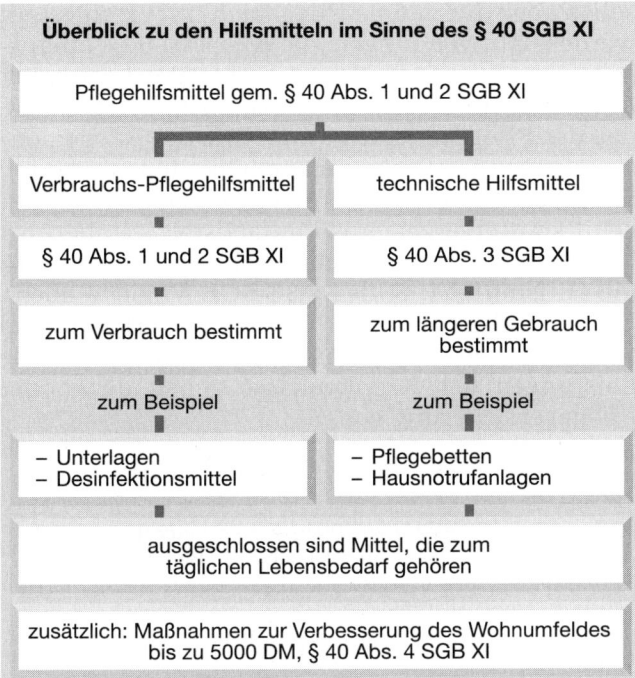

kenversicherungsrecht sind auch Hilfsmittel von der Leistungspflicht der Pflegekassen umfaßt.

Die Pflegehilfsmittel sollen der Erleichterung der Pflege oder der Linderung von Beschwerden des Pflegebedürftigen dienen oder ihm eine selbständigere Lebensführung ermöglichen. Gedacht ist an Polster für die Lagerung, an Rutschauflagen, Drehscheiben oder Eß- und Gehhilfen. Weiterhin gehören zu den Hilfsmitteln sog. Verbrauchsartikel, etwa Desinfektionsmittel oder Unterlagen (für Bett oder Stuhl). Auch Einmalhandschuhe und Körperpflegeartikel, die die Pflege erleichtern, gehören zu den Pflegehilfsmitteln i. S. des Pflegeversicherungsgesetzes. Die Pflegekassen haben die entstandenen Kosten bis zu einem Betrag von DM 60,– zu tragen. Es bedarf für die Pflegehilfsmittel keiner ärztlichen Verordnung, die Erforderlichkeit sollte aber durch eine Pflegefachkraft festgestellt werden. Aufwendungen, die über DM 60,– hinausgehen, muß der Betroffene selbst zahlen (ggf. hat er Anspruch auf ergänzende Sozialhilfe). Wichtig ist, daß der Pflegebedürftige mit Hilfe des Pflegedienstes günstige Einkaufsmöglichkeiten ausnutzt. Die Pflegehilfsmittel werden im einzelnen im Pflegehilfsmittelverzeichnis aufgelistet. Unberührt bleibt die Leistungspflicht der Krankenkassen für die Hilfsmittel i. S. des § 33 SGB V (siehe oben). Krankenfahrstühle oder Krankenunterlagen sind weiterhin von den Krankenkassen zu zahlen. Die Leistungen der Krankenkasse gehen denen der Pflegeversicherung vor.

**Hilfsmittel-
verzeichnis**

Produktgruppe 50, Pflegehilfsmittel zur Erleichterung der Pflege:

Pflegelifter, Pflegebetten, Pflegebettenzurichtungen, Pflegeliegestühle, Umsetz- und Hebehilfen, Badewannenlifter, Pflegebettenzubehör, Spezielle Pflegebettische, Lagerungskeile, Schieberollstühle.

Produktgruppe 51, Pflegehilfsmittel zur Körperpflege/Hygiene:

Bade-/Duschhilfen, Toilettenhilfen, Sicherheitsgriffe, Produkte zur Hygiene im Bett (Bettpfannen, Urinflaschen, Urinschiffchen, wiederverwendbare saugende Bettschutzeinlagen), Toilettenrollstühle, Waschsysteme, Duschrollstühle zum Schieben.

Produktgruppe 52, Pflegehilfsmittel zur selbständigeren Lebensführung/Mobilität:

Hilfen zum Verlassen/Aufsuchen der Wohnung, Hausnotrufsysteme.

Produktgruppe 53, Pflegehilfsmittel zur Linderung von Beschwerden:

Lagerungsrollen, Lagerungshalbrollen.

Produktgruppe 54, Zum Verbrauch bestimmte Pflegehilfsmittel:

Saugende Bettschutzeinlagen zum Einmalgebrauch, Schutzbekleidung (Einmalhandschuhe, Schutzschürzen, Fingerlinge, Mundschutz) Desinfektionsmittel.

Zusätzlich zu den Pflegehilfsmitteln werden technische Hilfsmittel gewährt. Hierzu gehören Pflegebetten, Hausnotrufanlagen oder Haltegriffe, die einfach montiert werden können. Mittel zum täglichen Lebensbedarf stellen die Pflegekassen nicht zur Verfügung. Gebrauchsgegenstände des täglichen Lebens, die etwa das Kochen erleichtern (Mixer, Küchengeräte) gehören grundsätzlich nicht zu den Leistungen der Pflegeversicherung. Reparaturen (Instandhaltung), Änderungen und Erweiterungen werden von der Pflegekasse ebenso bezahlt wie die Ersatzbeschaffung, wenn ein Pflegehilfsmittel unbrauchbar geworden ist. Bei der Abnahme von technischen Pflegehilfsmitteln haben die Pflegebedürftigen eine Zuzahlung zu leisten. Die Zuzahlung beträgt für jedes Pflegehilfsmittel 10 % der Kosten (jedoch nicht mehr als DM 50,–). Von der Zuzahlungspflicht kann die Pflegekasse den Versicherten ganz oder teilweise befreien (entsprechende Anwendung von §§ 61, 62 SGB V, siehe oben).

Zuzahlung

Neben den Pflegehilfsmitteln und technischen Hilfen können die Pflegekassen Zuschüsse zur Verbesserung des „individuellen Wohnumfeldes" gewähren. Stufen, Schwellen, zu schmale Türen oder das Fehlen technischer Hilfsmittel erschweren die Arbeit der pflegenden Angehörigen und der ambulanten Dienste oder behindern den Pflegebedürftigen in einer selbständigen Lebensführung. So können die Pflegekassen bis zu einem Betrag von DM 5 000,– je Maßnahme (mit angemessener Eigenbeteiligung des Pflegebedürftigen (§ 40 Abs. 4 S. 2 SGB XI) Wohnungsanpassungsmaßnahmen finanzieren, etwa die Verbreiterung von Türen, den Einbau einer Dusche oder eines Treppenlifts[44].

Wohnraumanpassung

d) Tages- und Nachtpflege

Fall 104:
Herr D. ist Pflegebedürftiger der Pflegestufe 3. Der Höchstbetrag der teilstationären Leistungen beträgt in der Pflegestufe 3 DM 2 100,–. Er nimmt jedoch die teilstationären Leistungen nur in Höhe von DM 1 400,– in Anspruch. Er hat da-

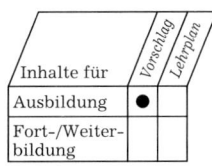

Inhalte für	Vorschlag	Lehrplan
Ausbildung	●	
Fort-/Weiterbildung		

---

[44] Vgl. Vogel, Das Recht und die Mittel, Häusliche Pflege 1994, S. 727 ff.

mit die teilstationären Leistungen zu $^1/_3$ ausgeschöpft, so daß ihm noch ein Pflegegeld in Höhe von DM 433,– oder Pflegesachleistungen in Höhe von DM 933,– zustehen würden.

Teilstationäre Pflege

Gerade wenn Angehörige die Pflege gewährleisten, gewinnt die teilstationäre Pflege an großer Bedeutung. Ohne die Möglichkeit, einige Tage in der Woche einmal für sich sorgen zu können, Einkäufe zu tätigen, einen Arztbesuch zu absolvieren oder einfach Zeit für sich zu haben, können die Belastungen der Pflege häufig nicht auf Dauer getragen werden. Daher haben die Einrichtungen der Tages- und neuerdings auch die der Nachtpflege eine wichtige Funktion in der Versorgung pflegebedürftiger Menschen. Derzeit gibt es jedoch noch nicht ausreichend Plätze in Tagespflegeeinrichtungen.

Kombileistung

Auch hier kann der Pflegebedürftige Leistungen kombinieren. Die Pflegebedürftigen erhalten zusätzlich ein anteiliges Pflegegeld oder anteilige Pflegesachleistung, wenn der für die jeweilige Pflegestufe vorgesehene Höchstwert der teilstationären Leistungen nicht voll ausgeschöpft wird.

e) Leistungen für Pflegepersonen

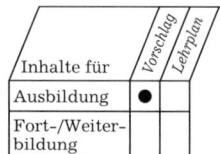

Inhalte für	Vorschlag	Lehrplan
Ausbildung	●	
Fort-/Weiterbildung		

Pflegende Angehörige sollen mehr als bisher Leistungen zu ihrer sozialen Sicherung erhalten. So werden für Pflegepersonen, wie sie im Gesetz heißen, Beiträge zur Rentenversicherung, Unfall- und Arbeitslosenversicherung gewährt, wenn sie ihre Erwerbstätigkeit bei der Aufnahme der Pflegetätigkeit ganz oder teilweise aufgeben oder überhaupt nicht erwerbstätig werden können. Die Pflegeversicherung übernimmt dann die Beitragszahlung für die Pflegeperson, die keine oder nur eine Erwerbstätigkeit mit nicht mehr als 30 Stunden wöchentlich ausübt. Die Höhe der Beiträge richtet sich nach dem Schweregrad der Pflegebedürftigkeit und dem sich daraus ergebenden Umfang notwendiger Pflegetätigkeit. Während der

Pflege sind die Pflegepersonen in den Versicherungsschutz der Unfallversicherung einbezogen. Die Pflegekasse hat die Pflegeperson den zuständigen Renten- und Unfallversicherungsträgern zu melden.

Unfallversicherung

Nicht gemeldete Pflegepersonen haben keinen Schutz bei einem bei der Pflege erlittenen Unfall.

Wichtig ●

Weiterhin haben Pflegepersonen, wenn sie in das Erwerbsleben zurückkehren wollen, Anspruch gegenüber der Arbeitslosenversicherung auf Unterhaltsgeld gemäß § 46 AFG.

Arbeitslosen-versicherung

Neben diesen Leistungen der sozialen Sicherung haben die Pflegekassen Pflegekurse für Angehörige und ehrenamtliche Pflegepersonen anzubieten. Diese sind unentgeltlich und sollen dazu dienen,

Pflegekurse

▷ das soziale Engagement im Bereich der Pflege zu fördern und zu stärken,

▷ Pflege und Betreuung zu erleichtern und zu verbessern,

Hauptpflegepersonen von Pflegebedürftigen verschiedener Altersgruppen in Privathaushalten

in %	0–15 Jahre	16–39 Jahre	40–64 Jahre	65–79 Jahre	80 und älter
Lebens-/Ehepartner (w.)	0	4	53	39	12
Lebens-/Ehepartner (m.)	0	14	23	22	5
Mutter	98	78	3	0	0
Vater	2	0	0	0	0
Tochter	0	2	4	24	44
Sohn	0	0	1	2	6
Schwiegertochter	0	0	1	6	17
andere Verwandte	0	2	12	6	9
Freunde/Nachbarn	0	0	2	2	7

Pflegebedürftige in Privathaushalten = 100
Pflegeintervallmodell: Infratest 1992
aus:
U. Schneekloth / P. Potthoff u.a., Hilfe- und Pflegebedürftige in privaten Haushalten, Band 111.2
Schriftenreihe des Bundesministeriums für Familie, Senioren, Frauen und Jugend, Verlag W. Kohlhammer 1996

▷ pflegebedingte körperliche und seelische Belastungen zu mindern und

▷ Fertigkeiten für eine eigenständige Durchführung der Pflege zu vermitteln.

Die Pflegekasse kann diese Kurse entweder selbst durchführen oder geeignete andere Einrichtungen (Sozialstationen, Bildungseinrichtungen, Wohlfahrtsverbände, Selbsthilfegruppen) mit der Durchführung beauftragen. Die Kurse sollen in ihrer inhaltlichen Ausgestaltung einheitlich sein.[45]

f) Stationäre Pflege

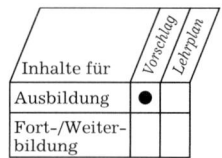

Zur stationären Pflege im Sinne der Pflegeversicherung gehören sowohl die Kurzzeitpflege als auch die Heimpflege. Beide Einrichtungen fallen seit Februar 1997 unter das Heimgesetz.

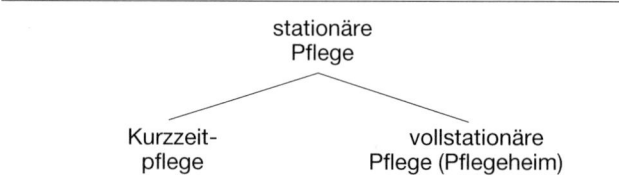

▶ **Kurzzeitpflege**

Für einen begrenzten Zeitraum können Pflegebedürftige in eine stationäre Einrichtung aufgenommen und dort gepflegt werden. Kurzzeitpflege kommt insbesondere in Betracht

▷ für eine Übergangszeit im Anschluß an eine stationäre Behandlung des Pflegebedürftigen im Krankenhaus,

▷ wenn die häusliche Pflege nicht mehr ausreicht oder nicht sichergestellt ist (gesundheitliche Verschlechterung des Pflegebedürftigen, Span-

---

[45] Über die einheitliche Durchführung sowie über die inhaltliche Ausgestaltung der Kurse schließen die Landesverbände der Pflegekassen Rahmenvereinbarungen mit den Trägern der Schulungskurse ab.

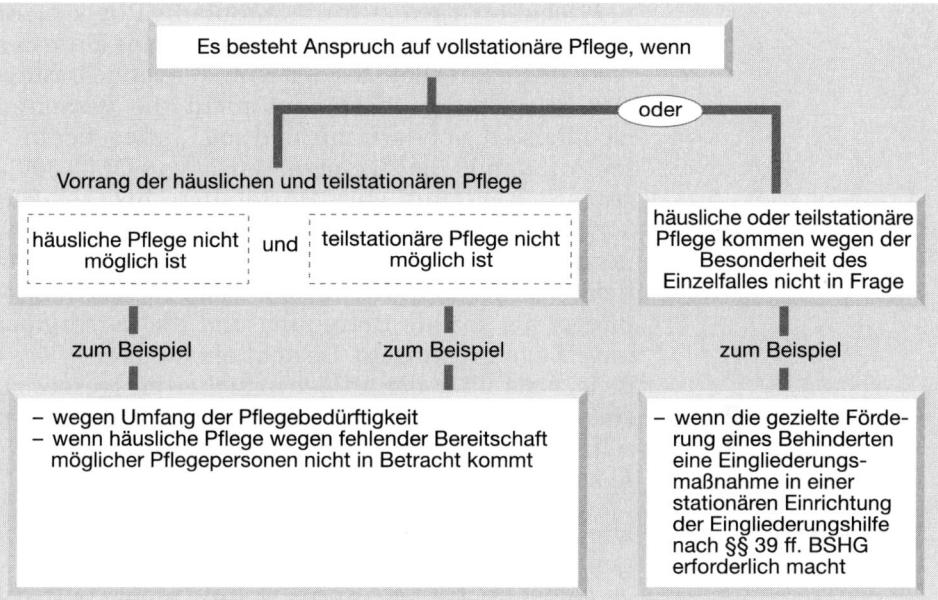

nungen zwischen Pflegeperson und Pflegebedürftigem, Erkrankung der Pflegeperson),

▷ für Zeiten der Krankheit, des Urlaubs oder einer sonstigen Verhinderung der Pflegeperson.

Der Anspruch auf Kurzzeitpflege ist auf vier Wochen pro Kalenderjahr beschränkt. Die Aufwendungen der Pflegekasse für die Kurzzeitpflege dürfen DM 2 800,– im Kalenderjahr nicht übersteigen.[46]

▶ Heimpflege

Reicht die ambulante oder teilstationäre Pflege nicht mehr aus, so hat der Pflegebedürftige Anspruch auf vollstationäre Pflege in einem Pflegeheim. Ob die Voraussetzungen für die vollstationä-

---

[46] Vgl. zu den Detailfragen im Zusammenhang mit der Finanzierung der Kurzzeitpflege KDA (Hrg.) Kurzzeitpflege 1995.

re Pflege vorliegen, d. h. die ambulante Pflege nicht mehr ausreicht, prüft die Pflegekasse mit Hilfe des medizinischen Dienstes der Krankenversicherung. Die Pflegekasse übernimmt nicht die gesamten Heimkosten, sondern nur den sog. „pflegebedingten Aufwand" bis zu einem Betrag von DM 2 800,– (zur Vermeidung von Härtefällen bis zu DM 3 300,–).[47] Die allgemeinen Pflegeleistungen umfassen die sog. „Grundpflege", die hauswirtschaftliche Versorgung, die medizinische Behandlungspflege, die soziale Betreuung und die Versorgung mit Pflegehilfsmitteln. Besteht ein höherer Pflegebedarf als über das Pflegeversicherungsgesetz zu finanzieren ist, hat der Pflegebedürftige diesen selbst zu finanzieren oder ergänzend auf Sozialhilfe zurückzugreifen.

„Hotelkosten"

Die Aufwendungen für Unterkunft und Verpflegung (sog. „Hotelkosten") hat der Pflegebedürftige selbst zu tragen. Kann er dies nicht, tritt ersatzweise oder ergänzend der Sozialhilfeträger ein.

Zusatzleistungen

Ebenfalls selbst zahlen muß der Pflegebedürftige die sog. Zusatzleistungen (auch „Gourmetleistungen" genannt). Besonderer Service (Zimmerservice, Sondermenü etc.) wird nicht von der Pflegeversicherung, sondern vom Heim – ggf. als Zusatzleistung gegen Sonderentgelt – gewährt. Hier wird befürchtet, daß in den Heimen eine Zwei-Klassen-Gesellschaft entstehen könnte: Diejenigen, die Zusatzleistungen selbst bezahlen, und diejenigen, die es sich nicht leisten können (Sozialhilfe gibt es für Zusatzleistungen nicht).

Investitionskosten

Weiterhin kann der Heimträger die ihm entstehenden Investitionskosten (Abschreibung, Zinskosten etc.) den Pflegebedürftigen in Rechnung stellen, soweit sie nicht durch Investitionsförderung der Länder gedeckt sind.

---

[47] Tatsächlich bei ganzjährigem Heimaufenthalt jedoch durchschnittlich 2 500,– DM wegen der Begrenzung auf 30 000,– DM in § 43 Abs. 2 SGB XI.

Die Länder regeln die Fragen der Investitionsförderung jeweils in ihren Landespflegegesetzen. Kein Bundesland ist bereit, die gesamten Investitionskosten für den Heimbereich zu übernehmen. So werden fast überall dem Pflegebedürftigen Investitionskosten in Rechnung gestellt, je nach Heim (ob alt oder jung, aufwendig oder weniger aufwendig gebaut, gefördert oder nicht gefördert) unterschiedlich. Kann der Pflegebedürftige die Investitionskosten nicht zahlen, tritt ergänzend der Sozialhilfeträger ein, der allerdings nicht bereit sein wird, besonders teure Häuser „mitzufinanzieren".

Die ärztliche Versorgung, die medizinische Rehabilitation und die medizinischen Hilfsmittel werden ebenfalls nicht von der Pflegeversicherung gezahlt, sondern ggf. von der Krankenkasse[48]. **Krankenkassenleistungen**

Schließlich geht es um die soziale Betreuung von HeimbewohnerInnen. Sie wird in die allgemeinen Pflegeleistungen integriert. Spezielle Maßnahmen der sozialen Betreuung („Urlaub vom Pflegeheim") muß der Heimbewohner selbst zahlen oder ergänzend der Sozialhilfeträger im Rahmen der Eingliederungs- oder Altenhilfe eintreten[49]. **Soziale Betreuung**

Die Finanzierung der Heime ist also durch die Pflegeversicherung nicht gerade einfacher und übersichtlicher geworden. **Heimfinanzierung**

① Nennen Sie die Leistungen der Pflegeversicherung in der häuslichen Pflege.
② Welche „Hilfsmittel" werden von der Pflegeversicherung gewährt?
③ Auch Pflegepersonen erhalten ggf. Leistungen von der Pflegeversicherung, welche sind dies?
④ Welche Leistungen der teilstationären Pflege kennt das SGB XI?
⑤ Was zählt das SGB XI zur stationären Pflege?

Wiederholungsfragen ●

---

[48] Vgl. Klie, Krankenkassenleistungen im Heim, Altenheim 1995, S. 76 ff.
[49] Übergangsregelungen sehen vor, daß bis maximal 1998 die bisherigen Heimentgelte fortgelten und für die Pflegestufen pauschale Beträge von der Pflegekasse übernommen werden: I – 2000,– DM, II – 2500,– DM, III – 2800,– DM.

Übersicht: Heimkosten

Leistung	Kostenträger
allgemeine Pflegeleistungen nach Pflegestufe und entsprechendem Pflegesatz bis 2800 DM (Ø = 2500 DM im Monat) Härtefall: bis 3300 DM	Pflegekasse gesetzliche: §§ 46 ff. private: § 110
Erforderlicher Pflegemehraufwand oberhalb der Leistungsgrenze des SGB XI	Pflegebedürftiger beziehungsweise Zusatzversicherung oder Sozialhilfeträger
Zusatzleistungen, soweit nicht Bestandteil der allg. Pflegeleistungen (pflegerischbetreuend und/oder Komfortleistungen bei Unterkunft und Verpflegung)	Pflegebedürftiger beziehungsweise private Zusatzversicherung
Hotelkosten (Unterkunft und Verpflegung)	Pflegebedürftiger beziehungsweise private Zusatzversicherung oder Sozialhilfeträger
Investitionen	Land nach Maßgabe der Landesgesetze, gegebenenfalls Pflegebedürftiger oder Sozialhilfeträger
	Krankenkasse
Ärztliche Leistungen, Hilfsmittel, Heilmittel, i.S. des SGB V	Pflegebedürftiger oder Sozialhilfeträger (gem. §§ 39, 40 BSHG)
Soziale Maßnahmen über die allgemeinen Pflegeleistungen hinaus	

(7) Einrichtungen und Dienste

Fall 105:
Die Altenpflegerin Erika möchte sich nach ihrem Altenpflegeexamen selbständig machen und in die ambulante Pflege gehen. Sie wendet sich an die Pflegekasse und möchte als Pflegekraft zugelassen werden.

Wettbewerb

Das Pflegeversicherungsrecht schafft Wettbewerb auf dem Pflegemarkt. Alle Dienste und Einrichtungen, die bestimmte Anforderungen im Hinblick auf die Qualität und Leistungsfähigkeit sowie

Wirtschaftlichkeit erfüllen, können Leistungen nach dem Pflegeversicherungsgesetz erbringen, wenn sie durch die Pflegekassen zugelassen wurden. Auch wenn es schon „genug" Dienste in einem Stadtteil gibt, haben „neue" Dienste Anspruch auf einen Versorgungsvertrag. Eine sog. „Bedarfssteuerung" kennt das Pflegeversicherungsrecht nicht. Der Gesetzgeber wollte sogar ein Überangebot an Pflegeeinrichtungen und Diensten schaffen, damit die Pflegebedürftigen sich „ihren" Dienst aussuchen können und ein Wettbewerb unter den Einrichtungen und Diensten entsteht.

Die entscheidende Frage ist, welche Dienste und Einrichtungen Zutritt zum Pflegemarkt haben. Hierzu heißt es in § 71 SGB XI, daß Pflegeeinrichtungen und -dienste folgende Voraussetzungen erfüllen müssen: **Pflegemarkt**

▶ sie müssen selbständig wirtschaftende Einrichtungen sein,

▶ sie müssen unter ständiger Verantwortung einer ausgebildeten Pflegefachkraft stehen und

▶ sie müssen
  ▷ im ambulanten Bereich Pflegebedürftige in ihrer Wohnung pflegen und hauswirtschaftlich versorgen,
  ▷ im stationären Bereich ganztägig Unterbringung und Verpflegung anbieten (teilstationäre Einrichtungen tagsüber oder nur nachts).

Selbständig wirtschaftende Einrichtung heißt nicht, daß es sich um einen Extraverein oder eine GmbH handeln muß. Ein ambulanter Pflegedienst etwa muß nur über eine sog. „eigene Kostenstelleneinrichtung" verfügen, d. h. die auf ihn entfallenden oder bei ihm entstehenden Kosten für die einzelnen Aufgaben exakt nachweisen können. Möchte etwa ein Wohlfahrtsverband oder ein Pflegeheim einen ambulanten Dienst unterhalten, so ist dies möglich, jedoch nur bei getrennter oder gesonderter Wirtschaftsführung. **Selbständig wirtschaften**

**Ständige Verant-
wortung einer aus-
gebildeten Pflege-
fachkraft**

Ein Pflegedienst kann nur dann zugelassen werden, wenn er nachweist, daß die ständige Verantwortung einer ausgebildeten Pflegefachkraft sichergestellt ist. Dies bedeutet nicht, daß eine Pflegefachkraft die Leitung einer Sozialstation oder eines Heimes innehaben muß. Nur die Verantwortung für das Pflegekonzept, für die Pflegeanamnese, Pflegeplanung und Pflegekontrolle sowie die Anleitung von nichtausgebildeten Pflegehilfskräften muß in der Hand einer Pflegefachkraft liegen. Ständige Verantwortung bedeutet auch nicht, daß die einzelnen Pflegeleistungen immer von einer Pflegefachkraft ausgeführt werden müssen. Eine Pflegefachkraft muß jedoch die Verantwortung in fachlicher Hinsicht tragen. Als Pflegefachkräfte, die diese Funktion wahrnehmen können, gelten AltenpflegerInnen, Krankenschwestern und Krankenpfleger und im Behindertenbereich ggf. HeilerziehungspflegerInnen. Sie müssen über eine entsprechende berufliche Erfahrung verfügen und eine Weiterbildung für ihre Aufgaben absolviert haben.

Leistungsspektrum

Kooperation

Pflegedienste und Einrichtungen können sich nicht auf einzelne Dienstleistungen beschränken, etwa nur Behandlungs- und Grundpflege, aber keine hauswirtschaftlichen Leistungen oder nur hauswirtschaftliche Leistungen, aber keine pflegerischen. Zumindestens im Kooperationswege müssen sie sicherstellen, daß die Pflegebedürftigen alle Leistungen, die sie nach dem Pflegeversicherungsgesetz beanspruchen können, aufeinander abgestimmt erhalten. So kann etwa eine auf hauswirtschaftliche Dienste spezialisierte Einrichtung der Nachbarschaftshilfe nicht als Pflegedienst zugelassen werden, ebenso wenig eine Sozialstation, die nur „reine" Pflegeleistungen erbringt. Weiterhin müssen die Pflegedienste sicherstellen, daß sie

Rund um die Uhr

rund um die Uhr und auch am Wochenende einsatzbereit sind oder mit Einrichtungen und Diensten kooperieren, die dann „im Verbund" mit ihnen die ganze Woche hindurch die Pflege sicherstellen. Dies etwa kann eine für sich allein arbeitende Pflegekraft nicht. In *Fall 105* hat Altenpflegerin Erika keine Chance auf Zulassung, es sei denn, sie tut sich mit anderen Pflegekräften zusammen und bildet einen Pflegedienst. Sie könnte aber einen Vertrag mit den Pflegekassen gemäß § 77 SGB XI schließen: Häusliche Pflege durch Einzelpersonen. Dies werden die Pflegekassen dann tun, wenn etwa eine Pflegekraft die intensive Pflege einer Privatperson übernimmt oder bereits übernommen hat.

Pflege durch Einzelpersonen

① Was ist eine „ausgebildete Pflegefachkraft" i. S. d. § 71 SGB XI?
② Welche Leistungen muß ein ambulanter Pflegedienst anbieten, um von den Pflegekassen zugelassen zu werden?
③ Kann eine freiberuflich tätige Altenpflegerin als „Pflegedienst" zugelassen werden?
④ Wenn der Bedarf an Pflegediensten in einer Stadt gedeckt ist, darf die Pflegekasse weitere Pflegedienste zulassen?

Wiederholungsfragen ●

(8) Vergütung

Die Vergütung für Pflegedienste und Pflegeeinrichtungen wird weitgehend auf Landesebene in den Rahmenvereinbarungen festgelegt, die zwischen den Landesverbänden der Pflegekassen und den Verbänden der Einrichtungsträger abgeschlossen werden. Die Vergütungssätze müssen leistungsgerecht sein und Pflegediensten generell ermöglichen, die vorausgesetzten Qualitätsstandards auch einzuhalten. Einigen sich Pflegekassen und Einrichtungen nicht auf ein Entgelt oder im stationären Bereich auf Pflegesätze, können sie eine Schiedsstelle anrufen, die dann entscheidet, § 76 SGB XI.

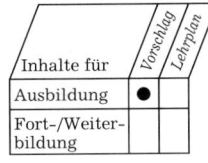

Inhalte für	Vorschlag	Lehrplan
Ausbildung	●	
Fort-/Weiterbildung		

Die Auseinandersetzung über die Pflegeentgelte wird verständlicherweise recht scharf geführt. So forderten etwa die Wohlfahrtsverbände für eine Pflegestunde DM 70,–, die Pflegekassen boten DM 30,–, man einigte sich in Baden-Württemberg (1995) auf DM 51,– je Pflegeeinsatz. Ein Problem

Pflegeentgelte und „grauer Markt"

hoher Abschlüsse über die Pflegeentgelte liegt darin, daß die Pflegebedürftigen, je teurer eine Pflegestunde wird, weniger Pflegeleistungen erhalten. Es ist nicht auszuschließen, daß einige Pflegebedürftige bei sehr hohen Preisen für einen Pflegeeinsatz auf das Pflegegeld ausweichen und sich billige Hilfskräfte auf dem „grauen Markt" besorgen.

(9) Qualitätssicherung

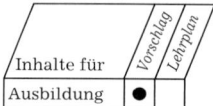

Wenn der Markt für alle Pflegedienste geöffnet wird, kommt der Qualität und Qualitätssicherung der Pflegedienste und Einrichtungen eine besondere Bedeutung zu:

„QS"

Wird nicht auf die Qualität geachtet, ist zu befürchten, daß bei ungünstigen Entgelten an der Qualität gespart wird, damit Pflegedienste noch einen Gewinn machen können. So stünden die Pflegedienste am besten dar, die die billigsten oder schlechtesten Leistungen erbringen. Das darf nicht sein. Durch die Pflegeversicherung werden Maßstäbe für die Qualität aufgestellt und die Verpflichtung eingeführt, sich an Maßnahmen der Qualitätssicherung zu beteiligen. Die Pflegedienste müssen sich entweder Kontrollen des medizinischen Dienstes unterwerfen oder sich anderen Qualitätskontrollen unterziehen, etwa TÜV, Zertifizierung, kommunale Qualitätssicherungskonferenz. Bei der Qualitätssicherung geht es darum, zu überprüfen, ob ein bestimmtes Niveau der Pflegeleistungen auch tatsächlich eingehalten wird. Zur Festlegung eines bestimmten Niveaus dienen Pflegestandards, in denen beschrieben wird, wie welche Pflegehandlung durchzuführen ist. Dabei darf nicht nur darauf gesehen werden, ob die Pflegehandlung handwerklich richtig ist. Wichtig ist auch, darauf zu achten, ob die Pflege gut organisiert ist und die Pflegekräfte den Pflegebedürftigen mit einer angemessenen Haltung begegnen (Freundlichkeit, Wertschätzung, Diskretion). In den Pflegeheimen gab es schon lange so etwas wie eine Qualitätssicherung (siehe:

Heimaufsicht). In den ambulanten Diensten spielte sie bisher keine allzu große Rolle.

Auf Bundesebene werden Maßstäbe für die Qualität der Pflegeleistungen festgelegt, an die sich alle Pflegeeinrichtungen und -dienste zu halten haben, § 80 SGB XI. Hierzu gehört u. a., daß

Qualitätsmaßstäbe

▷ die Leitung sichergestellt und die ständige Verantwortung durch eine Pflegekraft gewährleistet ist,

▷ eine Pflegeanamnese und Pflegeprozeßplanung für und mit jedem einzelnen Pflegebedürftigen durchgeführt wird,

▷ das Pflegeergebnis kontrolliert und die Zufriedenheit des Bewohners erfragt wird.

Der Pflegedienst, der nicht in der Lage ist, diese Maßstäbe einzuhalten, darf nicht als Pflegedienst zugelassen werden bzw. ihm ist die Zulassung zu entziehen.

① Worin liegt die Problematik hoher Pflegeentgelte für die Pflegebedürftigen?
② Wer entscheidet bei Streitigkeiten zwischen Pflegekassen und Trägern von Diensten über die Vergütung?
③ Warum gewinnt die Qualitätssicherung mit der Pflegeversicherung an Bedeutung?

**Wiederholungs-
fragen** ●

d) Rechtsschutz in der Sozialversicherung

Gegen Entscheidungen der Sozialversicherung ist Rechtsschutz durch Widerspruch und Klage möglich.

Widerspruch gegen eine Ablehnung o. ä. eines Antrages ist bei der jeweiligen Widerspruchsstelle des Sozialversicherungsträgers einzulegen, z. B. AOK oder BfA.

Inhalte für	Vorschlag	Lehrplan
Ausbildung	●	
Fort-/Weiterbildung		

Beispiel

Herr B., 80 Jahre, wurde in Pflegestufe 1 eingestuft. Er ist jedoch mit dem Pflegedienst der Ansicht, er erfülle die Voraussetzungen der Pflegestufe 2. Er richtet folgendes Schreiben an die Krankenkasse:

Bernhard Blume, geb. 1. 10. 1911   Hamburg, den.............
An die Pflegekasse XY
Widerspruchsstelle

Betr.: Az.....
Hiermit erhebe ich Widerspruch gegen den Bescheid vom .....
über Einstufung in Pflegestufe 1. Ich beantrage, unter Änderung des bisherigen Bescheides, mich der Pflegestufe 2 zuzuordnen.

(Begründung):

(Unterschrift)

Bei erfolglosem Widerspruch kann man ggf. Klage
beim zuständigen Sozialgericht einreichen, wenn die
Gründe der Widerspruchsstelle nicht überzeugen.

Beispiel

Bernhard Blume   Hamburg, den
An das
Sozialgericht Hamburg

Betr.:   AZ .....
Hiermit erhebe ich Klage gegen den Bescheid der Pflegekasse XY vom .....
Die Auffassung der Widerspruchsstelle kann ich nicht teilen, da .....

(Begründung):

(Unterschrift)

Klage

Bei den Sozialgerichten werden keine Gerichtsko-
sten erhoben. Für die Kosten eines Rechtsanwaltes
kann Prozeßkostenhilfe beantragt werden. Prozeßkostenhilfe ist abhängig vom Einkommen und den
Erfolgsaussichten des Prozesses.

**Wiederholungs-
fragen** ●

① Welche Gerichte sind für Klagen gegen die Krankenkassen zuständig?
② Wo ist Widerspruch gegen Entscheidungen der Rentenversicherung einzulegen?

Die folgende Tabelle faßt alle genannten Sozialleistungen in der ambulanten Pflege auf einen Blick
zusammen:

Sozialleistungen in der ambulanten Pflege

Hilfebedarf	Pflegestufe	Leistungen SGB V	Leistungen SGB XI	Leistungen BSHG Leistung	Leistungen BSHG Einkommensgrenze
Hauswirtschaftliche Hilfe					
Haus- und Putzhilfe	keine Pflegebedürftigkeit	bei „Krankenhausvermeidung" ggf. gem. §37, Abs.1		§ 11, Abs. 3	§ 76 (Bedürftigkeitsgrenze)
Reinigung der Wohnung	0	bei „Krankenhausvermeidung" ggf. gem. §37, Abs.1		§§ 68,69 b im Rahmen der Hilfe zur Pflege oder/und ergänzend § 11, Abs. 3 ergänzend ggf. §§ 68, 69 b	§ 79 (ggf. § 76)
	1–3	bei „Krankenhausvermeidung" ggf. gem. §37, Abs.1	Bestandteil der Sachleistung gem. § 36 oder durch Pflegeperson bei Bezug von Pflegegeld gem. § 37	§§ 68,69 b im Rahmen der Hilfe zur Pflege ergänzend ggf. §§ 68, 69 b	§ 81 Abs. 1 Nr. 5 (Stufe 1 und 2) oder § 81 Abs. 2 (Stufe 3)
große Haushaltshilfe (Einkauf, kochen, Wäschepflege etc.)	keine Pflegebedürftigkeit	bei „Krankenhausvermeidung" ggf. gem. §37, Abs.1		§ 70, i.d.R. nur vorübergehend, bei langandauernder Krankheit, zur Heimvermeidung, ggf. auch auf Dauer – Einsatz einer Haushaltshilfe	§ 79
	0	bei „Krankenhausvermeidung" ggf. gem. §37, Abs.1		– Leistungen wie für „Pflegepersonen" (Aufwendungsersatz, Beihilfe, Alterssicherung)	§ 79
	0		Bestandteil der Sachleistung gem. § 36 oder durch Pflegepersonen bei Bezug von Pflegegeld gem. § 37	§§ 68, 69 b im Rahmen der Hilfe zur Pflege oder/und ergänzend § 11, Abs. 3	§ 79
	1–3	bei „Krankenhausvermeidung" ggf. gem. §37, Abs.1		ergänzend gem. § 69 b, bei Dominanz der hauswirtschaftlichen Hilfen, ggf. gem. § 70	je nach Pflegestufe § 81 Abs. 1 Nr. 5 oder § 81 Abs. 2
Essen auf Rädern	keine Pflegebedürftigkeit 0–3	bei „Krankenhausvermeidung" ggf. gem. §37, Abs.1	Zubereiten und Reichen der Mahlzeit im Rahmen der Sachleistung § 36	§ 11 Abs. 3	§ 76 und Berücksichtigung häuslicher Ersparnisse

Hilfebedarf	Pflegestufe	Leistungen SGB V	Leistungen SGB XI	Leistungen BSHG – Leistung	Leistungen BSHG – Einkommensgrenze
Pflege a) Pflege bezogen auf die im SGB XI genannten Verrichtungen, §14 – bei Krankenhausvermeidung	0–3	§37, Abs. 1		§ 37 für nicht Krankenversicherte	§79
– in den übrigen Situationen	0			§§ 68, 69, 69b: Hilfsmittel und Kommunikationshilfen, Aufwendungen der Pflegeperson, Beihilfen, Alterssicherung der Pflegeperson, Einsatz einer Pflegekraft	§79
Sachleistungen	1 2 3		Sachleistungen im Wert von max. 750 DM max. 1800 DM max. 2800 DM	Sachleistungen, soweit angemessen und nicht von Pflegekasse gewährt, zusätzlich Pflegegeld I 400 DM ⎫ das bis zu 2/3 II 800 DM ⎬ gekürzt werden III 1300 DM ⎭ kann,	§81 Abs. 1 Nr. 5 §81 Abs. 1 Nr. 5 §81 Abs. 2
				zusätzlich: soweit angemessen und nicht von Pflegekasse gewährt: Aufwendungen der Pflegeperson, Beihilfen, Alterssicherung der Pflegeperson zusätzlich: Investitionskosten des Pflegedienstes, die dem Pflegebedürftigen vom Pflegedienst in Rechnung gestellt werden.	
Geldleistungen	1 2 3		Geldleistungen gem. § 37 400 DM 800 DM 1300 DM Verpflichtung zum Abruf eines Pflegeeinsatzes, mindestens halbjährlich (Stufen 1+2), oder vierteljährlich (Stufe 3)	Geldleistung I 400 DM II 800 DM III 1300 DM volle Anrechnung des Pflegegeldes gem. §37 SGB XI, § 69 c, Abs. 1: grundsätzlich keine Sachleistungen (Pflegekraft) nach BSHG bei Bezug von Pflegegeld nach § 37 SGB XI	§81 Abs. 1 Nr. 5 §81 Abs. 1 Nr. 5 §81 Abs. 2

Hilfebedarf	Pflegestufe	Leistungen SGB V	Leistungen SGB XI	Leistungen BSHG	
				Leistung	Einkommensgrenze
Pflege (Fortsetzung)					
Kombinationsleistung	1–3		Kombinationsleistung gem. § 38 (Pflegegeld/Sachleistung)	ergänzende Hilfe, soweit angemessener Bedarf durch Leistungen der Pflegekasse nicht gedeckt, § 40 Abs. 1 Nr. 6a, § 68 Abs. 5	je nach Pflegestufe
Hilfsmittel	1–3		Hilfsmittel und technische Hilfen gem. § 40: Pflegebett, Hausnotruf, Wohnungsanpassung	jeweils ergänzende Hilfe	je nach Pflegestufe
bei Verhinderung der Pflegepersonen	1–3		max. 2800 DM/Jahr	ergänzende Hilfe und Pflegegeld (ggf. gekürzt)	je nach Pflegestufe
b) Pflege bezogen auf andere als in § 14 SGB XI genannte Verrichtungen (erweiterter Pflegebedürftigkeitsbegriff), § 68 Abs. 1 a.E. BSHG	0–3			§§ 68, 69, 69 b Aufwendungen der Pflegepersonen: Einsatz einer Pflegekraft, Beihilfen ggf. ergänzend zu den Leistungen unter a)	je nach Pflegestufe

Hilfebedarf	Pflegestufe	Leistungen SGB V	Leistungen SGB XI	Leistungen BSHG	
				Leistung	Einkommensgrenze
Heilbehandlung					
a) spezielle Pflege (sogenannte Behandlungspflege)	keine Pflegebedürftigkeit 0–3	§ 37, Abs. 2		§ 37 für nicht krankenversicherte Personen	§ 79
b) therapeutische Hilfe (Heilmittel)	keine Pflegebedürftigkeit 0–3	§ 32 (ggf. § 40); Physiotherapie, Ergotherapie, Logopädie, Med. Fußpflege (nach ärztlicher Verordnung)	§ 18 Abs. 1, Feststellung des MDK begründet Anspruch	§ 37 für nicht krankenversicherte Personen	§ 79
c) Hilfsmittel	keine Pflegebedürftigkeit 0–3	§ 33: Krankenfahrstuhl, Körperersatzstücke, Krankenunterlagen, behindertengerechtes Bett etc. (nach ärztlicher Verordnung)		§ 37 für nicht krankenversicherte Personen und/oder § 39	§ 79 und/oder § 81
Soziale Betreuung					
Hilfe bei der Lebensführung	keine Pflegebedürftigkeit bis Pflegestufe 3			§ 40 Abs. 1 Nr. 8 in Verbindung mit §§ 19–22 Eingliederungshilfeverordnung (EhVO): Hilfen zur Teilnahme am Leben der Gemeinschaft (Besuch von Veranstaltungen, vorlesen, Spaziergang etc.), Anleitung von Betreuungspersonen, Begleitpersonen, etwa bei Besuchen bei Angehörigen, Wohnungsanpassung	nach Art der Hilfe §§ 79, 81 Abs. 1 und 2
				§ 75, wenn Voraussetzung für Hilfen im Rahmen der Eingliederungshilfe nicht vorliegen: Beratung, Wohnungsanpassung, Kommunikationshilfen	§ 79

Feststellung des Pflegebedarfs bzw. des Grades der Pflegebedürftigkeit:
Stufe 0: Sozialhilfeträger, Stufen 1 bis 3: MDK/Pflegekasse für Verrichtungen gem. § 14 SGB XI mit Bindungswirkung für den Sozialhilfeträger, für andere Verrichtungen: Sozialhilfeträger.

Nachdruck mit freundlicher Genehmigung aus FORUM SOZIALSTATION, Nr. 74, Juni 1995

3. Soziales Entschädigungsrecht

Fall 106:
Herr B. ist Heimbewohner; er bezieht als Kriegsbeschädigter eine Grundrente nach dem BVG. Anders als andere auf Sozialhilfekosten im Heim lebende Bewohner erhält er, obwohl er die Heimkosten nicht alleine aufbringen kann, nicht nur ein Taschengeld um die DM 150,–. Er hat vielmehr ca. DM 600,– im Monat zur freien Verfügung.

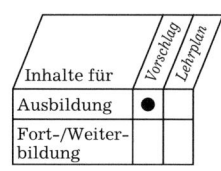

Insbesondere für Kriegsopfer gilt das sog. soziale Entschädigungsrecht. Der Grundgedanke der Entschädigung beruht auf der Verpflichtung des Sozialstaates, dem einzelnen einen Ausgleich für Schäden oder Nachteile zu gewähren, die er, ohne sich davor schützen zu können, sozusagen im Wege der Aufopferung erlitten hat.

Anspruch auf Entschädigungsleistungen haben: **Empfängerkreis**

▷ Kriegs- und Wehrbeschädigte (KOV),

▷ Dienstpflichtige im zivilen Ersatzdienst (ZDG),

▷ politische Häftlinge aus der DDR,

▷ Personen, die einen Impfschaden erlitten haben (§ 51 BSeuchG),

▷ Opfer von Gewalttaten (z. B. Raub, Vergiftung, Vergewaltigung) (§ 1 OEG).

Zu den Leistungen im Rahmen der sozialen Entschädigung gehören: **Leistungen**

▷ Heil- und Krankenbehandlung (auch häusl. Krankenpflege) (§§ 10 ff. BVG),

▷ Ausstattung mit Körperersatzstücken (§ 13 BVG),

▷ Pflegeleistungen, entsprechend dem BSHG, s. u. § 26c BVG,

▷ Pflegezulage für Beschädigte, die so hilflos sind, daß in erheblichem Umfang fremde Hilfe dauernd benötigt wird (auch im Heim), weiterer Pflegebedürftigkeitsbegriff als im SGB XI (§ 35 BVG),[1]

▷ Rentenleistungen (§§ 30, 31 BVG) – die Grundrente wird auch bei HeimbewohnerInnen nicht angetastet, s. *Fall 106*[2].

---

[1] Pflegezulage wird in sechs Stufen gewährt von 386,– (369,– Ost) bis 1 917,– (1 836,– Ost).

[2] Vgl. Wilke, Soziales Entschädigungsrecht, § 31 Rz 4.

Zuständigkeit

Geregelt sind die Leistungen des sozialen Entschädigungsrechts im wesentlichen im Bundesversorgungsgesetz (BVG). Zuständig für die Leistungen sind die Versorgungsämter. Im Rahmen des Rechtsschutzes sind die Sozialgerichte zuständig.

Wiederholungs-fragen ●

① Was ist der Grundgedanke des sozialen Entschädigungsrechtes?
② Können auch Heimkosten im Rahmen sozialer Entschädigung gezahlt werden?

4. Wohngeld

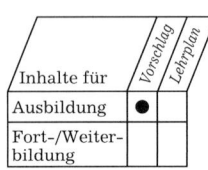

Wohngeld wird zur wirtschaftlichen Sicherung eines angemessenen und familiengerechten Wohnens gewährt (§ 2 WoGG).

Wohngeld erhalten nicht nur Mieter, sondern auch Eigentümer von Eigenheimen und Eigentumswohnungen, wenn sie entsprechende Voraussetzungen erfüllen (§ 6 WoGG).

Anspruch auf Wohngeld

Ob ein Anspruch auf Wohngeld besteht, hängt ab von:

☐ der Zahl der zum Haushalt gehörenden Familienmitglieder.
Je mehr Haushaltsmitglieder, desto mehr Wohngeld (§ 4 WoGG),

☐ der Höhe des Familieneinkommens,
hierzu zählt das gesamte Einkommen aller im Haushalt lebenden Familienangehörigen (§ 9 WoGG),

☐ der Höhe der zuschußfähigen Miete bzw. Unkosten,
diese hängen von der Größe der Wohnung, Ausstattung, Alter des Hauses etc. (§ 5 WoGG) sowie von dem örtlichen Mietenniveau ab (Mietenstufe der Gemeinde gem. Anlage zur WoGV).

Wohngeld wird als Zuschuß zur (Kalt-)Miete oder zu Aufwendungen im eigengenutzten Wohnraum gezahlt. Es wird in der Regel für ein Jahr ab Antragstellung bewilligt.

Wenn das Familieneinkommen in einem Einpersonenhaushalt kleiner als DM 1420,–, in einem Zweipersonenhaushalt niedriger als DM 2000,– ist, kommt eine Zahlung von Wohngeld in Betracht (Anhaltszahlen 1993).[1]

Viele alte Menschen sind auf Wohngeld angewiesen. Ca. 40 % der über 65jährigen erhalten Wohngeld. Dennoch nehmen längst nicht alle an sich Wohngeldberechtigten ihren Wohngeldanspruch wahr. Der Beratung kommt daher eine große Bedeutung zu.

Wohngeld für ältere Menschen

Einige Hinweise:

☐ Wohngeld wird auch in Alten- und Pflegeheimen gezahlt, bis zu 20 % der Heimkosten, § 7 WohGV,

☐ Wohngeld wird auch für Altenwohnungen und Altenwohnheimplätze gewährt, § 3 WoGG,

☐ Schwerbehinderte (GdB > 80 %) und/oder Pflegebedürftige erhalten einen höheren Freibetrag, ihnen wird ein höheres Monatseinkommen als anderen zugestanden, § 16 WoGG.

Beispiel

Alleinstehender
Einkommen: Rente, keine Steuern, Eigenbeteiligung an der gesetzlichen Krankenversicherung
Wohnort: Mietwohnung, bezugsfertig 1930, ausgestattet mit Sammelheizung und Bad
Wohnort: Regensburg (Mietstufe 1)

Monatliche Rente	DM 918,–
pauschaler Abzug (12,5 %)	DM 115,–
zu berücksichtigendes monatliches Einkommen	DM 803,–
(12. Teil des Jahreseinkommens)	

---

zu bezahlende monatliche Miete	DM 370,–
zuschußfähige monatliche Miete	DM 310,–
(höchstens DM 355,–)	

Mietzuschuß monatlich	**DM 106,–**

---

[1] Wohngeldtabellen sind bei den örtlichen Wohngeldstellen erhältlich.

Sozialhilfe und Wohngeld

Seit 1991 erhalten die Bezieher von laufender Hilfe zum Lebensunterhalt nach dem BSHG Wohngeld in pauschalierter Form zusammen mit der Sozialhilfe, ohne daß sie Wohngeld extra beantragen müssen.

Zuständigkeiten

Zuständig für Anträge sind die Wohngeldstellen bei den Gemeinde-, Stadt-, Amts- und Kreisverwaltungen (in Hamburg und Berlin: Bezirksämter), nicht die Sozialämter, es sei denn, der Betroffene bezieht Sozialhilfe, s. o. Widerspruch ist bei der Wohngeldstelle einzulegen, entschieden wird meist vom Regierungspräsidium. Für Klagen sind die Verwaltungsgerichte zuständig.

Wichtig ●

Wohngeld ist keine Sozialhilfe, unterhaltspflichtige Angehörige werden nicht in Anspruch genommen.

Wiederholungs- fragen ●

① Wird Wohngeld auch für Altenheimkosten gewährt?
② Warum ist es von Bedeutung, daß Wohngeld keine Sozialhilfe ist?

5. Sozialhilfe

a) Einführung

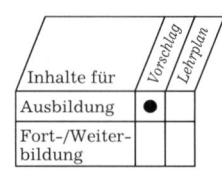

Inhalte für	*Vorschlag*	*Lehrplan*
Ausbildung	●	
Fort-/Weiter- bildung		

Sozialhilfe soll Menschen, die sich in sozialer Not befinden, sich selbst nicht helfen können und auch keine Hilfe von anderen erhalten, zu einem (möglichst) menschenwürdigen Leben verhelfen. Sozialhilfe erhalten nicht nur völlig Mittellose, sondern je nach Lebenslage auch BezieherInnen niedriger Einkommen, deren Einkünfte zur Lebensbewältigung nicht ausreichen.

Image

Das Image der Sozialhilfe ist immer noch negativ und die drohende Sozialhilfebedürftigkeit für pflegeabhängige Menschen war eines der öffentlich besonders herausgestellten Motive für die Einführung der Pflegeversicherung. Gilt doch die Inanspruchnahme von Sozialhilfe für viele als Makel.

Das schlechte Image von Sozialhilfe hält viele an sich Sozialhilfeberechtigte davon ab, ihre entsprechenden Ansprüche auch geltend zu machen. Daher einige Anmerkungen zur Widerlegung der verbreiteten Vorurteile:

„Sozialhilfeempfänger mißbrauchen den Staat!" **Vorurteile**
Nur ein verschwindend geringer Teil der Sozialhilfeempfänger erhält zu Unrecht Leistungen der Sozialhilfe (Schätzungen: 5 %)[1]. In den 80er Jahren ging man davon aus, daß etwa 50 % der sozialhilfeberechtigten alten Menschen keine Sozialhilfe erhalten!

„Die Sozialhilfeausgaben sind überzogen"
Wer einmal versucht hat, vom Sozialhilfesatz von z. Z. DM 521,– plus Miete im Monat zu leben, spürt den Zynismus dieser Ansicht. Ein großer Teil der Sozialhilfeausgaben für alte Menschen wird außerdem für die Kosten in Pflegeheimen aufgewandt.

Gerade alte Menschen haben häufig eine große **Sozialhilfe in der**
Scheu, Sozialhilfeleistungen in Anspruch zu neh- **Altenarbeit**
men: „Ich will nicht von der ‚Wohle' leben, ich habe doch mein ganzes Leben gearbeitet." Daß sie nicht Schmied ihres sozialen Schicksals sind, sondern eher Opfer einer sozialpolitisch ungenügenden Alterssicherung, gerade für alte Frauen, ist nicht im Bewußtsein. Durch die Nichtinanspruchnahme der Sozialhilfeleistungen gefährden sich viele alte Menschen!

Viele alte Menschen sind auf Sozialhilfe angewiesen, auch wenn ihre Zahl in den 90er Jahren abnimmt. Sie nehmen sie aber häufig entweder gar nicht oder nur unvollständig in Anspruch. Gründe für die Nichtinanspruchnahme liegen in der erwähnten Scham, der Angst, daß Angehörige zum Unterhalt herangezogen werden, und in der ungenügenden Kenntnis und Beratung. Auch Alten-

---

[1] Schoch, TuP 1982, S. 348. Hartmann, Sozialhilfebedürftigkeit und „Dunkelziffer der Armut".

pflegekräfte können hier wichtige Hinweise geben. Viele Hilfeleistungen werden durch Sozialhilfe sichergestellt – auch nach Einführung der Pflegeversicherung.

Die gesetzlichen Grundlagen der Sozialhilfe sind im Bundessozialhilfegesetz geregelt (BSHG). Zuständig für die Gewährung von Sozialhilfeleistungen sind grundsätzlich die örtlichen Sozialämter in der Kreis- oder Stadtverwaltung (in Hamburg und Berlin: Bezirksämter).

**Wiederholungs-
fragen** ●

① Was sind die Ziele der Sozialhilfe?
② Worin liegen die Gründe für die Nichtinanspruchnahme der Sozialhilfeleistungen?

b) Grundlagen der Sozialhilfe

Jeder hat Anspruch auf Leistungen der Sozialhilfe.
Sie ist sein gutes Recht!
Jeder muß, um Hilfe zu bekommen, die gesetzlichen Voraussetzungen erfüllen.
Sozialhilfe gibt es nur, wenn alle anderen Hilfe-Möglichkeiten erschöpft sind.

**Allgemeine
Grundsätze**

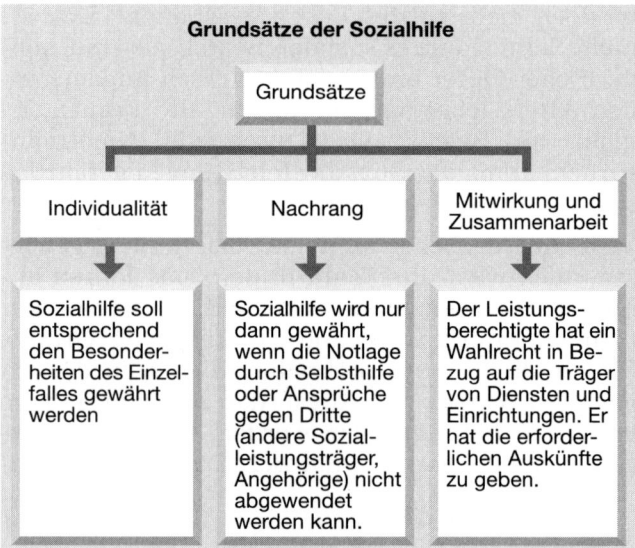

Grundsätze der Sozialhilfe

Grundsätze

Individualität	Nachrang	Mitwirkung und Zusammenarbeit
Sozialhilfe soll entsprechend den Besonderheiten des Einzelfalles gewährt werden	Sozialhilfe wird nur dann gewährt, wenn die Notlage durch Selbsthilfe oder Ansprüche gegen Dritte (andere Sozialleistungsträger, Angehörige) nicht abgewendet werden kann.	Der Leistungsberechtigte hat ein Wahlrecht in Bezug auf die Träger von Diensten und Einrichtungen. Er hat die erforderlichen Auskünfte zu geben.

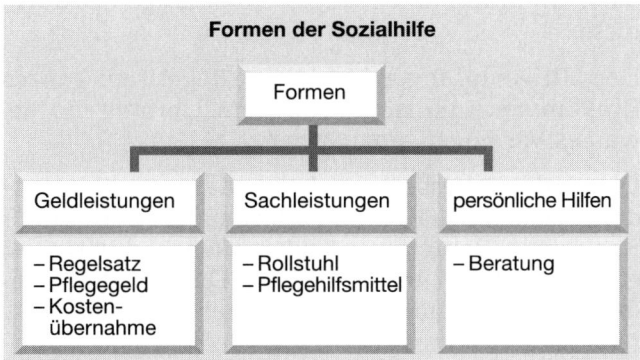

Sozialhilfe wird als Sachleistung (z. B. Medikamente im Rahmen der Krankenhilfe), Geldleistung (z. B. Pflegegeld) und persönliche Hilfen (z. B. Hauspflege) erbracht.

Leistungsformen

Das Sozialhilferecht gliedert sich in die beiden Hauptaufgaben der Hilfe zum Lebensunterhalt und Hilfe in besonderen Lebenslagen.

Hauptaufgaben

Hilfe zum Lebensunterhalt	Hilfe in besonderen Lebenslagen
↓	↓
zur Deckung des notwendigen Lebensunterhalts	zur Überwindung besonderer Bedarfssituation
▶ voller Einsatz aller Einkünfte	▶ Einsatz von Einkommen über Einkommensgrenze

Auf „Hilfe zum Lebensunterhalt" hat jeder Anspruch, der den notwendigen Lebensunterhalt aus eigenen Mitteln oder mit Hilfe seiner Familie nicht ausreichend bestreiten kann (§§ 11 bis 25 BSHG).

Hilfe zum Lebensunterhalt

Hilfe zum Lebensunterhalt soll die notwendigen Bedürfnisse des täglichen Lebens sicherstellen, insbesondere Nahrung, Unterkunft, Energiebe-

Existenz-sicherung

darf, Kleidung und sonstige „einmalige" Bedürfnisse.

Der Hilfeempfänger hat in der Regel sein ganzes Einkommen und in erheblichem Umfang ein etwaiges Vermögen einzusetzen.

Hilfe in besonderen Lebenslagen

Die „Hilfe in besonderen Lebenslagen" soll besondere Bedarfssituationen abdecken, die z. B. durch Krankheit, Behinderung oder Pflegebedürftigkeit entstehen (§§ 27 bis 75 BSHG). Diese Hilfen werden nicht nur dem gewährt, der kein oder kein ausreichendes Einkommen und Vermögen hat, sondern auch dem, der zwar über Einkommen und Vermögen verfügt, dem aber die Aufbringung der für die Bewältigung einer besonderen Lebenslage erforderlichen Mittel hieraus nicht oder nur teilweise zuzumuten ist, d. h. es gelten „mildere" Einkommensgrenzen.

„Muß"-, „Soll"-und „Kann"-Leistungen

Das BSHG unterscheidet bei der Frage, ob eine Hilfe zu gewähren ist, zwischen Ist- oder Muß-, Soll- und Kannleistungen.

Auf Mußleistungen besteht ein einklagbarer Rechtsanspruch, falls die gesetzlichen Voraussetzungen vorliegen (z. B. Krankenhilfe, Hilfe zur Pflege). Auch eine Soll-Vorschrift (z. B. Hilfe zur Weiterführung des Haushaltes) verpflichtet das Sozialamt grundsätzlich, so zu verfahren, wie es im Gesetz steht, es sei denn, es liegt ein atypischer Fall vor. Über die Gewährung von Kann-Leistungen entscheidet das Sozialamt nach pflichtgemäßem Ermessen. Ebenfalls nach pflichtgemäßem Ermessen ist über Form und Maß der Hilfe zu entscheiden, soweit das Gesetz nicht bestimmte Leistungen vorschreibt. Die Sozialhilfeträger haben für ihre Sozialämter i. d. R. Ermessensrichtlinien aufgestellt (Sozialhilferichtlinien) s. S. 27[2].

---

[2] Vgl. zum Einsichtsrecht: Krahmer, Müssen Ermessensrichtlinien veröffentlicht werden? ZfF 81, S. 73 ff., in Hamburg beispielsweise besteht Einsichtsrecht. § 5 Abs. 2, HmbBzVerwG.

**Träger der
Sozialhilfe**

Fall 107:
In einer „Wohngemeinschaft" leben psychisch kranke, alte
Menschen mit jungen Leuten zusammen. Für die „Alten"
wird Hilfe zur Weiterführung des Haushalts, § 70 BSHG, sowie Hilfe zur Pflege, § 69 BSHG, beantragt, und zwar jeweils
zwei Stunden am Tag. Die „jungen Leute" in der Wohngemeinschaft sorgen nur für ein gemeinsames tägliches Essen
– gemeinsam mit den „Alten". Alle andere Hilfe kommt von
ambulanten Diensten. Das örtliche Sozialamt lehnt die Sozialhilfe unter Hinweis auf die Zuständigkeit des überörtlichen Trägers ab.

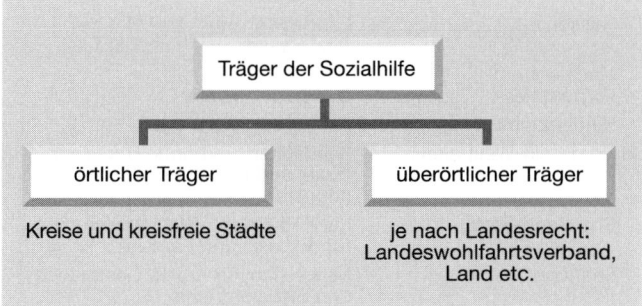

Die Sozialhilfe wird von örtlichen und überörtlichen Trägern durchgeführt, deren Zuständigkeit
sich nach §§ 99, 100 BSHG regelt.

Der örtliche Träger ist für die Gewährung von Hilfe zum Lebensunterhalt sowie im wesentlichen für
die „außerhalb von Einrichtungen" zu gewähren-
de Hilfe in besonderen Lebenslagen zuständig. Die
örtlichen Träger sind die kreisfreien Städte und die
Landkreise. Je nach Landesrecht werden Aufgaben aus dem BSHG auch auf größere Gemeinden
und Gemeindeverbände übertragen.

Örtlicher Träger

Die überörtlichen Träger der Sozialhilfe sind im
wesentlichen zuständig für die Eingliederungshilfe. Einige Länder haben darüber hinaus bestimmt,
daß Hilfe in besonderen Lebenslagen in Einrichtungen, d.h. in Pflegeheimen, vom überörtlichen
Träger zu zahlen sind. Aus der unterschiedlichen

**Überörtlicher
Träger**

Übersicht über die überörtlichen Träger:

Baden-Württemberg	– die Landeswohlfahrtsverbände
Brandenburg	– Landesamt für Soziales und Versorgung
Bayern	– Bezirksregierungen
Berlin	– Land Berlin (Senatsverwaltung für Soziales)
Bremen	– Freie Hansestadt Bremen (Senator für Gesundheit, Jugend und Soziales)
Hamburg	– Freie und Hansestadt Hamburg (Behörde für Arbeit, Gesundheit und Soziales)
Hessen	– Landeswohlfahrtsamt Hessen, Sitz: Kassel
Mecklenburg-Vorpommern	– Der Sozialminister
Niedersachsen	– Landessozialamt
Nordrhein-Westfalen	– Landschaftsverbände Rheinland (Köln) und Westfalen-Lippe (Münster)
Rheinland-Pfalz	– Land Rheinland-Pfalz (Ministerium für Soziales und Familie)
Saarland	– Ministerium für Arbeit, Gesundheit und Sozialordnung
Sachsen	– Landeswohlfahrtsverband
Sachsen-Anhalt	– Landesamt für Versorgung und Soziales
Schleswig-Holstein	– Land Schleswig-Holstein (Sozialminister des Landes Schleswig-Holstein)
Thüringen	– Landesamt für Soziales und Familie

Zuständigkeit der örtlichen und überörtlichen Träger ergeben sich teilweise Konflikte wie in *Fall 107*[3]. Von den überörtlichen Sozialhilfeträgern werden in den meisten Bundesländern auch die sog. „Pflegesatzvereinbarungen" nach § 93 BSHG mit den Wohlfahrtsverbänden oder auch gewerblichen Trägern abgeschlossen – ggf. gemeinsam mit den Pflegekassen.

---

[3] Vgl. zur Problematik der „Einrichtungen" im Sinne von § 103 Abs. 4 BSHG Klie, Altenheim 1988, S. 56 ff.

Nach § 16 SGB I kann der Hilfeempfänger Anträge auch an einen unzuständigen Sozialhilfeträger stellen, der den Antrag unverzüglich an die zuständige Stelle weiterzuleiten hat.

Wichtig	●

① In welche zwei Hauptaufgaben gliedert sich das Sozialhilferecht?
② Was besagt der Grundsatz des Nachranges von Sozialhilfe?
③ Wer sind die Träger der Sozialhilfe?

Wiederholungs- fragen	●

c) Leistungen

(1) Hilfe zum Lebensunterhalt

Die „Hilfe zum Lebensunterhalt" soll ein soziales Existenzminimum garantieren.

Das soziale Existenzminimum

Im Rahmen der „Hilfe zum Lebensunterhalt" werden folgende Hilfen gewährt:

(a) Laufende Hilfe

Der Regelsatz (§ 22 BSHG) ist der Betrag, der die Kosten für Nahrung, Kochfeuerung, Beschaffung von Kleidung von geringem Anschaffungswert, Wäsche und Schuhen in kleinem Umfang, Körperpflege, Beschaffung von Hausrat von geringem Anschaffungswert, kleinere Instandsetzung von Hausrat, Beleuchtung, Betrieb elektrischer Geräte, persönliche Bedürfnisse des täglichen Lebens decken soll (§1 Regelsatzverordnung [RSVO]).

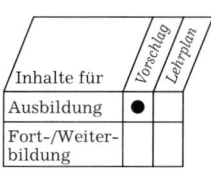

Inhalte für	*Vorschlag*	*Lehrplan*
Ausbildung	●	
Fort-/Weiter-bildung		

Der Regelsatz ist in den einzelnen Bundesländern unterschiedlich in seiner Höhe und wird von Jahr zu Jahr geringfügig angehoben.

Im Rahmen der Hilfe zum Lebensunterhalt wird die Warmmiete übernommen, soweit sie nicht schon über Wohngeld finanziert wird, incl. Nachzahlungen für Mietneben- und Heizungskosten[4].

Wohnkosten

---

[4] OVG Münster Urt. v. 17.10.1986 – 8A 1333/85

Mehrbedarf

Der Gesetzgeber geht davon aus, daß bestimmte Personengruppen einen über den dem normalen Regelsatz zugrundeliegenden Bedarf hinausgehenden Bedarf haben.

So wird für Sozialhilfeberechtigte über 65 Jahre ein pauschaler Mehrbedarf in Höhe von 20 %[5] des Regelsatzes gewährt (§ 23 BSHG). Er dient für: Kontaktpflege, verteuerten Einkauf, Fahrgeld, zusätzliche Körperpflege, Grabpflege, nicht Putzhilfe.

Krankenkost-zulage

Bei bestimmten Krankheiten wird als Mehrbedarf für kostenaufwendige Diäten eine Krankenkostzulage gewährt (z. B. bei Magen-Darm-Erkrankungen in Baden-Württemberg DM 40,–, bei Diabetes mellitus DM 165,– [1995]). Die Zulagen für einzelne Krankheiten sind bei den Sozialämtern zu erfragen.

Sonderbedarf

Im Einzelfall kann ein sogenannter Sonderbedarf geltend gemacht werden (§3 RSVO) (z. B. Übernahme der tatsächlichen Gas- und Strompreise bei erhöhtem Wärmebedürfnis infolge Krankheit oder kalter Wohnung).

Haus- und Putzhilfe

Benötigt ein Hilfeempfänger nur für einzelne Tätigkeiten Hilfen im Haushalt (Fensterputzen, Hausputz), so wird ihm im Rahmen der Hilfe zum Lebensunterhalt „Putzhilfe" gewährt (§ 11 Abs. 3 BSHG).

Krankenkassen-beiträge

Für RentnerInnen übernimmt das Sozialamt ggf. deren Krankenkassenbeiträge (§ 13 BSHG).

Bestattungs-kosten

Weiterhin sind ggf. Bestattungskosten zu übernehmen (§ 15 BSHG), wenn die Übernahme den Erben nicht zugemutet werden kann.

Wiederholungs-fragen ●

① Welche Einzelhilfen werden im Rahmen der „Hilfe zum Lebensunterhalt" gewährt?
② Was ist der „Regelsatz"?
③ Wer kann z. B. Mehrbedarf geltend machen?

---

[5] VG Hannover ZfF 1987, S. 251

(b) Einmalige Beihilfen

Größere Anschaffungen, z.B. ein Paar neue Schuhe, ein Kühlschrank, ein Ofen, sind nicht vom Regelsatz der Hilfe zum Lebensunterhalt zu bezahlen. Hierfür werden sog. „einmalige Beihilfen" gewährt (§12 BSHG). Viele dieser „einmaligen" Beihilfen können in gewissen regelmäßigen Zeitabständen immer wieder neu beantragt werden (die Sozialämter informieren darüber).

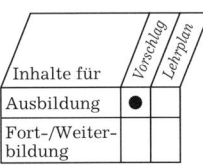

Einmalige Beihilfen erhalten EmpfängerInnen der laufenden Hilfe zum Lebensunterhalt (Regelsatz) und Personen und Familien, die knapp über den allgemeinen Einkommensgrenzen für Hilfe zum Lebensunterhalt liegen, sog. Minderbemittelte oder die „Reichen der Armen". D. h.: Für größere Anschaffungen lohnt sich auch für diejenigen ein Antrag beim Sozialamt, die sonst keine laufende Sozialhilfe erhalten, s. S. 352. Die Gewährung einmaliger Beihilfen steht vielfach im Ermessen der SachbearbeiterIn. Die Praxis unterscheidet sich von Sozialhilfeträger zu Sozialhilfeträger, von Sozialamt zu Sozialamt. Die folgenden Beihilfen werden deshalb nicht überall in gleicher Weise bewilligt.

Einkommensgrenze

Das Sozialamt übernimmt Kosten für eine ausreichende Ausstattung an Bekleidung in guter Qualität (Schuhe, Mäntel, Blusen etc.). Bekleidungshilfe wird auch in Heimen gewährt. Größere Anschaffungen sind hier nicht vom Taschengeld zu zahlen. Auch der weitverbreitete Usus, Heimbewohner aus dem Nachlaß anderer Bewohner einzukleiden, „begegnet Bedenken". Bekleidungsbeihilfe wird häufig auch als Pauschale gewährt, etwa DM 605,– pro Jahr für Frauen.

Bekleidungshilfe

Wenn die Heizkosten nicht Bestandteil der vom Sozialamt übernommenen Miete sind, dann wird für die Heizperiode Heizungsbeihilfe gezahlt. Dies geschieht teilweise nur bei Kohleöfen zur Einlagerung der Feuerung.

Heizungsbeihilfe

Hausrat- und Möbelbeihilfe

Hausrat- und Möbelbeihilfe kann beantragen, wer – etwa nach einem Umzug – neue Möbel benötigt oder eine Küche einrichten muß. Hier werden z. T. nur gebrauchte Möbel angeboten.

Radio

Radio und Fernsehen sollen grundsätzlich aus dem Regelsatz finanziert werden[6]. Die Frage der Notwendigkeit eines Fernsehers und ob die Kosten aus dem Regelsatz zu tragen sind, beschäftigt die Gerichte immer wieder.

Renovierungs-zuschuß

Bei Bezug einer neuen Wohnung anfallende Renovierungskosten, aber auch turnusmäßige Renovierungen (alle zwei Jahre Küche, alle fünf Jahre Wohn- und Schlafzimmer) werden auf Antrag vom Sozialamt bezahlt[7]. Ein Tapetenwechsel kann auch alten Menschen mal guttun! Wichtig ist es hier, zwei Kostenvoranschläge beim Sozialamt einzureichen.

Weihnachts-beihilfen

Von Amts wegen sind Weihnachtsbeihilfen – auch für HeimbewohnerInnen – zu gewähren (DM 150,–)[8].

Dauerwelle

Gerade ältere Frauen legen häufig Wert auf eine Dauerwelle von Zeit zu Zeit. Jedes halbe Jahr kann das Sozialamt eine Dauerwelle bezahlen (so die Praxis in Berlin). Andere Friseurkosten sind im Regelsatz enthalten (z. B. Waschen, Legen, Schneiden).

Reparaturen

Im Rahmen der einmaligen Beihilfen können sämtliche notwendigen Reparaturen übernommen werden, z. B. Kühlschrank, Ofen, Waschmaschine, Fernseher[9]. Wichtig: jede Reparatur vorher beantragen!

Kühlschrank

Soweit wegen der Notwendigkeit von Vorratshaltung erforderlich – bei alten Menschen meist der

---

[6] BVerwG NJW 1994, S. 2844
[7] BVerwG Urt. v. 12. 4. 84
[8] Schellhorn/Jirasek/Seipp, Kommentar zum BSHG, § 12 Rz. 29.
[9] Schellhorn/Jirasek/Seipp, Kommentar zum BSHG, § 12 Rz. 34.

Fall –, ist auch ein Kühlschrank im Rahmen des notwendigen Lebensunterhaltes zu gewähren[10]. Bagatellarzneimittel, d. h. Arzneimittel, die nicht von der Krankenkasse übernommen werden, sollen grundsätzlich zum allgemeinen Bedarf gehören, der durch den Regelsatz gedeckt wird.

Bagatellarzneimittel

Als Beihilfe kommen auch spezielle, aus der Sicht des Hilfeempfängers notwendige Beihilfen in Betracht. Z. B. kann die Anschaffung eines kleinen Haustieres für einen vereinsamten alten Menschen als sehr sinnvolle Hilfe angesehen werden, ebenso die Übernahme der Hundesteuer, Kosten für ein Familienfest (80. Geburtstag), eine Rheumadecke für kälteempfindliche Personen etc.

Sonstiges

In letzter Zeit werden – auch im Heimbereich – von den Sozialämtern für regelmäßig wiederkehrende Beihilfen Pauschalierungen vorgenommen[11], etwa DM 20,– je Bewohner pro Monat.

**Pauscha-
lierungen**

Wichtig ist bei (fast) allen einmaligen Beihilfen, rechtzeitig dem Sozialamt mit dem Antrag einen Kostenvoranschlag (möglichst sogar mehrere) einzureichen, damit die tatsächlichen Kosten später auch übernommen werden. Die Anträge sind entsprechend zu begründen.

Das Beantragen

Wie schon erwähnt, können einmalige Beihilfen auch für SozialhilfeempfängerInnen in Heimen beantragt werden.

Einmalige Beihilfen können auch im Hinblick auf die Einkommensgrenzen oftmals günstiger im Rahmen der Hilfe in besonderen Lebenslagen beantragt werden, s. u.

**Einmalige
Beihilfen
im Heim**

Das Pflegepersonal sollte dem zuständigen Sozialarbeiter oder „Altenfürsorger" vom Sozialamt Hinweise auf Wünsche oder Bedarf von PflegeheimbewohnerInnen geben, wenn der Bewohner dies nicht selber tun kann. Sozialarbeiter sind häufig dankbar für entsprechende Hinweise; wenn nicht, ist es trotzdem ihre Pflicht, diese zu berücksichtigen.

Wichtig ●

---

[10] Vgl. VGH Kassel NJW 1987, S. 2458 m. w. N (6) Vgl. Schellhorn/Jirasek/ Seipp, Kommentar zum BSHG, § 12 Rz 34
[11] Vgl. Rehnelt NDV 1986, S. 216 f.

Wiederholungs-fragen ●

① Können einmalige Beihilfen auch für HeimbewohnerInnen gewährt werden oder müssen sie alles vom Taschengeld bzw. Barbetrag bezahlen?
② Nennen Sie einige Beispiele für einmalige Beihilfen.
③ Können „einmalige" Beihilfen nur einmal beantragt werden?
④ Warum ist es ratsam, mit dem Antrag auf Gewährung einer einmaligen Beihilfe Kostenvoranschäge mit einzureichen?

(2) Hilfe in besonderen Lebenslagen

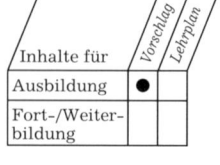

Hilfe in besonderen Lebenslagen deckt besondere Bedarfssituationen ab, wie z. B. Krankheit, Pflegebedürftigkeit, Behinderung.

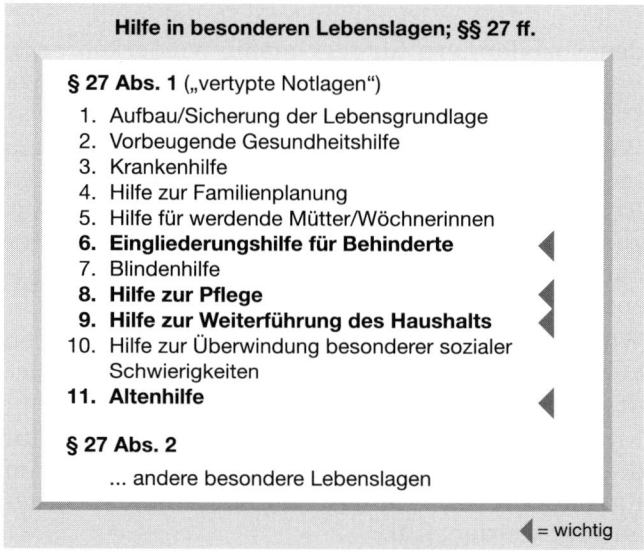

Hilfe in besonderen Lebenslagen; §§ 27 ff.

§ 27 Abs. 1 („vertypte Notlagen")
1. Aufbau/Sicherung der Lebensgrundlage
2. Vorbeugende Gesundheitshilfe
3. Krankenhilfe
4. Hilfe zur Familienplanung
5. Hilfe für werdende Mütter/Wöchnerinnen
6. **Eingliederungshilfe für Behinderte** ◀
7. Blindenhilfe
8. **Hilfe zur Pflege** ◀
9. **Hilfe zur Weiterführung des Haushalts** ◀
10. Hilfe zur Überwindung besonderer sozialer Schwierigkeiten
11. **Altenhilfe** ◀

§ 27 Abs. 2
... andere besondere Lebenslagen

◀ = wichtig

Wichtig ●

Hilfe in besonderen Lebenslagen erhält auch derjenige, der keine Hilfe zum Lebensunterhalt bekommt, da sein Einkommen zu hoch ist. Hier gelten mildere Einkommensgrenzen. s. S. 355 ff.

Krankenhilfe

Alle EmpfängerInnen der Hilfe zum Lebensunterhalt und andere Sozialhilfeberechtigte erhalten Krankenhilfe, sofern sie nicht selbst krankenversichert sind (§ 37 BSHG). Die Krankenhilfe umfaßt ärztliche Behandlung, Versorgung mit Arzneimitteln etc. (wie im Recht der Krankenversicherung [vgl. S. 229 ff.]).

Soweit nicht Sozialversicherungen (Rentenversicherung, Krankenversicherung) in Frage kommen, kann auch über Sozialhilfe eine Kur finanziert werden (alle drei Jahre) (§ 36 BSHG).

Erholungskuren und -aufenthalte

Für Heimbewohner wird eine Kur in den meisten Bundesländern nicht mehr bezahlt. Urlaub vom Heim kann ggf. als Eingliederungshilfe-Maßnahme finanziert werden.

Blinde erhalten zum Ausgleich der durch die Blindheit bedingten Mehrbelastungen ein pauschales Blindengeld (§ 67 BSHG).

Blindenhilfe

Fall 108:

Herr B., 81 Jahre alt, wurde nach 6monatigem Aufenthalt im Krankenhaus nach Hause entlassen. Er leidet an einer aphasischen Störung, kann aufgrund einer Halbseitenlähmung seinen Haushalt nicht mehr allein versorgen. Er kocht gern, benötigt hierzu aber Hilfen. Er kann selbständig duschen, verfügt allerdings in seiner Wohnung lediglich über eine Badewanne. Zeitweise ist Herr B. sehr depressiv und äußert suizidale Absichten.

Behinderte, d. h. Personen, die nicht nur vorübergehend körperlich, geistig oder seelisch wesentlich behindert sind, erhalten Eingliederungshilfe gemäß §§ 39 ff. BSHG.

Eingliederungshilfe

Dies gilt auch für alte Menschen, solange eine Besserung oder Stabilisierung des körperlichen oder geistigen Zustands erreicht werden kann.

In der Altenarbeit werden Leistungen der Rehabilitation und Eingliederungshilfe für alte behinderte Menschen wenig ausgeschöpft, obwohl diese Hilfen gerade von ihrer Zielrichtung her (Erhalt der Selbständigkeit, Förderung von eigenverantwortlichem Leben, Integration in das soziale Umfeld) besonders angemessen sind:

Als Leistungen der Eingliederungshilfe kommen in Betracht: ambulante und stationäre Behandlung, Finanzierung behinderungsgerechter Gebrauchsgegenstände (Waschmaschine, automatische Toilettenanlage), Hilfe zur Teilnahme am Leben in der Gemeinschaft (Besuch geselliger und kultureller Veranstaltungen, Telefonanschluß, Schwarzweißfernseher), gerontopsychiatrische Übergangspflege, „Urlaub vom Heim", Sterbebegleitung:

In *Fall 108* wäre darüber hinaus zu denken an:

▷ Sprachtherapie, § 40 Abs. 1 Nr. 1+8 BSHG,

▷ Beschäftigungstherapie, z. B. durch Kochkurs für Behinderte, § 40 Abs. 1 Nr. 1 BSHG,

▷ Kostenübernahme für den Einbau einer Dusche, § 40 Abs. 1 Nr. 6 BSHG,

▷ sozialpädagogische Betreuung, § 40 Abs. 1 Nr. 8 BSHG[12].

Besondere soziale Schwierigkeiten

Fall 109:
Artur S. lebt seit Jahren auf der Straße. Mit zunehmendem Alter fällt ihm das Leben als Nichtseßhafter immer schwerer. Er hat von einer Wohngemeinschaft für „alte Berber" gehört.

Für altgewordene Nichtseßhafte gibt es nur wenig geeignete Einrichtungen in der Altenhilfe. Ihnen kann z. T. nur durch Sondereinrichtungen, etwa Wohngemeinschaften, geholfen werden. Die Finanzierung dieser Einrichtungen erfolgt über § 72 BSHG, Hilfe zur Überwindung besonderer sozialer Schwierigkeiten, eine Hilfeart, die sich traditionell besonders an Nichtseßhafte richtet.

Wiederholungsfragen ●

① Welche Hilfen in besonderen Lebenslagen kennt das BSHG?
② Was wird unter Eingliederungshilfe verstanden?

---

[12] BVerwG NDV 1978, S. 253.

(a) Hilfe zur Pflege

Fall 110:
Frau B., 65 Jahre alt, leidet seit Jahren an einer progressiven chronischen Polyarthritis. Bisher lebte sie mit ihrer Tochter in einem gemeinsamen Haushalt. Die Tochter hat jetzt geheiratet und ist in eine andere Stadt gezogen.

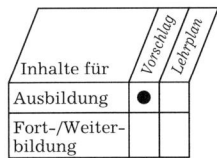

Inhalte für	Vorschlag	Lehrplan
Ausbildung	●	
Fort-/Weiterbildung		

Ein wesentlicher Beweggrund für die Einführung der Pflegeversicherung war es, die Pflegeabhängigen nicht weiter auf Sozialhilfeleistungen verweisen zu müssen. Nun deckt aber die Pflegeversicherung nur einen Teil des pflegebedingten Bedarfs. Auch wird nicht jeder pflegebedingte Bedarf im Rahmen der Pflegeversicherung anerkannt. So bleibt auch nach Einführung der Pflegeversicherung ein recht weiter Anwendungsbereich für die Sozialhilfe und hier insbesondere für die Hilfe zur Pflege gemäß §§ 68 ff. BSHG.

Leistungsvoraussetzungen

Voraussetzung für die Leistungen im Rahmen der Hilfe zur Pflege ist – ebenso wie in der Pflegeversicherung – das Vorliegen von Pflegebedürftigkeit. § 68 BSHG übernimmt wortwörtlich den Pflegebedürftigkeitsbegriff des SGB XI, und die Feststel-

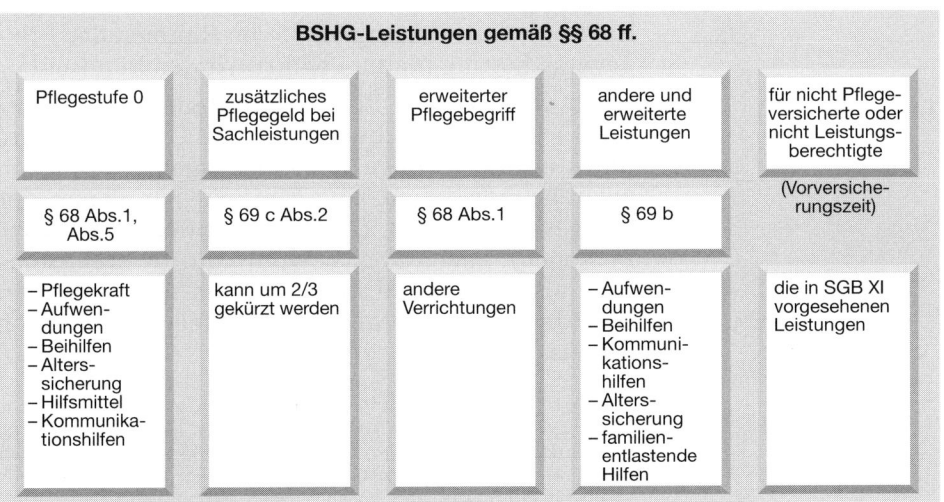

BSHG-Leistungen gemäß §§ 68 ff.

Pflegestufe 0	zusätzliches Pflegegeld bei Sachleistungen	erweiterter Pflegebegriff	andere und erweiterte Leistungen	für nicht Pflegeversicherte oder nicht Leistungsberechtigte
§ 68 Abs.1, Abs.5	§ 69 c Abs.2	§ 68 Abs.1	§ 69 b	(Vorversicherungszeit)
– Pflegekraft – Aufwendungen – Beihilfen – Alterssicherung – Hilfsmittel – Kommunikationshilfen	kann um 2/3 gekürzt werden	andere Verrichtungen	– Aufwendungen – Beihilfen – Kommunikationshilfen – Alterssicherung – familienentlastende Hilfen	die in SGB XI vorgesehenen Leistungen

Pflegebedürftigkeit

lungen des Medizinischen Dienstes haben Bindungswirkung für den Sozialhilfeträger. Der Pflegebedürftigkeitsbegriff des BSHG wurde auf diese Weise mit dem Pflegebedürftigkeitsbegriff der Pflegeversicherung harmonisiert. Es gelten die gleichen Kriterien, die gleichen Verfahren, und hinsichtlich der Pflegestufen sind auch die gleichen Leistungen vorgesehen.

„Pflegestufe 0"

Die Hilfe zur Pflege nach dem BSHG sieht jedoch nicht nur dann Leistungen vor, wenn Pflegebedürftigkeit i. S. des Pflegeversicherungsgesetzes gegeben ist, sondern auch schon vorher: die sog. 'Pflegestufe 0'. Benötigt ein Pflegebedürftiger Pflege und hauswirtschaftliche Hilfe, erfüllt er aber die Kriterien, die im SGB XI gelten, nicht, so kann er dennoch Leistungen beanspruchen. § 68 BSHG beschränkt sich bei der Feststellung der Pflegebedürftigkeit nicht nur auf die in der Pflegeversicherung geltenden sog. 'Verrichtungen',

„Andere Verrichtungen"

sondern läßt auch sog. 'andere Verrichtungen' sowie andere Behinderungen gelten, die dann eine leistungsauslösende Pflegebedürftigkeit i. S. des BSHG begründen können. Wird etwa in besonderem Umfang ein Bedarf an kommunikativen Hilfen festgestellt, so hat der Sozialhilfeträger ggf. Leistungen zu erbringen, die im Rahmen der Pflegeversicherung nicht gewährt werden könnten[13].

Leistungen

Auch die Hilfe zur Pflege im Rahmen der Sozialhilfe kennt häusliche Pflegehilfen, teilstationäre und stationäre Pflege. Die Leistungen entsprechen zwar grundsätzlich vom Umfang her denen der Pflegeversicherung (für nicht pflegeversicherte Personen), gehen aber sowohl vom Leistungsumfang als auch im Hinblick auf die Art der Hilfen über den Leistungsrahmen der Pflegeversicherung hinaus.

---

[13]Strittig ist, ob Hilfe zur Pflege für andere Verrichtungen auch bei Pflegestufe 1 ff. oder nur bei Pflegestufe 0 gewählt werden kann. Meines Erachtens muß wegen des Individualisierungsgrundsatzes und der Sozialhilfe als letztes Netz für notwendige andere Verrichtungen Hilfe zur Pflege auch neben der Hilfe für die im SGB XI anerkannten Verrichtungen gewährt werden.

Auch im Rahmen der Sozialhilfe gilt der Grundsatz des Vorranges ambulanter bzw. offener Hilfe vor stationärer. Reicht die häusliche Pflege aus, so hat der Sozialhilfeträger darauf hinzuwirken, daß der Pflegebedürftige die Leistungen in seiner gewohnten Umgebung erhält, möglichst durch ihm nahestehende Pflegepersonen. Als Leistungen kommen im einzelnen in Betracht:

Häusliche Pflege

▷ Pflegesachleistungen und Geldleistungen entsprechend der Pflegeversicherung für Personen, die nicht pflegeversichert sind,

Nicht Versicherte

▷ über den Leistungsrahmen der Pflegeversicherung hinausgehende weitere Pflegesachleistungen, etwa bei Pflegestufe I Sachleistungen, die in ihrem Wert über den Betrag von DM 750,– im Monat hinausgehen. Da in den meisten Fällen die Pflegesachleistungen der Pflegeversicherung zur Deckung des gesamten Pflegebedarfs nicht ausreichen, kommen bei einkommensschwachen Personen recht häufig weitergehende Leistungen der Sozialhilfe in Betracht, die allerdings grundsätzlich nur bis zu einem Betrag gewährt werden, der dem von der Sozialhilfe zu tragenden Heimkostensatz entspricht, § 3 Abs. 2 BSHG[14].

Weitere Pflegesachleistung

▷ Bei zusätzlichen Pflegesachleistungen ist für Sozialhilfeberechtigte ein zusätzliches Pflegegeld, das jedoch um $2/3$ gekürzt werden kann, zu gewähren. Das Pflegegeld entspricht dem Pflegegeld nach dem Pflegeversicherungsgesetz.

Zusätzliches Pflegegeld

▷ Bei der Feststellung der Pflegebedürftigkeit sind ggf. auch andere Verrichtungen zu berücksichtigen, etwa besondere kommunikative Bedürfnisse oder psychosozialer Hilfebedarf im Rahmen der Pflege.

▷ § 69 b) sieht auch noch andere, über den Leistungsrahmen der Pflegeversicherung hinausge-

Andere Leistungen

---

[14] Vgl. zur Mehrkostenproblematik: Klie, Forum Sozialstation, 1992 (Heft 59) S. 31.

Andere Hilfen

hende Leistungen vor. Hierzu gehören Aufwendungen, Beihilfen, Kommunikationshilfe, Alterssicherung und familienentlastende Hilfen. Bezieht der Pflegebedürftige Pflegegeld von der Pflegekasse, so kommen zusätzliche Pflegesachleistungen und ggf. zusätzliche Pflegegeldleistungen durch den Sozialhilfeträger nicht in Betracht (Diskriminierung der Geldleistung).

Aufwendungsersatz

Dem Pflegebedürftigen – nicht den Verwandten, Nachbarn oder Bekannten, die die Pflege übernommen haben – sind die angemessenen Aufwendungen der Pflegeperson zu erstatten[15]. (In *Fall 110* konnten der Tochter Aufwendungen ersetzt werden, solange sie mit ihrer Mutter zusammenlebte.)

Zu den angemessenen Aufwendungen können gehören:

▷ Fahrtkosten,

▷ Kosten für Mahlzeiten außerhalb des Hauses,

▷ besondere Bekleidung,

▷ Reinigung von Wäsche und Kleidung,

▷ anderweitige Unterbringung von Kindern der Pflegeperson (Kindergarten, Babysitter),

▷ Kosten doppelter Haushaltsführung[16],

▷ Abgeltung eines etwaigen Verdienstausfalles[17],

▷ Teilbeträge für eine freiwillig abgeschlossene Kranken- und Unfallversicherung[18].

Im Rahmen des Aufwendungsersatzes kommt die Festsetzung einer festen Vergütung für die Pflege nicht in Betracht.

Was als angemessene Aufwendung anzusehen ist, entscheidet der Sozialhilfeträger nach pflichtgemäßem Ermessen.

---

[15] Bei Einverständnis des Pflegebedürftigen können die Aufwendungen auch direkt der Pflegeperson erstattet werden.
[16] So: SHR/BW 69.07.
[17] So: SHR/Bay 69.02
[18] So: a. a. O.

Neben dem Ersatz angemessener Aufwendungen können laufende Beihilfen gewährt werden, die der Gewinnung und Erhaltung von Pflegepersonen dienen. Hierzu gehören:

Beihilfen

▷ Taschengeld für die Pflegeperson,

▷ Ersatz nicht vermeidbaren Verdienstausfalls (z. B., wenn sich unverheiratete volljährige Kinder einer Pflegebedürftigen entschließen, wegen der Pflege eine Berufstätigkeit einzuschränken oder zeitweise auf sie zu verzichten[19]),

▷ unter Umständen: Anschaffungskosten für ein Kraftfahrzeug für die Pflegeperson[20]. Die Gewährung laufender Beihilfen liegt im Ermessen des Sozialhilfeträgers. Die laufenden Leistungen an Beihilfen sollen in der Regel die Höhe des einfachen Pflegegeldes nicht überschreiten.

Bei Pflegebedürftigkeit sind die Beiträge der Pflegeperson und ggf. auch der Pflegekraft[21] für eine angemessene Alterssicherung zu erbringen, soweit die Leistungen der Pflegeversicherung nicht gewährt werden können. Hierdurch soll die Pflegebereitschaft unterstützt werden. Normalerweise sind die Beiträge für eine gesetzliche Rentenversicherung zu übernehmen. Es können aber auch Beiträge für eine private Lebensversicherung erstattet werden.

Beiträge für eine angemessene Altersversorgung

Die Beiträge für eine Alterssicherung werden nicht übernommen, wenn:

▷ die angemessene Alterssicherung durch eigene oder abgeleitete Ansprüche der Pflegeperson sichergestellt ist (z.B. bereits erworbene Rentenanwartschaften in bestimmter Höhe, Ansprüche aus Versicherung des Ehegatten),

▷ es sich um Beiträge zur gesetzlichen Rentenversicherung handelt, und die Wartezeit bis zur

---

[19] So: SHR/BW 69.08.
[20] Str.: LPK-BSHG
[21] Wenn sie nicht von einer Sozialstation etc. kommt, vgl. SHR/BW 69.11.

Vollendung des 65. Lebensjahres nicht mehr erfüllt werden kann.

Sind mehrere Pflegepersonen an der Pflege beteiligt, sind die Beiträge für jede dieser Pflegepersonen zu übernehmen, sofern sie die Voraussetzungen erfüllen.

Fall 111:
Eine 80jährige erhöht Pflegebedürftige erhält ein Pflegegeld gem. § 69 Abs. 3, 4 BSHG. Sie wird von ihrer Tochter gepflegt, die deswegen eine Teilzeitbeschäftigung als Kassiererin aufgegeben hat. Die Pflegebedürftige zahlt ihrer Tochter, die auf das Einkommen angewiesen ist, eine monatliche Beihilfe gem. § 69 Abs. 2 S. 2 BSHG in Höhe des Verdienstausfalls. Nach einem halben Jahr muß eine Pflegefachkraft hinzugezogen werden. Das an die Pflegekraft zu zahlende Entgelt beträgt monatlich 400,– DM.

Familienentlastende Hilfen

Um der Belastung von Pflegepersonen weiter entgegenzuwirken, kann über die Entlastungsmöglichkeiten im Rahmen der Pflegeversicherung hinaus durch den Sozialhilfeträger familienentlastende Hilfe angeboten werden, etwa Betreuung des Pflegebedürftigen während der stundenweisen Abwesenheit der Pflegepersonen (Partner, Tochter, Sohn). Die Kosten für den Pflege- und Betreuungseinsatz sind ggf. zu übernehmen.

Fall 112:
Frau M. ist 56 Jahre und leidet an MS. Sie lebt zu Hause und möchte keinesfalls in ein Heim. Sie benötigt nach ihrem letzten Schub jedoch intensive häusliche Pflege, die weit über den Leistungsrahmen der Pflegeversicherung hinausgeht: Ihre Pflege kostet im Monat DM 18 000,–, ein Heimplatz würde incl. Hotelkosten DM 5 000,–, kosten. Das Sozialamt verlangt von ihr, in ein Heim zu ziehen, da die ambulante Versorgung mit unverhältnismäßigen Mehrkosten verbunden wäre.

Häusliche Pflege genießt gegenüber der stationären (Heimpflege) den Vorrang – allerdings nur, solange sie nicht wesentlich teurer ist als die stationäre Versorgung, § 3a BSHG. Ein Kostenvergleich darf jedoch erst angestellt werden, wenn die Heimpflege zumutbar und möglich wäre. Im Fall 112 müßte eine geeignete Einrichtung vorhanden sein – wohnortnah und geeignet für eine 56jährige Frau – und es müßte in dieser Einrichtung ein Platz vorhanden sein. Schließlich dürfen in der Person von Frau M. keine Gründe vorliegen, die ein Leben im Heim als fachlich nicht verantwortbar erscheinen ließen, etwa Suizidgefährdung[22].

Die Sozialhilfe zahlt nicht nur für die häusliche Pflege, sondern auch für teilstationäre und vollstationäre Pflege gem. §§ 68ff BSHG.

(b) Hilfe zur Weiterführung des Haushaltes

Fall 113:
Frau M., 87 J., ist vor 2 Monaten aus dem Krankenhaus entlassen worden und hat sich körperlich recht gut erholt. Morgens kommt auf ärztliche Verordnung eine Pflegekraft, versorgt die offenen Beine und gibt eine Insulinspritze. Weitergehende pflegerische Hilfe benötigt Frau M. nicht. Sie kommt allerdings mit der Haushaltsführung nicht mehr allein zurecht. Frau M. vergißt das Einkaufen, ißt nicht regelmäßig, und die Wohnung verkommt zusehends. Hilfe von Nachbarn, mit denen sie ein gutes Verhältnis hat, ist nicht ausreichend. Wenn sie weiter in ihrer alten Wohnung bleiben soll, braucht sie täglich 2 Stunden Hilfe im Haushalt.

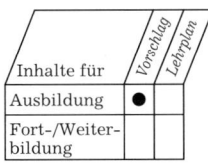

Inhalte für	Vorschlag	Lehrplan
Ausbildung	●	
Fort-/Weiterbildung		

Personen mit eigenem Haushalt soll Hilfe zur Weiterführung des Haushalts gewährt werden, wenn kein anderer Haushaltsangehöriger den Haushalt führen kann und die Weiterführung des Haushaltes geboten ist (§ 70 BSHG).

Ein Teil der ambulanten häuslichen Hilfen für ältere Menschen wird als „Haushaltshilfe" gemäß § 70 BSHG gewährt. Hierdurch kann häufig der Einzug in ein Heim verhindert oder zumindest aufgeschoben werden.

Haushaltshilfe wird nur gewährt, wenn der Betroffene selbst den Haushalt nicht mehr allein be-

Voraussetzungen

[22] Klein, Der Heimeintritt im Alter, SF 1994, S. 44 ff.

wältigen kann und er deshalb recht umfassend Hilfe benötigt (nicht nur gelegentlich und für einzelne Tätigkeiten, wie Hausputz [§ 11 Abs. 3 BSHG])[23] und kein anderer Angehöriger des Haushaltes (Ehepartner, Kinder, Lebensgefährte) den Haushalt führt. Das Verbleiben in seiner Wohnung muß darüber hinaus für den Betroffenen geboten sein. Dies wird meist dann angenommen, wenn ansonsten nur ein Umzug in ein Heim bleibt, s. *Fall 113*.

Hilfe zur Weiterführung des Haushaltes wird grundsätzlich nur vorübergehend gewährt (bis zu 6 Monaten[24]). Bei älteren Menschen, bei denen ohne Gewährung von Haushaltshilfe eine Heimunterbringung droht, sind Leistungen nach § 70 BSHG ggf. auch auf Dauer zu gewähren[25], so ausdrücklich nunmehr § 70 Abs. 1 S. 2 BSHG.

Leistungen

Zu den Hilfen im Rahmen der Haushaltshilfe gehören:

▷ Säubern von Wohnung, Fenstern und Wäsche,

▷ Hilfe beim Kochen, Heizen, Einkaufen, bei Reparaturen,

▷ Besorgungen, Behördengänge,

▷ Begleitung zu Behörden, zum Arzt, bei Spaziergängen,

▷ Gesprächsführung.

In der Praxis wird für die oben genannten Aufgaben eine bestimmte wöchentliche Stundenzahl festgelegt.

Wird die Hilfe im Haushalt von Nachbarn oder nicht im Haushalt lebenden Angehörigen vorgenommen, so haben diese ebenso wie Pflegepersonen Anspruch auf Aufwendungsersatz etc., § 70 Abs. 3 BSHG.

---

[23] OVG Lüneburg, FEVS 33, S. 20.

[24] OVG Lüneburg, FEVS 29, S. 113.

[25] VG Münster, Altenpflege 1988, S. 262; so Verwaltungspraxis in Hamburg, vgl. auch Oestreicher, BSHG mit Recht der Kriegsopferfürsorge – Kommentar, § 70 Rz. 4; problematisch: VG Schleswig Az 10 A 396/82.

Haushaltshilfe wird meist von Haus- oder Famili-
enpflegekräften, teilweise auch von Altenpflegekräften erbracht.

Für nicht pflegebedürftige Menschen, die ihren
Haushalt nicht allein führen können, kommt
gemäß § 71 BSHG auch eine kurzzeitige Heimunterbringung im Altenheim in Betracht, etwa bei
Urlaub der Angehörigen.

**Kurzzeit-Heim-
unterbringung**

① Welche Leistungen werden über die „Haushaltshilfe" gewährt?
② Kann Haushaltshilfe auch gewährt werden, wenn nur gelegentlich einmal Hilfe im Haushalt benötigt wird (z. B. zum
   Hausputz)?

| **Wiederholungs-
fragen** | ● |

(c) Altenhilfe

Ergänzend zu den anderen Leistungen nach dem
BSHG wird alten Menschen Altenhilfe gewährt.
Altenhilfe nach § 75 BSHG soll dazu beitragen,
Schwierigkeiten, die durch das Alter entstehen, zu
verhüten, zu überwinden oder zu mindern und
alten Menschen die Möglichkeit zu erhalten, am
Leben in der Gemeinschaft teilzunehmen.

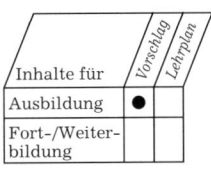

Inhalte für	*Vorschlag*	*Lehrplan*
Ausbildung	●	
Fort-/Weiter-bildung		

Altenhilfe soll all denen gewährt werden, bei denen altersbedingte Schwierigkeiten bestehen oder
die Gefahr der Vereinsamung droht (nicht nur bei
über 60jährigen).

Leistungen

① Beratung und Information durch das Sozialamt
▷ über alle sozialrechtlichen Fragen,
   der alte Mensch kann sich mit allen sozialrechtlichen Fragen zur Beratung an die Altenhilfe wenden,

▷ über Pflege im Haushalt,
   Unterstützung der Familie bei Pflegeleistungen, Vermittlung von Hauspflege (auch wenn sie
   nicht vom Sozialamt bezahlt wird),

▷ bei Wohnungswechsel,
   Vermittlung altengerechter Wohnungen, Wohn-
   heimplätze etc.,

**Beratung und
Information**

▷ Heimberatung,
wenn alte Menschen in ein Heim ziehen möchten/müssen, soll der Betreffende über Vor- und Nachteile der Heime und geeignete Heimplätze informiert werden,

▷ über kulturelle Angebote etc.,
Vermittlung von Altenclubs, Altentagesstätten, Selbsthilfegruppen, Bildungsangeboten (z. B. Volkshochschulen),

▷ über Mahlzeitendienste,
Hinweis auf Angebote wie „Essen auf Rädern", stationärer Mittagstisch (z. B. Frankfurter Mittagstisch), Essen in Altenheimen.

Sach- und Geldleistungen

② Sach- und Geldleistungen

▷ Übernahme von Kautionen für Altenwohnungen,

▷ Instandsetzung, Verbesserung und altersgerechte Ausstattung von Wohnraum[26],

▷ Kosten des Umzuges in altengerechte Wohnung (auch WG),

▷ unentgeltliche Karten für kulturelle Veranstaltungen,

▷ Zuschuß zu Kursusgebühren an Volkshochschulen etc.,

▷ Telefonhilfe,
Übernahme der tatsächlichen Telefonkosten bei an die Wohnung gebundenen alten Menschen,

▷ Erholungsurlaub, auch ohne Erfüllung der Voraussetzungen des § 36 BSHG,

▷ Fahrgeld für Besuche bei Verwandten[27],

▷ Kostenübernahme für Fernsehgerät (schwarzweiß),

▷ Kurzfreizeiten (Stadtranderholung etc.),

▷ laufende Kosten für Notrufsystem,

▷ Regaleinbau als Beitrag zur Wohnlichkeit[28],

---

[26] Vgl. Stolarz, Altenpflege 1987, S. 324 ff.

[27] OVG Berlin, FEVS 72, S. 210.

[28] OVG Berlin, E Bd. 13, S. 16.

▷ Fußpflege (bis zu 1 x im Monat),
▷ Verkehrsstöcke,
▷ Seniorensport (Vereinsbeiträge).

③ Planung, Bereitstellung und institutionelle Förderung von Diensten

**Planung
und Förderung
von Diensten**

Im Rahmen der Altenhilfe soll der Sozialhilfeträger durch entsprechende Sozialplanung, (finanzielle) Förderung von Diensten (Altentagesstätten, Altenclubs, Selbsthilfegruppen etc.) und ggf. eigene Bereitstellung von Einrichtungen (Beratungsstellen, Clubs etc.) die Ziele verfolgen,

▷ der Entstehung von Hilfebedürftigkeit im Alter entgegenzuwirken,
▷ altersbedingte Probleme zu lindern oder zu beseitigen,
▷ älteren Bürgern ein würdevolles Leben zu ermöglichen,
▷ Hilfen wirksam und bedürfnisorientiert zu gewähren[29].

① Was ist das Ziel der „Altenhilfe" nach dem BSHG?
② Worüber wird im Rahmen der Altenhilfe informiert?
③ Nennen Sie einige Sach- und Geldleistungen im Rahmen der Altenhilfe!

Wiederholungsfragen ●

(3) Sozialhilfe in Heimen

Fall 114:
Frau M., 81 Jahre, kann nicht mehr aus dem Krankenhaus in ihre Wohnung zurück, sie sucht ein Heim. Die Stadtverwaltung bietet ihr einen Platz in einem städtischen Heim an, sie möchte aber lieber in das kirchliche Heim „Stephanus" in ihrem alten Stadtteil.

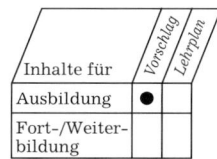

Inhalte für	*Vorschlag*	*Lehrplan*
Ausbildung	●	
Fort-/Weiterbildung		

(a) Heimkosten

Im Heimbereich sind die Sozialhilfekosten in den letzten Jahren enorm gestiegen, und gerade hier soll die Pflegeversicherung zur spürbaren Entla-

Pflegesatzvereinbarungen

[29] KGST, Bericht 9/82, S. 9.

**Durchschnittliche Pflegesätze
in vollstationären Pflegeeinrichtungen**

Pflegesatz in DM (pro Tag)	Trägerschaft			
	öffentlich	freigemein- nützig	privat	gesamt
	82,37		80,49	84,36
Pflegeklasse A	110,13	88,52	100,95	108,57
Pflegeklasse B	132,31	116,07	118,68	129,68
Pflegeklasse C	149,12	140,38	123,19	136,61
Einheitspflegesatz		151,90		

Quelle: WIdO 1996. Stand der Erfassung: 1. Quartal 1996, Datenbasis.
1400 Einrichtungen in sechs Bundesländern.

(Genehmigter Nachdruck aus DOK, Zeitschrift des AOK-Bundesverbandes,
79. Jahrgang, Heft 4/1997, Seite 136)

stung der Sozialhilfeträger beitragen, aber auch den HeimbewohnerInnen das „Schicksal" der Sozialhilfebedürftigkeit weitgehend ersparen helfen. Inwieweit dies gelingt, ist noch offen.

Pflegesätze

Die Pflegeversicherung übernimmt lediglich den allgemeinen Pflegeaufwand, nicht jedoch die Hotelkosten und nicht die Investitionskosten. Hierfür bleibt, bei einkommensschwachen Personen, weiterhin der Sozialhilfeträger zuständig.

Leistungs-voraussetzungen

Hilfe in Heimen wird grundsätzlich nur dann gewährt, wenn offene Hilfe nicht mehr ausreicht oder teurer ist als die ambulante, und auch teilstationäre Hilfemöglichkeiten sowie Leistungen der Kurzzeitpflege den Pflegebedarf des Betroffenen nicht mehr ausreichend decken können. Heimpflege ist aber auch immer dann zu gewähren, wenn mit Rücksicht auf den Zustand des Pflegebedürftigen die häusliche Pflege nicht ausreicht oder eine geeignete Pflegekraft für die häusliche Pflege nicht gefunden werden kann.

Heimkosten

Die Höhe der Heimkosten wird in sog. 'Pflegesatzvereinbarungen' ausgehandelt. Für die Pflegeheime geschieht dies in gemeinsamen Pflegesatzverhandlungen der Pflegekassen, Sozialhilfeträger und Vertreter der Verbände der Einrichtungen. Die

Pflegesätze werden seit 1994 nicht mehr nach dem Selbstkostendeckungsprinzip berechnet, sondern nach sog. 'prospektiven Pflegesätzen': Die Heime müssen für die nächste Wirtschaftsperiode vorausberechnen, welche Kosten ihnen bei wirtschaftlicher Betriebsführung für eine qualitätsgesicherte Leistungserbringung entstehen. Die Pflegesätze sollen leistungsgerecht sein, d.h. in einer Pflegeeinrichtung die Erbringung der geforderten Leistung bei Kostendeckung ermöglichen. Einigen sich die Vertragspartner in den Pflegesatzverhandlungen nicht, so kann einer der Vertragspartner die Schiedsstelle anrufen, die dann verbindlich, jedoch mit Einspruchs- und Rechtsmittelmöglichkeiten der Vertragspartner, entscheidet.

Deckelung

Die Pflegesätze wurden für die nächsten Jahre „gedeckelt", d.h. sie dürfen nur um 1 bzw. 2% im Jahr steigen, § 93 Abs. 6 BSHG. Damit wird tatsächlich der Pflegesatz unter der Kostensteigerungsrate (Lohn- und Sachkostensteigerung) eingefroren.

Wahlrecht

HeimbewohnerInnen können grundsätzlich nur die Kostenübernahme in Einrichtungen verlangen, mit denen der Sozialhilfeträger eine Pflegesatzvereinbarung abgeschlossen hat, § 93 BSHG. Auf diese Weise wird das Wahlrecht des Betroffenen eingeschränkt: Pflegesatzungebundene Einrichtungen können in der Zukunft nicht mehr davon ausgehen, daß eine Kostenübernahme durch den Sozialhilfeträger für Heimbewohner in Betracht kommt.

Fehlbedarf

Der Heimbewohner hat bei nicht nur vorübergehendem Heimaufenthalt sein gesamtes Einkommen für die Heimkosten einzusetzen, s. S. 356 f., den sog. Fehlbedarf, d. h. den Kostenanteil, den der Bewohner nicht aus eigener Tasche zahlen kann, übernimmt das Sozialamt. Nunmehr gilt das sog. Nettoprinzip: Das Sozialamt überweist dem Heim nur den Teil der Heimkosten, für den der Bewohner selbst nicht aufkommen kann. Zur eigenen Verfügung verbleibt dem Bewohner ein Taschengeld,

Nettoprinzip

seit einiger Zeit „Barbetrag" genannt, und ein Schonvermögen.

Fall 115:
Eine alleinstehende 84jährige Bewohnerin lebt in einem Pflegeheim. Sie bezieht eine Rente von DM 1 500,–. Dem Pflegeheim werden als allgemeiner Pflegeaufwand aus der Pflegeversicherung monatlich DM 2 500,– gezahlt. An Heimkosten entstehen insgesamt DM 5 000,– monatlich, und zwar 3 500,– DM bezüglich der Pflege und Betreuung, DM 1 500,– für Hotelkosten.

Beim Regelsatz eines Haushaltsvorstands in Höhe von DM 521,– errechnet sich die Sozialhilfe wie folgt:

---

1. Bedarf

▷ Entgelt für die Einrichtung

Entgelt für Pflege und Betreuung	DM 3 500,—
abzügl. der Leistungen nach § 43 SGB X	DM 2 500,—
Fehlbedarf	DM 1 000,—
für Hotel- und Investitionskosten	DM 1 500,—
Barbetrag	
Grundbarbetrag	
(30 % des Regelsatzes eines	
Haushaltsvorstands)	DM 159,60
Zusatzbarbetrag	
(5 % des Einkommens von DM 1 500,–)	DM 75,—
Höchstbetrag (des Zusatzbarbetrags)	
(15 % des Regelsatzes	
eines Haushaltsvorstands)	DM 79,80
Barbetrag insgesamt	DM 234,60
Gesamtbedarf	DM 2 734,60

2. Einkommen	DM 1 500,—

3. Anspruch auf Hilfe zur Pflege und ggf. Eingliederungshilfe (nach Schoch, ZfF 1995, S. 51)	DM 1 234,60

Wichtig ●

Im Rahmen der Heimkostenübernahme kann nach dem Heimeinzug für eine Übergangszeit die alte Wohnung des neuen Bewohners auf Kosten des Sozialamtes aufrechterhalten werden, um für den Fall des Abbruchs des Heimaufenthaltes eine Rückkehr in die alte vertraute Wohnung zu ermöglichen!

Wiederholungsfrage ●

Was versteht man unter Pflegesatz?

(b) Barbetrag

Fall 116
Auf der Pflegestation eines Heimes wurde von den Bewohnern für Bettwäsche ein monatlicher Betrag in Höhe von DM 20,– erhoben, der vor Auszahlung vom Barbetrag (Taschengeld) abgezogen wurde. Ebenso war es üblich, für das Veranstaltungsangebot im Hause eine Pauschale von DM 15,– monatlich vom Barbetrag jedes Bewohners einzubehalten.

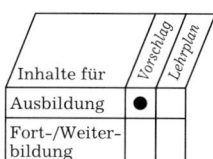

Zweckbestimmung des Barbetrages

BewohnerInnen von Heimen, für die zumindest ein Teil der Heimkosten vom Sozialhilfeträger übernommen wird, erhalten gemäß § 21 Abs. 2 BSHG einen „Barbetrag zur persönlichen Verfügung", früher Taschengeld genannt. Der Barbetrag wird nicht gezahlt, wenn ein Bewohner sich nur vorübergehend im Heim aufhält und von ihm kein Beteiligungsbeitrag aus erspartem häuslichen Lebensunterhalt gefordert wird – so z. B. bei BewohnerInnen, die lediglich während des Urlaubs ihrer Angehörigen ihren Aufenthaltsort ins Heim verlegen[30].

Darüber hinaus wird auch bei Abwesenheit von HeimbewohnerInnen über einen Monat die Zahlung des Barbetrages eingestellt.

Der Barbetrag soll den Bedarf des Bewohners an Lebensunterhalt decken, für den das Heim keine Leistung erbringt und der Sozialhilfeträger keine Sonderleistungen gewährt[31]. Dem Heimbewohner werden auf diese Weise (bescheidene) Mittel zur selbständigen Erfüllung individueller Wünsche an die Hand gegeben.

Persönliche Bedürfnisse

Dem Heimbewohner bleibt es grundsätzlich allein überlassen, wofür er den Barbetrag verwendet, welche Wünsche er sich erfüllt und welche Bedürfnisse er mit dem Barbetrag befriedigen will. Allerdings haben die zuständigen Landesbehörden jeweils festgelegt, was sie im besonderen unter den

---

[30] So etwa BaySHR.
[31] So: Hamburger Ausführungsbestimmungen (Fachliche Weisung SR 15/83 zu § 21 BSHG (FW/HH).

„persönlichen Bedürfnissen" verstanden wissen wollen. Hierzu zählen ihrer Meinung nach insbesondere:

▷ Bedarf des täglichen Lebens (Zeitschriften, Bücher, Postgebühren, Teilnahme an kulturellen und geselligen Veranstaltungen außerhalb des Heimes, Genußmittel, Schreibwaren, Nahverkehrsnutzung),

▷ Körperpflegemittel, soweit diese über den von der Einrichtung zu erbringenden hygienischen Sachaufwand hinausgehen[32] (einfache Seife beispielsweise ist vom Pflegeheim zu stellen),

▷ Haarpflege,

▷ Reinigung bzw. Instandsetzung von Kleidung und Schuhen (nicht Wäsche), Instandhaltung der Schuhe und Kleidung und Wäsche in kleinem Umfang (Schuhbesohlung fällt nicht hierunter) sowie Beschaffung von Wäsche und Hausrat von geringem Anschaffungswert[33],

▷ Bekleidungs- und Wäschestücke nach besonderen Wünschen[34],

▷ Erwerb von Geschenken.

Die Liste ist nicht abschließend, der Heimbewohner kann sich auch darüber hinaus Wünsche erfüllen, soweit der geringe Barbetrag hierzu ausreicht. Beispielsweise seien genannt[35]:

○ Reisen,

○ Haustier,

○ Fernseher,

○ Sessel,

○ Bilder,

---

[32] So: FW/HH 2.2; eingrenzend auf minderjährige Heimbewohner: SHR/BW (20,– DM)

[33] So: FW/HH 2.2; anders: BW/SHR, hier wird Pflege und Erhaltung von Bekleidung, Wäsche und Schuhzeug ausgenommen.

[34] So: Hessische Grundsätze zur Taschengeldgewährung.

[35] Mir wurde von einem Heimbewohner berichtet, der sich regelmäßig eine Prostituierte ins Heim bestellte, auch ein „persönliches Bedürfnis".

○ Rundfunkgerät,

○ Kopfhörer,

○ Restaurantbesuch mit Angehörigen.

Nicht vom Barbetrag zu zahlen sind

Nicht vom Barbetrag zu zahlen

① Leistungen, die das Heim aufgrund von Pflegesatzvereinbarung und Heimvertrag zu erbringen hat (es ist nicht zulässig, mit Hilfe des Barbetrages Heimkosten einzusparen). Zu derartigen Leistungen gehören im Pflegeheim u.a.:

▷ Bettwäsche, inkl. Reinigung (so aber *Fall 116*),

▷ einfacher hygienischer Sachaufwand (im Pflegeheim),

▷ Getränke zur Deckung des täglichen Flüssigkeitsbedarfs (Tees, Selters, Mineralwasser),

▷ Pauschalgebühren für Heimveranstaltungen (so aber *Fall 116*).

② Bedarf, der als Sonderleistung (insbesondere als einmalige Beihilfen nach dem BSHG) gewährt werden kann (s. o.). Hierzu gehören:

Einmalige Beihilfen

▷ Schuhe (inkl. aufwendige Schuhreparaturen),

▷ Kleidung (etwa: Nachthemd, Bademantel, Kleid, Mantel incl. Reinigung),

▷ Taxikosten für längere Fahrten zu Angehörigen (können i. E. extra bewilligt werden),

▷ Familienfest (z. B. 80. Geburtstag),

▷ Kurzurlaub (kann unter besonderen Voraussetzungen gesondert bewilligt werden).

③ Bedarf, der von anderen Leistungsträgern, etwa Krankenkassen, gewährt werden kann. Hierzu gehören u. a.:

▷ Rezeptgebühren (hier ist eine Befreiung durch die Krankenkassen möglich, s.o.),

▷ Beteiligung an Heil- und Hilfsmitteln,

▷ med. Fußpflege (soweit sie noch ärztlich verordnet werden kann),

▷ Eigenbeteiligung an Kosten für Zahnersatz, s. o.

Es ist teilweise beschämend, wofür in einigen Heimen Beiträge von den BewohnerInnen aus dem Taschengeld verlangt werden, etwa

▷ Katheterbeutelmiete,

▷ Gebäck für die Station,

▷ pauschaler Abzug für Veranstaltungen (ohne Rücksicht auf Teilnahme).

Der Heimbewohner hat auch das Recht, den Barbetrag anzusparen.

Ansparen von Barbeträgen

Dies gilt jedoch mit der Einschränkung, daß er mit dem Ansparen grundsätzlich das Ziel verfolgen muß, sich einen bestimmten Wunsch zu erfüllen, der eine größere Geldsumme erfordert, etwa: Rundfunk- oder Fernsehgerät, eine Reise, einen Sessel o. ä. Gewisse Rücklagen sind darüber hinaus auch unabhängig vom bestimmten Ziel zu akzeptieren, etwa für evtl. Reparaturen, Geschenke zu besonderen Anlässen.

Das Horten der Barbeträge mit dem Ziel, es selbst als Sparguthaben anzulegen, entspricht nicht der Zweckbestimmung des Barbetrages. Der Sozialhilfeträger darf zwar in derartigen Fällen den Barbetrag nicht kürzen. Er kann aber den Einsatz des angesparten Barbetrages als Vermögen verlangen, sobald die Summe das Schonvermögen von z. Z. DM 4500,– überschritten hat. (Für die Empfänger von Leistungen nach dem Bundesversorgungsgesetz und Blindengeld gelten andere Schongrenzen[36].)

In den Fällen, in denen das Schonvermögen überschritten ist, stellt der Sozialhilfeträger in aller Regel die Weiterzahlung des Barbetrages so lange ein, bis die Freigrenze wieder unterschritten ist[37].

Geldgeschenke

HeimbewohnerInnen dürfen aus dem Barbetrag grundsätzlich auch größere oder laufende Geschenke finanzieren oder Geldgeschenke machen,

[36] Vgl. § 25 f. Abs.1 u. 2 BVG.
[37] Vgl. hierzu: Traub, DW – Sozialpolitische Informationen 6/83.

solange dadurch andere eigene Bedürfnisse nicht gefährdet werden oder hierdurch der Heimbewohner sich andere Wünsche nicht mehr erfüllen kann[38].

Der Barbetrag beträgt der Höhe nach mindestens 30 % des Regelsatzes eines Haushaltsvorstandes, das sind z. B. in Stuttgart ab 1. 7. 96 159,60 DM. Trägt ein Heimbewohner (irgend)einen Teil der Heimkosten selbst – etwa durch Rente, Versorgungsbezüge, Vermögen – erhält er einen zusätzlichen (erhöhten) Barbetrag in Höhe von 5 % seines Einkommens, höchstens jedoch 15 % des Regelsatzes[39]. In Stuttgart sind dies ab 1. 7. 96 höchstens 79,80 DM. Maximal kann in diesem Fall demnach ein Heimbewohner einen Barbetrag in Höhe von 239,40 DM erhalten. Faktisch hat fast jeder Heimbewohner einen Anspruch auf erhöhten Barbetrag[40].

Höhe des Barbetrages

Durch die anrechnungsfreie Gewährung von Rentenleistungen für Kindererziehungszeiten erhöht sich für viele Rentnerinnen der zu freien Verfügung stehende Betrag.

Der Barbetrag ist grundsätzlich vom Sozialhilfeträger unmittelbar an den Bewohner zu zahlen[41]. In der Praxis sieht es aber meist so aus, daß der Barbetrag zusammen mit dem Pflegesatz vom Sozialhilfeträger an das Heim überwiesen wird. Das Heim, das die ordnungsgemäße Auszahlung bzw. Verwendung im Auftrag des Bewohners sicherzustellen hat, dient dann als Auszahlungsstelle für den Sozialhilfeträger.

Auszahlung des Barbetrages

Um eine diskriminierende Auszahlungsprozedur zu vermeiden, sollte zumindest im Altenheimbereich zu einer bargeldlosen Auszahlung des Barbetrages übergegangen werden[42].

---

[38] So: Schleswig-Holsteinischer Runderlaß zum Barbetrag (SH/RE) 4.4.
[39] Nicht als Einkommen gelten Leistungen Dritter aufgrund der Pflegebedürftigkeit, z. B. Wohngeld, Pflegezulage, Unterhaltsleistungen vgl. BaySHR 21.05.
[40] Vgl. Luber, BSHG zu § 21.
[41] So: Oestreicher, BSHG Kommentar, § 21 Rz. 10.
[42] Vgl. Mitt. zur Altenhilfe 4/83; Koggel, Mitt. zur Altenhilfe, 5/83.

345

Eine Möglichkeit der Auszahlung ist auch die Überweisung des Barbetrages auf ein Giro- oder Sparkonto des Hilfeempfängers. Die Kreditinstitute sind häufig bereit, mit mobilen Zweigstellen in die Einrichtungen zu kommen[43].

Um auf Pflegestationen eine selbständige Geldverwaltung des Barbetrages durch die BewohnerInnen zu ermöglichen, sollte darauf hingewirkt werden, daß die BewohnerInnen in ihren Zimmern, möglichst am Bett, über abschließbare Fächer verfügen.

§ 21 Abs. 3 a. E. BSHG sieht vor, daß anstelle einer Auszahlung des Barbetrages durch den Sozialhilfeträger bzw. durch das Heim auch folgende Regelung getroffen werden kann: Der hilfebedürftige Heimbewohner behält den ihm zustehenden Barbetrag selbst von seiner Rente ein und der Sozialhilfeträger zahlt dem Heimträger nur die Differenz zu den Heimkosten bzw. bei Überleitung der Rente nur den Pflegesatz[44]. Einen Geldbetrag in Höhe des Barbetrages behält der Bewohner auf seinem Konto. Diese Regelung hat sich bisher nicht durchgesetzt.

**Bestimmungs-
gemäßer
Gebrauch**

Der Barbetrag ist gemäß § 21 Abs. 3 S. 1 BSHG bestimmungsgemäß zu verwenden. Was unter bestimmungsgemäßer Verwendung zu verstehen ist, wird im Gesetz nicht definiert. Hierdurch ist einer recht weiten Auslegungspraxis Tor und Tür geöffnet.

Dem Sinn und Zweck des Barbetrages entspricht es, den BewohnerInnen die tatsächliche Möglichkeit zur freien Nutzung des Barbetrages zu gewähren.

**„Taschengeld"-
verwaltung**

Kann der Bewohner den Barbetrag nicht mehr selbständig ausgeben, so ist der Barbetrag für ihn zu verwenden. Als Personen, die diese Aufgabe übernehmen, kommen neben Angehörigen und Freunden insbesondere das Heim und die MitarbeiterInnen in Betracht, ggf. auch der gesetzliche

---

[43] So: Niemann/Renn, Der Barbetrag zur persönlichen Verfügung, S. 11.
[44] Befürwortend: Informationsblatt des BPA 1/84 S. 7.

Ihr Zeichen	Ihr Schreiben vom	Unser Zeichen	Durchwahl	Tag
				29.8.86

Betr.: Barbetrag zur persönlichen Verfügung

Sehr geehrte Damen und Herren!

Einige Ihrer Heimbewohner sind vom städt. Sozialamt der Stadt Friedrichshafen untergebracht.

Nach den Bestimmungen des Bundessozialhilfegesetzes erhalten diese Personen einen Barbetrag zur persönlichen Verwendung (Taschengeld).
Diesen Barbetrag erhalten nach § 21 Abs. 3 Bundessozialhilfegesetz Heimbewohner nicht, wenn die bestimmungsgemäße Verwendung durch oder für den Heimbewohner nicht möglich ist.

Die bestimmungsgemäße Verwendung ist zum Teil oder überhaupt nicht möglich, wenn beim Heiminsassen aufgrund seines körperlichen oder geistigen Zustandes ein Teil, oder alle Bedürfnisse fehlen, zu deren Deckung der Barbetrag bestimmt ist.

Im Hinblick hierauf bitten wir Sie, sofern bei einem Ihrer Heimbewohner, der durch uns untergebracht ist, die Voraussetzungen für die Gewährung eines Barbetrages nicht mehr vorliegen, wobei ein großzügiger Maßstab angelegt werden kann, um entsprechende Mitteilung.

K a r r

Beispiel für problematische Praxis eines Sozialamtes.

Betreuer bei entsprechendem Aufgabenkreis. Für die Barbetragsverwaltung benötigen das Heim bzw. die anderen Personen den Auftrag der HeimbewohnerInnen. Der Auftrag ist nach Möglichkeit schriftlich vom Bewohner zu erteilen. Beim mündlichen Auftrag oder Einverständnis des Bewohners sollte dies von zwei Zeugen schriftlich bestätigt werden[45].

[45] Regelung in einigen kommunalen und staatlichen Einrichtungen.

Verwaltung durch Betreuer

Bei BewohnerInnen, für die ein Betreuer bestellt wurde, ist die Frage der Barbetragsverwaltung mit diesem zu klären.

Besteht kein Einwilligungsvorbehalt (vgl. S. 182), so hat der Bewohner freies Verfügungsrecht über den Barbetrag. Besteht ein Einwilligungsvorbehalt, der auch das Taschengeld umfaßt, so ist der Bewohner wie ein beschränkt Geschäftsfähiger zu behandeln. Soweit er sich nicht unwissentlich erheblichen Schaden durch Einkäufe etc. zufügt, kann er auch dann frei über das Taschengeld verfügen.

Eine vom Heim angeordnete Verwaltung gegen den Willen des Bewohners ist unzulässig. Zulässig ist dagegen eine Verwaltung mit stillschweigendem (konkludentem) Einverständnis des Bewohners, etwa wenn aufgrund schwerster Pflegebedürftigkeit kein ausdrückliches Einverständnis mehr einzuholen ist. Hier sollte ein entsprechender Vermerk vom Arzt und der Stationsleitung zur Errichtung der Barbetragsverwaltung gemacht werden, in dem die Notwendigkeit der Verwaltung kurz begründet wird.

Buchführungspflicht

Wird der Barbetrag für einen Bewohner vom Heim verwaltet, so treffen das Heim hier besondere Buchführungs- und Verwahrungspflichten. Ausgaben sind in übersichtlicher Weise zu notieren und bei größeren Beträgen zu quittieren und gegenzuzeichnen[46]. Der Heimträger haftet dem Heimbewohner für Verlust oder Schaden des Barbetrages grundsätzlich ohne Verschulden (u. a. gemäß §§ 701 ff. BGB).

Gekürzter Barbetrag

Besteht keine Möglichkeit, den Barbetrag für einen Bewohner sinnvoll zu verwenden, dann kann der Sozialhilfeträger den Barbetrag kürzen oder ganz streichen. Als Beispiele werden in den Landesausführungsbestimmungen genannt: „Geisteskrank-

---

[46] Nach HessGrds ist jede Buchung zu quittieren.

heit oder Geistesschwäche", „geistig besonders schwere Behinderung", „senile Verwirrtheitszustände", „Umsetzen des Barbetrages in Alkohol"[47], „keine sinnvollen Verwendungsmöglichkeiten aufgrund des sozialen Verhaltens".

Die angeführten Gründe sind für sich genommen nicht ausreichend. Sie bergen vielmehr die Gefahr in sich, Barbetragsverwaltung als Disziplinierungsmittel und insgeheime Entmündigung zu mißbrauchen. So haben BewohnerInnen durchaus das Recht, Alkohol zu kaufen!

Es muß in jedem Einzelfall geprüft werden, ob eine Verwendung unter keinen Umständen möglich ist. Eine sinnvolle Verwendung kann auch im Kauf von Blumen, besonderen Säften, Wein oder anderen Zeichen individueller Wunscherfüllung liegen, auch wenn die Wünsche dem Bewohner von den Lippen abgelesen werden müssen. Frühere Lebensgewohnheiten geben wichtige Hinweise.

Wird im Einzelfall eine Kürzung vom Sozialhilfeträger vorgenommen, so hat hier in aller Regel eine fachliche (sozialarbeiterische) Stellungnahme zu erfolgen[48].

Datenschutz und Schweigepflicht

Die finanziellen Verhältnisse der BewohnerInnen gehören zum persönlichen Geheimnisbereich (s. S. 124). Allein schon die Tatsache, daß ein Bewohner „Taschengeldempfänger" ist und erst recht die Höhe des im Einzelfall gewährten Taschengeldes unterliegt der „Schweigepflicht". In manchen Heimen ist es noch üblich, den Barbetrag „öffentlich" – im Beisein anderer BewohnerInnen und für alle vernehmlich – auszuzahlen. Hier ist die Praxis dringend zu überdenken!

Für den Heimträger besteht weder eine Auskunfts- und Meldepflicht gegenüber dem Sozialhilfeträger noch ein entsprechendes Recht – z. B. daß ein Heimbewohner mit dem angesparten Barbetrag

---

[47] HessGrds.
[48] So: SH/RE, Ausführungsvorschriften Berlin (Bln/A).

die Freigrenze überschritten hat. Dies gilt auch, wenn das Heim den Barbetrag für den Sozialhilfeträger an die BewohnerInnen auszahlt[49].

| **Wichtig** ● | Der Barbetrag ist Geld des Heimbewohners. Das Heim darf nicht eigenmächtig darüber verfügen oder es zurückhalten! |

| **Wiederholungs-fragen** ● | ① Wie sollte mit der Auszahlung des Barbetrages verfahren werden?
② Was soll nicht vom Barbetrag bezahlt werden?
③ Kann der Heimbewohner mit dem Barbetrag machen, was er will? |

Literaturhinweise:

Niemann/Renn: Der Barbetrag zur persönlichen Verfügung, Münster 1987
Schoch: Barbetrag zur persönlichen Verfügung, Baden-Baden 1993

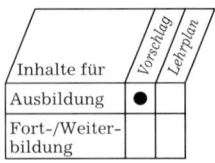

d) Einsatz von Einkommen und Vermögen

(1) Einkommen

Die Gewährung von Sozialhilfe ist abhängig vom Einkommen des Hilfeempfängers.

Zum Einkommen gehören nach § 76 Abs. 1 BSHG alle Einkünfte in Geld oder Geldwert (Sachbezüge), z. B. Lohn, Darlehen, freie Kost und Logis, Renten, Unterhaltszahlungen, Wohngeld, Zinsen. Nicht zum Einkommen zählen bestimmte, gesetzlich aufgeführte Einkommensarten:

▷ Leistungen nach dem BSHG, § 76 Abs. 1, z. B. Pflegegeld, Blindengeld,

▷ die Grundrente nach dem Bundesversorgungsgesetz (§ 76 Abs. 1 BSHG),

▷ Schmerzensgeld (§ 77 Abs. 2 BSHG),

---

[49] Vgl. Ruf, Klie, Das Altenheim 1985, S. 12 f.

▷ bestimmte öffentlich-rechtliche Leistungen (§ 77 Abs. 1 BSHG), z. B. Pflegegelder der Unfallversicherung,

▷ Zuwendungen der freien Wohlfahrtspflege (§ 78 Abs. 1 BSHG), z. B. Weihnachtsbeihilfen, kostenfreie Bewirtung,

▷ Zuwendungen Dritter, die ohne rechtliche oder sittliche Pflicht geleistet werden (§ 78 Abs. 2 BSHG), z. B. monatliche Geldzuwendung von Geschwistern, die bei Anrechnung als Einkommen eingestellt würden.

Das zu berücksichtigende Einkommen ist nicht in voller Höhe anzurechnen, sondern nur unter Abzug bestimmter Beträge (bereinigtes Einkommen). Abzusetzen sind gem. § 76 Abs. 2 BSHG:

○ Steuern,

○ Pflichtbeiträge zur Krankenversicherung (haben neuerdings auch RentnerInnen zu entrichten). Nach Abzug der Steuern und der Sozialversicherungsbeiträge wird das „Nettoeinkommen" bereinigt durch den Abzug bestimmter Ausgaben (§ 76 Abs. 2 Nr. 3, 4 BSHG). Dazu gehören:

○ Beiträge zu Versicherungen, z. B. Hausrat-, Haftpflichtversicherung,

○ Werbungskosten, z. B. Gewerkschaftsbeitrag eines Rentners[50].

① Einkommensgrenze: laufende Hilfe zum Lebensunterhalt

Laufende Hilfe zum Lebensunterhalt

Die Gewährung von laufender Hilfe zum Lebensunterhalt (Regelsatz, Mehrbedarf, Krankenkostzulage) ist gebunden an die sog. „Bedürftigkeitsgrenze". Nur die Hilfesuchenden haben Anspruch auf laufende Hilfe zum Lebensunterhalt, deren Einkommen unter dem Bedarfssatz von: Regelsatz + ggf. Mehrbedarf + (Kalt-)Miete liegt.

---

[50] BVerwGE 62, S. 261.

Beispiel

Frau L., 60 J., alleinstehende Rentnerin, bezieht eine Rente von monatlich DM 791,– und hat eine Mietbelastung von DM 350,– (abzg. Wohngeld DM 200,–).

Regelsatz:	DM 532,00
Mehrbedarf (20%)	DM 100,40
Miete (abzgl. Wohngeld)	DM 150,00
Bedürftigkeitsgrenze	DM 782,40

Der Sozialhilfebedarf von Frau L. beläuft sich auf DM 782,40. Da ihr Renteneinkommen höher liegt, erhält sie keine laufende Hilfe zum Lebensunterhalt.

Einmalige Beihilfen

② Einkommensgrenze: einmalige Beihilfen (HzL) Wenn Frau L. auch keinen Anspruch auf laufende Hilfe hat, so könnte sie dennoch u. U. einmalige Beihilfe mit Erfolg beantragen, weil ihr Einkommen nur knapp über dem Bedarfssatz für laufende Hilfe liegt. In einigen Bundesländern werden einmalige Beihilfen ohne Einschränkungen gewährt, wenn das Einkommen unterhalb einer sog. „eigenständigen Bedürftigkeitsgrenze" liegt (z. B. 110 % des Regelsatzes zzgl. Mehrbedarf und Sonderbedarf[51]). Die Gerichte beanstanden jedoch diese Praxis zunehmend, da es für eine „eigenständige Bedürftigkeitsgrenze" im Gesetz keine Grundlage gäbe[52]. Soweit allerdings Verwaltungsvorschriften eine „eigenständige Bedürftigkeitsgrenze" festlegen, hat der Hilfesuchende Anspruch auf deren Beachtung.

Liegt das Einkommen über der (generellen und ggf. über der eigenständigen) Bedürftigkeitsgrenze, so ist zu ermitteln, in welchem Umfang der die Einkommensgrenze „überschießende Betrag" einzusetzen ist. Gem. § 21 Abs. 2 S. 2 BSHG muß das Einkommen berücksichtigt werden, das der Hilfesuchende (und die zu seiner Familiengemeinschaft

---

[51] So SHR/BW.
[52] Vgl. OVG Berlin FEVS 32, S. 186.

gehörenden Personen) innerhalb eines Zeitraumes von bis zu sechs Monaten nach Ablauf des Monats erwerben, in dem über den Hilfeantrag entschieden worden ist. Der „überschießende Betrag" kann höchstens bis zum siebenfachen Betrag eingesetzt werden.

Beispiel:

Für Frau L. kann bei Zugrundelegung der generellen Bedürftigkeitsgrenze ein Betrag von bis zu DM 140,– eingesetzt werden:

Bedürftigkeitsgrenze	DM 782,40
Einkommen	DM 791,00
überschießender Betrag	DM 8,60
7 x 8,60	DM 60,20

Sind die Aufwendungen für die benötigte einmalige Beihilfe – etwa Wintermantel – geringer als DM 60,20, kann die Hilfe abgelehnt werden.

Multiplikator

In Sozialhilferichtlinien haben die Bundesländer vielfach ergänzende Regelungen für die Multiplikation des überschießenden Betrages bei bestimmten einmaligen Beihilfen getroffen, z. B.

Heizungsbeihilfe	Multiplikator 4
Bekleidungshilfe	Multiplikator 3
Renovierungshilfe	Multiplikator 6

Bei Vorliegen mehrfachen Bedarfs – etwa Heizungshilfe, Weihnachtsbeihilfe und Bekleidungshilfe – bestimmen Sozialhilferichtlinien z. T., daß der für den weiteren Bedarf übliche Multiplikator dadurch ausgeschöpft werden soll, daß unter Überspringung der bereits bei früheren Hilfen berücksichtigten Monate auf den überschießenden Betrag bis zum sechsten auf die augenblicklich anstehende Hilfeentscheidung folgenden Monat hinausgegriffen wird[53].

---

[53] So SHR/BW. 21.30

Beispiel

Frau N., alleinstehend, liegt DM 80,– über der Bedürftig-keitsgrenze.

1. Antrag 1. 9. 1997: Winterbekleidungshilfe DM 200,–.
   Multiplikator 3: DM 80,– x 3 = DM 240,–. Keine Hilfe.
2. Antrag 10. 9. 1997: Heizungsbeihilfe 300,– DM.
   Multiplikator 4: DM 80,– x 4 = DM 320,–, Monate September bis November bei 1. Antrag berücksichtigt, nunmehr Berücksichtigung der Monate Dezember bis März: Keine Hilfe.
3. Antrag 20. 9. 1997: Renovierung der Küche 700,– DM.
   Multiplikator 6: DM 80,– x 6 = DM 480,–. Ohne Antrag 1 und 2 würde die Hilfe DM 220,– betragen (DM 700,– abzgl. DM 480,– einzusetzendes Einkommen). Da aber der überschießende Betrag bereits bis März 1997 schon bei den beiden anderen Hilfen berücksichtigt und ausgeschöpft wurde, wird jetzt volle Hilfe (DM 700,–) gewährt.

Es lohnt bei einmaligen Beihilfen, Anträge zu kumulieren!

Allgemeine Einkommensgrenze

③ Die *allgemeine Einkommensgrenze* gilt grundsätzlich für alle Leistungen im Rahmen der Hilfe in besonderen Lebenslagen, in denen keine speziellen Einkommensgrenzen zu beachten sind, z. B. kurzfristige Krankenhilfe, vorbeugende Gesundheitshilfe (Kuren), Altenhilfe (bei Geld- und Sachleistungen). Die allgemeine Einkommensgrenze setzt sich gem. § 79 Abs. 1 BSHG zusammen aus:

① einem Festbetrag in Höhe von DM 1014,– (1996/97)
② Unterkunftskosten,
③ Familienzuschlag (in Höhe des auf volle DM aufgerundeten Betrags von 80 % des Regelsatzes eines Haushaltsvorstandes für jede Person, die vom Hilfesuchenden überwiegend unterhalten wird).

Beispiel

Rentner Meier, 75 Jahre, lebt mit seiner Frau A., 70 Jahre, in Hamburg. Seine Rente beläuft sich auf DM 1400,–. Seine Frau hat keine eigenen Einkünfte. Die Unterkunftskosten belaufen sich auf DM 400,–. Rentner Meier will eine Kur antreten, die ärztlich verordnet wurde. Die Kosten möchte er z. T. vom Sozialamt erhalten.

Berechnung der allgemeinen Einkommensgrenze:

Festbetrag	DM 1 014,–
Unterkunftskosten	DM 400,–
Familienzuschlag	DM 358,–
Allgemeine Einkommensgrenze	DM 1 772,–

Die Rente von Herrn Meier liegt unter der allgemeinen Einkommensgrenze.

④ *Die besondere Einkommensgrenze*

Die besondere Einkommensgrenze (§ 81 Abs. 1 BSHG) gilt für folgende Leistungen der Hilfe in besonderen Lebenslagen: Hilfe zur Pflege bei Pflegestufe I und II, Pflege im Heim, langfristige Krankenhilfe, Eingliederungshilfe[54]. Hier erhöht sich der Festbetrag auf DM 1 520,– (1996/97).

Besondere Einkommensgrenze

Beispiel

Die alleinstehende Rentnerin Müller aus Leipzig ist erheblich pflegebedürftig. Sie verfügt über ein monatliches Renteneinkommen von DM 2 050,–, ihre Unterkunftskosten belaufen sich auf DM 500,–.

Festbetrag	DM 1 520,–
Unterkunftskosten	DM 500,–
Besondere Einkommensgrenze	DM 2 020,–

Ihr Einkommen übersteigt die Einkommensgrenze

⑤ Bei der *speziellen Einkommensgrenze* (§ 81 Abs. 2 BSHG) erhöht sich der Festbetrag auf DM 3 042,– (1996/97). Diese Grenze gilt für

☐ Pflegestufe III,

☐ Empfänger von Blindenhilfe.

Wird die jeweils geltende Einkommensgrenze vom Hilfeempfänger überschritten, so bedeutet dies noch nicht, daß kein Anspruch auf Hilfe in besonderen Lebenslagen besteht. Die Aufbringung der

Spezielle Einkommensgrenze

Überschreitung der Einkommensgrenzen

---

[54] Einzelne Länder und Sozialhilfeträger haben auch für andere Hilfen einen höheren Grundbetrag zugrunde gelegt; Hessen: Hilfe zur Pflege; Nordrhein-Westfalen: Krankenhilfe und Hilfe zur Pflege; Hamburg: Hilfe zur Weiterführung des Haushaltes, Hilfe zur Pflege (allgemeine Pflegebedürftigkeit).

eigenen Mittel, etwa für Pflegekräfte, ist nur in angemessenem Umfang zumutbar (§ 84 Abs. 1 S. 1 BSHG). Bei der Frage, ob ein Teil des Einkommens als Eigenbetrag heranzuziehen ist, sind die Art des Bedarfs, die Dauer und Höhe der erforderlichen Aufwendungen sowie besondere Belastungen zu berücksichtigen (§ 84 Abs. 1 S. 2 BSHG). So muß bei längerem Bedarf ein nicht unerheblicher Betrag über der Einkommensgrenze zur Verfügung stehen. Bei den Aufwendungen sind Anschaffungen etc. zu berücksichtigen, die der Hilfeempfänger aus Anlaß der „besonderen Lebenslage" getätigt hat, z.B. besondere Kleidung, Sessel. Als besondere Belastungen können vom einzusetzenden Einkommen abgezogen werden, z.B. Aufwendungen im Zusammenhang mit Pflegebedürftigkeit und Krankheit (Krankenkost, Arzneimittel, Pflegehilfsmittel, Kuren, Fahrtkosten für Angehörige, Kosten für Haushaltshilfe, Taxikosten etc.)[55].

Im o.a. Beispiel der pflegebedürftigen Rentnerin wären Kosten für Pflegehilfsmittel, Hausratsgegenstände etc. abzuziehen. Wegen der Dauer des Bedarfs wäre ein Verbrauch des Einkommens unzumutbar.

Einsatz des gesamten Einkommens

Liegt das Einkommen unter der Einkommensgrenze, besteht grundsätzlich ein uneingeschränkter Anspruch auf die Leistungen der §§ 27 ff. BSHG. Allerdings kann in besonderen Fällen die Aufbringung der Mittel, auch soweit das Einkommen unter der Einkommensgrenze liegt, verlangt werden.

Von besonderer Bedeutung ist dies für BewohnerInnen von Pflegeheimen. Von Personen, die voraussichtlich auf Dauer in einem Pflegeheim leben werden, wird grundsätzlich der Einsatz des gesamten Einkommens verlangt, so daß dem Pflegebedürftigen nur noch der Barbetrag bleibt (§ 85

---

[55] Teilweise erfolgt pauschaler Abzug für nicht geltend gemachte bes. Belastungen.

BSHG). Dies gilt jedoch nicht bei nur vorübergehender Unterbringung (Kurzzeitpflege, Urlaubspflege) oder wenn ein Auszug des Bewohners angestrebt wird. Hier sind allerdings „häusliche Ersparnisse" und bei mindestens einjährigem Heimaufenthalt Mittel in „angemessenem" Umfang einzusetzen (§ 85 Nr. 1–3 BSHG)[56].

① Was zählt zum Einkommen?
② Wie errechnet sich die „besondere Einkommensgrenze"?

Wiederholungsfragen ●

(2) Vermögen

Neben dem Einsatz des Einkommens wird vom Hilfesuchenden verlangt, daß er sein gesamtes verwertbares Vermögen verbraucht bzw. veräußert, bevor er Sozialhilfe erhält. Ausgenommen ist lediglich das Schonvermögen.

Zum *Vermögen* gehören Geld oder Geldwerte, z. B. Sparvermögen, Totogewinn, Lebensversicherung, Aktien, Grundstücke, Kunstgegenstände, Schmuckstücke.

Vermögen

Bestimmte Vermögensteile sind jedoch nicht anzurechnen bzw. zu verwerten (*Schonvermögen* [§ 76 Abs. 2 BSHG]). Hierzu gehören u. a.

Schonvermögen

▷ angemessener Hausrat (Möbel, Wohnungseinrichtung, Fernsehgerät, Haushaltsgeräte etc., keine Luxusgegenstände),

▷ Familien- und Erbstücke (Schmuckstücke, Kunstgegenstände, Möbel etc., deren Veräußerung für den Betroffenen eine „besondere Härte" darstellen würde),

▷ Gegenstände zur Befriedigung geistiger oder künstlerischer Bedürfnisse (z. B. Musikinstrument, Stereoanlage, Briefmarkensammlung),

▷ kleines Hausgrundstück, wenn es vom Hilfesuchenden bewohnt wird,

---

[56] Vgl. ausführlich: Krahmer, ZfSH/SGB 1984, S. 353 ff.

357

▷ kleine Barbeträge: DM 4500,– für über 60jährige EmpfängerInnen von Hilfe zum Lebensunterhalt, DM 4500,– für die EmpfängerInnen von Hilfe in besonderen Lebenslagen (PflegeheimbewohnerInnen), DM 8000,– für Schwerstpflegebedürftige. § 1 VO zu §§ 88 Abs. 2 BSHG

Wiederholungsfragen ●

① Was zählt zum Vermögen?
② Wieviel Barvermögen dürfen PflegeheimbewohnerInnen, die Sozialhilfe erhalten, behalten?

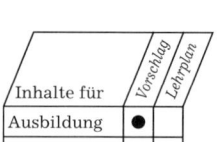

Inhalte für Ausbildung ● / Fort-/Weiterbildung / Vorschlag / Lehrplan

(3) Heranziehung Unterhaltspflichtiger

Viele ältere Menschen befürchten, daß ihre Angehörigen vom Sozialamt zu Geldzahlungen herangezogen werden. Dies ist nur unter bestimmten Voraussetzungen möglich (§ 91 BSHG).

Das Sozialamt darf nur an Verwandte ersten Grades herantreten, also an Ehegatten und Kinder, nicht an Enkel. Bei „erwachsenen Sozialhilfeempfängern" besteht nur die „nicht gesteigerte Unterhaltspflicht", den Angehörigen werden größere Freibeträge zugestanden.

Als Mindestbehalt (angemessener Unterhalt) gilt für den Unterhaltspflichtigen:

▷ bei Unterhaltspflicht gegenüber Eltern DM 2 160,– (DM 1 980,– Ost),

▷ für dessen Ehegatten DM 1 620,– (DM 1 480,– Ost),

▷ für minderjährige Kinder DM 600,– (DM 540,– Ost),

▷ für volljährige Kinder in Ausbildung DM 950,– (DM 850,– Ost).[57]

Von dem Einkommen, das über diesen Betrag hinausgeht, kann das Sozialamt nur einen Teil verlangen (etwa 1/3).[58]

Vermögensfreibetrag

Als *Vermögensfreibetrag* bleibt für Angehörige je nach Landesrecht etwa das 10fache des „Schonvermögens" oder ein Fixbetrag von DM 50 000,– und Hausgrundstück oder DM 150 000,– ohne

[57] Vgl. SHR/BW 91.65.
[58] S. Tabelle SHR/BW 91.67.

Hausgrundstück (so: BW) des Hilfeempfängers (bei PflegeheimbewohnerInnen DM 45 000,–), bei Haushaltsangehörigen erhöht sich dieser Betrag. Der dies Vermögen übersteigende Betrag kann p. a. nur mit 10% in Anspruch genommen werden.

Von der Heranziehung Unterhaltsverpflichteter kann abgesehen werden, wenn dies eine „Härte" bedeuten würde (§ 91 Abs. 3 BSHG), z. B. Gefahr der Zerrüttung von Familienverhältnissen.

> **Verschämte Arme im Rentenalter**
> „Eine Härte kann vorliegen, wenn ein verschämter Armer im Rentenalter auf seine Sozialhilfeansprüche verzichtet, weil er die Inanspruchnahme seiner Unterhaltsverpflichteten fürchtet. Werden Fälle dieser Art zum Beispiel über die Sozialkommissionen bekannt, so kann nach Lage des Einzelfalles auf die Anspruchsüberleitung verzichtet werden."
>
> Auszug aus: Ausführungsvorschriften über die Inanspruchnahme von Drittverpflichteten durch den Träger der Sozialhilfe Berlin v. 24. 3. 1988.

Wer ist nach dem BSHG unterhaltsverpflichtet?

Wiederholungs-frage ●

(4) Kostenersatz

Grundsatz:	**Rückerstattung**
	Sozialhilfe ist kein Mühlstein für die Zukunft
Ausnahmen:	1. bei schuldhaftem Verhalten,
	2. Kostenersatz durch Erben.

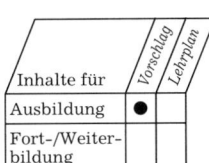

Inhalte für	Vorschlag	Lehrplan
Ausbildung	●	
Fort-/Weiter-bildung		

Sozialhilfe muß grundsätzlich nicht zurückgezahlt werden.

Erben eines Sozialhilfeempfängers müssen jedoch bis zum Wert des Nachlasses die Kosten der Sozialhilfe, die innerhalb von zehn Jahren vor dem Erbfall aufgewendet worden sind und das Zweifache des Grundbetrages des § 81 Abs. 1 BSHG DM 3 042,– (1996/97) übersteigen, erstatten (§ 92c BSHG). Dies kann bei vom Sozialamt nicht angetasteten „kleinen Hausgrundstücken" von Bedeutung sein.

Erbenhaftung

Muß Sozialhilfe zurückgezahlt werden?

Wiederholungs-frage ●

e) Verfahrens- und Rechtsschutzfragen

Antragstellung

Vor Antragstellung ist eine eingehende Beratung im Sozialamt oder andernorts anzuraten. Anträge sind am besten schriftlich zu stellen, mündlich genügt allerdings auch. Häufig erscheint es sinnvoll, einen Begleiter mit zum Sozialamt zu nehmen, der beim Antragstellen etc. hilft. Dieses Recht hat jeder; es ist im Sozialgesetzbuch festgeschrieben (§ 13 Abs. 4 SGB X).

Notwendige Unterlagen

Bei der ersten Antragstellung sind mitzubringen: Personalausweis, Mietvertrag, Rentenbescheid, ärztliches Attest über Schwere einer Behinderung, Grad der Pflegebedürftigkeit, Unterlagen über Versicherungen.

Das Sozialamt ist grundsätzlich verpflichtet zu helfen, sobald es von der sozialen Notlage Kenntnis hat, § 5 BSHG.

Widerspruch

Bei Ablehnung oder nur teilweisem Entsprechen der Anträge kann Widerspruch bei der Widerspruchsstelle der Verwaltung eingelegt werden. Dieser kann schriftlich verfaßt oder zur Niederschrift gegeben werden. Er muß innerhalb der Frist eines Monats eingelegt werden (§ 70 VwGO).

Der Widerspruch gegen Sozialhilfeentscheidungen ist kostenfrei.

Beispiel

H. Lindemann   Hamburg, den . . . .
Frickestraße 2

An das
Bezirksamt Hamburg Nord
Kümmelstraße 7
20249 Hamburg

Betr.: Bescheid vom ..... AZ .....

Hiermit lege ich Widerspruch gegen den Bescheid vom ....
ein.
(Begründung:)...

Unterschrift

Wird dem Widerspruch nicht stattgegeben, kann man Klage beim Verwaltungsgericht einreichen. Hier gelten die gleichen Fristen.

Klage

Beispiel

H. Lindemann   Freiburg, den ....
Frickestraße 2

An das
Verwaltungsgericht Freiburg
Dreisamstr. 9
79098 Freiburg

KLAGE

Hiermit klage ich gegen die Stadt Freiburg. Ich beantrage die Aufhebung des Bescheides vom ..... und die Gewährung der im Antrag vom ..... gewünschten Sozialhilfe.

(Begründung:)...
Unterschrift

In eiligen Fällen, wenn sofort Hilfe benötigt wird und diese aus irgendwelchen Gründen abgelehnt wird oder ein Sachbearbeiter über einen Antrag nicht entscheidet, kann man beim Verwaltungsgericht eine einstweilige Anordnung beantragen. Hier lohnt häufig anwaltliche Beratung.

Einstweilige Anordnung

Beispiel

H. Lindemann   Freiburg, den ...
Frickestraße 2

An das
Verwaltungsgericht Freiburg
Dreisamstr. 9
79098 Freiburg

Betr.: Antrag auf einstweilige Anordnung
Am ..... habe ich beim Sozialamt ..... die Gewährung von Sozialhilfe beantragt. Mein Antrag wurde jedoch abgelehnt. Ich habe gegen die Ablehnung Widerspruch eingelegt. Ich bin zur Zeit mittellos und auf Sozialhilfe angewiesen. Daher beantrage ich, das Sozialamt durch eine einstweilige Anordnung zu verpflichten, mir Sozialhilfe zu zahlen.
Die Richtigkeit meiner Angaben versichere ich hiermit an Eides statt.

Unterschrift ....

**Prozeßkosten-
hilfe und
Beratungshilfe**

Für anwaltliche Beratung und Vertretung kann man in Sozialhilfesachen Prozeßkostenhilfe und Beratungshilfe beantragen![59]

**Wiederholungs-
fragen** ●

① Welche Gerichte sind für Klagen gegen das Sozialamt zuständig?
② Wann kann eine einstweilige Anordnung beantragt werden?

6. Weitere sozialrechtliche Vergünstigungen

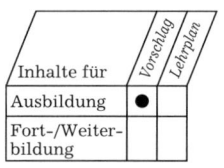

Schwerbehinderte erhalten nach dem Schwerbehindertengesetz eine Reihe von Vergünstigungen. Richtet sich das Schwerbehindertengesetz auch vorwiegend an Berufstätige, so sind manche Vergünstigungen auch für alte Menschen von Interesse:

▷ Steuervergünstigungen bei Einkommen- und Lohnsteuer (s. u.),

▷ Kraftfahrzeugsteuer kann erlassen werden (s. u.),

▷ beim Wohngeld gilt ein höherer Freibetrag für Schwerbehinderte,

▷ unentgeltliche Beförderung im Personenverkehr (incl. Begleitperson),

▷ regionale Vergünstigungen (in vielen Städten und Landkreisen werden Schwerbehinderten weitere Vergünstigungen gewährt),

▷ Kündigungsschutz im Mietrecht,

▷ Berechtigung, Schwerstbehindertentransporte in Anspruch zu nehmen.

Zuständig für die Durchführung des Schwerbehindertengesetzes sind die Versorgungsämter, die auch die notwendigen Schwerbehinderten-Ausweise ausstellen.

---

[59] Vgl. Friedrich, NJW 1995, S. 617 ff.

Die Ausweise tragen folgende Merkzeichen:

B   = ständige Begleitung notwendig,
G   = gehbehindert,
a. G. = außergewöhnlich gehbehindert,
H   = Hilflosigkeit,
RF   = Befreiung von der Rundfunk- und Fern-
        sehgebührenpflicht.

Merkzeichen in Schwerbehindertenausweisen

Antrag auf Schwerbehindertenausweis lohnt sich für jeden Pflegebedürftigen.

Wichtig ●

Bei der Telekom können RentnerInnen, die Wohngeld beziehen oder von der Rundfunkgebühr befreit sind, Antrag auf Gewährung von zusätzlichen kostenlosen Gebühreneinheiten und Grundgebührenermäßigung stellen (Anträge bei der Telekom).

Telefongebührenermäßigung

Für Schwerbehinderte und „Minderbemittelte" besteht die Möglichkeit, sich von den Fernseh- und Rundfunkgebühren befreien zu lassen. Für die Ausstellung einer entsprechenden Bescheinigung sind in der Regel die Sozialämter zuständig. Folgender Personenkreis erhält die Befreiung:

Fernseh- und Rundfunkgebührenbefreiung

○ Blinde (60 % GdB wegen Sehbehinderung),

○ Hörgeschädigte,

○ Behinderte (> 80 % GdB),

○ Empfänger von Hilfe zur Pflege,

○ Empfänger von Hilfe zum Lebensunterhalt,

○ Bewohner von Alten-, Altenwohn- und Pflegeheimen, die Sozialhilfe erhalten und Selbstzahler, die nicht mehr als den Barbetrag +20 % des Regelsatzes zur Verfügung haben.

① Welche Vergünstigungen kann ein Schwerbehindertenausweis für Pflegebedürftige bringen?
② Wer kann von den Fernseh- und Rundfunkgebühren befreit werden?

Wiederholungsfragen ●

7. Steuererleichterungen

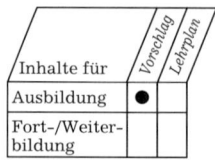

Inhalte für

	Vorschlag	Lehrplan
Ausbildung	●	
Fort-/Weiter-bildung		

Steuer-erleichterungen für Pflege-bedürftige

Fall 117:
Herr B., 80 Jahre, hat einen Schlaganfall erlitten. Er kommt nach langem Krankenhausaufenthalt in seine Wohnung zurück und wird im wesentlichen von seiner Frau, 75 Jahre alt, betreut. Um die Belastungen der Pflege einigermaßen erträglich zu halten, benötigt Frau B. eine Putzhilfe, für die Nacht eine Nachtwache sowie stundenweise eine Pflegekraft. Neben diesen Personalkosten entstehen für Krankenunterlagen, Reinigung der Kleidung, Taxifahrten etc. erhebliche Sachkosten. Nach 6 Monaten Pflege benötigt Frau B. dringend eine Kur. Für diese Zeit muß Herr B. vorübergehend in ein Pflegeheim. Sozialhilfe erhält das Ehepaar B. nicht, da ihr Einkommen die Einkommensgrenzen des BSHG übersteigt. Das Ehepaar B. ist einkommensteuerpflichtig.

Im deutschen Steuerrecht sind auch für Pflegebedürftige und pflegende Angehörige ebenso wie für Behinderte Steuererleichterungen vorgesehen. Die finanziellen Belastungen, die mit der Pflege verbunden sind, sind auch für Personen mit relativ gutem Einkommen kaum zu tragen. Sozialstationen und Pflegekräfte tun gut daran, hinsichtlich möglicher Steuererleichterungen zu beraten. Am wesentlichsten sind in diesem Zusammenhang die Vorschriften des Einkommensteuergesetzes. Daneben kommen Vorschriften des Vermögensteuergesetzes, des Kraftfahrzeugsteuergesetzes und gemeindlicher Hundesteuersatzungen in Betracht.

① **Einkommensteuergesetz**

Einkommensteuer

Steuerpflichtige, die infolge Krankheit oder Behinderung ständig so hilflos sind, daß sie fremder Wartung und Pflege bedürfen, können ihre behinderungs- und pflegebedingten Mehraufwendungen als außergewöhnliche Belastungen nach §§ 33 ff. EStG abziehen.

Die Aufwendungen müssen zwangsläufig sein. Dies ist nach § 33 Abs. 2 EStG der Fall, wenn der Steuerpflichtige sich ihnen aus rechtlichen, tatsächlichen oder sittlichen Gründen nicht entziehen kann und soweit die Aufwendungen angemessen sind.

Nach § 33 EStG können Pflegebedürftige Aufwendungen in voller Höhe, gemindert um die zumutbare Belastung, als außergewöhnliche Belastung geltend machen. Zu diesen Aufwendungen gehören die Kosten der Pflege, sei es im Pflegeheim oder in der eigenen Wohnung. Aus Vereinfachungsgründen kann anstelle der tatsächlich entstandenen Aufwendungen ein Pauschbetrag von DM 7200,– nach § 33b Abs. 3 S. 3 EStG angesetzt werden, wenn der Steuerpflichtige keinen Einzelnachweis über die entstandenen Pflegekosten führt. Neben den Erleichterungen für Pflegekosten kann nach § 33a Abs. 3 EStG der Pflegebedürftige sowohl bei häuslicher Unterbringung als auch beim Heimaufenthalt einen Betrag von DM 1200,– (DM 1800,– im Pflegeheim) für die Beschäftigung einer Haushaltshilfe in Anspruch nehmen. Steuerpflichtige, die für die Pflege eines pflegebedürftigen Angehörigen pflege- bzw. behinderungsbedingte Kosten zu tragen haben, können einen Pauschbetrag von DM 1800,– jährlich geltend machen, § 33 EStG[1].

② Vermögensteuer

Pflegebedürftigen und Behinderten wird die Höhe der Vermögensteuer durch die Gewährung persönlicher Freibeträge gemäß § 6 VermStG gemindert. Bei der Veranlagung einer unbeschränkt steuerpflichtigen Person bleiben DM 70 000,– und im Falle der Zusammenveranlagung von Ehegatten DM 140 000,– vermögensteuerfrei.

Vermögensteuer

③ Hundesteuer

Nach den aufgrund der Kommunalabgabengesetze der Länder erlassenen Hundesteuersatzungen wird für Hunde von Blinden, Gehörlosen oder Hilflosen, d. h. pflegebedürftigen Personen, bei Vorlage vorgeschriebener Bescheinigung die Befreiung von der Hundesteuer gewährt.

Hundesteuer

---

[1] Vgl. ausführlich: Klie, Altenpflege 1985, S. 148 ff., Hoffmann/Ruff/Schurwanz, Steuerratgeber für Behinderte, 1990.

④ Steuererleichterung nach anderen Gesetzen

Kraftfahrzeug-steuer

Inhaber von Schwerbehindertenausweisen mit dem Merkzeichen „H", „B" oder „aG" werden von der Kfz-Steuer auf Antrag befreit. Andere Schwerbehinderte nach dem Schwerbehindertengesetz, die in ihrer Bewegungsfähigkeit im Straßenverkehr erheblich beeinträchtigt sind, erhalten eine 50%ige Ermäßigung der Kfz-Steuer. Die Inanspruchnahme dieser Steuerermäßigung setzt jedoch voraus, daß nicht gleichzeitig die Vergünstigung im öffentlichen Personenverkehr gemäß § 57 Schwerbehindertengesetz in Anspruch genommen wird.

8. Beihilfen für Beamte

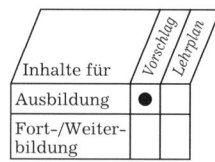

Inhalte für | Vorschlag | Lehrplan
Ausbildung ●
Fort-/Weiterbildung

Beamte hatten im Gegensatz zu Arbeitern und Angestellten schon vor Inkrafttreten des Pflegeversicherungsgesetzes Anspruch auf Hilfen bei Pflegebedürftigkeit. Die Kosten für ein Pflegeheim beispielsweise wurden zu einem erheblichen Teil im Rahmen der Beihilfe vom sog. „Dienstherrn" übernommen. In vielen Fällen waren die Leistungen für Beamte sogar günstiger als die jetzigen Leistungen der Pflegeversicherung. In jedem Fall konnten Beihilfeberechtigte fast sicher sein, daß kein entsprechender Einkommens- und Vermögenseinsatz wie in der Sozialhilfe von ihnen verlangt wird. Durch das Pflegeversicherungsgesetz sollte die Situation der Beamten an die der Arbeiter und Angestellten angenähert werden. Nunmehr ergibt sich durch die neuen Beihilfevorschriften vom Juli 1996 sogar im Einzelfall eine Schlechterstellung.

Krankenversicherte Beamte

Beamte, die in der gesetzlichen Krankenversicherung versichert sind, zahlen ebenso wie die Arbeitnehmer den halben Beitragssatz; es entfällt jedoch die Zahlung des Pflegeversicherungsbeitragssatzes durch den Arbeitgeber. Dafür erhält der Beamte auch nur die halbe Leistung der Pflegeversicherung. Statt des halben Beitragssatzes übernimmt der „Dienstherr" des Beamten über die

Beihilfestelle die andere Hälfte der Leistungen. Diese Regelung gilt entsprechend auch dann, wenn der Beamte bei einer privaten Pflegeversicherung versichert ist.

Die Beihilfevorschriften sehen jedoch weiterhin günstigere Bedingungen für die Beamten vor. Während die Sachleistungen der Pflegeversicherung nur bis zu einer bestimmten Obergrenze erbracht werden, enthalten die Beihilfevorschriften keine Begrenzung. Begrenzt wird lediglich die Zahl der „Pflegeeinsätze": Beamte bzw. die Angehörigen von Beamten haben in der Pflegestufe I Anspruch auf bis zu 30 Pflegeeinsätze monatlich, in der Pflegestufe II bis zu 60 und in der Pflegestufe III bis zu 90 Pflegeeinsätze. Der „Pflegeeinsatz" ist nicht genau definiert und es wird keine Höchstgrenze für die Kosten pro Pflegeeinsatz festgelegt. Der Beamte hat damit einen sicheren Anspruch auf einen bestimmten Leistungsumfang, den der allein in der Pflegeversicherung Versicherte so nicht hat. Er kann nur Sachleistungen in einem bestimmten Geldwert verlangen, nicht jedoch in einem bestimmten Leistungsumfang.

Besserstellung der Beamten in der ambulanten Pflege

Die Beihilfevorschriften sehen darüber hinaus bei außergewöhnlich hohem Aufwand in der Pflegestufe III auch Aufwendungen für zusätzliche Pflegeeinsätze vor. Für diese zusätzlichen Pflegeeinsätze werden Kosten bis zur Höhe der durchschnittlichen Kosten einer Krankenpflegekraft als beihilfefähig anerkannt.

Im Pflegeheim sind die pflegebedingten Aufwendungen beihilfefähig, nicht hingegen die Aufwendungen für Unterkunft und Verpflegung. Für die sog. Hotelkosten müssen die Beihilfeberechtigten einen Eigenanteil zahlen von 25–40 % des Einkommens, je nach Familienstand und Einkommenshöhe, §9 BhV. Die den Eigenanteil übersteigenden Aufwendungen für Hotelkosten und Investitionskosten werden als Beihilfe gezahlt.

Heim

9. Exkurs: Altenteilverträge

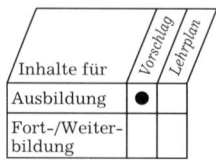

Inhalte für	*Vorschlag*	*Lehrplan*
Ausbildung	●	
Fort-/Weiter-bildung		

Fall 118:
Bauer Ellerbrook übergibt seinen Hof an seinen Sohn und läßt sich ein Altenteilrecht einräumen, das im Grundbuch eingetragen wird. Das Altenteil enthält ein Wohnrecht, die Lieferung von Essen entsprechend den Bedürfnissen des Altenteilers und den Erzeugnissen des Hofes („zu Martini eine Gans!"), die Zahlung einer monatlichen Rente von DM 300,– und die „Pflege in kranken Tagen".
Bauer Ellerbrook wird zunehmend pflegebedürftig, seine Schwiegertochter ist mit der Pflege völlig überfordert.

„Pflege in kranken Tagen"

Vor allem in ländlichen Gebieten sind auch heute noch Altenteilverträge verbreitet, die bei Übergabe eines Hofes oder Wohnhauses dem Altenteiler ein Wohnrecht einräumen, Anspruch auf Verpflegung geben sowie zur „Pflege in kranken Tagen" verpflichten. Das Besondere an diesen Verträgen ist, daß sie grundsätzlich unkündbar sind und „dinglich" gesichert, d. h. im Grundbuch eingetragen werden: jeder Eigentümer des Grundstückes ist zu Lebzeiten des Altenteilers zu den vereinbarten Leistungen verpflichtet. Landesrechtlich gelten für Altenteilverträge besondere Vorschriften, sachenrechtlich handelt es sich um Reallasten, § 1105 BGB sowie Wohnrechte, § 1093 BGB[1].

Wird ein Altenteiler pflegebedürftig, so hat der Eigentümer des Grundstückes (meist Sohn oder Tochter) die Pflege auf eigene Kosten sicherzustellen – allerdings nur, soweit es für ihn zumutbar ist[2]. Hilfe zur Pflege gem. § 69 BSHG kommt nur insoweit in Betracht, als der Pflegeaufwand unzumutbar ist (finanziell, zeitlicher Aufwand) – Nachrang der Sozialhilfe!

Ist die Beziehung zwischen Altenteiler und Eigentümer erheblich gestört, sind die „Parteien" verfeindet, so hat der Eigentümer bei Auszug des Altenteilers eine Geldentschädigung zu zahlen. Ist die

---

[1] Vgl. ausführlich zum Verhältnis von Altenteilverträgen und Sozialhilfe: Küfner, ZfSH/SGB 85, S. 66 ff.
[2] Vgl. Dendorfer, Hilfe zur Pflege, S. 72.

Störung überwiegend vom Eigentümer zu vertreten, so hat er zusätzlich Schadensersatz zu leisten.

Lebt der Altenteiler außerhalb des Hauses, z. B. im Heim, so hat der Eigentümer ggf. zusätzlich zur Rente Geldentschädigung zu zahlen.

„In Erkrankungsfällen in der Wohnstube..."

Am 17. Dezember 1858 versammeln sich vor dem Gräflichen Distriktsnotar Friedrich Wolf in Elzach/Baden und den „rechtsgültigen Zeugen" Ortsdiener Johann Welk aus Prechthal und dem Schwanenwirt Karl Beck aus Elzach die Witwe des am 2. Februar 1854 verstorbenen Webermeisters Christian Störr, Maria Störr, geb. Wernet, geb. am 20. Februar 1794, und ihre drei aus der am 12. Juli 1832 geschlossenen Ehe hervorgegangenen Söhne Franz-Xaver, Siegesmund und Christian, alle volljährig und ledig.

Anlaß ist der Rückzug der Witwe auf das Altenteil. Sie hat sich zu einer „unwiderruflichen Vermögensübergabe" an ihren Sohn Franz-Xaver entschlossen, und es gilt nun, ihre Altersversorgung und die Vermögensinteressen ihrer Kinder zu regeln. Beurkundet wird schließlich ein umfangreiches Vertragswerk, in welchem die Übergabe der Liegenschaften und „Abgabe sowie Behalt der Fahrnisse" im einzelnen geregelt sind. Auszug:

Gemäß § 4 behält sich die Übergeberin von den vorhandenen Fahrnissen folgende eigenthümlich vor:

1 aufgerüstetes Bett samt Bettstatt 8f
1 Bett ohne Anzug 4f
1 Kleiderkasten der besten 2f
1 alter Trog der geringsten –40f
Übertrag 14.40
30 Ellen breite Leinwand a. 26* 13f
24 Ellen schmale Leinwand a. 12* 4,48
10 Ellen breite Leinwand a. 26* 4,20
zusammen 36f 48*
Dreißig sechs Gulden 48*

Überdies behält sich die Übergeberin die ungeschmälerte Mitbenützung des dem Übernehmer gehörenden Küchen-, Feld- und Hausgeschirrs, sodann eines Spinnrades, 1 Haspels, 1 Regenschirms in erster Wahl vor (...)

§ 6 Die Übergeberin behält sich in dem Wohnhaus samt Zugehörde folgende Herbergs-Benützungs- und Leibgedingsrechte lebtäglich und unentgeltlich vor:

---

a) Zur Herberge und Benützung

1.
Das Aufenthaltsrecht, Statt und Platz in der Wohnstube und dem Recht einen Tisch darin zu stellen in zweiter Wahl, eine Ofenbank in erster Wahl, ein Ofenrohr Platz zur Warmhaltung der Speisen, das Recht am Ofen zu trocknen in zweiter Wahl. Das Recht in der Stube bei Tag und beim Licht des Eigentümers zu arbeiten.

2.
In der Küche ein Stubenofen und auf dem Herd das Recht mit des Eigentümers Holz zu kochen, zu backen und zu waschen.

3.
Die erste Stubenkammer an der Wohnstube zur alleinigen Benützung, jedoch hat der Eigentümer das Durchgangsrecht in dieser Kammer.

4.
Im Keller den erforderlichen Platz in zweiter Wahl zur Aufbewahrung der Kartoffeln und sonstiger Vorräte.

5.
In Erkrankungsfällen der Übergeberin hat diese das Recht ihre Schlafstätte in der Wohnstube des Übernehmers aufzuschlagen.

b) Zum Leibgeding

a)
Die Übergeberin bezieht so lange es ihr gefällt zu a. jährlich 31f 12*, die Kost vom Übernehmer an dessen Tisch oder zu b. jährlich 3f nach ihrem Verlangen besonders, wie sie der Übernehmer selbst genießt, oder vom Arzt angeordnet wird. Wenn die Übergeberin sich selbst verköstigen will, so hat ihr Übernehmer allwöchentlich einen baren Beitrag von dreißigsechs Kreuzer ohne Aufrechnung abzuliefern.

b)
Der Übernehmer hat der Übergeberin das nötige Holz und Licht unentgeltlich abzugeben.

Abwart

§ 7 Die Pflege und Abwart der Übergeberin in gesunden und kranken Tagen liegt dem Übernehmer allein ob, die Krankheitskosten werden aus dem Vermögen der Übergeberin bestritten; nur wenn das Vermögen derselben nicht reichen sollte, hat der Übernehmer solche allein zu tragen.

V. Heimrecht

1. Heimgesetz

a) Hintergründe und Ziele

Mißstände im Heim?

Graue Panther klagen an – Waldfrieden: Unwahr

(sth(lk) Die private Gesellschaft, die Altenheime betreibt, nennt sich „Waldfrieden". Doch hinter der Fassade eines der Gesellschaft gehörenden Heimes im Eißendorfer Pferdeweg wurde nach Erkenntnissen der Grauen Panther menschenverachtend an dort wohnenden Senioren gehandelt. Ein alter Mann wurde angeblich durch einen Bauchgurt an einen Stuhl gefesselt. An Bewohner sollen unkontrolliert Psychopharmaka verabreicht worden sein. Darauf machten die Grauen Panther aus Hamburg zusammen mit der Stadtteilgruppe Harburg mit einer Flugblattaktion in der Harburger City aufmerksam.

Weil eine ehemalige Heimmitarbeiterin die Mißstände zugab, erhoben die Grauen Panther Anklage. Auf Grund der Anzeige schritten die Polizei und Amtsarzt ein. Die Ermittlungen gegen die in Niedersachsen ansässige Heimgesellschaft dauern an.

In dem Flugblatt fordern die Grauen Panther die Behörden auf, sich endlich auf ihre Aufsichtspflicht zu besinnen.

Das Flugblatt zählt weitere unhaltbare Zustände auf: mangelhafte Pflege durch ständig wechselndes Personal, kein Fahrstuhl bei drei Stockwerken, keine Diabetikerkost trotz ärztlicher Anordnung, die Bewohner haben weder Zimmernoch Hausschlüssel, es gibt keinen Heimbeirat, mangelhafte Hygiene- und Desinfektionsmöglichkeiten.

Die Alten-Betreuungs-Heime Waldfrieden GmbH reagierte schnell und schaltete einen Rechtsanwalt ein, der in einem Brief an die Grauen Panther schreibt, daß die im Flugblatt aufgestellten Tatsachenbehauptungen im wesentlichen unwahr seien. „Insbesondere trifft es nicht zu, daß Freiheitsberaubung durch Fixierung von Mietern erfolgt, Psychopharmaka unkontrolliert verabreicht werden, mangelhaftes, nicht qualifiziertes Personal vorhanden ist, behördliche Auflagen bezüglich eines Fahrstuhls nicht erfüllt würden, keine Diabetikerkost ausgegeben wird, mangelhafte Hygiene- und Desinfektionsmöglichkeiten vorhanden seien und daß das Heim meiner Mandantin einen schlechten Ruf genieße und dort katastrophale Zustände herrschen", heißt es unter anderem.

Hamburger Morgenpost, 1990[1]

Inhalte für	Vorschlag	Lehrplan
Ausbildung	●	
Fort-/Weiterbildung		

---

[1] Vgl. zu dem Heim Fallstudie: Klie, RsDE (1988) Heft 3, S. 27 ff.

**Entstehungs-
geschichte**

Zahlreiche Presseberichte über Mißstände in Alten- und Pflegeheimen gaben im Jahre 1971 den Anstoß, die BewohnerInnen von Heimen einem besonderen gesetzlichen Schutz zu unterstellen.

Die von der Presse aufgegriffenen Mißstände bezogen sich im wesentlichen auf:

▷ ungenügende Betreuung der BewohnerInnen („Bewohner ohne zwingende medizinische Gründe ans Bett angeschnallt"),

▷ überhöhter Einstand und ungerechtfertigte Finanzierungsbeiträge bei Einzug ins Heim („Zu Unrecht Einstandsgelder und Spenden verlangt."),

▷ unqualifiziertes Personal,

▷ unzumutbare räumliche Ausstattung von Altenheimen.

Ziele

1975 trat das Heimgesetz in Kraft, 1990 wurde es novelliert.

Durch das Heimgesetz sollten Mißstände im Heimbereich abgestellt und Heime durch Beratung der Heimaufsichtsbehörden unterstützt werden. Im einzelnen nennt das Heimgesetz in § 2 HeimG als Zwecke:

▷ den Schutz der Interessen und Bedürfnisse der HeimbewohnerInnen und BewerberInnen für die Aufnahme in einem Heim vor Beeinträchtigungen,

▷ die Erhaltung der Selbständigkeit und Selbstverantwortung der BewohnerInnen,

▷ die Beratung der Einrichtungen und die Information von BewohnerInnen und BewerberInnen.

Bei allem ist die Selbständigkeit der Heimträger zu beachten, d. h. für Konzeption und weltanschauliche Ausrichtung bleibt allein das Heim verantwortlich.

Was nun sind Interessen und Bedürfnisse der BewohnerInnen? Hier geht es wesentlich um

▷ die Sicherstellung der gesundheitlichen und sozialen Betreuung und Pflege,

▷ den Schutz vor finanzieller Übervorteilung,

▷ die Gewährleistung von baulichen und ökologischen Mindestbedingungen, etwa bezüglich Zimmergröße, Ausstattung der Einrichtung mit Fahrstühlen und Telefon.

Letztlich können nur die (artikulationsfähigen) BewohnerInnen selbst entscheiden, was ihre Interessen und Bedürfnisse sind, daher sollen sie in Heimbeiräten mitwirken und sind bei den Entscheidungen der Heimaufsicht, die für die Durchführung des Heimgesetzes zuständig ist, anzuhören.

Das Heimgesetz ließe sich auch als „Qualitätssicherungsgesetz" bezeichnen, da es dazu dient, ein im einzelnen festgelegtes Niveau der Versorgung in Heimen zu prüfen und die Einhaltung dieser Mindeststandards, dieser Mindestqualität zu sichern. Die Qualitätssicherung[2] ist allerdings zuvörderst eine Aufgabe eines jeden Heimes selbst (interne Qualitätssicherung): Das Management, die Leitung einer Einrichtung muß dafür Sorge tragen, daß ihre „Kunden" die versprochenen Leistungen in der vereinbarten Qualität auch erhalten. Heimaufsicht, Pflegekassen und andere, an der (externen) Qualitätssicherung beteiligten Behörden haben von außen zu prüfen, ob die Qualität stimmt.

Heimaufsicht und Qualitätssicherung

① Wann trat das HeimG in Kraft?
② Was waren die Mißstände, die zur Schaffung des HeimG entscheidend beitrugen?
③ Was sind die wichtigsten Ziele des Gesetzgebers?

Wiederholungsfragen ●

---

[2] Vgl. zur Qualitätssicherung und Heimaufsicht ausführlicher: Klie/Lörcher, Qualitätssicherung in der ambulanten und stationären Altenhilfe, Freiburg 1995.

b) Anwendungsbereich des HeimG

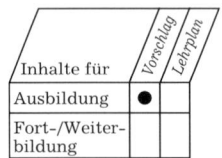

Inhalte für	*Vorschlag*	*Lehrplan*
Ausbildung	●	
Fort-/Weiter-bildung		

Fall 119:
Nach dem Auszug ihrer Kinder nimmt Frau Maier drei pflegebedürftige ältere Menschen in ihrer Wohnung auf und pflegt sie gegen ein Entgelt von 600,– DM im Monat. Eine heimrechtliche Erlaubnis besitzt sie nicht.

Art der Einrichtung

Das HeimG gilt für alle Typen von Heimen: Altenheime, Altenwohnheime, Pflegeheime und andere (z. B. Altenkrankenheime). Es gilt grundsätzlich nicht für Altenwohnungen, Altenwohnanlagen und betreute Wohnungen.

Bei der Abgrenzung zwischen Altenwohnheim und Altenwohnanlage etwa kommt es darauf an, ob das Heim – sei es auch durch Leistungen Dritter – sicherstellt, daß die Mieter Verpflegung und Betreuung in Anspruch nehmen können oder nicht; Beispiel: Mittagstisch, Rufanlage, vorübergehende Pflege[3].

Unerheblich ist die Bezeichnung einer Einrichtung („Altenpension", „Seniorensitz", „Stift").

Betreutes Wohnen

Auch Einrichtungen des betreuten Wohnens können ggf. als Heime im Sinne des Heimgesetzes zu qualifizieren sein, wenn sie in einem an den Mietvertrag gekoppelten Betreuungsvertrag Leistungen versprechen, die denen eines Altenwohnheimes entsprechen[4].

Privatpflegestelle

Auch auf die Größe und Platzzahl kommt es nicht an. Schon ab einem Platz für einen pflegebedürftigen Bewohner, der gegen Entgelt gepflegt wird, kann das HeimG Anwendung finden, s. o. a. *Fall 119*.

---

[3] Vgl. Dahlem/Giese/Igl/Klie, Das Heimgesetz – Kommentar, § 1 Rz. 5, 13.
[4] Vgl. Ministerium für Arbeit, Gesundheit und Sozialordnung Baden-Württemberg, Qualitätssicherung und betreutes Wohnen, Stuttgart 1995.

Allerdings gilt das Heimgesetz nur dann, wenn der Platz nicht nur für einen bestimmten Bewohner angeboten wird, sondern vom Wechsel der Personen unabhängig ist. Wird etwa speziell die Freundin aufgenommen, aber danach keine andere Person, so handelt es sich nicht um ein Heim.

Seit 1997 gilt das Heimgesetz auch für Kurzzeitpflegeeinrichtungen; allerdings ohne die in der Heimmindestbau- und Heimpersonalverordnung niedergelegten Standards.

Kurzzeitpflege

Stationen von Krankenhäusern, die im Zusammenhang mit dem Krankenhausfinanzierungsgesetz aus der Krankenhausbedarfsplanung herausgenommen wurden und der heimmäßigen Versorgung von ehemaligen Patienten dienen, unterfallen durchaus dem Heimgesetz, etwa Pflegeheimteile von psychiatrischen Landeskrankenhäusern.

Krankenhausteile

Das HeimG gilt für alle Heime – unabhängig von ihrer Trägerschaft, d. h. für gewerbliche, gemeinnützige, staatliche und kommunale Einrichtungen.

Trägerschaft

Der Heimbegriff des Pflegeversicherungsgesetzes, § 71 SGB XI, ist nicht mit dem Heimbegriff des § 1 HeimG identisch. Nach § 71 SGB XI sind nur Pflegeheime und Kurzzeitpflegeeinrichtungen als vollstationäre Einrichtungen anzusehen, während nach den Bestimmungen des Heimgesetzes auch Altenwohn- und Altenheime als „Heime" gelten, auch wenn die BewohnerInnen dort „ambulant" gepflegt werden.

Wichtig	●

① Fällt eine Einrichtung, die nur Wohnungen für ältere Menschen vermietet, ohne eine Betreuung anzubieten, unter die Geltung des HeimG?

Wiederholungs-fragen	●

② Gilt das HeimG auch für ein Pflegeheim, dessen Träger die Freie und Hansestadt Hamburg, der Kreis Viersen oder der Landkreis Hannover ist?

c) Überblick über die wichtigsten Regelungen des HeimG

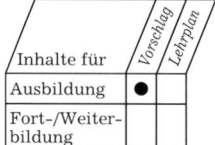

Inhalte für	Vorschlag	Lehrplan
Ausbildung	●	
Fort-/Weiter-bildung		

① Das HeimG sieht vor, daß durch Rechtsverordnung im einzelnen **Mindestanforderungen** in **räumlicher** und **personeller Hinsicht** geschaffen werden (§ 3 HeimG).

② Gemäß § 5 HeimG sollen die HeimbewohnerInnen in Angelegenheiten des Heimes durch einen **Heimbeirat** mitwirken.

③ Das HeimG trifft Vorsorge gegen die Forderung und Annahme von ungerechtfertigten Vermögensvorteilen durch das Heim – § 14 HeimG – und ist bemüht zu verhindern, daß ein Mißverhältnis zwischen **Entgelt** (Pflegesatz) und Leistung besteht (§ 2 Abs. 1 Ziff. 2 HeimG).

④ Das HeimG verlangt von allen Heimträgern, daß sie den geplanten Betrieb eines (neuen) Heimes der Heimaufsichtsbehörde rechtzeitig vor Inbetriebnahme **anzeigen**. Erfüllt der Heimträger die verlangten „Standards" nicht, so wird die Heimaufsichtsbehörde Anordnungen treffen oder den Betrieb untersagen.

⑤ Zwischen Heimträger und Bewerber bzw. künftigem Bewohner ist ein **Heimvertrag** abzuschließen, über dessen Inhalt der Bewerber umfassend zu informieren ist (§§ 4ff. HeimG).

⑥ Das HeimG unterstellt Heime einer umfassenden **staatlichen Aufsicht** (§ 9 HeimG).

Das HeimG selbst enthält im wesentlichen nur grundsätzliche Aussagen und allgemeine Regelungen. Detailbestimmungen finden sich in den Rechtsverordnungen zum HeimG.

Wiederholungs-fragen ●

① Enthält das HeimG selbst Detailregelungen über die Mindestgröße von Zimmern (vgl. § 3 HeimG)?

② Muß der Träger eines Heimes Bücher über Ausgaben und Einnahmen führen (vgl. § 8 Abs. 1 HeimG)?

d) Die Rechtsverordnungen zum HeimG

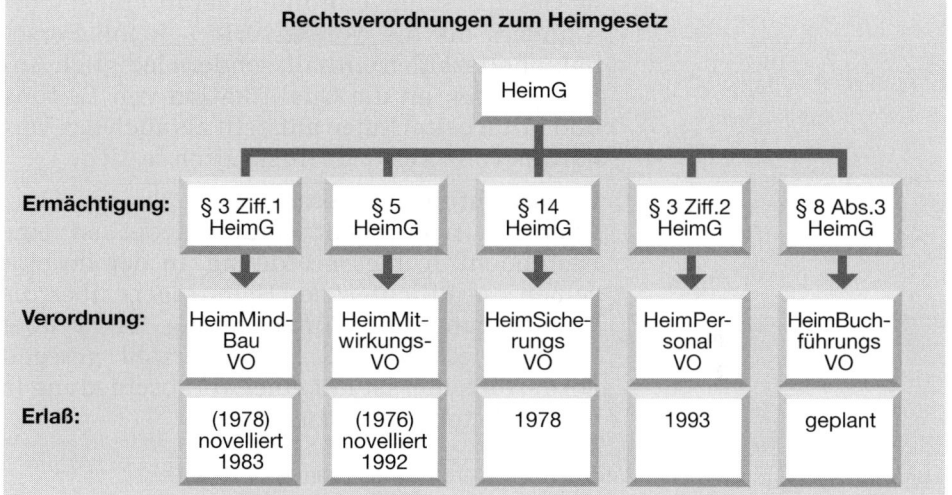

Rechtsverordnungen zum Heimgesetz

	HeimG				
Ermächtigung:	§ 3 Ziff.1 HeimG	§ 5 HeimG	§ 14 HeimG	§ 3 Ziff.2 HeimG	§ 8 Abs.3 HeimG
Verordnung:	HeimMind-Bau VO	HeimMit-wirkungs-VO	HeimSiche-rungs VO	HeimPer-sonal VO	HeimBuch-führungs VO
Erlaß:	(1978) novelliert 1983	(1976) novelliert 1992	1978	1993	geplant

① Heimmindestbauverordnung
(HeimMindBauVO)
Die Heimmindestbauverordnung legt im einzelnen fest, welche baulichen Voraussetzungen ein Heim erfüllen muß. Sie stammt aus dem Jahre 1978 und wurde 1983 novelliert.

② Heimmitwirkungsverordnung
(HeimMitwirkungsVO)
Die Heimmitwirkungsverordnung regelt die Art und den Umfang der Mitwirkung der HeimbewohnerInnen durch Heimbeiräte. Seit der Novellierung im Jahr 1992 ist in Heimen, in denen kein Heimbeirat gebildet werden kann, ein Heimfürsprecher zu bestellen.

③ Heimsicherungsverordnung
(HeimsicherungsVO)
Die Heimsicherungsverordnung bestimmt im einzelnen den Umgang mit und die Zulässigkeit von Vermögensleistungen der BewohnerInnen von Heimen, die über das Entgelt hinausgehen.

Die Rechts-verordnungen

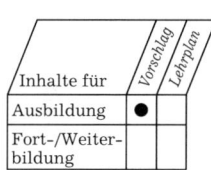

Inhalte für	Vorschlag	Lehrplan
Ausbildung	●	
Fort-/Weiter-bildung		

④ Heimpersonalverordnung
1993 wurde nach fast 20jähriger Diskussion eine Heimpersonalverordnung verabschiedet, die – anders als die Vorentwürfe – keine Personalanhaltszahlen enthält, sondern lediglich Anforderungen an die Qualifikation von Leitung und MitarbeiterInnen aufstellt als auch das Verhältnis von Fach- zu Hilfskräften festlegt.

⑤ Heimbuchführungsverordnung
Ebenfalls noch nicht verabschiedet ist eine Heimbuchführungsverordnung, in der im einzelnen die Pflichten des Heimträgers über die Buchführung und Aufzeichnung, etwa über Personalbestand und Bewohnerzahl geregelt wird. Auch hier ist mit einer Verabschiedung in den nächsten Jahren zu rechnen.

**Wiederholungs-
frage** ●

Welche Rechtsverordnungen zum HeimG gibt es?

e) Bauliche Mindestanforderungen

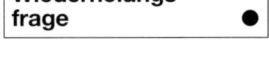

> **Fall 120:**
> Die Bewohner des Heimes „Stille" (6 Bewohner) haben im Heim keine Möglichkeit zum Telefonieren, nur im Notfall können sie beim Heimleiter den Fernsprecher nutzen.

Die Heimmindestbauverordnung (HeimMindBauVO) stellt an Heime mit mindestens sechs Bewohnern (§ 1 HeimMindBauVO) bauliche Mindestanforderungen.

Hierzu gehören:

Keine „gefangenen Zimmer"

▷ Zimmer müssen unmittelbar von einem Flur erreichbar sein (§ 2 HeimMindBauVO),

Handläufe

▷ Handläufe an beiden Seiten von Fluren und Treppen (§ 3 HeimMindBauVO),

Aufzüge

▷ Aufzüge in mehrgeschossigen Gebäuden (§ 4 HeimMindBauVO),

Beleuchtung

▷ Leselampen in Schlafräumen (§ 6 HeimMind-BauVO),

Rufanlage

▷ in Pflegezimmern sind Rufanlagen vorgeschrieben (§ 7 HeimMindBauVO),

▷ in jedem Gebäude muß mindestens ein Fernsprecher vorhanden sein, der von (nichtbettlägerigen) BewohnerInnen ohne Mithören Dritter benutzt werden kann (§ 8 HeimMindBauVO) s. *Fall 120.* Neuerdings bieten sich die kabellosen Fernsprecher für Pflegeheime an!

Fernsprecher

▷ in Badezimmern ist ein Sichtschutz vorgeschrieben (§ 10 HeimMindBauVO).

Sichtschutz

▷ mindestens 22° C Raumtemperatur (§ 12 HeimMindBauVO)[5].

Temperatur

Fall 121:

In Berlin werden zahlreiche Krankenhausbetten aus dem Bereich der Geriatrie 1995 im Zusammenhang mit der Umsetzung des Pflegeversicherungsgesetzes in Heimplätze umgewandelt. Hier finden sich teilweise noch 6-Bett-Zimmer, auch genügt vielfach die Zimmergröße nicht den Vorschriften des Heimgesetzes.

---

① Die Wohnplätze in Heimen müssen eine bestimmte Mindestgröße aufweisen. So dürfen Zimmer für eine Person nicht kleiner sein als 12 m² (Die Förderungsrichtlinien für Heimneubauten sehen Zimmergrößen von 33 bis 40 m² vor). Für zwei Personen müssen es mindestens 18 m² sein, für jede weitere Person zusätzlich 6 m² (§§ 14, 19, 23 HeimMindBauVO).

Anforderungen an die Wohnplätze

② Grundsätzlich sollen Zimmer in Altenheimen und Altenwohnheimen nicht mehr als zwei Personen aufnehmen. Ausnahmsweise sind Wohnplätze für mehr als zwei Personen zulässig, wenn die zuständige Behörde dies entsprechend genehmigt. Unzulässig sind Wohnplätze für mehr als vier Personen (§ 14 HeimMindBauVO).

Mehrbettzimmer

③ Die durch die HeimMindBauVO aufgestellten Anforderungen stellen einige – vor allem ältere Einrichtungen – vor große Probleme. Für Heime in den neuen Bundesländern gelten Übergangsfristen bis zum Jahr 2000 (?). In den „alten Bun-

Befreiung/ Befristung

---

[5] VG Berlin, Urt. v. 16. 2. 84, Az VG 14 A 65.83.

**Umwandlung von
Krankenhäusern**

desländern" gibt es auch bei Umwandlung von Krankenhaus- in Pflegeheimbetten bzw. -plätze keine Übergangsvorschriften, so daß eine heimrechtskonforme Umwandlung bzw. Umwidmung nur mit gleichzeitiger Erfüllung der Mindestbauvorschriften möglich ist.

Wenn es mit den Interessen und den Bedürfnissen der HeimbewohnerInnen zu vereinbaren ist, kann Einrichtungen aber auch eine teilweise oder gänzliche Befreiung erteilt werden (§ 31 HeimMindBauVO). Hier sind strenge Anforderungen zu stellen.

**Wiederholungs-
fragen** ●

① Wie ist es möglich, daß in einigen Heimen noch heute 6-Bett-Zimmer vorzufinden sind, obwohl § 14 HeimMindBauVO Zimmer mit mehr als 4 Plätzen für unzulässig erklärt?

② Bestehen Unterschiede in der vorgeschriebenen Zimmergröße zwischen Altenheimen, Altenwohnheimen und Pflegeheimen (vgl. §§ 14, 19, 23 HeimMindBauVO)?

f) Personelle Mindestanforderungen

Fall 122:
Im Heim „Sonnenschein" in S. sind für die 30 pflegebedürftigen BewohnerInnen eine examinierte Krankenschwester, die gleichzeitig Heimleiterin ist, sowie drei Pflegehelferinnen angestellt. Es ist wiederholt zu Beschwerden von Angehörigen gekommen, daß die BewohnerInnen unzureichend gepflegt seien und etwa Kontrakturen erlitten.

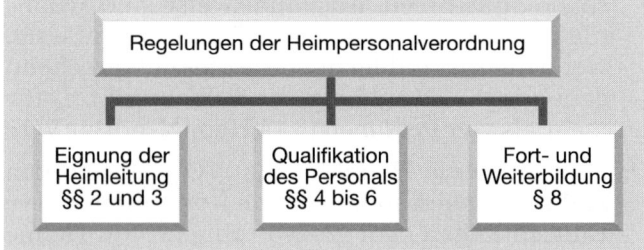

Regelungen der Heimpersonalverordnung

| Eignung der Heimleitung §§ 2 und 3 | Qualifikation des Personals §§ 4 bis 6 | Fort- und Weiterbildung § 8 |

**Personelle Mindest-
anforderungen**

Bis zum Jahr 1993 existierten keine gesetzlichen Regelungen über die personelle Mindestausstattung in Heimen. Man behalf sich mit den in

Pflegesatzvereinbarungen festgelegten Personalschlüsseln, die als „antizipierte Sachverständigengutachten" herangezogen wurden und bei feststellbaren Pflegefehlern zur Begründung von Auflagen herangezogen wurden, die personelle Ausstattung in Heimen zu verbessern[6].

Seit dem 1. Oktober 1993 die Heimpersonalverordnung in Kraft, die einerseits

▷ Regelungen zur Eignung und Qualifikation der Heimleitung enthält

und andererseits

▷ Eignung und Qualifikation des Personals festlegt.

Darüber hinaus enthält die Heimpersonalverordnung Fort- und Weiterbildungsverpflichtungen: Der Heimträger muß seinen MitarbeiterInnen Gelegenheit zur Teilnahme an berufsbegleitender Fort- und Weiterbildung geben.

Fortbildung

Besonderes Augenmerk legt die Heimpersonalverordnung auf das Management eines Heimes. Es reicht nicht nur die persönliche Eignung. Die Heimleitung muß von ihrer Ausbildung her auch die Gewähr dafür bieten, das jeweilige Heim entsprechend den Interessen und Bedürfnissen seiner Bewohner sachgerecht und wirtschaftlich zu leiten. Zwei Anforderungen werden aufgestellt:

Heimleitung

1. eine entsprechende Berufsausbildung,

2. eine mindestens zweijährige Berufserfahrung in Heimen oder vergleichbaren Einrichtungen.

zu 1: Nicht jede Ausbildung befähigt einen Heimleiter zur Leitung eines Heimes, die Heimpersonalverordnung listet eine Reihe von Fachberufen auf, tut dies jedoch sehr allgemein ohne Nennung spezieller Berufsabschlüsse. Als zur Heimleitung qualifizierte Ausbildungen gehören insbesondere: Sozialarbeit/Sozialpädagogik, Pflegefachkraft,

Berufsabschlüsse

---

[6] VGH Mannheim, ALTENHEIM 1991, S. 152.

Pflegemanagement, Kaufmann/-frau, Verwaltungsfachbeamter/beamtin. Nicht genannt sind Pfarrer und HauswirtschaftlerInnen, obwohl sie – und gerade letztere – von ihrer Ausbildung her die fachlichen Voraussetzungen mitbringen[7].

In den genannten Berufen können auch Ärzte, Juristen, Betriebswirte oder andere zu den Gesundheits-, Sozial- oder kaufmännischen Berufen zählende Fachberufe in Betracht kommen.

Berufserfahrung

zu 2: Zu der einschlägigen Ausbildung muß eine entsprechende Berufserfahrung hinzutreten, die sich einerseits auf Berufserfahrung in Heimen oder vergleichbaren Einrichtungen (Krankenhäuser, Sozialstationen) beziehen muß und zum anderen leitungsrelevant sein muß. Der Verordnungsgeber wollte verhindern, daß Personen ohne Erfahrungen in der Alten- oder Behindertenhilfe Aufgaben der Heimleitung übernehmen. Gerade für Absolventen von Weiterbildungslehrgängen erweist sich die Forderung der zweijährigen hauptberuflichen Tätigkeit in einem Heim als schwierige Hürde. Ausdrücklich geht die Heimpersonalverordnung davon aus, daß es nicht einen Heimleiter geben muß, sondern daß die Heimleitung auch kollektiv, d. h. von mehreren gemeinsam ausgeübt wird.

Qualifikation des Personals

Allgemein verlangt die Heimpersonalverordnung, daß die Beschäftigten in Heimen die für ihre Aufgaben erforderlichen Qualifikationen besitzen. Für die Pflegedienstleitung wird ausdrücklich vorausgesetzt, daß sie eine Ausbildung zu einer Fachkraft im Gesundheits- bzw. Sozialwesen mit staatlich anerkanntem Abschluß nachweisen muß. Bedauerlicherweise wird nicht verlangt, daß die Pflegedienstleitung eine entsprechende Weiterbildung absolviert haben muß[8].

---

[7] M.E. ist die Begrenzung auf bestimmte Ausbildungsgänge verfassungsrechtlich problematisch, vgl. ausführlicher: Klie, Altenheim 1994, S. 706 ff.

[8] Dies wird jedoch für den Pflegeheimbereich in den Maßstäben zur Qualität gemäß § 80 SGB XI verlangt.

Ausdrücklich spricht die Heimpersonalverordnung von der Fachkraft, die allein sog. „betreuende Tätigkeiten" durchführen bzw. verantworten soll. Die Formulierung „betreuende Tätigkeiten" ist im Hinblick auf die ebenfalls der Heimpersonalverordnung unterliegenden Behinderteneinrichtungen gewählt worden, da hier nicht so sehr pflegerische, sondern eher sozial- und heilpädagogische Maßnahmen im Vordergrund stehen. Als Fachkräfte gelten im Pflegeheimbereich sowohl Alten- als auch KrankenpflegerInnen. Nicht als Fachkräfte gelten AltenpflegehelferInnen, KrankenpflegehelferInnen sowie vergleichbare Hilfskräfte. Der Ausschluß der sog. „Hilfskräfte", auch derjenigen mit einjähriger Ausbildung, führt in vielen Einrichtungen zu erheblichen Problemen bei der Umsetzung der Heimpersonalverordnung.

Fachkraft

Die Heimpersonalverordnung geht davon aus, daß im Bereich der betreuenden Tätigkeiten 50 % des Personals Fachkräfte sind, und zwar nicht nur bezogen auf die gesamte Einrichtung, sondern auf die jeweiligen Einheiten (Station, Wohnbereich). Sie sagt nichts aus über die absolute Zahl, sondern nur über das Verhältnis von Fachkräften zu anderem Personal. Tatsächlich wird es weiter von den Pflegesatzvereinbarungen abhängen, wieviel Personal überhaupt eingestellt werden muß (bzw. kann). Die Heimpersonalverordnung verlangt, daß von dem einzustellenden Personal 50 % Fachkräfte sind. Die Heimaufsichtsbehörde kann im Einzelfall einen höheren Anteil von Fachkräften verlangen oder aber einen niedrigeren zulassen, wenn nur oder auch auf diese Weise die pflegerische Versorgung der BewohnerInnen sichergestellt wird, § 5 Abs. 2 HeimPersVO.

50 : 50

Besonders erwähnt werden die Nachtwachen: In Pflegeheimen muß bei den Nachtwachen jeweils mindestens eine Fachkraft ständig anwesend sein, d. h. es reicht die Rufbereitschaft einer Fachkraft grundsätzlich nicht aus.

Nachtwache

383

Fortbildung

Nur wer sich ständig fort- und weiterbildet, kann auf Dauer gute und sorgfältige Pflege leisten. Von dieser Maxime ausgehend verpflichtet die Heimpersonalverordnung die Träger der Heime, der Heimleitung und den Beschäftigten Gelegenheit zur Teilnahme an Veranstaltungen berufsbegleitender Fort- und Weiterbildung zu geben. Nicht-Qualifizierten soll die Möglichkeit zur Nachqualifizierung eingeräumt werden. Der Verordnungstext nennt zahlreiche Themen und Tätigkeitsfelder, auf die sich die Fort- und Weiterbildung beziehen soll. Regelungen zu den Kosten der Fort- und Weiterbildung und zur Freistellung enthält der Verordnungstext nicht[9].

Umsetzungsprobleme

Die Heimpersonalverordnung stößt z. T. auf enorme Umsetzungsprobleme. Gerade in den alten Bundesländern werden in ganzen Regionen auch nicht nur annähernd die Mindestanforderungen an den Fachkräfteanteil erfüllt. Dies gilt allerdings nicht überall. Insbesondere in den neuen Bundesländern wird das Verhältnis 50 : 50 deutlich überschritten und das gute Qualifikationsniveau nun als gefährdet angesehen. Die Heimpersonalverordnung läßt Übergangsfristen bis zu fünf Jahren zu.

Im Zusammenhang mit der Pflegeversicherung und unter Kostengesichtspunkten wird darüber nachgedacht, ob der Fachkräfteschlüssel der Heimpersonalverordnung auch für die Zukunft aufrechterhalten werden kann. Solange die Verordnung nicht geändert ist, bleibt sie verbindlich. Die Pflegeversicherung ändert hieran nichts.[10]

Wiederholungsfragen ●

① Wer gilt i. S. der Heimpersonalverordnung als Fachkraft?

② Welche qualifikatorischen Voraussetzungen benötigt die Heimleitung?

③ Regelt die Heimpersonalverordnung die relative oder die absolute Anzahl von Fachkräften im Heim?

---

[9] Vgl. hierzu: Klie, Altenheim 1994, S. 709.
[10] Vgl. Klie, Altenheim 1996, S. 300 ff.

g) Pflegerische Mindestanforderungen

Fall 123:
Die Heimaufsicht bemängelt bei einer Heimbegehung, daß die HeimbewohnerInnen nicht genügend Getränke angeboten bekommen und so Austrocknungserscheinungen zeigen, daß sie bereits routinemäßig um 17.00 Uhr auf der Station zu Bett gebracht werden und der Pflegedokumentation nicht zu entnehmen ist, wer welche Medikamente auf ärztliche Verordnung hin erhält.

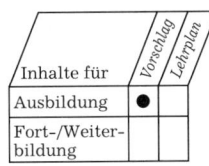

Inhalte für	Vorschlag	Lehrplan
Ausbildung	●	
Fort-/Weiter-bildung		

Gerade pflegebedürftige BewohnerInnen bedürfen des besonderen Schutzes im Heim. Sie haben Anspruch auf gute Pflege. Im Gesetz heißt es: „Sicherstellung der gesundheitlichen und pflegerischen Betreuung", § 6 Abs. 3 Nr. 2 HeimG. In *Fall 123* ist dies nicht der Fall. Was ist unter Sicherstellung der Pflege zu verstehen?

Sicherstellung der Pflege

Der Gesetzgeber hat sich mit diesen generalklauselartigen Formulierungen und unbestimmten Rechtsbegriffen begnügt. Dies heißt nicht, daß eine Konkretisierung nicht möglich und geboten wäre. Im Pflegeversicherungsgesetz wird, anders als im Heimgesetz, von dem allgemein anerkannten Stand medizinisch-pflegerischer Erkenntnisse gesprochen. Dieser allgemein anerkannte Stand ergibt sich sowohl aus den Ausbildungs- und Prüfungsordnungen als auch aus berufsständischen Empfehlungen und gesetzlichen Bestimmungen (etwa Medizingeräte-Verordnung). Wichtige Anhaltspunkte sind die der steten Weiterentwicklung unterworfenen Erkenntnisse in der Lehre und Forschung, wobei die Pflegeforschung in Deutschland erst am Anfang einer eigenständigen wissenschaftlichen Disziplin steht. Orientiert an dem allgemein anerkannten Stand in der (Fach-)Pflege, aber auch im Bereich der Geriatrie und sozialen Arbeit lassen sich verbindliche Mindestanforderungen für die Pflege und Betreuung von HeimbewohnerInnen aufstellen.

Stand der Pflege

Ärztliche und gesundheitliche Betreuung

Freie Arztwahl

① Gewährleistung ärztlicher und gesundheitlicher Betreuung (§ 6 Abs. 3 Nr. 2 HeimG)

Neben der ärztlichen Versorgung der BewohnerInnen durch einen von ihnen frei zu wählenden Arzt (§ 76 SGB V) (Ausnahme: Heime mit angestellten Ärzten)[11] hat jedes Heim ein Mindestmaß an gesundheitlicher und ärztlicher Betreuung der BewohnerInnen zu gewährleisten. Hierzu gehört:

(a) daß die Heimleitung mit Einverständnis des Bewohners

▷ den behandelnden Arzt jedes Bewohners notiert,

▷ diese Angaben ständig zur Verfügung für die verantwortlichen Pflegekräfte im Dienst hält,

▷ geeignete Vorkehrungen trifft, um im Notfall zu jeder Zeit einen dienstbereiten Arzt ohne Verzögerung herbeirufen zu können (dies ist i. d. R. durch den ärztlichen Notdienst sichergestellt)[12].

Fall 124:
Ein Bewohner erleidet nachts einen Herzanfall. Der Notarzt kann im Heim keine Kenntnis von den verordneten Medikamenten erhalten, was seine Akutbehandlung erschwert, da Unverträglichkeit und Kontraindikation zwischen den Herzmitteln nicht auszuschließen sind.

Anforderungen an Pflegeheime

(b) Im Pflegeheim ist sicherzustellen, daß

▷ die übliche kassenärztliche Versorgung von den HeimbewohnerInnen in Anspruch genommen werden kann (keine Behinderung der Ärzte, etwa durch Hausverbot für be-

---

[11] Ob in Heimen mit angestellten Heimärzten die freie Arztwahl ausgeschlossen werden kann, ist bislang juristisch nicht geklärt. v. Münch/Niemöhlmann, Art. 2, Rz 19, sehen darin möglicherweise einen Verstoß gegen Art. 2 Abs. 1 GG.

[12] So: Freie und Hansestadt Hamburg, BAJS, Fachliche Weisung zu §§ 6, 15, 16, 20 HeimG.

handelnde Ärzte[13], Benachrichtigung der Ärzte auf Wunsch der BewohnerInnen, Möglichkeit zu ungestörtem Gespräch zwischen Arzt und BewohnerIn),

▷ Pflegekräfte nur dann mit der Durchführung ärztlicher Verrichtungen beauftragt werden, wenn sie hierzu befähigt sind und von einem Arzt angeleitet wurden, da andernfalls die Gefahr einer unfachgemäßen Durchführung ärztlicher Verordnungen besteht[14],

▷ die Verordnungen des Arztes so dokumentiert werden, daß sie im Notfall von diensthabenden Pflegekräften und behandelnden Ärzten eingesehen werden können (siehe *Fall 124*. Am besten geschieht dies – Einverständnis des Bewohners vorausgesetzt – mittels eines Dialogbuches oder Pflegedokumentationssystems, in dem der Arzt die Verordnung abzeichnen kann[15],

▷ die Arzneimittel ordnungsgemäß vergeben und aufbewahrt werden (Vergabe nur im Rahmen ärztlicher Verordnungen, patientenbezogene Aufbewahrung in verschließbarem Medikamentenschrank, korrekter Umgang mit Übervorräten)[16].

Fall 125:
In dem Heim „Luisengrund" kann jede Heimbewohnerin ihren Arzt wählen. Mit einer Ärztin hat das Heim vertraglich vereinbart, daß sie alle zwei Wochen an einer Dienstbesprechung der Pflegekräfte teilnimmt, sie die Befähigungsnachweise für Injektionen ausstellt (Spritzenschein) und bei Fragen der Zusammenarbeit zwischen Heim und behandelnden Ärzten berät.

Heimarzt

---

[13] Entsprechende Fälle sind aktenkundig.
[14] Vgl. hierzu: Klie, Heim und Arzt, Altenpflege 1985, S. 102.
[15] Vgl. a. a. O.
[16] Vgl. hierzu: Klie, Altenpflege 1984, S. 350.

Im Rahmen der Sicherstellung ärztlicher Versorgung ist es sinnvoll, einen „Heimarzt" vertraglich mit der

☐ Anleitung, Fortbildung und Überprüfung der Pflegekräfte in der Verrichtung ärztlicher Tätigkeiten,

☐ der Durchsicht und Überwachung der Arzneimittelbestände, insbesondere der Übervorräte,

☐ der Beratung des Heims in ärztlichen Fragen und Koordinierung der Ärzte untereinander zu beauftragen.

Ärzte mit geriatrischen und gerontopsychiatrischen Spezialkenntnissen erscheinen hier als besonders geeignet.

Betreuung nicht sichergestellt

Die gesundheitliche und ärztliche Betreuung ist dann als nicht sichergestellt anzusehen, wenn

▷ die erwähnten Leistungen nicht erbracht werden,

▷ Arzneimittel, insbesondere Psychopharmaka, ohne ärztliche Verordnung, überdosiert oder/und mißbräuchlich an BewohnerInnen vergeben werden,

▷ nicht gerechtfertigte, freiheitsentziehende Maßnahmen gegenüber pflegebedürftigen BewohnerInnen ergriffen werden[17].

Pflegerische Betreuung

② Gewährleistung der Betreuung pflegebedürftiger Bewohner (§ 6 Abs. 3 Nr. 3 HeimG)

Die Anforderungen, die in pflegerischer Hinsicht an den Heimträger zu stellen sind, richten sich nach dem Einrichtungstyp.

Altenwohnheim

Im Altenwohnheim ist den BewohnerInnen, zumindest für kurze Zeit, z. B. bei kürzeren Erkrankungen, Pflege im erforderlichen Umfang zu gewähren, bis ggf. eine andere angemessene Unterbringung angeboten werden kann. Die Gewährung

---

[17] Fachliche Weisung zu § 6 HeimG.

der Pflege kann auch durch Verpflichtung externer Dienste geschehen.

Altenheime, die keine eigene Pflegestation unterhalten, haben vorübergehende krankheitsbedingte Pflege zu gewährleisten, auch wenn die Notwendigkeit nicht nur für kurze Zeit besteht (bis zu 3 Monaten)[18]. Darüber hinaus ist eine leichte Pflege (Hilfe bei einzelnen Verrichtungen, Anziehen einzelner Kleidungsstücke) für längere Zeit und in jedem Fall so lange zu gewähren, bis den BewohnerInnen eine zumutbare andere Unterbringung angeboten werden kann. Die BewohnerInnen können aber anstelle der Angebote des Heimes auch andere Dienste in Anspruch nehmen.

Altenheim

> **Fall 126:**
> Im Pflegeheim „Waldesruh" ist der Nachtwache das morgendliche Waschen der BewohnerInnen übertragen. Die einzige Nachtwache muß, um bis zum Beginn des Frühdienstes um 6.30 Uhr alle 15 BewohnerInnen versorgt zu haben, bereits um 2 Uhr nachts mit dem Wecken und Waschen beginnen.

Pflegeheime

Im Pflegeheim ist vom Heimträger zumindest die Routineversorgung der BewohnerInnen (= sichere Pflege) sicherzustellen.

Hierzu

① sind nach Zahl und Qualifikation ausreichend Pflegekräfte zu beschäftigen, (s. o.),

② ist unter Verantwortung einer Pflegefachkraft eine individuelle Pflegeanamnese für jeden Bewohner zu erstellen, die Grundlage für die individuelle Pflegeprozeßplanung ist, die schriftlich niedergelegt und mit dem Bewohner und ggf. einem Angehörigen zu erörtern ist,

Angebot an Pflege

---

[18] So: a. a. O., vgl. auch Gössling/Knopp, Handkommentar zum Heimgesetz, § 6 Rz. 42.

③ sind in einer Pflegedokumentation die wichtigsten pflegerischen Maßnahmen zu dokumentieren, ggf. unter Bezugnahme auf allgemeine Pflegestandards,

④ ist der Erfolg der pflegerischen Handlungen (Pflegeevaluation) gemeinsam mit den BewohnerInnen und ggf. anderen Berufsgruppen und Angehörigen regelmäßig, auch unter dem Gesichtspunkt der Zufriedenheit des Bewohners, zu überprüfen und der Pflegeplan entsprechend fortzuschreiben,

⑤ sind im Rahmen der Pflege den BewohnerInnen insbesondere folgende Leistungen anzubieten:

▷ tägliche Ganzkörperwäsche ohne routinemäßige nächtliche Waschzeiten (Nacht = 21 bis 6 Uhr), vgl. *Fall 126*[19],

▷ tägliche Mund- und Haarpflege (tägliches Einsetzen der Zahnprothese zur Parodontisprophylaxe, Kämmen und Haarstecken),

▷ wöchentliches Baden,

▷ Sauberhalten des Bettes (eingenäßte und verkotete Betten sind unverzüglich zu wechseln, da ansonsten die Gefahr des Wundliegens besteht),

▷ regelmäßige Nagelpflege und Haarwäsche,

▷ Versorgung mit altersgerechter Kost[20].

Prophylaxe

⑥ Folgende prophylaktische Maßnahmen sind – gegebenenfalls nach ärztlicher Veranlassung – zu treffen:

▷ Dekubitusprophylaxe (z. B. sachgerechte Lagerung, Bereitstellung von entsprechenden Unterlagen),

▷ Kontrakturenprophylaxe (regelmäßige Bewegungsübungen, Verwendung von Bettkisten zur Vermeidung von Spitzfuß etc.),

[19] Unterbrechung der Nachtruhe ist für ältere Menschen besonders gesundheitsschädlich, vgl. aber zu tatsächlichen Waschzeiten: KDA Presse- u. Informationsdienst 3/85 S. 7.

[20] Vgl. Rober, Lehrbuch der Altenpflege, Ernährung im Alter.

▷ Pneumonieprophylaxe (z. B. Atemübungen, Klopfungen),

▷ Obstipationsprophylaxe (z. B. regelmäßiges Abführen, ballastreiche Kost, keine Einrichtung sog. Abführtage),

▷ Parodontitisprophylaxe (z. B. tägliches Einsetzen der Zahnprothese, kein ständiges Verabreichen passierter Kost).

⑦ Der Zielsetzung des Heimgesetzes, die Selbständigkeit des Bewohners zu erhalten, entspricht das Prinzip der aktivierenden Pflege. Danach ist der Bewohner bei der Durchführung von Pflegehandlungen, entsprechend seinen Fähigkeiten und Wünschen, an den pflegerischen Handlungen zu beteiligen und sind Aktivierungsmöglichkeiten auszuschöpfen (selbständiges Waschen, Essen etc.)[21].

Aktivierende Pflege

⑧ Schließlich ist eine geschulte Krankenbeobachtung sowie sachgerechte Weitergabe der Beobachtungen an die behandelnden Ärzte mittels geeigneter Pflegedokumentation vorzunehmen.

Kranken-beobachtung

Die pflegerische Betreuung der BewohnerInnen gilt dann i. d. R. als nicht sichergestellt, wenn die genannten Leistungen nicht erbracht werden. Hinweise auf fehlende Sicherstellung der Pflege geben gehäuft auftretende Schädigungen von BewohnerInnen aufgrund von Pflegefehlern, z. B. Kontrakturen, Parodontitis, vermeidbare Dekubiti, eingewachsene Nägel (s. S. 115 ff.).

Entsprechende Pflegefehler geben Hinweis darauf, daß die Einrichtung über kein wirksames Qualitätssicherungskonzept verfügt. Hierzu aber sind die Einrichtungen sowohl nach den Bestimmungen des Pflegeversicherungsgesetzes als auch nach dem Heimgesetz verpflichtet. Ist die Einrichtung nicht in der Lage, die Pflegefehler zu reduzieren, hat die zuständige Heimaufsichtsbehörde durch entsprechende „Mängelberatung", ggf. auch durch Anordnungen und Auflagen, auf die Einführung eines

Pflegefehler

---

[21] Vgl. zur aktivierenden Pflege: Hoffmann, Altenpflege 1984, S. 185.

wirksamen, innerbetrieblichen Qualitätssiche-
rungskonzeptes zu drängen.

Literaturhinweis:

Kriterienkatalog Baden-Württemberg in: Klie, Recht der Altenhilfe, Hannover
1991, S. 724
Fachliche Weisung zu § 6 HeimG in: Dahlem et al., Das Heimgesetz – Kommentar, DV/a

---

| **Wiederholungs-** | |
| **fragen** | ● |

① Was gehört zur Gewährleistung ärztlicher und gesundheitlicher Betreuung gem. § 6 Abs. 3 HeimG?
② Wie ist die pflegerische Betreuung der Heimbewohner sicherzustellen?

h) Mitwirkung der HeimbewohnerInnen

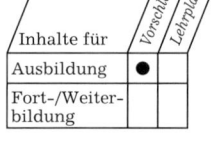

Inhalte für	*Vorschlag*	*Lehrplan*
Ausbildung	●	
Fort-/Weiter-bildung		

„Jetzt werden Sie erstmal zuhören!" betonte er, „Wir verlangen von Ihnen die Zustimmung zu einer von uns Alten ge-
tragenen Selbstverwaltung. Wir fordern Kontrolle über die
Verwendung der Gelder, unserer Gelder. Wir wollen Mitbestimmung bei der Einstellung der Mitarbeiter sowie bei baulichen Veränderungen. Außerdem wollen wir die Presse informieren."
aus Strecker, Die Altenrepublik, S. 21

Heimbeirat

Die HeimbewohnerInnen wirken durch einen
Heimbeirat in Angelegenheiten des Heimbetriebes
wie Unterbringung, Aufenthaltsbedingungen,
Heimordnung, Verpflegung und Freizeitgestaltung
mit (§ 5 HeimG).

Fall 127:
Der neue Heimleiter eines Altenheimes möchte die Öffnung
des Heimes betreiben. In diesem Zusammenhang sollen beim
diesjährigen Sommerfest Gäste aus der Nachbarschaft ein-
geladen werden. Der Heimleiter bespricht die Pläne mit dem
Heimbeirat, der sich daraufhin einhellig gegen dieses Vorhaben ausspricht; es würde das schöne Sommerfest um-
funktioniert, die Gäste würden den Bewohnern die Plätze
wegnehmen und schließlich koste das alles zuviel Geld.

Die Wahl des
Heimbeirates

Alle HeimbewohnerInnen, auch „Betreute" – sollen in geheimer Wahl einen Heimbeirat wählen, der
je nach Größe der Einrichtung aus 1 bis 9 Mitgliedern besteht. Ein Wahlausschuß, in den notfalls
Pflegekräfte berufen werden können, wenn keine

Übersicht: Wahl zum Heimbeirat

Die Wahl zum Heimbeirat
gem. § 5 Heimgesetz und §§ 1–15 Heim-Mitwirkungs-Verordnung

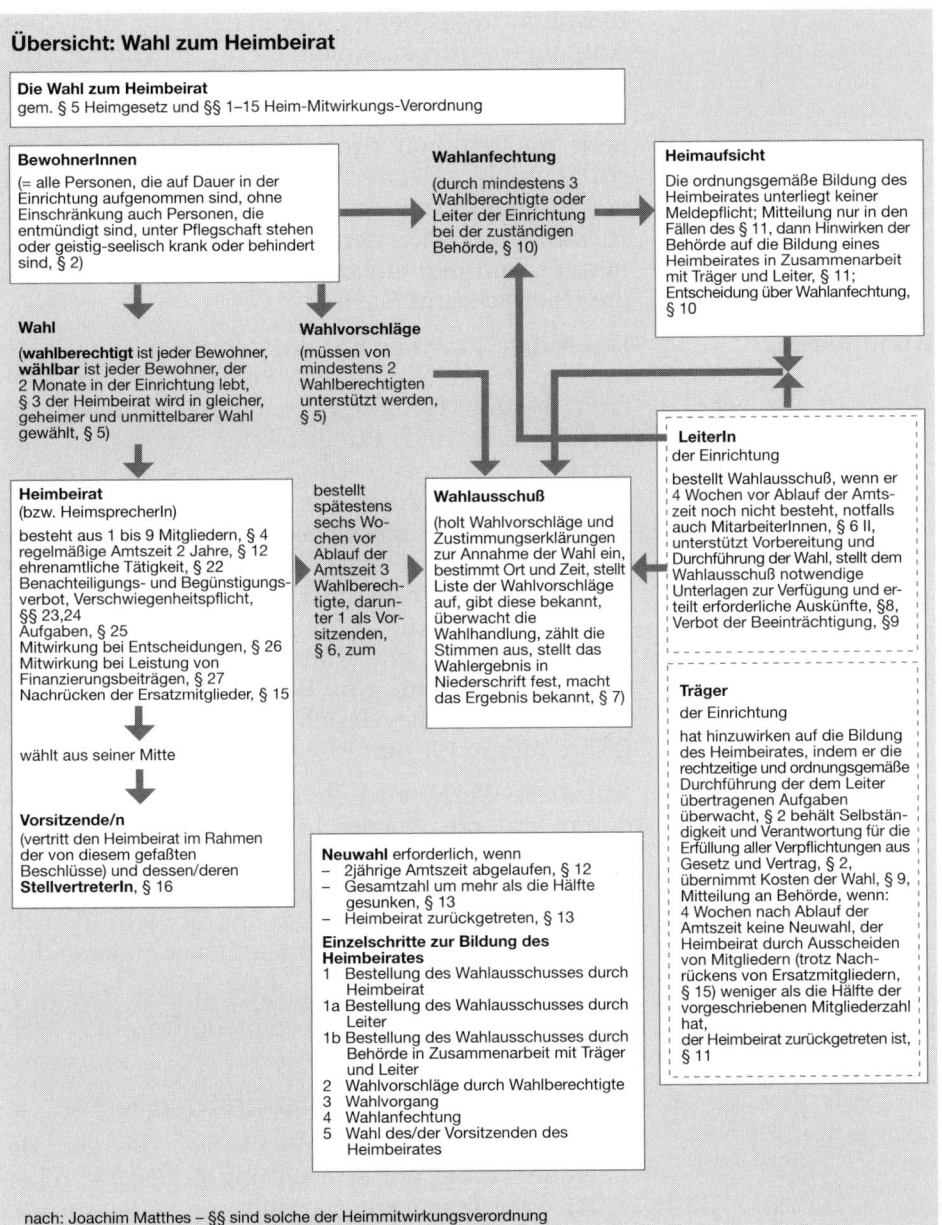

BewohnerInnen

(= alle Personen, die auf Dauer in der Einrichtung aufgenommen sind, ohne Einschränkung auch Personen, die entmündigt sind, unter Pflegschaft stehen oder geistig-seelisch krank oder behindert sind, § 2)

Wahlanfechtung

(durch mindestens 3 Wahlberechtigte oder Leiter der Einrichtung bei der zuständigen Behörde, § 10)

Heimaufsicht

Die ordnungsgemäße Bildung des Heimbeirates unterliegt keiner Meldepflicht; Mitteilung nur in den Fällen des § 11, dann Hinwirken der Behörde auf die Bildung eines Heimbeirates in Zusammenarbeit mit Träger und Leiter, § 11; Entscheidung über Wahlanfechtung, § 10

Wahl

(**wahlberechtigt** ist jeder Bewohner, **wählbar** ist jeder Bewohner, der 2 Monate in der Einrichtung lebt, § 3 der Heimbeirat wird in gleicher, geheimer und unmittelbarer Wahl gewählt, § 5)

Wahlvorschläge

(müssen von mindestens 2 Wahlberechtigten unterstützt werden, § 5)

LeiterIn

der Einrichtung

bestellt Wahlausschuß, wenn er 4 Wochen vor Ablauf der Amtszeit noch nicht besteht, notfalls auch MitarbeiterInnen, § 6 II, unterstützt Vorbereitung und Durchführung der Wahl, stellt dem Wahlausschuß notwendige Unterlagen zur Verfügung und erteilt erforderliche Auskünfte, §8, Verbot der Beeinträchtigung, §9

Heimbeirat

(bzw. HeimsprecherIn)

besteht aus 1 bis 9 Mitgliedern, § 4 regelmäßige Amtszeit 2 Jahre, § 12 ehrenamtliche Tätigkeit, § 22 Benachteiligungs- und Begünstigungsverbot, Verschwiegenheitspflicht, §§ 23,24
Aufgaben, § 25
Mitwirkung bei Entscheidungen, § 26 Mitwirkung bei Leistung von Finanzierungsbeiträgen, § 27 Nachrücken der Ersatzmitglieder, § 15

wählt aus seiner Mitte

Vorsitzende/n

(vertritt den Heimbeirat im Rahmen der von diesem gefaßten Beschlüsse) und dessen/deren **StellvertreterIn**, § 16

bestellt spätestens sechs Wochen vor Ablauf der Amtszeit 3 Wahlberechtigte, darunter 1 als Vorsitzenden, § 6, zum

Wahlausschuß

(holt Wahlvorschläge und Zustimmungserklärungen zur Annahme der Wahl ein, bestimmt Ort und Zeit, stellt Liste der Wahlvorschläge auf, gibt diese bekannt, überwacht die Wahlhandlung, zählt die Stimmen aus, stellt das Wahlergebnis in Niederschrift fest, macht das Ergebnis bekannt, § 7)

Träger

der Einrichtung

hat hinzuwirken auf die Bildung des Heimbeirates, indem er die rechtzeitige und ordnungsgemäße Durchführung der dem Leiter übertragenen Aufgaben überwacht, § 2 behält Selbständigkeit und Verantwortung für die Erfüllung aller Verpflichtungen aus Gesetz und Vertrag, § 2, übernimmt Kosten der Wahl, § 9, Mitteilung an Behörde, wenn: 4 Wochen nach Ablauf der Amtszeit keine Neuwahl, der Heimbeirat durch Ausscheiden von Mitgliedern (trotz Nachrückens von Ersatzmitgliedern, § 15) weniger als die Hälfte der vorgeschriebenen Mitgliederzahl hat, der Heimbeirat zurückgetreten ist, § 11

Neuwahl erforderlich, wenn
– 2jährige Amtszeit abgelaufen, § 12
– Gesamtzahl um mehr als die Hälfte gesunken, § 13
– Heimbeirat zurückgetreten, § 13

Einzelschritte zur Bildung des Heimbeirates
1 Bestellung des Wahlausschusses durch Heimbeirat
1a Bestellung des Wahlausschusses durch Leiter
1b Bestellung des Wahlausschusses durch Behörde in Zusammenarbeit mit Träger und Leiter
2 Wahlvorschläge durch Wahlberechtigte
3 Wahlvorgang
4 Wahlanfechtung
5 Wahl des/der Vorsitzenden des Heimbeirates

nach: Joachim Matthes – §§ sind solche der Heimmitwirkungsverordnung

BewohnerInnen bereit oder in der Lage sind, diese Aufgaben wahrzunehmen, ist für die Kandidatenaufstellung und Durchführung der Wahl verantwortlich. Wahlvorschläge von den Heimbewohnern müssen von drei Wahlberechtigten unterstützt werden. Bei der Wahl hat jeder Heimbewohner so viele Stimmen, wie Heimbeiratsmitglieder zu wählen sind (zu den Einzelheiten des Wahlverfahrens und den einschlägigen Vorschriften siehe die Übersicht auf S. 393).

Kandidaten

Die Aufstellung der Kandidaten macht häufig gerade im Pflegeheimbereich Schwierigkeiten. Vielfach werden HeimbewohnerInnen mühsam von Heimleitung und Pflegekräften überredet, sich aufstellen zu lassen. Die Heimaufsicht kann die Zahl der zu wählenden Mitglieder verringern, wenn sich die vorgeschriebenen Heimbeiratssitze nicht sinnvoll besetzen lassen[22]. Ungünstig erweist sich gerade in größeren Einrichtungen die Regelung, nach der die HeimbewohnerInnen so viele Stimmen haben, wie Kandidaten zu wählen sind. Sinnvoller ist häufig m. E., stationsweise je einen Delegierten für den Heimbeirat zu wählen; dies gilt insbesondere für den Pflegeheimbereich.

Auf diese Weise wird die Bekanntheit der Kandidaten und die Ansprechbarkeit für die BewohnerInnen besser gewährleistet. Auch wird so dem Umstand Rechnung getragen, daß der Blick der BewohnerInnen im Pflegeheim häufig nicht über die Grenzen des eigenen Wohnbereichs hinausreicht.

Aufgaben des Heimbeirates

Die Aufgaben des Heimbeirates sind in den §§ 25 ff. HeimMitwirkungsV beispielhaft, aber nicht vollständig, aufgeführt.

Zu den Aufgaben des Heimbeirates gehören:

▶ Maßnahmen des Heimbetriebes, die den BewohnerInnen der Einrichtung dienen, beim Leiter oder Träger der Einrichtung zu beantragen

---

[22] Vgl. Dahlem/Giese/Igl/Klie, Das Heimgesetz – Kommentar, § 4 Rz. 3.

(z. B. Verteilung von Hausschlüsseln an alle BewohnerInnen, Aufstellen von Sitzbänken, Veränderung der Essenszeiten),

▶ Anregungen und Beschwerden von BewohnerInnen entgegenzunehmen und erforderlichenfalls durch Verhandlungen mit dem Leiter
oder in besonderen Fällen mit dem Träger auf
ihre Erledigung hinzuwirken (ggf. unter Wahrung der Anonymität),

▶ die Eingliederung der BewohnerInnen in die
Einrichtung zu fördern (hier hat sich vielerorts
die Organisation von Besuchsdiensten bewährt).

Fall 128:
Die Heimaufsicht hat die Anordnung getroffen, daß die Pflegebedürftigen künftig nicht mehr in der Zeit von 21 bis 6
Uhr gewaschen werden dürfen, nächtliches Waschen sei unzulässig. Hieraufhin muß der Dienstplan umgestellt werden.
Heimbeirat und Betriebsrat werden an der Diskussion um
die neue Dienstplangestaltung beteiligt.

Mitwirkungsrechte hat der Heimbeirat bei folgenden Entscheidungen des Leiters oder Trägers der
Einrichtung:

**Mitwirkungs-
rechte**

▷ Aufstellung oder Änderung der Heimordnung,
▷ Maßnahmen zur Verhütung von Unfällen,
▷ Planung oder Durchführung von Veranstaltun-
gen (s. *Fall 127*),
▷ Freizeitgestaltung,
▷ Betreuung, Pflege und Verpflegung (s. hierzu
Fall 128),
▷ Erweiterung, Einschränkung oder Einstellung
des Heimbetriebes,
▷ Zusammenschluß mit einer anderen Einrich-
tung,
▷ Änderung der Art und des Zweckes der Ein-
richtung oder ihrer Teile,
▷ umfassende bauliche Veränderungen oder In-
standsetzungen der Einrichtung.

Die Mitwirkung des Heimbeirates erstreckt sich
auch auf die Aufstellung von Haushalts- und Wirt-

**Aufstellung von
Wirtschaftsplänen**

schaftsplänen, wenn – über das Entgelt hinaus – Finanzierungsbeiträge an den Träger der Einrichtung geleistet wurden, d. h. nur dann hat der Heimbeirat Einsichtsrecht in die Haushaltspläne.

Informations-pflicht

Über diesen Katalog der Heimmitwirkungsverordnung hinaus kann der Träger der Einrichtung die Mitwirkung auf andere Gebiete erstrecken, wie etwa auf Personalfragen[23]. Voraussetzung für eine wirksame Wahrnehmung von Mitwirkungsrechten ist in jedem Fall die ausreichende Information des Heimbeirates durch den Heimleiter, wozu dieser gemäß § 28 HeimMitwirkungsVO verpflichtet ist. Die Information des Heimbeirates durch den Heimleiter und die Pflegekräfte bestimmt ganz wesentlich die Inhalte der Heimbeiratssitzungen; ob ausschließlich über die Verpflegung diskutiert wird, liegt also auch in der Hand der Heimleitung. Neben der Heimleitung und dem Träger können auch die zuständigen Behörden den Heimbeirat direkt informieren und anhören, etwa wenn Heimkostensätze erhöht werden sollen, Umbaumaßnahmen geplant sind oder Beschwerden bekannt wurden (Beteiligung nach § 13 Abs. 2 Satz 1 Verwaltungsverfahrensgesetz). Von dieser Möglichkeit wird bislang nur in den seltensten Fällen Gebrauch gemacht[24].

Mitwirkung ist keine Mitbestimmung

Der Heimbeirat hat nur mitwirkende Funktionen und keine Mitbestimmungsrechte wie etwa der Betriebsrat in manchen Fragen. Der Heimleiter kann sich also über ein Votum des Heimbeirates hinwegsetzen und anders entscheiden, als es der Heimbeirat empfiehlt. Heimbeirat und Träger können aber von Fall zu Fall in Verhandlungen und Absprachen außerhalb der gesetzlichen Regelung Mitbestimmungen für bestimmte Bereiche vereinbaren, etwa: Aufstellung der Heimordnung[25].

---

[23] Vgl. Das Altenheim 1984, S. 10.

[24] Vgl. Giese, ZfF 1979, S. 243.

[25] Vgl. Erfahrungsbericht der Bundesregierung, abgedruckt in: Dahlem/Giese/Igl/Klie, Das Heimgesetz – Kommentar, § 5 Rz. 10.

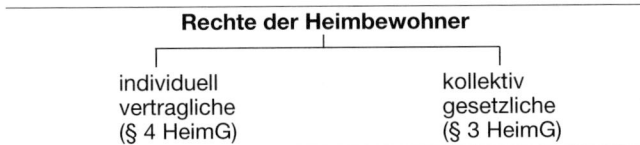

Rechte der Heimbewohner

| individuell vertragliche (§ 4 HeimG) | kollektiv gesetzliche (§ 3 HeimG) |

Der Heimbeirat ist zwar das Mitwirkungsorgan der HeimbewohnerInnen gegenüber dem Träger. Heimbeirat und Träger können jedoch keine Vereinbarung treffen, die unmittelbar in die Rechte der einzelnen BewohnerInnen eingreifen, etwa in vertragliche. So reicht die Aufklärung des Heimbeirates durch den Träger über die Gründe einer Mieterhöhung nicht aus, um die Erhöhung gegenüber dem einzelnen Bewohner durchzusetzen[26].

Heimbeirat – „Organ" der HeimbewohnerInnen

In mehreren Untersuchungen wurde deutlich, daß Pflegekräfte häufig Vorbehalte gegenüber der Arbeit der Heimbeiräte haben[27], den Heimbeirat als etwas gegen sie Gerichtetes ansehen oder ihn für überflüssig halten. Eine evtl. ablehnende Haltung gegenüber der Mitwirkung der Heimbeiräte durch das Pflegepersonal kann bei den BewohnerInnen die Bereitschaft erschweren, wenn nicht ganz verhindern, sich für den Heimbeirat zu engagieren. Auffällig ist in diesem Zusammenhang, daß vom Pflegepersonal in den Einrichtungen häufig selbst keine Mitwirkungsgremien gebildet werden.

Vorbehalte beim Pflegepersonal

▷ Schulungsangebote für Heimbeiratsmitglieder (z. B. Volkshochschulkurse für Heimbeiräte),

Vorschläge für die Heimbeiratsarbeit

▷ Betreuung und Beratung durch außenstehende Personen (ehrenamtliche Helfer, Sozialpädagogen, Angehörige, Vertreter des Seniorenbeirates),

▷ Beschränkung der Heimleitung auf Information des Heimbeirates,

---

[26] So auch: Giese, ZfF 1979, S. 244, a. A. LG Göttingen ZfSH 1978, S. 80 mit zustimmender Anmerkung von Stober.
[27] Vgl. Anthes, aktuelle Gerontologie 1979, S. 323 ff.

▷ Erfahrungsaustausch mit anderen Heimbeiräten,

▷ Mitteilungsblatt des Heimbeirates für HeimbewohnerInnen (Heimzeitung),

▷ Beteiligung von Heimbeiratsmitgliedern an (Teilen von) Dienstbesprechungen, wenn Bewohnerbelange diskutiert werden,

▷ Bekanntmachen der Arbeit des Heimbeirats im Heim,

▷ Diskussion der Heimbeiratsbeschlüsse in den jeweiligen Funktionsbereichen (Küche, Raumpflege, Pfleger; nicht nur auf der Leitungsebene),

▷ Beteiligung des Heimbeirates beim Heimaufnahmeverfahren,

▷ Sitzungen des Heimbeirates in den verschiedenen Stationen (damit die BewohnerInnen merken, daß der Heimbeirat tagt),

▷ direkte Beteiligung der Heimbeiräte durch die zuständigen Behörden,

▷ Beteiligung des Heimbeirates an Sitzungen des Vorstandes/Verwaltungsrates o. ä.,

▷ Einrichtung eines Beratungszimmers mit festen Sprechzeiten für den Heimbeirat u.v. m.

Heimfürsprecher

In einigen Heimen fällt es schwer, BewohnerInnen zu finden, die für den Heimbeirat kandidieren. Dies gilt insbesondere in Einrichtungen mit einem hohen Anteil dementiell erkrankter Menschen.

In Einrichtungen, in denen ein Heimbeirat nicht gebildet werden kann, ist ein Heimfürsprecher durch die Heimaufsicht zu bestellen, der die Aufgaben des Heimbeirats wahrnimmt. Dies gilt nicht für „alle Zeiten", sondern nur für die Zeit, in der ein Heimbeirat nicht gewählt wurde bzw. gewählt werden kann. Die Aufgabe des Heimfürsprechers ist ehrenamtlich wahrzunehmen. Die BewohnerInnen des Heimes, aber auch deren gesetzliche Vertreter, die Betreuer, können Vorschläge zur Aus-

Übersicht: Die Wirkungsweise des Heimbeirates

Die Wirkungsweise

(in Einrichtungen mit 6 bis 20 BewohnerInnen des/der Heimsprechers/in)
Der Heimbeirat ist das gesetzliche Organ für die Mitwirkung der HeimbewohnerInnen gemäß § 5 Heimgesetz und Heim-Mitwirkungs-Verordnung

Heimaufsicht

Auskunft und Nachschau, § 9 Abs. 2 HeimG (Heimbegehung): Die von der zuständigen Behörde mit der Überwachung der Einrichtung beauftragten Personen sind befugt, „... sich mit den BewohnerInnen in Verbindung zu setzen." Keine Aussageverpflichtung des Heimbeirates, kein Beteiligungsrecht des Heimbeirates, aber Beteiligung möglich.

BewohnerInnen

(= alle Personen, die auf Dauer in der Einrichtung aufgenommen sind)

mindestens ein Tätigkeitsbericht in geeigneter Weise im Jahr, § 20	Beschwerden, Anregungen	Anregungen aufgreifen, Eingliederung neuer BewohnerInnen fördern § 25 Ziff. 2 und 3	Verhandlungen über Beschwerden mit Leiter, in „besonderen Fällen" mit Träger, § 25 Ziff. 2, auf Erledigung hinwirken

Heimbeirat
• Mitglieder

- führen ihr Amt unentgeltlich
- dürfen wegen ihrer Tätigkeit weder benachteiligt noch begünstigt werden
- dürfen bei der Erfüllung ihrer Aufgaben nicht behindert werden
- unterliegen einer Verschwiegenheitspflicht, §§ 22, 23 und 24
Regelmäßige Amtszeit 2 Jahre, § 12
Mitgliedschaft erlischt durch
- Ablauf der Amtszeit
- Niederlegung des Amtes
- Ausscheiden aus der Einrichtung, § 14
Bei Ausscheiden oder zeitweiliger Verhinderung eines Mitgliedes tritt ein Ersatzmitglied ein, § 15
Aufgaben gemäß § 25
Mitwirkungsrechte, §§ 26 und 27
- Informationsrecht, § 28 Abs. 2
- Beteiligungsrecht, § 28 Abs. 3
- Erörterungsrecht, § 28 Abs. 3
- Antragsrecht, § 28 Abs. 4 (§ 25)
- Beschwerderecht, § 28 Abs. 4 (§ 25)
kein Mitbestimmungsrecht, § 2

Vorsitzende/r

bzw. StellvertreterIn
- vertritt den Heimbeirat im Rahmen der von diesem gefaßten Beschlüsse, § 16
beraumt Sitzungen an
- setzt Tagesordnung fest
- lädt zur Sitzung ein
leitet Sitzung, § 17
- unterzeichnet Niederschrift, § 19
- muß Sitzung anberaumen, wenn ein Viertel der Mitglieder oder der Leiter es beantragt und den Gegenstand, dessen Beratung beantragt ist, auf die Tagesordnung setzen, § 17 Abs. 2

Möglichkeit der Teilnahme auf Beschluß des Heimbeirates

Sitzungen

Der Heimbeirat
- berät alle Belange, die den Heimbetrieb mittelbar und unmittelbar betreffen, § 25
- befaßt sich mit Anregungen und Beschwerden von Bewohnern, § 25 Ziff. 2
- faßt Beschlüsse mit einfacher Mehrheit der anwesenden Mitglieder, § 18 Abs. 1
- ist beschlußfähig bei Anwesenheit der Hälfte seiner Mitglieder, § 18 Abs. 2
- kann Teilnahme des Leiters auf Teile der Tagesordnung begrenzen, § 17 Abs. 3
- kann Leiter zur Teilnahme verpflichtend einladen, § 11 Abs. 3
- kann BewohnerInnen teilnehmen lassen, § 17 Abs. 4
- kann Teilnahme Dritter beschließen
- muß Niederschrift anfertigen, § 19
- wählt aus seiner Mitte Vorsitzende/n und StellvertreterIn, § 16
- bestellt Wahlausschuß, § 6

Einladung zu Sitzungen
- eigene Initiative
- auf Antrag des Beirates
- auf Antrag des Leiters, § 17

Grundsätzliche Berechtigung zur Teilnahme
Ausnahmen:
- Begrenzung durch Beschluß
- Verpflichtung zur Teilnahme durch ausdrückliche Einladung

Träger und Leiter

- haben den Heimbeirat über die Angelegenheiten so ausreichend zu informieren, ggf. auch ungefragt, daß er die für seine Tätigkeit erforderlichen Kenntnisse besitzt, § 28 Abs. 2
- hat den Heimbeirat nach Möglichkeit fachlich zu beraten, § 28 Abs. 3
- hat Anregungen des Heimbeirates bei der Entscheidungsfindung einzubeziehen
- hat Entscheidungen rechtzeitig vorher mit Beirat zu erörtern mit dem Ziel der Verständigung, § 28 Abs. 3
- hat Anträge und Beschwerden des Heimbeirates in angemessener Frist zu bescheiden, § 28 Abs. 4

Träger

- gewährt dem Heimbeirat die zur Erfüllung seiner Aufgaben erforderlichen Hilfen
- übernimmt die dadurch entstehenden Kosten, § 21 Abs. 1

Leiter

- ist grundsätzlich berechtigt, an Sitzungen teilzunehmen, § 17
- Teilnahme kann begrenzt werden
- Teilnahme kann verlangt werden
- darf Mitglieder des Heimbeirates bei der Erfüllung ihrer Aufgaben nicht behindern, § 23
- darf Mitglieder des Heimbeirates wegen ihrer Tätigkeit nicht benachteiligen oder begünstigen, § 23
- hat die Pflicht, Beschwerden anzuhören und möglichst Abhilfe zu schaffen, getroffene Entscheidungen zu begründen, § 25 Ziff. 2
- hat dem Beirat geeignete Möglichkeiten für Mitteilungen zu eröffnen, § 21 Abs. 2

nach: Joachim Matthes – §§ sind solche der Heimmitwirkungsverordnung

wahl des Heimfürsprechers unterbreiten. Die Bestellung eines Heimfürsprechers ist dann kein Muß, wenn die Mitwirkung der BewohnerInnen auf andere Weise sichergestellt ist, etwa durch Stockwerksbeiräte, Wohnbereichsversammlungen etc. Dies muß jedoch der Heimaufsicht gegenüber nachgewiesen werden.

Zur Diskussion ●

Die Mitarbeiter können die Aufgaben des Heimbeirates wesentlich unterstützen, indem sie ihn in sie beschäftigenden Fragen einschalten und den Heimbeirat als Teil einer anzustrebenden Selbstbestimmung der Bewohner ernst nehmen.

Wiederholungs-fragen ●

① Was sind die wichtigsten Aufgaben der Heimbeiräte?
② Kann die Heimleitung die Mitglieder des Heimbeirates von sich aus bestimmen?
③ Handelt es sich bei der Arbeit des Heimbeirates um „Mitbestimmung" wie bei Betriebsräten oder nur um eine (unverbindliche) „Mitwirkung"?

i) Heimkosten

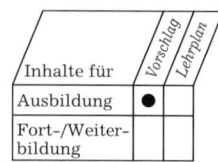

Inhalte für	Vorschlag	Lehrplan
Ausbildung	●	
Fort-/Weiterbildung		

Fall 129:
Bewohner Müller ist „Selbstzahler", er hat für seinen Pflegeplatz DM 1950,– zu zahlen. In seinem Zimmer lebt auch Herr Lehmann, der Sozialhilfe in Anspruch nimmt. Der Sozialhilfeträger zahlt für ihn (bei gleicher Pflegestufe) nur DM 1750,–.

Die HeimbewohnerInnen vor überhöhten Kosten zu schützen, ist ein wichtiges Ziel des HeimG. So bestimmt das HeimG:

▷ Zwischen Entgelt (Pflegesatz) und Leistung darf kein Mißverhältnis bestehen, § 4 Abs. 3 HeimG.

▷ Von BewohnerInnen an das Heim geleistete Darlehen oder andere geldwerte Leistungen sind besonders zu sichern.

Mißverhältnis zwischen Entgelt und Leistung

① In mehreren Vorschriften des HeimG ist bestimmt, daß zwischen Entgelt und Leistung kein Mißverhältnis bestehen darf. D.h., der Heimbewohner soll nicht überhöhte Kosten für den Heimaufenthalt zahlen. Besteht ein Mißverhältnis zwischen Entgelt und Leistung, ist der Heimvertrag insoweit nichtig.

② Das HeimG gibt keine exakten Kriterien für die Frage, wann ein „Mißverhältnis" besteht[28]. Ausgangspunkt für die Beurteilung ist die Ermittlung und Gegenüberstellung des objektiven Werts der beiderseitigen Leistungen. Nach Hamburger Ausführungsvorschriften zum HeimG liegt ein Mißverhältnis ggf. vor, wenn das Entgelt 25 % über dem Pflegesatz vergleichbarer Einrichtungen liegt[29].

Angemessenheit

③ Angemessenheit von Entgelt und Leistung wird unterstellt, wenn mit den zuständigen Behörden bzw. Pflegekassen vereinbarte Pflegesätze verlangt werden.

④ Ein Mißverhältnis zwischen Entgelt und Leistung liegt insbesondere dann vor, wenn

▷ bestimmte Leistungen, die im Heimvertrag vereinbart wurden, auf Dauer nicht erbracht werden (z. B. Therapieeinrichtungen nicht in Betrieb),

▷ das Heim unwirtschaftlich geführt wird,

▷ betriebsfremde Kosten aus den Entgelten getragen werden.

Unterschiedliche Entgelte zwischen Sozialhilfeempfängern und sog. „Selbstzahlern" sind nach dem Heimgesetz nicht ausgeschlossen,[30] – jedoch für die allgemeinen Pflegeleistungen durch das SGB XI, Pflegeversicherung.

Das Heimgesetz wollte insbesondere auch verhindern, daß BewohnerInnen unberechtigterweise zu

---

[28] Vgl. Klie, Altenheim 1988, S. 136 f.
[29] Freie und Hansestadt Hamburg, Fachliche Weisung zu § 14 HeimG.
[30] Geringfügige Unterschiede zwischen Heimentgelten wurden von den Obergerichten als zulässig angesehen, vgl. Fall 129, nach Einführung der Pflegeversicherung ist dies nicht mehr zulässig.

zusätzlichen Leistungen an den Heimträger verpflichtet werden. Hier sind zu unterscheiden:

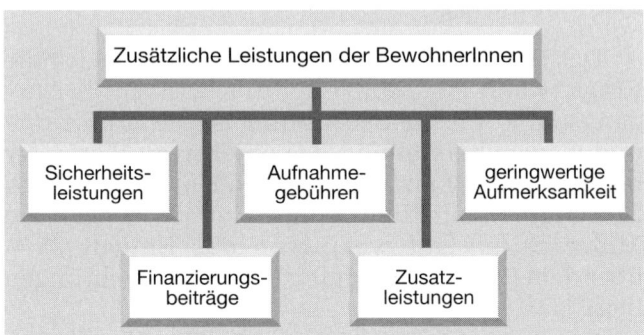

Sicherheitsleistungen

Als Sicherheitsleistungen sind aus dem Mietrecht die sog. „Kautionen" bekannt, § 550 b) BGB. Der Heimträger kann in Altenwohn- und Altenheimen Kautionen als Mietsicherheit verlangen, muß sie jedoch zum üblichen Zinssatz, getrennt von seinem sonstigen Vermögen, anlegen. In Pflegeheimen dürfen Kautionen nicht verlangt werden, § 14 Abs. 8 HeimG.

Finanzierungsbeiträge

Insbesondere frei finanzierte Heime (ohne öffentliche Zuschüsse) verlangen von HeimbewohnerInnen Geldleistungen als Beitrag zum Bau, zum Erwerb oder zur Instandsetzung des Heimes. Es handelt sich dabei um Darlehen, Vorauszahlungen etc. Diese Finanzierungsbeiträge, mit denen sich HeimbewohnerInnen „eingekauft" haben, dürfen nur für bestimmte Zwecke eingesetzt werden, müssen an die HeimbewohnerInnen zurückgezahlt oder mit dem monatlichen Entgelt verrechnet werden. Sie bedürfen einer besonderen Sicherung gegen etwaigen Vermögensverfall des Heimträgers (Absicherung durch Grundschulden am Grundstück etc.). Die Heimsicherungsverordnung enthält eine Reihe von Detailabstimmungen, wie der Heimträger mit diesen Finanzierungsbeiträgen zu verfahren hat.

Aufnahmegebühr

Als überwiegend zulässig werden gesonderte Aufnahmegebühren angesehen, soweit es sich bei den Bewohner- und BewerberInnen nicht um sozialhilfeberechtigte Personen handelt. Meldet sich also ein Heimbewohner in einem Heim an, so kann das Heim ggf. eine entsprechende Bearbeitungsgebühr verlangen.

Als Zusatzleistungen werden Leistungen angesehen, die weder im Rahmen der Pflegeversicherung noch im Rahmen der Sozialhilfe „erstattet" werden können. Dabei handelt es sich um sog. „Gourmet-Leistungen", die über den Standard hinausgehen, den ein Heimbewohner von den Pflegekassen oder Sozialhilfeträgern verlangen kann. Zusatzleistungen müssen im Heimvertrag genau aufgelistet und mit den entsprechenden Preisen versehen werden.

Zusatzleistungen

Gesondert geregelt sind die sog. „geringwertigen Aufmerksamkeiten", mit denen sich HeimbewohnerInnen oder auch Angehörige dem Heimpersonal gegenüber erkenntlich zeigen wollen, siehe unten.

Geringwertige Aufmerksamkeiten

① Welche Leistungen schützt die HeimsicherungsVO?
② Wann liegt ein Mißverhältnis zwischen Entgelt und Leistung vor?

| **Wiederholungs-fragen** | ● |

j) „Geringwertige Aufmerksamkeiten" § 14 HeimG

Fall 130:
Das Heim „Sonnenschein" nimmt Bewohner nur dann auf, wenn sie dem Heimträger, der neben dem Heimbetrieb ein „Antiquitätengeschäft" betreibt, ihren gesamten Hausstand übereignen (aktenkundiger Fall).

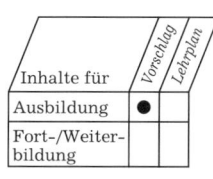

Welche Wünsche drücken Bewohner aus, wenn sie Geldgeschenke machen wollen?

| **Einstiegsfrage** | ● |

Mitarbeitern von Heimen ist es untersagt, sich für zu erbringende Leistungen Vermögensvorteile versprechen oder gewähren zu lassen, soweit es sich nicht um geringwertige Aufmerksamkeiten handelt (§ 14 Abs. 2 HeimG).

Verbot der Annahme von Vermögensvorteilen

Sowohl dem Träger eines Heimes wie seinen MitarbeiterInnen ist es untersagt, in größerem Umfange Gelder von HeimbewohnerInnen entgegenzunehmen, dies gilt entsprechend für andere Vermögenswerte, s. *Fall 130*. Mit dem Verbot soll dem gelegentlich auftretenden Mißstand entgegengewirkt werden, daß BewohnerInnen sich durch besondere Zuwendungen an das Personal Leistungen nochmal erkaufen müssen, die ihnen ohnehin geschuldet werden (amtl. Begründung). Für Spenden an den Träger kann die zuständige Behörde Ausnahmen zulassen.

Geringwertige Aufmerksamkeiten

① Als geringwertige Aufmerksamkeiten (für MitarbeiterInnen) werden angesehen:

▷ Tafel Schokolade,
▷ Packung Zigaretten,
▷ deren Geldwert als Trinkgelder, keine fortgesetzte Annahme (jeden Tag etwa)!

② Für den Träger gelten einmalige Aufmerksamkeiten von bis zu DM 50,– (DM 100,– im Jahr)[31] als geringwertig. Geldleistungen von DM 50,– bis DM 500,– sollen unter Vorbehalt angenommen, in eine Liste eingetragen und in Zeitabständen von 6 Monaten der Aufsichtsbehörde zur Genehmigung vorgelegt werden.

③ Zuwiderhandlungen gegen § 14 HeimG stellen eine Ordnungswidrigkeit dar (§ 17 HeimG) und können mit Bußgeld geahndet werden.

Stationskasse

Sinnvoll ist in jedem Fall die Einrichtung von Stationskassen und eine klare Absprache bzw. schriftliche Aufzeichnung im MitarbeiterInnenkreis über den Umgang mit Aufmerksamkeiten der BewohnerInnen – möglichst auch in Absprache mit dem Heimbeirat. So kann Verdächtigungen und Unsicherheiten begegnet werden.

---

[31] So Erlaß BaWüSM v. 14. 12. 1988.

Annahme von Erbschaften

> **Fall 131:**
> Die Pflegekraft A. war in dem kommunalen Heim S. als Altenpflegerin beschäftigt. Zu ihren Aufgaben gehörte die Betreuung der inzwischen verstorbenen Heimbewohnerin G. Diese hatte in einem notariellen Testament für die Pflegerinnen, die sie in den letzten sechs Monaten ihres Lebens versorgen und pflegen sollten, ein Vermächtnis in Gestalt eines Geldbetrages bestimmt. Die Vermächtnissumme belief sich auf DM 38 300,–. An der Pflege der Erblasserin waren insgesamt 16 Pflegerinnen beteiligt, so daß rechnerisch auf jede von ihnen ein Betrag von rund DM 2 400,– entfiel – so auch auf A. (BAG Urt. vom 17. 4. 1984 (3 AZR 97/82).

Die Annahme der Erbschaft eines Heimbewohners durch MitarbeiterInnen fällt grundsätzlich nicht unter das Verbot des § 14 Abs. 2 HeimG[32].

Vermächtnisse und Erbschaften an Pflegekräfte und Heimträger dürfen jedoch dann nicht angenommen werden, wenn die betreffenden Pflegekräfte vor dem Erbfall von der testamentarischen Verfügung Kenntnis hatten bzw. das Testament mit Einverständnis des Heimträgers errichtet wurde[33]. Dann liegt i. d. R. ein Fall des „Sich-gewähren-lassens" vor. „Sich gewähren lassen" erfordert nicht, daß die „Vorteilszuwendung" auf einen Anstoß des Bedachten zurückgeht, es genügt ein Einvernehmen zwischen Geber und Bedachtem.

Kenntnis von Testamenten

Aber auch, wenn die Annahme von Erbschaften heimrechtlich zulässig ist, kann der Arbeitgeber gem. § 10 BAT, § 3 Abs. 3 AVR/Diakonie die Annahme der Erbschaft untersagen: Belohnungen und Geschenke dürfen nur mit Zustimmung des Arbeitgebers angenommen werden[34], es sei denn, es handelt sich um geringwertige Aufmerksamkeiten.

① Was sind „geringwertige Aufmerksamkeiten" i. S. d. § 14 HeimG?
② Dürfen Pflegekräfte Erbschaften von Heimbewohnern annehmen?

Wiederholungsfragen ●

---

[32] Vgl. KG, Altenheim 1981, S. 195.
[33] BVerwG NJW 1990, S. 2268, vgl. ausführlich zur Problematik: Stach, NJW 1988, S. 943 ff.
[34] Vgl. BAG, Altenpflege 1985, S. 10.

k) Heimvertrag

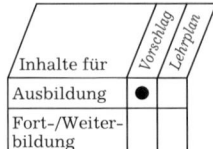

Inhalte für	*Vorschlag*	*Lehrplan*
Ausbildung	●	
Fort-/Weiter-bildung		

Verträge mit Heimen dürfen Alte nicht entmündigen
BERLIN, 16. Oktober (AP). Verträge mit Altenheimen dürfen keine Klauseln enthalten, die zu einer Entmündigung der Heimbewohner führen können. Darauf hat der Verbraucherschutzverein Berlin am Dienstag unter Berufung auf ein Urteil des Landgerichts Düsseldorf hingewiesen. Das Gericht habe entsprechende Klauseln in Verträgen des Diakonischen Werks Bethanien mit Sitz in Solingen auf Klage des Vereins verworfen.

In diesen Klauseln mußten die Heimbewohner sich damit einverstanden erklären, auf Weisung eines Arztes in ein Krankenhaus eingeliefert zu werden. Bei Pflegebedürftigkeit hätten sie sich mit der Verlegung auf eine Pflegestation abfinden müssen. Nach Darstellung des Verbraucherschutzvereins verwarf das Gericht diese Klauseln als unangemessene Benachteiligung der alten Menschen. Sie kämen einer Entmündigung gleich und seien nicht mit dem grundgesetzlich geschützten Selbstbestimmungsrecht zu vereinbaren. (Az.: 12 0 132/90)

Frankfurter Rundschau v. 17. 10. 1990

Stellt ein Arzt fest, daß der Mieter aus Krankheits- oder anderen Gründen dauernd pflegebedürftig ist, erklärt sich der Mieter schon jetzt damit einverstanden, daß er in ein Alters- oder Pflegeheim eingewiesen wird. In diesem Fall endet der Stiftswohnungsvertrag mit dem letzten Tag des Monats, in den die Einweisung fällt oder mit dem sie zusammenfällt. Härten sind zu vermeiden. (Auszug aus Heimvertrag).

Durch die Novelle des Heimgesetzes 1990 wurde das Heimvertragsrecht detailliert geregelt. Bis dahin stand im Heimgesetz nur etwas von der Pflicht zum Abschluß des Vertrages, aber nichts über den Inhalt der Heimverträge. Dennoch hatten sich auch schon vor dem kodifizierten Heimvertragsrecht bestimmte Mindeststandards herausgeschält. Die Stiftung Warentest und die Verbraucherzentralen haben in den letzten Jahren immer wieder moniert, daß viele Heimverträge erhebliche rechtliche Mängel aufweisen und rechtswidrige Klauseln enthalten.

Zwischen Heim und dem künftigen Bewohner ist ein „Heimvertrag" abzuschließen. Das gilt für alle

Heime (also auch für staatliche bzw. kommunale) und auch dann, wenn die Heimkosten ganz oder teilweise vom Sozialhilfeträger übernommen werden.

Pflicht zum Abschluß eines Heimvertrages

Gemäß § 4 Abs. 4 HeimG ist der künftige Heimbewohner vor Abschluß des Heimvertrages schriftlich über die zur Beurteilung des Vertrages erforderlichen Angaben zu informieren. Folgende Angaben sind erforderlich:

Vorvertragliche Informationspflicht

▷ die Leistungen der Einrichtung
(hierzu gehört eine vollständige Aufzählung und Erläuterung der Leistung des Heims),
▷ die Ausstattung der Einrichtung
(hierzu gehören Angaben über Ausstattung der Wohnung, sachliche Gegebenheiten des Heimes, personelle Gegebenheiten),
▷ die Rechte und Pflichten der BewohnerInnen
(hierzu gehören Hinweise auf entsprechende Bestimmungen im Heimvertrag und Heimordnung),
▷ sonstige Angaben, die zur Beurteilung des Vertrages erforderlich sind
(hierzu gehören Hinweise auf Verkehrslage und Verkehrsverbindungen, Beschreibung unvermeidlicher Belästigungen, Verweise auf Leistungen Dritter, die für HeimbewohnerInnen erreichbar sind, Erklärung der Ziele, die der Träger mit dem Betrieb des Heimes verfolgt).

Bestandteil der schriftlichen Informationen sollen in der Regel je ein Exemplar des angebotenen Heimvertrages und der Heimordnung sein.

Der Heimvertrag wird zwischen künftigem Heimbewohner und Träger abgeschlossen, nicht mit Angehörigen, Sozialhilfeträger o. ä., auch wenn diese teilweise oder ganz die Kosten für die Heimunterbringung aufbringen.

Vertragsabschluß

Bei fehlender Geschäftsfähigkeit des künftigen Heimbewohners kann grundsätzlich nur der Betreuer als gesetzlicher Vertreter den Heimvertrag unterzeichnen. In Betracht kommt aber auch der Abschluß durch einen Bevollmächtigten.[35]

Inhalt des Heimvertrages

Im Heimvertrag ist das Leistungsangebot nach Art und Umfang eindeutig und vollständig zu beschreiben, § 4 Abs. 2 HeimG. Zwischen Regelleistung wie Unterbringung, Beköstigung und Pflege, für die ein laufendes Entgelt entrichtet wird, und Zusatzleistungen, die getrennt in Rechnung gestellt werden, ist präzise zu unterscheiden. Das Angebot des Heimträgers an Sonderleistungen und das dazugehörige Entgelt muß dem Heimvertrag zu entnehmen sein. Es muß ferner ersichtlich sein, welche Leistungen der Heimträger unmittelbar oder durch Dritte erbringen läßt.

Heimverträge und Pflegeversicherung

Sonderregelungen gelten für Heimverträge von BewohnerInnen, die vollstationäre Pflege gemäß § 43 SGB XI erhalten. Hier sind die Leistungen des Heimträgers für

▷ allgemeine Pflegeleistungen;

▷ für Unterkunft und Verpflegung (Hotelleistungen) sowie

▷ für Zusatzleistungen

im einzelnen gesondert zu beschreiben und die jeweiligen Entgelte hierfür gesondert anzugeben. Darüber hinaus sind Leistungen der sozialen Betreuung sowie der sog. „Behandlungspflege" im Vertrag gesondert auszuweisen, § 4 e) HeimG.

Regelungsminimum

Im Heimvertrag müssen in jedem Fall aufgeführt sein:

▷ genaue Bezeichnung, Lage, Größe und Bewohnerzahl der Wohnung oder des Zimmers,

▷ Art der Ausstattung und der Möblierung des Heimplatzes,

---

[35] Zumindest mißverständlich Markus, Rechtsfragen in der Altenarbeit, S. 132, die davon ausgeht, daß auch eine dementiell erkrankte Frau einen formlosen Heimvertrag abschließen könne. Der Abschluß eines Heimvertrages setzt stets Geschäftsfähigkeit voraus.

▷ Anzahl der Mahlzeiten (Voll- oder Teilverpflegung),

▷ Angebot an Diäten (Leber-/Gallen-/Zuckerdiät),

▷ Umfang und Häufigkeit der (Grund-)Reinigung der Wohnung oder des Zimmers,

▷ Bereitstellung und Instandhaltung von Wäsche,

▷ Umfang und Häufigkeit der Reinigung von Bett- oder Privatwäsche,

▷ Art und Umfang der Pflege und Betreuung.

Entgelt

Die Höhe des laufenden monatlichen Entgeltes und des Entgeltes für vereinbarte Sonderleistungen muß dem Heimvertrag zweifelsfrei und unmittelbar zu entnehmen sein, § 4 Abs. 2 HeimG. Gleichzeitig sind die Zahlungsmodalitäten eindeutig zu regeln. Hierzu gehören Angaben über die Zahlungsart und den Zahlungstermin.

Abwesenheit

Bei längerer Abwesenheit ist in Alten- und Pflegeheimen (nicht dagegen in Altenwohnheimen) die Erstattung eines Teiles des Heimkostensatzes vorzusehen. Ihre Höhe hat sich nach den vom Träger tatsächlich ersparten Aufwendungen infolge der Abwesenheit des Bewohners zu bemessen.

Anpassungspflicht

Verschlechtert oder verbessert sich der Gesundheitszustand der BewohnerInnen, so hat das Heim seine Leistungen und das Entgelt anzupassen. Dies gilt sowohl, wenn BewohnerInnen pflegebedürftig werden, aber auch, wenn Rehabilitationserfolge wieder eine größere Selbständigkeit ermöglichen, § 4a HeimG.

Fall 132:
Die HeimbewohnerInnen eines bayerischen Altenheims verlangten das Recht auf Einsicht in die geschäftlichen Unterlagen, um die Berechtigung der Entgelterhöhung nachprüfen zu können (vgl. Bayr. Oberstes Landesgericht, Altenpflege 1995, S. 181)

Entgelterhöhung

Die Heimträger können unter bestimmten Voraussetzungen das Heimentgelt erhöhen. Hierbei sind zwei Situationen zu unterscheiden:

① Handelt es sich um ein Pflegeheim, in dem HeimbewohnerInnen Leistungen der sozialen Pflegeversicherung erhalten, dann richtet sich die Entgelterhöhung bezogen auf die allgemeinen Pflegeleistungen und Hotelkosten nach den Pflegesatzvereinbarungen, § 4 e HeimG.

② Handelt es sich um Heime, die nicht an eine Pflegesatzvereinbarung der Pflegekassen gebunden sind, so richten sich die Voraussetzungen für die Erhöhung des Entgeltes nach dem Heimgesetz, § 4 c HeimG.

Gründe für Entgelterhöhung

Hier können unter zwei Voraussetzungen die Heimentgelte erhöht werden:

▷ bei Veränderung der bisherigen Berechnungsgrundlage,

▷ bei gleichzeitiger Angemessenheit der Entgelterhöhung.

Als Veränderung der bisherigen Berechnungsgrundlage werden Kostensteigerungen bei Betrieb einer Einrichtung, etwa Erhöhung der Grundstückskosten, Finanzierungskosten, Personalkosten etc. angesehen. Auch geplante Verbesserungen der Versorgung der HeimbewohnerInnen können ggf. Entgelterhöhungen rechtfertigen. Von der Angemessenheit der Entgelterhöhung ist dann auszugehen, wenn das Heimentgelt insgesamt das Entgelt für vergleichbare Leistungen in anderen Einrichtungen nicht erheblich übersteigt. Nur bei einer differenzierten Darlegung der einzelnen Entgeltanteile (Hotelkosten, Pflegekosten, Investitionskosten etc.) wird eine Überprüfung der Angemessenheit möglich sein.

Begründungspflicht

Der Heimträger hat dem Bewohner gegenüber die Erhöhung des Entgelts spätestens vier Wochen vor dem Zeitpunkt, an dem sie wirksam werden soll, schriftlich geltend zu machen und zu begründen. Der Verweis auf allgemeine Kostensteigerungen reicht hierfür nicht aus. Die Begründung muß differenziert die gestiegenen Kosten oder die zu erwartenden Kostensteigerungen belegen.[36]

Eine Einsicht in die Rechnungsgrundlagen können die HeimbewohnerInnen jedoch nicht verlangen, vgl. *Fall 132.*

Die HeimbewohnerInnen müssen der Entgelterhöhung zustimmen, tun sie dies nicht, hat der Heimträger ggf. auf Zustimmung zu klagen. Im Heimvertrag kann aber ein einseitiges Erhöhungsrecht des Heimes eingeräumt werden.

Zustimmung

① Was sollte alles im Heimvertrag geregelt werden?
② Wird der Heimvertrag bei Sozialhilfeempfängern zwischen Heim und Sozialamt abgeschlossen?

| **Wiederholungsfragen** | ● |

Kündigung des Heimvertrages

Fall 133:
Herr Müller ist Bewohner eines Apartments im Altenheim der Stadt L. Er wird immer pflegebedürftiger, das Heim möchte ihn in die Pflegestation „verlegen".

Detailliert geregelt sind im Heimvertragsrecht sowohl die Voraussetzungen für eine Kündigung des Heimvertrages als auch die hierfür maßgeblichen Fristen.

Voraussetzungen der Kündigung HeimV

Das Heim kann den HeimbewohnerInnen jeweils nur aus wichtigem Grund kündigen. Ein wichtiger Grund liegt insbesondere vor,

Kündigung durch Heimträger

▷ wenn das Heim seinen Betrieb aufgeben will oder große Umbaumaßnahmen vorhat, die nicht ohne Ausquartierung der BewohnerInnen möglich sind;

▷ wenn BewohnerInnen so stark pflegebedürftig oder krankenbehandlungsbedürftig geworden sind, daß dem Heim eine fachgerechte Pflege nicht mehr möglich und zuzumuten ist;[37]

---

[36] So ausdrücklich: Bayr. Oberstes Landesgericht, Altenpflege 1995, S. 181.
[37] Das zusätzliche Merkmal „Zumutbarkeit" ergibt sich aus dem Zweck des Heimgesetzes, das eine weitgehende Förderung der Selbständigkeit und Selbstbestimmung des Heimbewohners verlangt. Das Selbstbestimmungsrecht des Bewohners beinhaltet auch das Recht, über Umfang und Ausmaß von Pflegeleistungen selbst zu entscheiden.

▷ wenn ein Bewohner seinen Zahlungsverpflichtungen dauerhaft nicht nachkommt, § 4b
HeimG.

Im *Fall 133* könnte das Heim ggf. kündigen, da eine fachgerechte Betreuung nicht mehr möglich und
ein Verbleiben des Bewohners dem Heim nicht zuzumuten ist. Eine „Verlegung", richtiger Umzug,
gegen den Willen des Bewohners ist dem Heim verboten. Entsprechende Klauseln in Heimverträgen
sind unwirksam[38].

**Kündigungs-
fristen**

Auf viel Kritik gestoßen sind die im Heimgesetz
festgelegten Kündigungsfristen, da sie kürzer sind
als etwa im Mietrecht. Der Heimträger kann bis
zum dritten Werktag eines Kalendermonats für
den Ablauf des nächsten Monats kündigen, § 4b
Abs. 6 HeimG, d. h. etwa am 3. April zum 30. Mai.
In einigen Fällen ist jedoch auch eine fristlose Kündigung möglich, etwa bei verändertem Gesundheitszustand, bei erheblichen Entgeltrückständen
oder sonstigen groben Verletzungen der Vertragspflichten durch den Heimbewohner. Bei dem wichtigen Kündigungsgrund des veränderten Gesundheitszustands hat das Heim jedoch einen geeigneten anderen Heimplatz nachzuweisen, in *Fall 133*
etwa durch den Pflegeplatz auf der eigenen Pflegestation.

**Kündigung
durch Heim-
bewohner/in**

Eine Kündigung durch den Heimbewohner ist jederzeit und ohne Angabe von Gründen möglich.
Der Heimbewohner ist an dieselben Fristen wie der
Heimträger gebunden, ggf. kann er auch fristlos
kündigen, § 46 HeimG.

**Wiederholungs-
frage** ●

Was wird als wichtiger Grund bei der Kündigung eines Pflege-
heimbewohners angesehen?

---

[38] Vgl. OLG Düsseldorf. Urt. v. 13. 10. 89 Az 6U 289/87

I) Heimordnung

Auszug aus einer Heimordnung: „Wer trotz Ermahnung den Frieden des Hauses stört oder seine Mitbewohner belästigt, wer unwahre Gerüchte über das Haus und seine Verwaltung verbreitet und wer in böswilliger Absicht die Hausordnung verletzt, paßt leider nicht in unsere Gemeinschaft"[39].

Inhalte für	*Vorschlag*	*Lehrplan*
Ausbildung	●	
Fort-/Weiter-bildung		

Das HeimG geht davon aus, daß in Heimen Heimordnungen aufgestellt werden können. Heimordnungen legen Verhaltenspflichten der BewohnerInnen fest und regeln die „innere Ordnung" des Heimlebens. So enthalten sie häufig Bestimmungen über Essens-, Ruhe- und Besuchszeiten, Kleintierhaltung, Verhalten bei Krankheit etc. Wohl die meisten Heime haben von der Möglichkeit, eine solche Ordnung schriftlich festzulegen, Gebrauch gemacht. Einige Heime verzichten ganz bewußt auf die Aufstellung einer HeimO.

Zulässigkeit

Bei den Heimordnungen handelt es sich stets um einen Bestandteil des Heimvertrages; z. T. werden die anderenorts in Heimordnungen enthaltenen Regelungen direkt in den Text des Heimvertrages aufgenommen.

Rechtsnatur von Heimordnungen

Rechtlich gesehen handelt es sich bei Heimordnungen um Allgemeine Geschäftsbedingungen im Zusammenhang mit dem Heimvertrag. Das bedeutet:

① Um Wirksamkeit gegenüber dem Heimbewohner zu entfalten, muß die Heimordnung ihm bei Vertragsunterzeichnung zur Kenntnis gebracht werden, und er muß sie akzeptieren. Geschieht dies nicht, so wird die Heimordnung nicht Vertragsbestandteil.

② Heimordnungen unterliegen der Inhaltskontrolle gemäß §§ 9–11 AGBG. Regelungen, die einseitig die BewohnerInnen benachteiligen und mit wesentlichen Grundgedanken des

[39] Beispiel aus Anthes/Karsch, Altenpflege 1979, 132.

Heimgesetzes nicht zu vereinbaren sind, sind unwirksam.

Grundsätze zur rechtlichen Beurteilung

Das Heimgesetz enthält keine klaren Kriterien zur Überprüfung von Heimordnungen. Vielmehr muß auf allgemeine Grundsätze und Vorschriften des Bürgerlichen Gesetzbuches, des Gesetzes über Allgemeine Geschäftsbedingungen (AGBG) und nicht zuletzt auf die Grundrechte des Grundgesetzes zurückgegriffen werden, s. *Fall 1*[40]. Als Orientierung hat zu gelten, daß in Heimordnungen eine Balance zwischen dem Anspruch des Heimbewohners auf Entscheidungs- und Bewegungsfreiheit und einem für das Zusammenleben in der Einrichtung notwendigen Minimums an Regeln anzustreben ist. Der Heimbewohner darf in seinen Freiheitsrechten nicht mehr eingeschränkt werden, als dies die Rücksicht auf andere Heimbewohner und die Aufrechterhaltung des Heimbetriebes gebietet. Notwendig mit dem Leben im Heim verbundene Einschränkungen hat der Heimbewohner zu akzeptieren. Was als „notwendige" Einschränkung anzusehen ist, darf nicht von dem Träger oder der Heimleitung willkürlich entschieden werden, sondern muß sich an den Interessen, Bedürfnissen und Möglichkeiten der HeimbewohnerInnen orientieren und mit ihnen besprochen werden.

Verhaltensanforderungen

Bestimmungen in Heimordnungen, die Verhaltensanforderungen enthalten, sind überflüssig. Soweit die Heimordnung dennoch Verhaltensanforderungen beinhaltet, dürfen diese den Heimbewohner nicht unnötigerweise bevormunden oder von einem Über- und Unterordnungsverhältnis zwischen ihm und der Heimleitung ausgehen.

Betretungsrecht

Ein in der Heimordnung festgelegtes Recht der Heimleitung bzw. des Personals, jederzeit die Wohnungen der BewohnerInnen betreten zu dürfen,

---

[40] Die Grundrechte gelten unmittelbar in allen kommunalen und staatlichen Einrichtungen, zumindest mittelbare Geltung über § 9 AGBG, § 242 BGB kommt ihnen auch ansonsten zu.

mißachtet den auch für HeimbewohnerInnen geltenden Schutz der Privatsphäre und stellt eine unangemessene Einschränkung von Bewohnerrechten dar. Eine derartige Bestimmung ist nicht mit § 9 AGBG i. V. m. Art. 13 GG vereinbar und daher unwirksam[41], auch der Heimbewohner hat ein Hausrecht an seinem Zimmer. Zulässig ist die Vereinbarung von Betretungsrechten, wenn nach vorheriger Ankündigung der Zustand der Räume festgestellt werden soll, pflegerische Maßnahmen durchgeführt und die Räumlichkeiten gereinigt werden sollen.

Besuchszeiten

Auch hinsichtlich Besuchszeiten ist eine Regelung in der Heimordnung nicht erforderlich. Finden sich Regelungen, so ist bei der Beurteilung zwischen den Heimtypen zu differenzieren. Lebt der Heimbewohner in einem eigenen Zimmer oder einer eigenen Wohnung (Alten- und Altenwohnheime), kann nur Rücksichtnahme zu den Ruhezeiten verlangt werden. Zumindest Angehörige haben das Recht – ebenso wie im Krankenhaus – jederzeit BewohnerInnen zu besuchen[42]. Auf Pflegestationen mit Mehrbettzimmern kann der Besuch zu den Ruhezeiten grundsätzlich untersagt werden.

Einem Heim, das Besuchszeiten festlegt, liegt nicht an der aktiven Einbeziehung von Angehörigen in die Pflege und der sozialen Integration der HeimbewohnerInnen in das Gemeinwesen.

Zur Diskussion ●

Tierhaltung

Vereinbarungen über die Haltung von Tieren können sowohl im Heimvertrag als auch in der Heimordnung getroffen werden. Sie sind jedoch nicht erforderlich.

Wird dieser Problemkreis geregelt, so darf die Tierhaltung nur untersagt werden, soweit dies im Interesse der Gesamtheit der HeimbewohnerInnen erforderlich ist. In Altenwohnheimen und Altenheimen mit Einzelzimmern darf unter diesen Vor-

[41] Vgl. Hauenschild, ZfF 1981, S. 243.
[42] Dies Recht folgt aus Art. 6 GG, vgl. für den Krankenhausbereich ausführlich: Breuer, DSozV 1981, S. 46.

aussetzungen die Haltung von Kleinvögeln und Zierfischen nicht untersagt werden, da sie kaum zu Störungen führen kann[43]. Die Haltung von anderen Tieren kann dagegen untersagt oder von einer Erlaubnis abhängig gemacht werden. In Alten- und Pflegeheimen mit Mehrbettzimmern kann die Tierhaltung grundsätzlich ausgeschlossen werden[44].

Beherbergung von Gästen

Die vorübergehende Beherbergung von Gästen im Alten- und Altenwohnheim kann grundsätzlich nicht ausgeschlossen werden, wenn diese ohne Beeinträchtigung anderer HeimbewohnerInnen möglich ist[45].

Freie Arztwahl

Bestimmungen in Heimverträgen und Heimordnungen, die die Behandlung nur durch einen Heimarzt vorschreiben, sind grundsätzlich unwirksam[46].

Verlassen des Hauses

Bestimmungen in Heimordnungen, die das Recht auf Verlassen des Hauses einschränken oder gar verweigern, sind unwirksam. Der Bewohner hat darüber hinaus einen Anspruch auf einen Hausschlüssel[47].

Zur Diskussion ●

Der Begriff „Verlegung" mag für Krankenhaus und Strafvollzug angemessen sein, nicht jedoch für den Wohn- und Lebensort Heim.

„Verlegung" – richtig: Umzug

Das Recht zur jederzeitigen „Verlegung" in ein anderes Zimmer oder auf die Pflegestation ist unvereinbar mit § 10 Nr. 4 AGBG, verstößt darüber hinaus gegen Art. 2 I GG und ist gemäß § 134 BGB nichtig[48]. Der Heimbewohner kann die Frage der „Verlegung" unbeschadet anderer Bestimmungen in der Heimordnung oder im Heimvertrag durch die zuständige Heimaufsicht, einen Amtsarzt oder einen Arzt seines Vertrauens überprüfen lassen.

---

[43] So: Ulmer/Brandner/Hensen, AGBG Kommentar Anh., §§ 9 –11, Rz. 64.
[44] de Smet, Altenpflege 1988, S. 308.
[45] So: Hauenschild a. a. O.
[46] Ausnahme: Einrichtung mit angestellten Heimärzten, (str.).
[47] Ausführlich zum Hausschlüssel: Böhme, Das Altenheim 1983, S. 278 ff.
[48] So: LG Koblenz, B. v. 26. 2. 81, Az. 3 S 30/81.

Notfalls steht ihm auch die Möglichkeit zu, die Einstufung als „Pflegefall" gerichtlich überprüfen zu lassen[49].

Die Verwendung des Begriffes „Verlegung" und die dahinterstehende Praxis ist heimrechtswidrig, da sie von einem Über-Unterordnungsverhältnis zwischen Heim und BewohnerInnen ausgeht[50]. Allein zulässig und zutreffend ist die Vereinbarung eines Umzuges innerhalb des Heimes, notfalls durch eine „Änderungskündigung" veranlaßt.

Änderung der Heimordnung

An der Aufstellung und Änderung von Heimordnungen ist gem. § 5 HeimG sowie § 26 Ziff. 1 Heim-MitwirkungsVO der Heimbeirat zu beteiligen. Hierdurch soll sichergestellt werden, daß die Belange der BewohnerInnen ausreichend Berücksichtigung finden. Eine ohne Mitwirkung des Heimbeirats erlassene Heimordnung ist von der Heimaufsichtsbehörde zu beanstanden.

Kontrolle der Heimordnungen

Kontrolle der Heimordnung

Heimbeirat § 5 HeimG	Heimaufsicht § 7 HeimG	Landgericht § 13 AGBG

Was ist zu tun, wenn Zweifel an der Zulässigkeit von in Heimordnungen getroffenen Regelungen bestehen? Drei Möglichkeiten gibt es, um Heimordnungen (und Heimverträge) einer rechtlichen Überprüfung zuzuführen:

① Beanstandung durch den Heimbeirat

Hält der Heimbeirat die Heimordnung für nicht „bewohnergerecht" und in einzelnen Passagen für unwirksam, so kann er gemäß § 5 HeimG von sich

Beanstandung durch den Heimbeirat

---

[49] Hierzu: Fall des LG Koblenz, vgl. auch: Igl, ZRP 1980, S. 297.
[50] Vgl. Gutachten des Deutschen Vereins 55/86.

417

aus an den Heimträger herantreten und eine gemeinsame Überarbeitung der Heimordnung anregen.

② Überprüfung durch Heimaufsicht

Überprüfung durch Heimaufsicht

Gem. § 7 Abs. 1 HeimG hat der Heimträger der Heimaufsichtsbehörde bei Aufnahme des Betriebes ein Exemplar der Heimordnung vorzulegen. Das gleiche gilt bei Änderungen der Heimordnung. Die Heimaufsicht hat die vorgelegte Heimordnung auf ihre Zulässigkeit hin zu überprüfen. Sie wird dies auch dann tun, wenn sie von BewohnernInnen oder dem Heimbeirat auf zweifelhafte Regelungen hingewiesen wird.

③ Verbandsklage nach § 13 AGBG

Verbandsklage nach § 13 AGBG

Gemäß § 13 AGBG kann auf Antrag von Interessenverbänden durch das Landgericht eine Überprüfung der verwandten Allgemeinen Geschäftsbedingungen vorgenommen werden. Dies gilt auch für Heimordnungen[51]. Eine sog. AGB-Kontrollklage können nur bestimmte Verbände erheben, sie müssen die „Sachbefugnis" vorweisen. Mietervereinen kommt beispielsweise die Sachbefugnis zu, Mietverträge überprüfen zu lassen, da ihre Hauptaufgabe in der Wahrnehmung von Mieterinteressen besteht[52]. Als sachbefugte Verbände kommen hier etwa Verbraucherzentralen, Seniorenbeiräte oder Vereine, die sich satzungsgemäß mit der Wahrnehmung von Interessen älterer Menschen in Heimen befassen, wie z. B. Interessengemeinschaft der Heimbewohner e.V., Seniorenschutzbund Graue Panther e.V., in Betracht.

Seit 1987 sind eine Reihe Heimverträge einer Inhaltskontrolle gem. § 13 AGBG unterzogen wor-

---

[51] Ausdrücklich: Ulmer et. al. a. a. O., Rz. 61.
[52] Vgl. a. a. O, § 13 Rz. 37.

den[53], jedesmal wurden mehrere Klauseln für rechtswidrig erklärt.

Nach einer Untersuchung der Stiftung Warentest waren 87 % der von der Stiftung geprüften Heimverträge mit rechtlichen – z. T. erheblichen – Fehlern versehen[54].

① Wie kann ein Bewohner Entscheidungen über die Verlegung in die Pflegestation überprüfen lassen?

② Darf die Heimleitung jederzeit die Zimmer der BewohnerInnen betreten?

③ Kann die freie Arztwahl in Heimen ausgeschlossen werden?

**Wiederholungs-
fragen** ●

Literaturhinweis:

Klie: Heimverträge richtig gestalten, Köln 1997

m) Heimaufsicht

> „Wenn die Heimaufsicht kommt, wird sogar der Wald gefegt." „Am Tag der Heimbegehung bekommen die HeimbewohnerInnen frische Waschlappen, neue Handtücher und frisches Bettzeug" (aus einer Befragung von Pflegekräften).

Das HeimG unterstellt Heime einer staatlichen Heimaufsicht. Zuständig für die Heimaufsicht sind in Flächenstaaten i. d. R. die Kreisverwaltungen. Teilweise obliegt die Aufsicht über Altenheime und Altenpflegeheime unterschiedlichen Behörden (Berlin). An der Heimaufsicht sind auf entsprechenden Antrag die Wohlfahrtsverbände sowie auch andere Fachverbände (VLA, BPA, FAB) zu beteiligen. Die Heimaufsichtskommission setzt sich meist zusammen aus Vertretern verschiedener Ämter – dem Sozialamt, Gesundheitsamt, Wirtschafts- und Ordnungsamt (so in Hamburg).

**Staatliche
Heimaufsicht**

① Die Heimaufsicht hat während der üblichen Geschäftszeiten jederzeit das Recht, den Betrieb zu betreten, § 9 HeimG. Sie hat das Recht, die

Durchführung

---

[53] Vgl. etwa LG Düsseldorf, Urt. v. 4. 11. 1987, Az 12 0 107/87, LG Hamburg, Urt. v. 3. 1. 1987, Az 74 0 462/86, Dahlem/Giese/Igl/Klie, Das Heimgesetz – Kommentar, § 4 Rz 8.
Vgl. BTDrucks 11/6622, vgl. Zusammenstellung in: Klie, Heimverträge richtig gestalten, Köln, 1997.

[54] Vgl. auch Klie, Altenheim, 1986, S. 320 ff.

Betriebsunterlagen einzusehen und die BewohnerInnen und Beschäftigten zu befragen. Sie hat auf die Einhaltung der Vorschriften des HeimG zu achten.

② Die Heimaufsicht soll jedes Heim „wiederkehrend", etwa einmal im Jahr, ansonsten auf Grund besonderer Vorkommnisse und Beschwerden besichtigen. Sie können und sollen auch unangemeldete Begehungen durchführen.

③ Die Heimaufsicht sollte bei ihrer Besichtigung räumliche Ausstattung, pflegerische Betreuung, Personalbestand, therapeutische Angebote, Arbeit des Heimbeirates, Gesundheitsdienst etc. überprüfen. Im wesentlichen berät sie die Heimleitung.

Beschwerden von Personen und BewohnerInnen

Der Heimaufsicht können von BewohnerInnen und Personal Schwachstellen oder Mißstände – ggf. anonym – jederzeit mitgeteilt werden. Diesen Hinweisen hat die Heimaufsicht nachzugehen.

Durchführung der Heimaufsicht

Die Durchführung der Heimaufsicht unterscheidet sich von Bundesland zu Bundesland, aber auch von Kreis zu Kreis. Während einige Heimaufsichtsbehörden ihre Aufgaben sehr ernst nehmen können und neben einer strengen Aufsicht auch qualifizierte Beratung anbieten, gibt es in der Bundesrepublik immer noch Bezirke, in denen nur vereinzelt Heimaufsicht durchgeführt wird. Zwischen den Heimaufsichtsbehörden bestehen teilweise unterschiedliche Rechtsauffassungen im Hinblick auf heimrechtliche Einzelfragen[55].

Aufsicht durch Beratung

Auch hinsichtlich der Kompetenzen der Heimaufsicht besteht Unsicherheit (Ist die Frage nach Vergütung der Mitarbeiter zulässig?). Insgesamt ist festzustellen, daß es der Heimaufsicht in vielen Fällen nicht gelingt, wirkungsvoll gegen Mißstände vorzugehen[56]. Ihre Aufgabe, die Heimträger zu

---

[55] Vgl. ausführlich zur Praxis: Klie, Heimaufsicht, S. 265 ff., Klie/Lörcher, Gefährdete Freiheit, S. 26.
[56] Beispiel: Klie, RSDE, Heft 3/1988, S. 27 ff.

Aufsicht über Heime

Aufsicht	Heimaufsicht	Lebensmittel-aufsicht	Seuchen-hygienische Überwachung	Aufsicht über Behandlung psychisch Kranker	Kontrolle durch Pflegekassen
Gesetz	HeimG	LMBG	BSeuchG	PsychKG	SGB XI
Behörde	Heimaufsichts-behörde	Gesundheits-ämter, Veterinärämter, Ordnungsämter	Gesundheits-ämter	Aufsichts-kommission nach Landes-unterbringungs-gesetzen	MDK oder andere Sachverständige

Aufsicht	Feuerschutz-überwachung	Stiftungsaufsicht	Gesundheitsüberwachung
Gesetz	Feuerwehr-gesetze	Landesrechtliche Vorschriften	3. DVO zum Gesundheitssicherstellungsgesetz) grds. subsidär
Behörde	Feuerwehr	Staatskanzlei, Senatsamt etc.	Gesundheitsämter

beraten, nehmen die Heimaufsichtsbehörden oftmals (nicht zuletzt aufgrund mangelnder Kompetenz) kaum wahr. M. E. müßten die Heimaufsichtsbehörden die positive Funktion von Aufsicht in Form von fachlich-gerontologischer Beratung und Qualitätssicherung mehr herausstellen[57].

① Welche Behörde ist in Ihrem Bundesland Heimaufsichtsbehörde?
② Welche Aufgaben hat die Heimaufsicht?

Wiederholungs-fragen ●

2. Checkliste zur Heimaufnahme

Glosse:
M: Möchtest du noch ein Stück Kuchen?
T: Ja! Wie du es immer noch schaffst, so einen guten Kuchen zu backen?
M: Warum noch?
T: Ja, ich mein ja nur!
M: Mir macht das noch Spaß und er schmeckt viel besser als der, den du immer machst.

[57] Vgl. zu neuen Wegen der Heimaufsicht: Klie/Titz, Heimaufsicht im Aufbruch, Harris/Klie/Ramin, Heime zum Leben.

421

T: Mutter, was hältst du davon, jetzt in deinem Alter vorsorglich ins Heim zu gehen?
M: Wie kommst du denn darauf?
T: Das habe ich neulich gelesen. Einige Politiker und Fachleute haben dafür plädiert.
M: Sollen die doch gehen!
T: Sei doch ernsthaft, Mutter! Diese Leute sind doch noch viel zu jung dafür.
M: Was heißt hier zu jung? Im Fernsehen sehe ich viele alte...
T: Was heißt viele Alte?
M: Politiker meine ich.
T: Ja, aber auch manche Fachleute sagen das.
M: Mit welcher Begründung?
T: Da kann man sich besser eingewöhnen, falls man es mal braucht.
M: Und wann weiß man, wann man es braucht?
T: Das weiß ich auch nicht, aber man hat dann Sicherheit.
M: Welche Sicherheit?
T: Falls mal was wäre, dann wäre jemand da.
M: Ich möchte aber nicht. Außerdem ist das mir zu teuer. 1600 bis 2000 DM. Da bleibt mir ja nichts mehr.
T: Aber viele Alte, die im Heim leben, haben gesagt, daß sie es besser gefunden hätten, wenn sie früher eingezogen wären, sie hätten sich dann besser eingewöhnt.
M: Ja, heißt das, die haben es bis heute nicht geschafft?
T: Bitte, Mutter, diskutiere doch sachlich!
M: Außerdem sind die Zimmer dort so klein, 14 qm habe ich gelesen.
T: Nein, Mutter, 16 qm mit Naßzelle und Küchenzeile.
M: Mit was für einer Zelle und einer Zeile?
T: Dusche, Waschbecken, Klo und Herdplatte.
M: Was mache ich aber dann mit meinen ganzen Möbeln?
T: Die stellen wir solange unter!
M: Wie lange?
T: Na, ... ja bis sie wieder gebraucht werden.
M: Aber ich brauche sie jetzt noch.
T: Mutter, bitte, sei doch vernünftig!
M: Ich will aber weiter kochen, auch saubermachen, meine Nachbarn treffen.
T: Das kannst du ja alles weitermachen. Da gibt es jetzt Heime, in denen du alles weiter wie bisher machen kannst.
M: Wie zu Hause?
T: Ja, aber dort wird das so organisiert.
M: Was wird organisiert?
T: Deine Aktivitäten und deine Selbständigkeit.
M: Na ja! Wie alt muß man sein, wenn man vorsorglich geht?
T: Da gibt es keine Regel.

M: Gott sei Dank, dann bleibe ich hier.
T: Sei doch nicht so uneinsichtig. Ich wäre froh, wenn mir
alles abgenommen würde.
M: Dann gehe du doch vorsorglich ins Heim.
H. Braun, Altenpflege 9/1990, S. 524

① Information und Beratung

Information

a) Bewerber wurde über das Heim informiert, § 4
HeimG,

▷ über Leistungen der Einrichtung (Aufzählung und Erläuterung der Leistungen des
Heimes),

▷ über die Ausstattung der Einrichtung (Ausstattung der Wohnung, personelle Gegebenheiten),

▷ über Rechte der BewohnerInnen (Aushändigung von Heimvertrag und Heimordnung),

▷ sonstige Angaben, die zur Beurteilung des
Heimes erforderlich sind (Verkehrslage, Verkehrsverbindungen, Ziele des Trägers).

b) Der Heimbewohner erhielt schriftliches Informationsmaterial.

c) Der Bewohner nahm eine Beratung der „Altenhilfe", § 75 BSHG oder der Pflegekassen, § 7
SGB XI in Anspruch.

d) Der Bewohner wurde auf die Möglichkeit hingewiesen, einen Beistand für Fragen der Heimaufnahme zu benennen.

e) Der Bewerber macht sich ein realistisches Bild
vom Heim.

② Aufnahmekriterien der Einrichtung

a) Der Heimbewohner erfüllt die Aufnahmekriterien des Heimes (Einzugsbereich, Behinderung,
Alter).

b) Die Heimleitung hält eine Heimaufnahme des   **Heim erforderlich**
Bewerbers für sinnvoll (für den Bewohner).

③ Vorrang ambulanter Pflege

a) Bewohner wurde auf Möglichkeiten ambulanter Betreuung hingewiesen.

b) Eine ambulante Betreuung ist für den Bewohner nicht möglich, beachte: §§ 3, 3 a BSHG.

c) Der Medizinische Dienst der Krankenversicherung hat die Erforderlichkeit vollstationärer Pflege bejaht.

④ Persönliche Voraussetzungen des Bewerbers

a) Der Heimbewohner ist pflegebedürftig i. S. des § 14 SGB XI, ein entsprechendes Gutachten des MDK liegt vor.

b) Es ist keine Krankenhausbehandlung erforderlich.

⑤ Das Heim hat einen Versorgungsvertrag mit den Pflegekassen

a) Der Bewohner ist in der Lage, Hotelkosten und Investitionskostenanteile aus eigenem Einkommen zu bestreiten.

b) Es sind unterhaltspflichtige Angehörige vorhanden.

c) Der Bewohner ist beihilfeberechtigt.

d) Der Sozialhilfeträger übernimmt ggf. die nicht gedeckten Hotel- und Investitionskosten.

Heimvertrag

⑥ Heimvertrag

a) Der Bewerber ist mit dem Heimeinzug einverstanden.

b) Der Heimbewerber hat den Heimvertrag gelesen, verstanden und unterschrieben, § 4 HeimG.

c) Der Bewerber kann selbst nicht einwilligen (Krankheit, Behinderung)

▷ Es bestehen Bedenken hinsichtlich der Freiwilligkeit des Heimeinzugs.

▷ Muß eine Betreuung bestellt werden?

▷ Liegt eine Vollmacht vor?

⑦ Wohnungsauflösung

Wohnungsauflösung

a) Handelt es sich um eine dauernde oder nur vorübergehende Heimunterbringung?

b) Möchte der Bewerber, daß seine Wohnung zunächst auf Kosten des Sozialhilfeträgers aufrechterhalten wird[1]?

c) Der Heimbewohner ist mit der Wohnungsauflösung einverstanden.

d) Er hat sich persönlich die Dinge/Möbel ausgesucht, die er mit in das Heim nehmen möchte.

e) Für die Frage der Wohnungsauflösung muß eine gesetzliche Betreuung eingerichtet und die Genehmigung der Wohnungsauflösung gemäß § 1907 BGB durch das Vormundschaftsgericht eingeholt werden.

3. Lebensqualität im Heim

Lebensqualität im Heim hat viel mit Menschen- und Bürgerrechten zugleich zu tun. Gerade im Ausland wird dieser Zusammenhang stärker hervorgehoben, wie die beiden nachfolgenden Beispiele zeigen:

a) Heime zum Leben

Die englischen Heimaufsichtsbehörden haben zur Beurteilung der Qualität der Lebensbedingungen im Heim eine an den verfassungsrechtlichen Prinzipien Menschenwürde, Selbstbestimmung, Privatheit, Bürgerrechte und Selbsterfüllung orientierte Matrix entwickelt, die sowohl Heim, MitarbeiterInnen, Angehörige, aber eben auch die Heimaufsichtsbehörden in die Lage versetzt, die Qualität der Versorgung in Heimen differenzierter beurteilen zu können und über sie ins Gespräch zu kommen. Sie wird nachfolgend auszugsweise wiedergegeben.

[1] Vgl. Dieck, TuP 1990, S. 352 ff.; Klie, R, & P 1990, Heft 4, S. 170.

	Privatheit	Würde	Selbstverwirklichung
Pflegepraxis	Sind BewohnerInnen „BesitzerInnen" von Zimmern (Anklopfen)? Anerkennung des Wunsches, manchmal allein zu sein. Sensibilität im Umgang mit persönlichen Angelegenheiten wie Baden, Waschen (Tür geschlossen halten). Vertraulicher Umgang mit Informationen über BewohnerInnen. Gibt es Möglichkeiten für private Gespräche?	Art der Anrede und wie geäußert? Autoritärer Umgang. Anklopfen. Aufnahmeverfahren. Sensibel gegenüber Bedürfnissen, Gefühlen, Wünschen. Sensibel beim Baden, Waschen und Inkontinenz. Sensibel bei kulturellen, religiösen Bedürfnissen. Sensibel beim Umgang mit Medikation und mit Finanzen. Aufmerksamkeit für Sauberkeit und Aussehen der Wohnung und der Kleidung der BewohnerInnen. Werden Dinge mehr mit den BewohnerInnen als für sie getan? Inwieweit richtet sich die Praxis eher nach den Wünschen der MitarbeiterInnen oder der Verwaltung als nach denen der BewohnerInnen? Sind Verwandte und Betreuer eingebunden?	Gebrauch von Pflegeplänen. Beteiligung der BewohnerInnen und Verwandten an Pflegeplangestaltung. Überprüfung der Pflegepläne. Angebotene Hilfe/Anregungen/ Ermutigungen. Eher etwas mit den BewohnerInnen machen, als für sie. Berücksichtigung herkunfts-, kultur-, klassenbedingter Aspekte, die die Haltungen und Wünsche bestimmen. Berücksichtigung von Sexualität. Zugriff auf die Selbstverwirklichung unterstützende Dienste (ROT, Bildung, Orthopädie, Ergotherapie etc.) Freiheit, Heimeinrichtungen und -möglichkeiten zu nutzen. Inwieweit fühlen sich BewohnerInnen bereichert und erfüllt oder unterdrückt/entmutigt?
Personal	In welchem Umfang berücksichtigt das Personal die Wünsche der BewohnerInnen nach Privatheit? Angemessenheit des Personalschlüssels. Personal-Werthaltungen, Einstellungen? Können ältere MitarbeiterInnen neuen MitarbeiterInnen ein Beispiel sein? Inwieweit wird bei Personalwechsel die Privatheit der BewohnerInnen berücksichtigt? Privatheit von Personalangelegenheiten. Support, Unterstützung durch Manager.	Ältere MitarbeiterInnen als Vorbild. Angemessene Personalzahl. Ist die Einstellung zu Würde ein Einstellungsfaktor? Entsprechen Schichtsysteme eher Gewohnheiten? Sichert Wechsel die Kontinuität der Kontakte BewohnerInnen/Personal? Umfang/Art von BewohnerInnen/ Personal Kontaktzeit; „KeyWorker" oder ähnliche Systeme? Inwieweit „genießt" Personal Umgang mit BewohnerInnen? Inwieweit wird Personal in prof. Entscheidungen einbezogen? Stabilität/Fluktuation des Personals. Bis zu welchem Grad beeinflussen Arbeitsbedingungen Pflege in Würde? Uniformierte Kleidung oder andere Autoritätsinsignien? Wenn vorhanden, warum?	Wie entscheidend ist die Haltung zu Selbstverwirklichung und die Bereitschaft, sie zu fördern für die Personalwahl? Angemessenheit des Personalschlüssels. Kontakthäufigkeit/-art zwischen Personal/BewohnerInnen. Können ältere MitarbeiterInnen neuen MitarbeiterInnen ein Vorbild sein? Bedürfnisorientierte Schichtwechselplanung. Wechselplanung garantiert Kontinuität in Beziehung. Personal wird an Entscheidungen beteiligt. Stabilität/Fluktuation des Personals. Stellenbeschreibungen.
Essen	Besteht Flexibilität im Umgang mit Wünschen der BewohnerInnen, privat zu essen?	Werden die Wünsche erkundet und respektiert? Wie geht das Personal mit Situationen um, wenn BewohnerInnen andere durch ihre Tischmanieren verletzen? Gibt es Vorkehrungen für privates Essen bei Krankheit oder Behinderung?	Anregungen/Ermutigungen, um Beiträge zur Planung, Vorbereitung und zum Service zu leisten. Essen für BesucherInnen von

aus: Harris, Klie, Ramin, Heime zum Leben, Hannover 1995

b) Bürgerrechtskatalog aus Kanada

In kanadischen Heimen gelten, je nach Provinz etwas unterschiedliche Charten der Rechte von Heimbewohnern. Sie versuchen, die BewohnerInnen in einer verständlichen Sprache auf ihre Rechte aufmerksam zu machen, Angehörige zu informieren und MitarbeiterInnen auf sie zu verpflichten.

Charta der Rechte von Pflegeheimbewohnern in Ontario, Kanada[2]

▷ Jeder Bewohner hat das Recht, höflich und respektvoll behandelt zu werden, und zwar in einer Weise, die die Würde und Individualität vollständig beachtet.

Jeder Bewohner hat das Recht, frei zu sein von seelischer, geistiger oder körperlicher Mißhandlung.

▷ Jeder Heimbewohner hat das Recht, angemessen und richtig begleitet, ernährt, gekleidet und frisiert zu werden. Seine Betreuung hat sich an seinen Bedürfnissen zu orientieren.

▷ Jeder Bewohner hat das Recht, zu erfahren, wer wofür im Heim verantwortlich ist und welche Pflegekräfte für die direkte Pflege zuständig sind.

▷ Jeder Bewohner hat das Recht darauf, daß bei seiner Behandlung und Betreuung die Privatheit gewährleistet wird.

▷ Jeder Bewohner hat das Recht, seinen eigenen Raum mit persönlichen Gegenständen, Bildern und Möbeln auszustatten. Er hat dabei allerdings die Rechte der Mitbewohner ebenso zu beachten wie auf die Sicherheit Rücksicht zu nehmen.

▷ Jeder Bewohner hat das Recht, über seine gesundheitliche Situation informiert zu sein, über die Behandlung und den Zweck und das Ziel der Behandlung und Pflege.

▷ Jeder Bewohner hat das Recht, seine Einwilligung in, aber auch Ablehnung gegen die Behand-

---

[2] Vgl. Klie: Altenheim 1996, S. 890 ff.

lung zu äußern, auch hinsichtlich der Medikation. Er muß aufgeklärt werden über die Konsequenzen einer gegebenen oder verweigerten Einwilligung.

▷ Jeder Bewohner muß die Möglichkeit haben, vollständig an den Entscheidungen über seine Betreuung und Pflege zu partizipieren und in allen Fragen unabhängigen medizinischen oder pflegerischen Sachverstand hinzuziehen.

▷ Jeder Bewohner hat das Recht, daß der Arztbericht und die Pflegedokumentation sicher und vertrauenswürdig aufbewahrt werden – in Übereinstimmung mit dem geltenden Recht.

▷ Jeder Bewohner hat das Recht, Unterstützung bei seinen Bemühungen um Erhalt oder Erlangung von Selbständigkeit zu erhalten, soweit er dieses wünscht.

▷ Jeder Bewohner, für den Zwangsmaßnahmen und Einschränkungen für notwendig erachtet werden, hat das Recht, vollständig über die vorgesehenen Maßnahmen und die Konsequenzen bei Ablehnung oder Zustimmung zu denselben informiert zu werden.

▷ Jeder Bewohner hat das Recht, vertrauliche Gespräche zu führen, Besucher seiner Wahl zu empfangen und sich in privaten Dingen beraten zu lassen, ohne daß irgendeine andere Person ihn stört und zugegen ist.

▷ Jeder Bewohner, der im Sterben liegt, hat das Recht, Familienmitglieder und Freunde 24 Stunden am Tag um sich zu haben.

▷ Jeder Bewohner hat das Recht, eine Person zu benennen, die in allen wichtigen Fragen der Pflege und Betreuung informiert wird und auf Wunsch ständig auf dem laufenden gehalten wird.

▷ Jeder Bewohner hat das Recht, seine Bürgerrechte auszuüben sowie Fragen und Beschwerden über seine Pflege und Betreuung, über Zustände und Zuständigkeiten im Heim oder Vorschläge und Wünsche zur Änderung des Services, ihn selbst oder andere betreffend, dem Heimbeirat, den Mitarbeitern des Heimes, der Heimaufsicht oder jeder anderen Person innerhalb oder außerhalb des Heimes vorzutragen, ohne Furcht vor Einschränkung, Einflußnahme, Diskriminierung oder Bestrafung.

▷ Jeder Bewohner hat das Recht, Freundschaften einzugehen, sich an Beziehungen zu freuen und an dem Rat der Bewohner teilzunehmen.

▷ Jeder Bewohner hat das Recht, sich privat mit seinem Partner in einem Raum zu treffen, der Privatheit ermöglicht.

▷ Jeder Bewohner hat das Recht, eigene soziale, kulturelle, religiöse oder andere Interessen zu verfolgen und sie zu entwickeln. Das Heim hat ihn bei der Verfolgung dieser Interessen zu unterstützen.

▷ Jeder Bewohner hat das Recht, schriftlich informiert zu werden über alle Gesetze, Regeln oder Entscheidungen der Heimleitung, die für den Betrieb des Heimes von Bedeutung sind. Der Bewohner ist auch zu informieren über die Beschwerdemöglichkeiten und -verfahren.

▷ Jeder Bewohner hat das Recht, seine finanziellen Angelegenheiten selbst zu erledigen. Soll das Heim die finanziellen Fragen regeln, so hat es vierteljährlich eine Abrechnung vorzulegen und sicherzustellen, daß die Angelegenheiten allein im Interesse des Bewohners besorgt werden.

▷ Jeder Bewohner hat das Recht, in einer sicheren und sauberen Umgebung zu leben.

4. Wahlen im Pflegeheim

Dürfen Pflegeheimbewohner nicht wählen?

„Wahl-Panne im Altersheim" stand über einer der zahlreichen Zeitungsmeldungen, die wenige Tage vor der Bundestagswahl darüber berichteten, daß in der Stadt Wuppertal die Wahlbenachrichtigungen für rund 1000 ältere Heimbewohner wieder zurückgezogen worden waren, „ohne sie über die Rechtslage des Wahlrechts unter Pflegschaft auf-

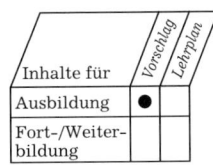

Inhalte für	Vorschlag	Lehrplan
Ausbildung	●	
Fort-/Weiterbildung		

zuklären". Diese böse Panne der Verwaltung wurde durch eine Panne in der Berichterstattung noch übertroffen: Zitiert wurde in den Zeitungsberichten (und in der zugrundeliegenden Agenturmeldung) ein Mitarbeiter aus dem Amt des Düsseldorfer Landeswahlleiters mit der Erklärung, Pflegeheimbewohner erhielten zunächst keine Wahlbenachrichtigung, es sei denn, sie wiesen nach, daß sie unter freiwilliger Pflegschaft stünden.

Ob ein „Versprecher" auf der einen oder ein „Hörfehler" auf der anderen Seite den Ausschlag gab, konnten wir nicht mehr ganz klären. Auf jeden Fall war der medizinische Begriff der Pflegebedürftigkeit mit dem juristischen Begriff der Pflegschaft fälschlicherweise gleichgesetzt worden.

Aus: KDA Info Dienst 1/87 S. 13.

Wahlberechtigung

Grundsätzlich sind alle Bürger über 18 Jahre wahlberechtigt. Vom Wahlrecht ausgeschlossen sind: Betreute, die einen gesetzlichen Betreuer für alle Angelegenheiten haben: bei Betreuung in allen Angelegenheiten, s. S. 182.

Ausübung des Wahlrechts

HeimbewohnerInnen nehmen genau wie alle anderen Bürger an den Wahlen teil. Die Heimleitung hat die BewohnerInnen dabei zu unterstützen, z. B. bei Antrag auf Ausstellung eines Wahlscheines, Briefwahl, Korrektur des Wählerverzeichnisses. Kann ein Heimbewohner auf Grund körperlicher Gebrechen oder Krankheit das Wahllokal nicht aufsuchen, so kann er auf dem Wege der Briefwahl von seinem Wahlrecht Gebrauch machen.

Sonderwahlbezirke, beweglicher Wahlvorstand

In größeren Heimen kann ein Sonderwahlbezirk für die BewohnerInnen und MitarbeiterInnen eingerichtet werden, wenn ein besonderes Bedürfnis dafür besteht, etwa: sehr viele bettlägerige Bewohner, ungünstige Lage des nächsten Wahllokals. In kleineren Heimen können Filialen von Wahllokalen gebildet werden, für die ein beweglicher Wahlvorstand gebildet wird. Die Heimleitung kann Entsprechendes beim örtlichen Wahlleiter beantragen[1].

---

[1] Vgl. Händel, Altenheim 1984, S. 152 ff.

Sind HeimbewohnerInnen nicht selbst in der Lage, den Stimmzettel auszufüllen, so können sie eine Person ihres Vertrauens bestimmen, die ihnen bei der Stimmabgabe behilflich ist. Dies können sein: Verwandte, MitbewohnerInnen, Pflegepersonal, HeimleiterIn oder auch ein Mitglied des Wahlvorstandes.

Hilfeleistung durch Vertrauensperson

Der Hilfeleistende hat sich zu beschränken auf: Vorlesen des Stimmzettels, Bezeichnung der Stelle, an der der Stimmzettel zu kennzeichnen ist, Vornahme der Kennzeichnung entsprechend der Weisung des Wählers.

Jede Beeinflussung, Verfälschung oder Bekanntgabe des Wählerwillens ist unter Strafe gestellt (§§ 107–108 a StGB).

① Wer ist vom Wahlrecht ausgeschlossen?
② Was sind Sonderwahlbezirke?
③ Was ist zu tun, wenn ein Heimbewohner Hilfe bei der Stimmabgabe benötigt?

Wiederholungsfragen ●

VI. Mietrecht

1. Bedeutung des Mietrechts für alte Menschen

Die eigene, häufig schon lange bewohnte Wohnung bildet für viele ältere Menschen Lebensmittelpunkt und Platz im Gemeinwesen. Dort haben sie sich eingerichtet, sind von Geschichte, Erinnerungen umgeben und mehr oder weniger eingebettet in ein soziales Netz aus Nachbarschaft, Geschäften etc. In ihrer ge**wohn**ten Umgebung zu bleiben, ist den meisten alten Menschen wichtig und in der Regel eine zentrale Voraussetzung für ihre Zufriedenheit und damit für ihre seelische Gesundheit (Grundbedeutung von „wonen" [mittelhochdeutsch]: „zufrieden sein"). Auch wenn angesichts der Entwicklung, daß immer mehr alte Menschen allein leben und gerade bei Krankheit und Hilfebedürftigkeit soziale Isolation droht, zu wünschen ist, daß auch alte Menschen neue (gemeinschaftliche) Wohnformen finden und entwickeln, so gebührt ihrer gewünschten, alten Wohnung der besondere Schutz. Nicht selten aber ist das Wohnen in der alten Wohnung bedroht:

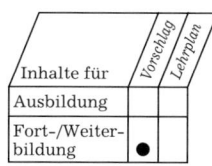

Inhalte für	*Vorschlag*	*Lehrplan*
Ausbildung		
Fort-/Weiterbildung	●	

„wonen" (mhd) = zufrieden sein

▷ weil die Mieten so steigen oder nach Partnerverlust nicht mehr bezahlt werden können,

▷ weil insbesondere psychisch veränderte Mieter ihren Pflichten nicht mehr nachkommen können, zu verwahrlosen drohen, umherirren und deshalb von Kündigung bedroht sind.

Erschreckend viele „Alt-Mieter" kennen ihre Rechte und die Pflichten der Vermieter nicht. Nicht selten ist es in Betreuungssituationen angezeigt, für den „Alt-Mieter" Möglichkeiten des sozialen Mietrechts zu nutzen, das in seinen für die Altenpflege bedeutenden Grundzügen und in einigen Einzelfällen im folgenden dargestellt werden soll.

2. Probleme während des Mietverhältnisses

a) Miethöhe

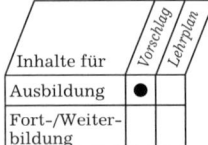

Inhalte für	*Vorschlag*	*Lehrplan*
Ausbildung	●	
Fort-/Weiter-bildung		

Fall 134:
Frau M. bewohnt seit 10 Jahren eine 2½-Zimmer-Wohnung in München-Schwabing. Bei Einzug 1978 zahlte sie DM 500,– Kaltmiete. 1985 wurde die Miete auf DM 550,– erhöht, 1988 verlangt der Vermieter unter Hinweis auf ortsübliche Vergleichsmiete eine Mieterhöhung von DM 110,– auf dann insgesamt DM 660,–.

Die Miethöhe wird bei Abschluß des Mietvertrags festgelegt. Handelt es sich nicht um preisgebundenen Wohnraum (Sozialwohnungen), so kann die Miethöhe frei vereinbart werden, solange nicht „Mißbrauchsgrenzen" überschritten werden. So darf nach § 5 Wirtschaftsstrafgesetz die Miete nicht um mehr als 20 % über der ortsüblichen Vergleichsmiete liegen. Diese Grenze darf nur dann noch überschritten werden, wenn dies zur Deckung der laufenden Kosten des Vermieters unbedingt erforderlich ist. Aber auch hier sind Grenzen gesetzt: Die „Wuchergrenze" des § 302 a StGB muß eingehalten werden.

Mieterhöhungs-verfahren

Im Laufe des Mietverhältnisses kann der Vermieter unter bestimmten Voraussetzungen die Miete erhöhen, er darf aber nicht kündigen, um eine höhere Miete zu erzwingen, § 1 MHG. Das Gesetz zur Regelung der Miethöhe (MHG) regelt das Mieterhöhungsverfahren, mit dessen Hilfe der Vermieter „gerechtfertigte" Mieterhöhungen durchsetzen kann. Die Voraussetzungen im einzelnen:

▷ eine Mieterhöhung darf nicht vertraglich ausgeschlossen sein,
▷ die bisherige Miete muß seit einem Jahr unverändert sein – egal, ob die Kosten im laufenden Jahr erneut gestiegen sind oder nicht,
▷ die neue Miete darf die sog. „ortsübliche Vergleichsmiete" nicht übersteigen. Der Vermieter

kann sich dabei entweder auf die gemeindlichen Mietpreistabellen (Mietspiegel) beziehen oder mindestens drei Vergleichswohnungen, in denen höhere Mieten gezahlt werden, angeben oder auf ein Gutachten eines Sachverständigen verweisen,

▷ die Erhöhung darf nicht dazu führen, daß die Miete innerhalb von drei Jahren um mehr als 30 % ansteigt, so aber im *Fall 134.* –

Das Mieterhöhungsverlangen ist immer schriftlich vorzulegen und zu begründen. Hat der Mieter das Mieterhöhungsverlangen erhalten, so ist ihm eine Überlegungsfrist von mindestens zwei Monaten eingeräumt. Erhält er etwa im Laufe des Januars das Schreiben, so kann er bis zum 31. März überlegen, ob er der Mieterhöhung zustimmen will. Stimmt er zu, muß er ab dem 1. April des Jahres bezahlen – d. h. mit Beginn des 3. Monats, der auf den Zugang des Mieterhöhungsverlangens folgt. Stimmt der Mieter nicht zu, hält aber die Erhöhung für gerechtfertigt und will oder kann die Miete nicht zahlen (Wohngeldanspruch bedenken!), kann er kündigen. Hält er das Erhöhungsverlangen für ungerechtfertigt und stimmt deshalb nicht zu, so kann der Vermieter binnen zwei Monaten nach Ablauf der Überlegungsfrist auf Zustimmung klagen. Das Gericht befindet dann über das Mieterhöhungsverlangen.

Fristen

b) Modernisierung

Fall 135:
Herr Z., 85 Jahre alt, lebt in einer 3-Zimmer-Altbau-Wohnung. Er ist auf Pflege angewiesen und stark sehbehindert. In seiner Wohnung findet er sich gut zurecht, weil alles auf seinem gewohnten Platz steht. Der Vermieter möchte die Wohnung modernisieren und ein Bad einbauen und zu diesem Zweck eines der Wohnzimmer verkleinern.

Will der Vermieter Modernisierungsmaßnahmen durchführen, die der Verbesserung der gemieteten

Modernisierung und Instandhaltung

435

Wohnung oder des Hauses dienen oder durch die Heizenergie eingespart wird, hat der Mieter dies grundsätzlich zu dulden. Dies gilt allerdings dann nicht, wenn die Modernisierung für den Mieter oder seine Familie eine Härte bedeuten würde, die auch unter Würdigung der berechtigten Interessen des Vermieters und anderer Mieter in dem Gebäude nicht zu rechtfertigen ist.

Unter Modernisierung fallen z. B. Maßnahmen der Verbesserung des Schallschutzes, der Wasserversorgung und der sanitären Einrichtungen (so auch das Bad im *Fall 135*). Nicht unter Modernisierungsmaßnahmen fallen Instandhaltungsarbeiten sowie Maßnahmen, die nicht zu einer Verbesserung der Wohnsituation oder zur Energieeinsparung beitragen. So gilt beispielsweise der Einbau von Isolierglasfenstern dann nicht als Modernisierungsmaßnahme, wenn dadurch so viel zusätzliche Lüftung notwendig wird, daß eine Energieeinsparung nicht möglich ist[1].

Härte

Eine Härte kann vorliegen, wenn

▷ die baulichen Folgen der Modernisierung so erheblich sind, daß eine „ganz neue Wohnung" entsteht, z. B. aus 2-Zimmer-Wohnung ohne Bad wird 1-Zimmer-Wohnung mit Bad, vgl. auch *Fall 135*,

▷ die vorzunehmenden Arbeiten dazu führen, daß die Wohnung über Wochen oder Monate nicht oder nur sehr eingeschränkt zu nutzen ist, dies gilt insbesondere bei kranken Mietern,

▷ die vorausgegangenen Anwendungen des Mieters, etwa Einbau einer Gas-Etagenheizung mit Zustimmung des Vermieters, durch die Modernisierungsmaßnahme des Vermieters, die eine zentrale Heizungsanlage vorsieht, entwertet werden –

▷ die zu erwartende Höhe des Mietzinses dazu führt, daß der Mieter die Miete nicht mehr zah-

---

[1] AG Hamburg-Altona, WM 1986, S. 245.

len kann (Möglichkeit, Wohngeld in Anspruch zu nehmen, ist bei Duldungspflicht zu berücksichtigen[2]). –

Der Vermieter hat dem Mieter zwei Monate vor Beginn der Maßnahmen deren Art, Umfang, Beginn und voraussichtliche Dauer sowie die zu erwartende Erhöhung des Mietzinses mitzuteilen. Dem Mieter steht ein außerordentliches Kündigungsrecht zu, § 541 b Abs. 2 BGB.

Nach Beendigung der Modernisierungsmaßnahmen kann der Vermieter 11 % der für die Wohnung aufgewendeten Kosten auf die Jahresmiete aufschlagen, § 3 MHG. Er kann aber auch die Miete nach § 2 MHG bis zur ortsüblichen Vergleichsmiete anheben, etwa wenn die Wohnung nach Modernisierung in eine neue Kategorie des Mietspiegels fällt.

Aufwendungen, die der Mieter infolge der Modernisierung machen muß, z. B. Reinigung, außerhalb essen, Erfordernis anderweitiger Unterbringung, hat der Vermieter dem Mieter zu ersetzen. Auch ist der Mieter grundsätzlich zur Mietminderung berechtigt, wenn es sich nicht nur um unerhebliche Beeinträchtigungen durch die Modernisierungsmaßnahmen handelt.

c) Untervermietung

Fall 136:
Herr K. lebt seit dem Tod seiner Frau allein. Als er immer mehr pflegerischer Hilfen bedarf, nimmt er seine Nichte und deren Freund in seine Wohnung auf, die ihn abends und am Wochenende – ergänzend zu den Pflegekräften von der Sozialstation – betreuen.

Wird die Wohnung nach Partnerverlust zu groß oder wird der Haushalt allein nicht mehr bewältigt, so kann sich bei alten Menschen die Frage nach der Untervermietung von Räumen stellen.

Berechtigtes Interesse?

[2] KG RE WM 1982, S. 293.

Die Rechtslage sieht hier vor, daß der Mieter seine Wohnung nur mit Zustimmung des Vermieters untervermieten darf. Er hat aber dann einen Anspruch auf die Erlaubnis des Vermieters, wenn nach Abschluß des Vertrags ein berechtigtes Interesse des Mieters entsteht, § 549 S. 2 BGB. Es muß kein dringendes Interesse vorliegen[3], es genügen vielmehr einleuchtende wirtschaftliche und persönliche Gründe[4]. Hat der Mieter solch ein berechtigtes Interesse, etwa

▷ Aufnahme einer Pflegeperson, siehe *Fall 136* –
▷ Untervermietung an Studenten, um Wohnung weiter finanzieren zu können –

dann darf der Vermieter seine Erlaubnis nur dann verweigern, wenn in der Person des Untermieters ein wichtiger Grund vorliegt, der Wohnraum überbelegt würde oder aus anderen Gründen dem Vermieter die Untervermietung nicht zugemutet werden kann.

Keine Ablehnungsgründe stellen dar:

▷ Herkunft des Untermieters (Ausländer)[5],
▷ Entstehen einer Wohngemeinschaft[6].

d) Tierhaltung

Fall 137:
Frau B. liebt Katzen und lebt inzwischen mit sieben Katzen in ihrer Wohnung. Der Vermieter hat dies nie genehmigt, aber duldet es seit fünf Jahren.

„Bezugspersonen"

Viele alte Menschen leben mit Haustieren in ihrer Wohnung, die oft auch zu wichtigen „Bezugspersonen" werden. Brauchen sie hierfür eine Genehmigung ihres Vermieters? Das Gesetz sagt nichts darüber, es kommt wesentlich auf den Vertrag an.

---

[3] AG Friedberg, WM 1981, S. 231.
[4] BGH WM 1985, S. 7.
[5] LG Köln, WM 1978, S. 50.
[6] AG Frankfurt, WM 1981, S. 39.

Steht im Mietvertrag, daß der Mieter keine Hunde und Katzen halten darf, dann gilt dies. Er kann sich nicht auf das Grundrecht auf freie Entfaltung der Persönlichkeit berufen[7]. Ein uneingeschränktes Verbot jeglicher Tierhaltung, das auch Wellensittiche, Zierfische und Hamster erfaßt, ist hingegen unwirksam[8]. Bei einer solchen unwirksamen Klausel darf der Vermieter eine Hunde- und Katzenhaltung nur dann verbieten, wenn er konkrete Störungen durch das Haustier nachweist. Steht im Mietvertrag: „Tierhaltung nur mit vorheriger Einwilligung des Vermieters erlaubt", so steht dem Vermieter grundsätzlich frei, ob er Tierhaltung duldet oder nicht, eine solche Klausel ist wirksam[9]. Der Mieter kann aber bei solch einer Klausel davon ausgehen, daß der Vermieter seine Zustimmung erteilt, falls nicht gewichtige Gründe im Wege stehen[10]. Der Vermieter kann seine Zustimmung auch dadurch ausdrücken, daß er seit längerer Zeit Haustiere stillschweigend duldet, siehe *Fall 137*. Er kann dann seine Zustimmung nicht ohne Grund (z. B. nachgewiesene Störungen, etc.) wieder zurücknehmen, er muß berücksichtigen, daß der Mieter das Tier inzwischen „liebgewonnen" hat[11]. Übliches Hundegebell, Vogelzwitschern oder einmalige Unsauberkeit eines Hundes reichen für einen Widerruf nicht aus[12].

Hunde und Katzen

Ist im Mietvertrag nichts geregelt, so ist es umstritten, ob die Haltung von Hunden und Katzen zum vertragsgemäßen Gebrauch einer Wohnung gehört oder der Erlaubnis des Vermieters bedarf. Bei Hunden wird überwiegend wegen der möglichen Belästigung und Störung der Nachbarn davon ausgegangen, daß sie nicht zum vertragsgemäßen Gebrauch gehören und daher die Erlaub-

---

[7] BVerfG WM 1981, S. 77.
[8] AG Charlottenburg, MM 1985, S. 349.
[9] OLG Hamburg, FWW 1962, S. 478.
[10] LG München, WM 1985, S. 263.
[11] LG Essen, WM 1986, S. 117.
[12] AG Frankfurt, WM 1978, S. 127.

nis des Vermieters erforderlich ist[13]. Eine Katze hingegen wird überwiegend für „nicht erlaubnispflichtig" gehalten[14]. In jedem Fall erlaubnisfrei sind:

▷ nicht störende Kleintiere, Zierfische, Ziervögel, Hamster usw.[15], dies gilt auch für Altenheime,
▷ Blindenhund eines Mieters[16].

e) Schneefegen

Fall 138:
Frau B. lebt in einer Erdgeschoßwohnung. Seit einem Jahr, nach einem Schlaganfall, ist sie stark gehbehindert. Sie kann der ihr lt. Mietvertrag auferlegten Pflicht, im Winter Schnee zu räumen, nicht mehr nachkommen und teilt dies rechtzeitig im Oktober ihrem Vermieter mit.

Freistellung?

Der Grundstückseigentümer ist nach örtlichen Satzungen oder Landeswegegesetzen zur Reinigung des Bürgersteigs und zur Schneebeseitigung sowie zum Streuen verpflichtet. Er kann diese Pflicht vertraglich einem Mieter (häufig Mieter der Erdgeschoß-Wohnung) oder allen Mietern (turnusmäßig) übertragen. Es bedarf aber der vertraglichen Vereinbarung, durch einseitige Anordnung kann der Mieter nicht zur Schneebeseitigung verpflichtet werden[17]. Wer zur Erfüllung seiner Pflicht durch Alter, Krankheit oder Behinderung auf Dauer nicht mehr in der Lage ist, kann von seinem Vermieter verlangen, gänzlich freigestellt zu werden. Er muß in einem solchen Fall auch keine Ersatzkraft stellen[18], siehe *Fall 138*.

Wiederholungsfragen ●

① Unter welchen Voraussetzungen kann der Vermieter eine Mieterhöhung verlangen?
② Wann können sich Mieter gegen Modernisierungsmaßnahmen wehren?

---

[13] OLG Hamm, WM 1981, S. 53.
[14] LG Köln, WM 1959, S. 103.
[15] AG Köln, WM 1984, S. 78.
[16] AG Hamburg-Blankenese, WM 1985, S. 256.
[17] AG Köln, WM 1957, S. 35.
[18] AG Hamburg, WM 1986, 84; AG Frankfurt, 1985, S. 19.

3. Beendigung des Mietverhältnisses

a) Kündigung

Während der Mieter innerhalb der vorgesehenen Frist jederzeit ohne Grund kündigen kann, ist der Vermieter nur unter sehr eingeschränkten Voraussetzungen zur Kündigung berechtigt.

> **Fall 139:**
> Herr N., 91 Jahre alt, wohnt seit 25 Jahren in seiner Wohnung im Hamburger Stadtteil Hoheluft. Hier kennt er sich aus, wird von den Nachbarn im Krankheitsfall versorgt, seine Tochter wohnt in der Nähe. Der Vermieter kündigt ihm wegen Eigenbedarf.

Inhalte für	Vorschlag	Lehrplan
Ausbildung	●	
Fort-/Weiter-bildung		

Ordentliche Kündigung

Eine ordentliche Kündigung (Fristen gemäß § 565 Abs. 2 BGB) setzt ein berechtigtes Interesse des Vermieters voraus, § 564 b BGB, das darin bestehen kann, daß

▷ der Mieter schuldhaft nicht unerheblich seine Vertragspflichten verletzt (unpünktliche Mietzahlungen, Beleidigungen etc.),

▷ der Vermieter die Wohnung für sich oder Personen seines Hausstands oder Familienangehörige benötigt (Eigenbedarf), siehe *Fall 139*,

▷ der Vermieter durch Fortsetzung des Mietverhältnisses an einer angemessenen wirtschaftlichen Verwertung des Grundstücks gehindert wird (äußerst seltener Fall).

> **Fall 140:**
> Der 85jährige Mieter B litt an körperlichen und seelischen Schwächezuständen und brauchte entsprechend nachbarschaftliche Hilfeleistungen und regelmäßige ärztliche Betreuung. Eine Herausnahme aus seiner gewohnten Umgebung hätte er in psychischer Hinsicht nicht verkraftet.
> Urteil Landgericht Stuttgart vom 10. 06. 1992, AZ: 5 S 48/92.

Sozialer Mietschutz im Alter

Auch bei Vorliegen von Eigenbedarf können soziale Gesichtspunkte die Kündigung von älteren Mietern ausschließen und den Anspruch auf Vertragsfortsetzung auf unbestimmte Zeit begründen. Gerichte haben dies für folgende Situationen entschieden:

▷ der körperliche und seelische Schwächezustand eines alten Mieters, der nachbarschaftliche Hilfeleistung und regelmäßige ärztliche Betreuung erfordert (siehe *Fall 140*),

▷ bei Unzumutbarkeit der mit der Beendigung eines langfristigen Mietvertrages verbundenen erzwungenen Lebensumstellung[1],

▷ bei konkreten Gefahren für das Leben des Mieters (etwa Suizidgefahr),[2]

▷ während der Wartezeit auf einen freiwerdenden Platz in einer nahegelegenen Alteneinrichtung, trotz Möglichkeit, ein Zimmer in einer weiter entfernt gelegenen Altenwohnanlage zu beziehen[3].

Kann der Vermieter ein berechtigtes Interesse nachweisen, heißt dies noch nicht, daß der Mieter auch ausziehen muß. Der Mieter hat das Recht, Widerspruch gegen die Kündigung des Vermieters zu erheben, „wenn die vertragsgemäße Beendigung des Mietverhältnisses für den Mieter oder seine Familie eine Härte bedeuten würde, und diese auch unter Würdigung der berechtigten Interessen des Vermieters nicht zu rechtfertigen ist. Eine Härte liegt in jedem Fall vor, wenn angemessener Ersatzwohnraum zu zumutbaren Bedingungen nicht beschafft werden kann", § 556 a BGB. Wenn die Beendigung des Mietverhältnisses für den Mieter eine Härte bedeutet, entscheidet im Zweifelsfall das Gericht. Entschieden wurde u. a., daß

▷ sich der Mieter keinesfalls auf eine Unterbringung im Altersheim verweisen lassen muß[4],

▷ die Verwurzelung alter Leute im Haus und in der Wohngegend zu berücksichtigen ist[5],

---

[1] LG Köln vom 1. 10. 1991, AZ: 12 S 181/91.
[2] vgl. Walker, Gruß, NJW 1996, S. 352 ff. m. W. N.
[3] LG Hamburg, Urteil vom 9. 10. 1990, AZ: 316 S 138/90.
[4] LG Karlsruhe, NJW 1970, S. 1746.
[5] LG Wuppertal, WM 1970, S. 133.

▷ Erkrankung, Behinderung und hohes Alter zur „Härte" führen können.[6]

Zu beachten ist, daß der Widerspruch schriftlich und fristgerecht, § 556 a Abs. 6 BGB, eingelegt werden muß.

Außerordentliche Kündigung

Fall 141:
Frau B. hat während eines Krankenhausaufenthalts vergessen, ihre Miete zu überweisen. Inzwischen ist sie mit zwei Monatsmieten im Rückstand, der Vermieter hat ihr zwischenzeitlich fristlos gekündigt.

Unter bestimmten Voraussetzungen können beide Vertragsparteien das Mietverhältnis ohne Einhaltung einer Frist kündigen. Eine solche fristlose Kündigung ist nur zulässig, wenn sich der Vertragspartner so schwerwiegende Vertragsverletzungen zuschulden kommen läßt, daß dem anderen Teil die Fortsetzung des Mietvertrages nicht zugemutet werden kann (§ 553 ff. BGB).

In Betracht kommt fristlose Kündigung wegen Zahlungsverzug, vertragswidriger Nutzung und aus wichtigem Grund.

Eine fristlose Kündigung wegen Zahlungsverzugs ist in zwei Fällen möglich:

Zahlungsverzug

▷ wenn der Mieter an zwei aufeinanderfolgenden Terminen mit mehr als einer Monatsmiete in Verzug ist, siehe *Fall 141,*
▷ wenn der Mieter in einem längeren Zeitraum mit einem Betrag in Höhe von zwei Monatsmieten in Verzug ist.

Bei fristloser Kündigung wegen Zahlungsverzugs kann der Mieter aber jederzeit bis einen Monat nach Klageerhebung die Folgen der Kündigung dadurch abwenden, daß er den gesamten rückständigen Mietzins bezahlt, in *Fall 141* hätte Frau B. diese Möglichkeit.

---

[6] LG Hamburg, Urt. v. 14. 3. 1990, Az. 43b (1634/89).

Das gleiche gilt, wenn sich eine öffentliche Stelle – etwa das Sozialamt – zur Zahlung verpflichtet. Aus diesem Grund erhält das Sozialamt von jeder Räumungsklage wegen Zahlungsverzugs vom Gericht automatisch eine Mitteilung.

Störung der Nachbarn

Eine Kündigung aus wichtigem Grund gemäß § 554a BGB kann insbesondere bei dementiell erkrankten Mietern in Betracht kommen, wenn sie die Nachbarn ständig stören oder gefährden durch Belästigungen oder eine unkontrollierte Feuerstelle[7]. Im Einzelfall jedoch sind auch soziale Gesichtspunkte zu berücksichtigen, die das Maß dessen, was der Nachbarschaft zugemutet werden kann, mitbestimmen. Intoleranz der Nachbarn gegenüber „Verwirrten" berechtigt nicht zur Kündigung.

Verwahrlosung

Schließlich kann eine fristlose Kündigung wegen vertragswidrigen Gebrauchs der Wohnung ausgesprochen werden, etwa, wenn die Wohnung völlig verwahrlost und dadurch die Bausubstanz angegriffen wird, Ungeziefer von der Wohnung ausgeht etc. Durch behördliche Hilfen und soziale Dienste läßt sich in derartigen Fällen aber häufig eine Kündigung oder wenigstens eine Räumung abwenden.

Räumungsfrist

Fall 142:
Herrn B., 80 Jahre alt, wurde gekündigt. Er hat keinen Widerspruch erhoben und sich auch nicht gegen die Räumungsklage gewehrt. Es droht die Zwangsvollstreckung, d. h. die Räumung der Wohnung durch den Gerichtsvollzieher, der Vermieter hat den Gerichtsvollzieher bereits mit der Räumung beauftragt. Herr B. ist derzeit schwer krank.

Unabhängig vom Kündigungsschutz des Mieters kann der gekündigte Mieter im Räumungsprozeß „Räumungsschutz" geltend machen und eine – ggf. monatelang andauernde – Räumungsfrist beantragen, § 721 ZPO. Innerhalb der Räumungsfrist hat er sich um eine neue Wohnung zu bemühen und den

---

[7] LG Köln, MDR 1974, S. 232.

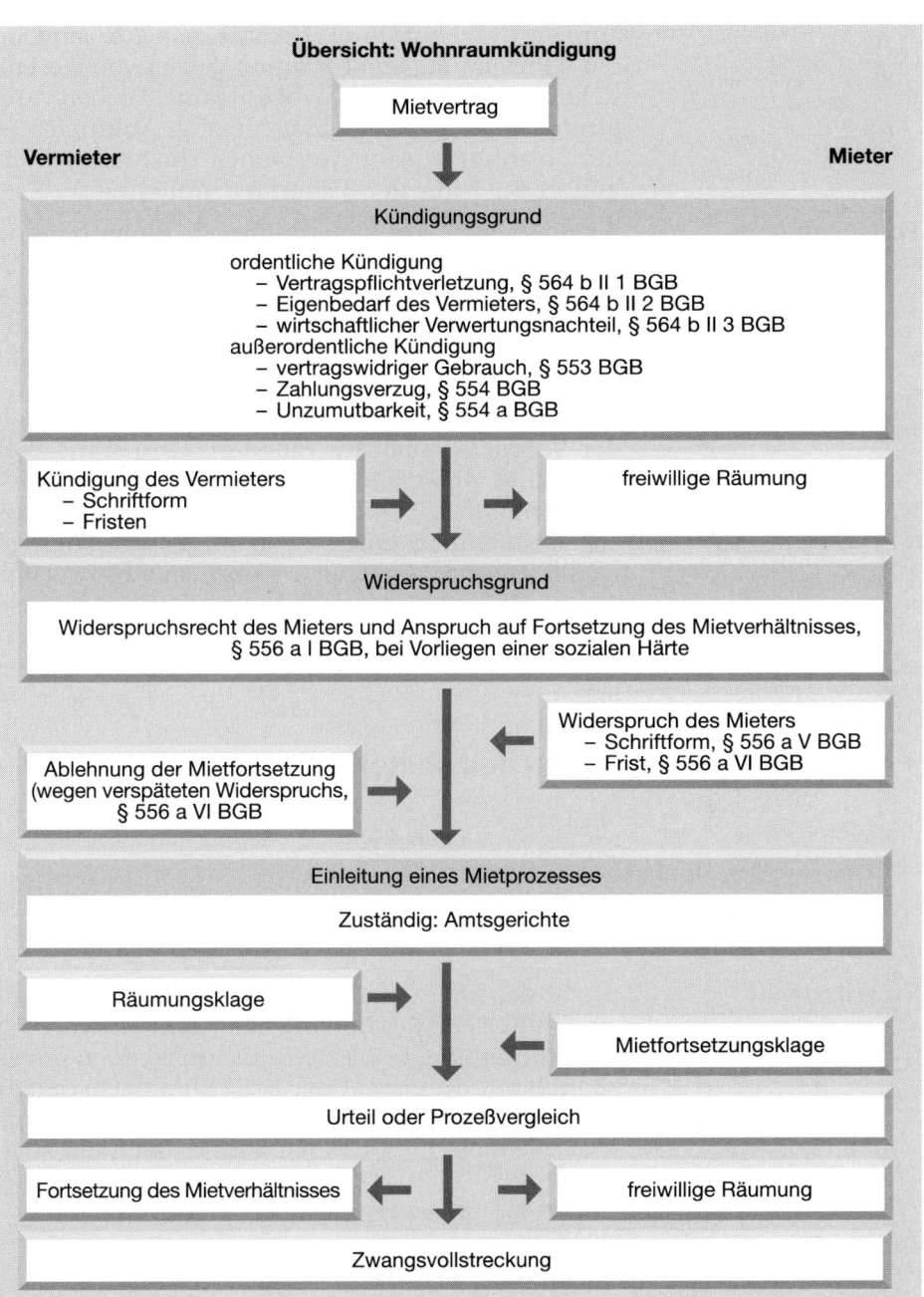

Übersicht: Wohnraumkündigung

Mietvertrag

Vermieter   **Mieter**

Kündigungsgrund

ordentliche Kündigung
  – Vertragspflichtverletzung, § 564 b II 1 BGB
  – Eigenbedarf des Vermieters, § 564 b II 2 BGB
  – wirtschaftlicher Verwertungsnachteil, § 564 b II 3 BGB
außerordentliche Kündigung
  – vertragswidriger Gebrauch, § 553 BGB
  – Zahlungsverzug, § 554 BGB
  – Unzumutbarkeit, § 554 a BGB

Kündigung des Vermieters
  – Schriftform
  – Fristen

freiwillige Räumung

Widerspruchsgrund

Widerspruchsrecht des Mieters und Anspruch auf Fortsetzung des Mietverhältnisses,
§ 556 a I BGB, bei Vorliegen einer sozialen Härte

Widerspruch des Mieters
  – Schriftform, § 556 a V BGB
  – Frist, § 556 a VI BGB

Ablehnung der Mietfortsetzung
(wegen verspäteten Widerspruchs,
§ 556 a VI BGB

Einleitung eines Mietprozesses

Zuständig: Amtsgerichte

Räumungsklage

Mietfortsetzungsklage

Urteil oder Prozeßvergleich

Fortsetzung des Mietverhältnisses

freiwillige Räumung

Zwangsvollstreckung

Umzug durchzuführen. Soziale Aspekte sind bei der Einräumung einer Räumungsfrist von wesentlicher Bedeutung: etwa behutsame Vorbereitung älterer Menschen auf einen Umzug, Abklingen einer Krankheit, Abwarten einer Umzugsmöglichkeit in der Nähe der bisherigen Wohnung.

Vollstreckungs-schutz

Kommt eine Verlängerung der Räumungsfrist nicht in Betracht oder wurde ein Antrag nicht rechtzeitig gestellt, so in *Fall 142*, so kann der Mieter Vollstreckungsschutz beantragen, § 765 a ZPO. Wenn im Einzelfall z. B. Leben und Gesundheit des Mieters durch den bevorstehenden Umzug gefährdet sind, so ist es durchaus möglich, daß deshalb der Vermieter auch für längere Zeit auf die Vollstreckung seines Räumungstitels verzichten muß[8], so auch *Fall 142*. Vollstreckungsschutz kann auch zur Vermeidung eines zweimaligen Umzugs gewährt werden[9]. Auch ist die drohende Einweisung in ein Obdachlosenasyl als unzumutbar anzusehen[10]. Gleiches kann im Einzelfall für die drohende (unfreiwillige) Einweisung in ein Pflegeheim gelten.

b) Tod des Mieters

Fall 143:
Herr B. lebt mit seiner Partnerin, Frau A., in einer Wohnung, deren alleiniger Mieter er ist. Herr B. stirbt, Frau A. möchte gern in der Wohnung bleiben, der Vermieter aber lehnt die Fortsetzung des Mietverhältnisses mit ihr ab.

Eintrittsrecht

Stirbt der Mieter, haben sowohl der Vermieter als auch die Erben des Mieters das Recht zur vorzeitigen Kündigung, § 569 BGB. Es muß jedoch unverzüglich mit dreimonatiger Frist zum nächstmöglichen Termin gekündigt werden, eine Überlegungsfrist von mehr als 14 Tagen wird dabei nicht zuge-

---

[8] BVerfG, WM 1980, S. 27; vgl. auch LG Köln, Urteil vom 15. 7. 1992, AZ: 10 S 119/92.
[9] LG Siegen, WM 1980, S. 186.
[10] AG Köln, WM 1970, S. 175.

standen[11]. Lebte der Ehegatte mit dem Verstorbenen in einem gemeinsamen Haushalt, so tritt er in den Mietvertrag ein, § 569 a BGB. In diesem Fall wird das Mietverhältnis so fortgesetzt, wie es zwischen Vermieter und dem verstorbenen Mieter bestanden hat. Möchte der Ehegatte nicht in den Mietvertrag eintreten, ist er gehalten, binnen eines Monats nach dem Tod des Mieters dies dem Vermieter mitzuteilen, § 569 a Abs. 1 BGB. Umstritten ist, ob auch Verlobte oder Partner einer nichtehelichen Lebensgemeinschaft das Recht haben, in einen Mietvertrag einzutreten, siehe *Fall 143*[12].

① Nennen Sie Gründe für eine Kündigung durch den Vermieter!
② Wie kann ein Mieter gegen eine Kündigung vorgehen?

Wiederholungs-fragen	●

4. Beratung für Mieter

Gerade im Mietrecht kann es erforderlich werden, juristischen Rat einzuholen. Hierfür stehen einerseits die örtlichen Mietervereine oder die Landesverbände des Deutschen Mieterbundes zur Verfügung. Es ist aber auch ohne hohe Kosten möglich, direkt anwaltliche Beratung über das Beratungshilfegesetz in Anspruch zu nehmen.

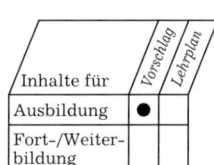

Inhalte für	*Vorschlag*	*Lehrplan*
Ausbildung	●	
Fort-/Weiterbildung		

---

[11] LG Berlin, WM 1985, S. 292.
[12] Für Eintrittsrecht: LG Hannover, WM 1986, S. 18; dagegen: LG Karlsruhe, NJW 1982, S. 1884.

VII. Gesundheitsschutzrecht

1. Einleitung

In diesem Kapitel werden für die Altenpflege bedeutsame Rechtsfragen des Gesundheitsschutzes behandelt. Dabei stehen Fragen des Umgangs mit Arzneimitteln im Vordergrund. Darüber hinaus werden Probleme der Seuchenhygiene sowie des korrekten Umgangs mit Lebensmitteln im Heim behandelt.

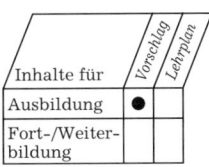

Zuständig für die Sicherstellung und Förderung der Gesundheit der Bevölkerung sind die Gesundheitsämter, denen, soweit spezialgesetzlich nicht andere Regelungen getroffen wurden, die öffentliche Gesundheitspflege übertragen ist. Hierzu gehört die

Aufgaben der Gesundheitsämter

▷ Sicherstellung der personellen und institutionellen Versorgung im Gesundheitswesen (Zulassung zu Fachberufen des Gesundheitswesens, Aufsicht über die Berufsausübung von Ärzten, Pflegekräften etc., Aufsicht über [private] Krankenhäuser und Apotheken, Vorhaltung von Einrichtungen der vorbeugenden öffentlichen Gesundheitspflege, wie Beratungsstellen, Durchführung von Vorsorgeuntersuchungen),

Aufsicht über Berufsausbildung von Pflegekräften

▷ Sicherung des öffentlichen Gesundheitsschutzes (Seuchenhygiene, Luft- und Wasserreinhaltung, Hygiene im Verkehr mit Lebensmitteln und Bedarfsgegenständen etc.).

Als gesetzliche Grundlage für die Aufgaben der Gesundheitsämter dient neben dem Bundesseuchengesetz (BSeuchG), Lebensmittel- und Bedarfsgegenständegesetz (LMBG), Arzneimittelgesetz (AMG) nebst Spezialvorschriften und anderen Gesetzen das aus dem Jahre 1935 stammende Gesetz über die Vereinheitlichung des Gesundheitswesens bzw. die dazu erlassenen Durchführungsverordnungen, die als Landesrecht weitergelten, soweit die Länder nicht – wie etwa Bayern, Berlin und Schleswig-Holstein – eigene Gesundheitsdienstgesetze erlassen haben. Ein zeitgemäßes Gesetz über den öffentlichen Gesundheitsdienst wäre in den Bundesländern dringend erforderlich.

Wiederholungs-fragen ●

① Welche Aufgaben haben die Gesundheitsämter?
② Welche Gesetze weisen den Gesundheitsämtern diese Aufgaben zu?

2. Arzneimittelrecht

a) Arzneimittelgesetz

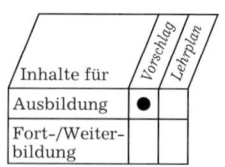

Was sind Arzneimittel?

Die Verabreichung von Arzneimitteln spielt in der Altenpflege eine erhebliche Rolle. Alte Menschen sind „Großabnehmer" von Arzneimitteln. Allein für Geriatrika wurden 1979 DM 362 Mio. ausgegeben[1], obwohl die therapeutische Wirksamkeit nicht erwiesen ist.

Arzneimittel sind wichtige, oft lebenswichtige Hilfsmittel, andererseits verbergen sich hinter dem erheblichen Arzneimittelkonsum alter Menschen therapeutische Defizite in anderen Bereichen[2]. Mißbräuchliche oder fachlich zweifelhafte Vergabe von Arzneimitteln, gerade im Heimbereich, ist in erschreckendem Maße verbreitet.

Arzneimittel sind Stoffe und Zubereitungen aus Stoffen, die dazu bestimmt sind, durch Anwendung am oder im Menschen oder tierischen Körper

▷ Krankheiten, Leiden, Körperschäden oder krankhafte Beschwerden zu heilen, zu lindern, zu verhüten oder zu erkennen,

▷ die Beschaffenheit, den Zustand oder die Funktion des Körpers oder seelische Zustände erkennen zu lassen (Diagnostica),

---

[1] Poser, Therapiewoche 1981, S. 45 ff.
[2] Lotze, Altenheim 1984, S. 188.

▷ Körperflüssigkeiten oder Wirkstoffe des Körpers zu ersetzen.

Verbandstoffe, Desinfektionsmaterial und Pessare sind den Arzneimitteln gleichgestellt.

Wichtige Gesetze

① *Arzneimittelgesetz (AMG)*
Das Arzneimittelgesetz enthält Vorschriften über Herstellung, Zulassung und Abgabe von Arzneimitteln.

② *Apothekengesetz (ApoG)*
Das Apothekengesetz regelt die Versorgung mit Arzneimitteln durch Apotheken.

③ *Betäubungsmittelgesetz (BtMG)*
Das Betäubungsmittelgesetz regelt den Umgang mit Betäubungsmitteln und soll den Mißbrauch von Betäubungsmitteln verhüten.

Unterscheidung der Arzneimittel

Das Arzneimittelgesetz unterscheidet Arzneimittel im Hinblick auf ihre Abgabefähigkeit in freiverkäufliche, apothekenpflichtige und verschreibungspflichtige Arzneimittel.

① *Apothekenpflichtige Arzneimittel*
Grundsätzlich dürfen Arzneimittel in der Bundesrepublik Deutschland nur in Apotheken von sachverständigen Personen abgegeben werden.

② *Freiverkäufliche Arzneimittel*
Diese Arzneimittel dürfen auch außerhalb von Apotheken verkauft werden. Hierzu gehören etwa: Mineral- und Heilwasser, Brandbinden, Pflaster, Desinfektionsmittel, Pflanzen oder Pflanzenteile (Tees).

③ *Verschreibungspflichtige Arzneimittel*
Bestimmte Medikamente dürfen nur auf ärztliche Verordnung hin in Apotheken abgegeben werden, sie unterliegen der Rezeptpflicht. Die Verschreibung hat u. a. Name, Berufsbezeichnung, Anschrift und die eigenhändige Unterschrift des Arztes so-

wie Name des Patienten und Menge des Arznei-
mittels zu enthalten. Homöopathische Mittel sind
von der Verschreibungspflicht ausgenommen.

**Verordnung von
Arzneimitteln**

Fall 144:
Für einen psychisch veränderten Bewohner auf der Pflegestation, der insbesondere nachts sehr unruhig wurde, hat der
behandelnde Arzt Haldol® verschrieben. Die Flasche Haldol
stand im Arzneimittelschrank, war aber nicht mit dem
Namen des Bewohners gekennzeichnet. Die Nachtwache
hatte in einer „Vollmondnacht" eine Reihe von umtriebigen
Bewohnern zu versorgen. Sie gab auch diesen eine Dosis
Haldol® aus derselben Flasche.

Das alleinige Recht, Arzneimittel zu verordnen, hat
der Arzt. Das Pflegepersonal hat dem Arzt die Entscheidung über notwendige Behandlung mit Arzneimitteln zu überlassen. Zulässig ist nur die Vergabe von Arzneimitteln zu therapeutischen
Zwecken, nicht zur Ruhigstellung von Patienten.
Der Arzt in Pflegeheimen sollte die Verordnung
nicht nur auf Rezepten vornehmen, sondern ebenso in der Pflegedokumentation eigenhändig abzeichnen.

Jede Abgabe von verschreibungspflichtigen Arzneimitteln ohne ärztliche Verordnung und entgegen der zugelassenen Indikation stellt eine Straftat
gem. §§ 48, 96 Arzneimittelgesetz (AMG) dar, vgl.
Fall 144.

**Aufbewahrung von
Arzneimitteln**

Fall 145:
Im Stationszimmer einer Pflegestation wurden die Medikamente für die Bewohner zentral in einem Arzneimittelschrank aufbewahrt. Die Aufbewahrung erfolgte geordnet
nach Arzneimittelgruppen. Wurde das Medikamenten-
tablett gestellt und benötigten mehrere Bewohner das gleiche Medikament – etwa Digimerck® –, so wurden den
Bewohnern aus derselben Packung die entsprechenden Tabletten zugeteilt. Ging der Vorrat zu Ende, so wurde einer
der behandelnden Ärzte gebeten (umschichtig), für einen der
Bewohner das Präparat neu zu verschreiben.

Die Packungsbeilagen von Arzneimitteln enthalten häufig Hinweise für eine besondere, angezeig-
te Lagerweise. In Pflegeheimen, in denen Medika-

mente zentral gelagert werden, hat dies in abschließbaren Schränken zu geschehen. Verschreibungspflichtige Medikamente, die vom Patienten, dem sie verschrieben wurden, nicht mehr benötigt werden, sind grundsätzlich zu vernichten. Das Anlegen eines umfangreichen Arzneimitteldepots aus nicht mehr benötigten verschreibungspflichtigen Medikamenten für Bedarfsfälle ist nicht zulässig und birgt darüber hinaus die Gefahr der eigenmächtigen Verabreichung von Arzneimitteln an Bewohner durch Pflegepersonal[3].

In jedem Fall sind die Medikamente (patientenbezogen) aufzubewahren, d. h. mit Namensschild oder/und im Extrafach, s. *Fall 145.*

Patientenbezogene Aufbewahrung

Grundsätze der Arzneimittelaufbewahrung im Pflegeheim

① Alle vom Arzt verordneten Arzneimittel sind patientenbezogen aufzubewahren
  ▷ mit Namensschild
  ▷ und/oder in Extrafach, Schublade/Kästen im verschließbaren Schrank.
  Ausnahme: Heime, die unter ständiger ärztlicher Leitung bzw. Betreuung stehen (§ 14 Abs. 6 ApoG).
② Übervorräte – d. h. Arzneimittel, die BewohnerInnen verordnet wurden, aber nicht mehr benötigt werden – sind grundsätzlich zu vernichten.
  Das gilt insbesondere für
  ▷ alle Betäubungsmittel (§§ 3, 16 Abs. 1 BtMG)
  ▷ alle Nasen-, Ohren-, Augentropfen,
  Arzneimittel, die ein Bewohner sich selbst dargereicht hat (Säfte, Nitrospray, Salben),
  ▷ Salben, die von Pflegekräften auf offene Wunden aufgetragen werden.
  Arzneimittel, die ausnahmsweise einer weiteren Verwendung zugeführt werden können, sind gesondert aufzubewahren und nur vom Arzt wieder in den Verkehr zu bringen.   Heimaufsicht Hamburg

---

Die Verabreichung von Arzneimitteln hat jeweils nur nach Verordnung des Arztes zu geschehen und ist jeweils in der Pflegedokumentation zu vermerken, d. h. Anlaß, Uhrzeit, verabreichte Menge. Dies gilt im verstärkten Maße, wenn die Verordnung des

Verabreichung von Arzneimitteln

---

[3] Vgl. zu Übervorräten: Klie, Altenpflege 1984, S. 350 ff.

Arztes keine regelmäßige, sondern eine Verabreichung in beschriebenen Bedarfsfällen (z. B. bei unkontrollierter Unruhe) vorsieht.

Aufsicht durch Amtsapotheker

In Pflegeheimen üben Amtsapotheker Aufsicht über eine ordnungsgemäße Arzneimittelvergabe und -aufbewahrung aus, § 66 AMG[4].

Fall 146:
Auf einer Station für gerontopsychiatrisch erkrankte Bewohner eines Pflegeheimes wird an 10 Bewohner mit Zustimmung des „Heimarztes" ein neues Medikament „klinisch" erprobt. Weder Angehörige oder gesetzliche Betreuer noch die betroffenen Patienten sind informiert, aufgeklärt oder um Einwilligung gebeten worden. Eine Altenpflegekraft fragt, ob sie die verordneten Medikamente geben muß (Anfrage einer Altenpflegerin 1984).

Erprobung von Arzneimitteln

Eine Erprobung von Arzneimitteln ist nur unter ganz bestimmten, im Gesetz genau festgelegten Voraussetzungen zulässig. In §§ 40, 41 Arzneimittelgesetz ist bestimmt, daß

▷ die Risiken überschaubar sein müssen,

▷ die Person, an der das Arzneimittel erprobt werden soll, über Wirkweise, Risiken des Medikaments und über Bedeutung und Tragweite der klinischen Prüfung aufgeklärt werden muß,

▷ die Prüfung von einem Arzt geleitet werden muß, der mindestens zwei Jahre Erfahrung in klinischen Prüfungen von Arzneimitteln vorweisen kann,

▷ der Betroffene seine Einwilligung zu erteilen hat (schriftlich!),

▷ wenn der Betroffene geschäftsunfähig oder in der Geschäftsfähigkeit beschränkt ist, dennoch seine Einwilligung erforderlich ist, soweit er die Bedeutung und Tragweite der klinischen Prüfung – laienhaft – übersehen kann. Darüber hinaus ist der Betreuer zur Einwilligung aufzufor-

---

[4] Es ist allerdings umstritten, ob sie in Heimen generell zuständig sind.

dern. Betreuer entscheiden allein bei fehlender Einsichtsfähigkeit,

▷ jede klinische Erprobung an Patienten unzulässig ist, die auf gerichtlichen Beschluß hin untergebracht sind.

Da diese Voraussetzungen in *Fall 146* nicht vorliegen, muß sich die Pflegekraft weigern, die Medikamente zu geben – wobei sie sich sinnvollerweise um Unterstützung aus dem Kollegenkreis oder von außen bemühen sollte.

① Wonach werden Arzneimittel im Hinblick auf ihre Abgabefähigkeit unterschieden?
② Wie sind Arzneimittel im Pflegeheim aufzubewahren?
③ Können aus den nicht mehr benötigten Arzneimitteln von Patienten Arzneimitteldepots im Pflegeheim angelegt werden?

Wiederholungs-fragen ●

b) Apothekengesetz

Grundsätzlich dürfen Arzneimittel nur in Apotheken abgegeben werden. Bis 1982 war es z. T. Pflegeanstalten nach entsprechender Genehmigung erlaubt, sog. Dispensieranstalten zu unterhalten, in denen Arzneimittel hergestellt und an die Anstalten abgegeben wurden. Dies ist nach der Neufassung des Apothekengesetzes nicht mehr möglich. Pflegeheime müssen die Arzneimittelversorgung ihrer Bewohner grundsätzlich den öffentlichen Apotheken überlassen[5].

Inhalte für	Vorschlag	Lehrplan
Ausbildung	●	
Fort-/Weiter-bildung		

Fall 147:
Die Rosenapotheke verfügt über gute Kontakte zum Altenheim „Zuflucht". Alle Rezepte der BewohnerInnen – auch wenn sie selbst dies nicht wünschen – erhält die Rosenapotheke. Darüber hinaus deckt das Altenheim „Zuflucht" seinen gesamten übrigen medizinischen Bedarf ebenfalls in der „Rosenapotheke". Die Apotheke zeigt sich entgegenkommend: üppige Weihnachtsgeschenke für die Heimleitung, Finanzierung von Ausfahrten und dann und wann Medikamente ohne entsprechendes Rezept.

Arzneimittel-versorgung in Alten- und Pflegeheimen

---

[5] Ausnahme: Heime unter ständiger, verantwortlicher Leitung eines Arztes, § 14 VI ApoG, § 1 AMPreisspannenVO.

Aus apotheken- und wettbewerbsrechtlichen Gründen ist eine wirtschaftliche Zusammenarbeit von Heimen mit Apotheken unzulässig, § 1 UWG[6]. Folgende drei Grundsätze sind hier zu beachten[7].

① Jedem Bewohner muß grundsätzlich die Möglichkeit gewährt werden, sich ärztliche Verordnungen selbst in einer Apotheke seiner Wahl zu besorgen.

② Bei BewohnerInnen von Pflegestationen und anderen HeimbewohnerInnen, die nicht in der Lage sind, sich ihre Arzneimittel persönlich zu besorgen, obliegt der Heimleitung die Arzneimittelversorgung. Sie hat den Apotheken die Rezepte zuzuleiten.

③ Liegt ein Altenheim im Versorgungsbereich mehrerer Apotheken, so sollte die Heimleitung die Apotheken im Turnus gleichmäßig berücksichtigen oder Lieferbedingungen mit den Apotheken aushandeln, und die Wahl der Apotheken dem jeweiligen Bewohner überlassen, s. *Fall 147.*

Wiederholungs-fragen ●

① Dürfen größere Pflegeanstalten heute noch in sog. Dispensieranstalten selbst Arzneimittel herstellen?

② Ist eine Zusammenarbeit von einem Heim mit nur einer Apotheke zulässig, wenn in der Umgebung des Altenheims auch mehrere andere Apotheken vorhanden sind?

c) Betäubungsmittelgesetz

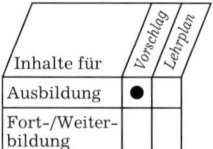

Fall 148:
Die krebskranke Heimbewohnerin Frau L. erhielt kurz vor ihrem Tode gegen die unerträglichen Schmerzen hohe Dosen an Morphium. Nach ihrem Tode ist noch etwas von den Betäubungsmitteln vorhanden. Die Pflegekraft P. fragt, was damit zu geschehen hat.

Aufgabe des Betäubungs-mittelgesetzes

Wegen der suchterregenden Wirkung von Betäubungsmitteln ist der Verkehr mit ihnen im Betäubungsmittelgesetz gesondert geregelt. Das Betäubungsmittelgesetz (BtMG) soll sicherstellen, daß

[6] Vgl. BGH, NJW 1982, S. 1331 f.
[7] Vgl. Klie, Das Altenheim 1982, S. 225.

alle suchterregenden Stoffe und deren Zubereitungen nur für medizinische und wissenschaftliche Zwecke verwendet werden. Gleichzeitig soll die Rauschgiftsucht bekämpft werden.

Das Betäubungsmittelgesetz unterscheidet Betäubungsmittel in: **Unterscheidung von Betäubungsmitteln**

▷ *nicht verkehrsfähige Betäubungsmittel* (Heroin, LSD, Mescalin, Haschisch, Marihuana, PCP). Diese Betäubungsmittel sind nur illegal auf dem Markt.

▷ *verkehrsfähige, aber nicht verschreibungsfähige Betäubungsmittel* (Kokablätter, Kodein). Diese Betäubungsmittel dürfen vom Arzt nicht verschrieben werden.

▷ *verkehrsfähige und verschreibungsfähige Betäubungsmittel* (Amphetamin, Kokain, Fentanyl, Morphin, Opium, Dolantin, Polamidon, Barbital). Diese Betäubungsmittel können nach peinlich genau einzuhaltenden Vorschriften von Ärzten verschrieben und von Apotheken abgegeben werden.

Die Betäubungsmittel werden im bundesdeutschen Betäubungsmittelrecht nicht nach gefährlichen harten Drogen (z. B. Heroin) und weniger gefährlichen, weichen Drogen (z. B. Haschisch) unterschieden.

Für die Verschreibung von Betäubungsmitteln sind fälschungssichere Betäubungsmittelsonderrezepte eingeführt worden. Apotheken, ärztliche Praxen und Krankenhäuser haben über Abgaben und Verbleib von Betäubungsmitteln genauestens Buch zu führen (vgl. Betäubungsmittelverschreibungsverordnung von 1981). **Verschreibung und Abgabe von Betäubungsmitteln**

Nicht vorschriftsmäßiger Umgang mit Betäubungsmitteln ist unter Bußgeld- und Strafandrohung gestellt.

Aufbewahrung von Betäubungsmitteln

Für Heime gelten grundsätzlich keine Sondervorschriften für die Aufbewahrung von Betäubungsmitteln, etwa Buchführungspflicht (anders: Krankenhäuser).

Es gelten die Ausführungen zur Arzneimittelaufbewahrung entsprechend (verschließbarer Medikamentenschrank, patientenbezogene Aufbewahrung), wobei Betäubungsmittel besonders sicher aufzubewahren sind.

Die Heimaufsicht kann ggf. zusätzliche Anordnungen treffen (§§ 6 Abs. 3, 12 HeimG).

Vernichtung

Betäubungsmittel, die von BewohnerInnen nicht mehr benötigt werden oder von verstorbenen BewohnerInnen hinterlassen wurden, dürfen in keinem Fall für andere BewohnerInnen weiterverwendet werden („In Verkehr bringen"). Sie sind vielmehr stets unverzüglich einer Vernichtung zuzuführen, die in aller Regel durch Abgabe bei einer öffentlichen Apotheke zu erfolgen hat, § 16 Abs. 1 (BtMG). Jede andere Verfahrensweise, insbesondere die Weiterverwendung für andere Bewohner, ist strafbar (§ 3 Abs. 1 BtMG), s. *Fall 148.*

Die Gesundheitsbehörde empfiehlt

„sofern in Alten- und Pflegeheimen Betäubungsmittel anfallen, die vom Träger bzw. von Pflegekräften vernichtet werden sollen, . . . daß die Betreffenden einen Apotheker ihres Vertrauens bitten, **im Heim** behilflich zu sein **bei der Vernichtung** der betreffenden Arzneimittel. Dabei wird es für angemessen gehalten, wenn Heimpersonal und Apotheker gemeinsam eine Niederschrift über die Vernichtung entsprechend der in § 16 BtMG genannten Niederschrift fertigen und aufbewahren."

Aus: Apothekerkammer Hamburg, Rundschreiben 3/1988

① Wonach werden im bundesdeutschen Betäubungsmittelrecht die Betäubungsmittel unterschieden?
② Welche Einrichtungen dürfen Betäubungsmittel abgeben?
③ Wie sind Betäubungsmittel zu vernichten?

Wiederholungs-fragen ●

3. Seuchenhygiene

Die Bekämpfung von ansteckenden Krankheiten und Seuchen gehört zu den Zielsetzungen des Bundesseuchengesetzes. Dieses Gesetz soll sicherstellen, daß

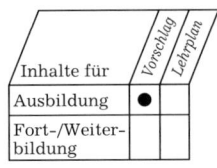

Inhalte für	*Vorschlag*	*Lehrplan*
Ausbildung	●	
Fort-/Weiter-bildung		

▷ übertragbare Krankheiten den Gesundheitsbehörden gemeldet werden,

▷ alles zur Verhütung der Verbreitung von übertragbaren Krankheiten getan wird (Prävention),

▷ Erkrankungen mit allen erforderlichen Mitteln bekämpft werden.

Arzt, Pflegekraft und Heimleiter (in dieser Reihenfolge) sind verpflichtet, bei bestimmten Erkrankungen unverzüglich das Gesundheitsamt zu benachrichtigen. Hierzu gehören gem. § 3 BSeuchG:

Meldepflicht

▷ Verdacht einer Erkrankung an Salmonellose, Typhus abdominalis u. a.,

▷ Erkrankung an Lues, Gelbfieber, Meningitis, Tuberkulose (aktive Form), Virushepatitis u. a.,

▷ Tod an Keuchhusten, Scharlach u. a.,

▷ Ausscheiden von Salmonellen u. a.

Das für die Durchführung des BSeuchG zuständige Gesundheitsamt kann eine Reihe von präventiven Maßnahmen zur Gesundheitssicherung ergreifen, z. B. Überprüfungen, Schutzimpfungen. Für Altenheime sind hier von besonderer Bedeutung:

Vorschriften zur Verhütung von übertragbaren Krankheiten

Personal, das mit Lebensmitteln zu tun hat (Küche, aber auch Pflegepersonal), hat vor der Aufnahme der Tätigkeit ein Gesundheitszeugnis vom Gesundheitsamt einzuholen und dem Arbeitgeber vorzulegen (§ 18 BSeuchG).

Gesundheitszeugnis für Personal

Seuchenhygienische Überwachung

Alten- und Pflegeheime unterliegen der seuchenhygienischen Überwachung der Gesundheitsämter (§ 48 a BSeuchG). Die seuchenhygienische Überwachung wird meist zusammen mit der Heimaufsicht nach dem Heimgesetz durchgeführt.

Gesundheitszeugnis für HeimbewohnerInnen

Personen, die in ein Altenheim, Altenwohnheim, Pflegeheim oder ein anderes Heim im Sinne des Heimgesetzes aufgenommen werden sollen, haben vor oder unverzüglich nach ihrer Aufnahme der zuständigen Behörde (d. h. dem Gesundheitsamt) durch Vorlage eines ärztlichen Zeugnisses nachzuweisen, daß bei ihnen eine ansteckungsfähige Tbc der Atmungsorgane nicht vorliegt (§ 48 a Abs. 2 BSeuchG).

Das Gesundheitsamt kann zur Bekämpfung von Seuchen einschneidende Maßnahmen anordnen. Dazu gehören Behandlungsauflagen, Krankenhausaufenthalte, Beschäftigungsverbote.

| **Hinweis** ● | Im Bundesseuchengesetz steht nicht, daß Heimbewohner einmal im Monat baden müssen. |

| **Wiederholungs-fragen** ● | ① Was sind die Ziele des BSeuchG?
② Nennen Sie einige Krankheiten, die meldepflichtig nach dem BSeuchG sind!
③ Bedarf das Personal vor Einstellung in einem Altenheim eines Gesundheitszeugnisses? |

4. Lebensmittelrecht

Inhalte für	*Vorschlag*	*Lehrplan*
Ausbildung	●	
Fort-/Weiterbildung		

Lebensmittel, Definition

Das Lebensmittel- und Bedarfsgegenständegesetz (LMBG) sowie eine Vielzahl von Einzelvorschriften befassen sich mit dem Verkehr mit Lebensmitteln.

Nach dem LMBG sind Lebensmittel Stoffe, die dazu bestimmt sind, in unverändertem, zubereitetem oder verarbeitetem Zustand von Menschen verzehrt zu werden. Den Lebensmitteln gleich stehen ihre Umhüllungen, Überzüge oder sonstige Umschließungen, die dazu bestimmt sind, mitverzehrt zu werden.

Unter Bedarfsgegenständen versteht das LMBG u. a.

Bedarfsgegenstände

▷ Gegenstände, die beim Herstellen, Behandeln oder Inverkehrbringen von Lebensmitteln verwendet werden und mit Lebensmitteln in Berührung kommen,

▷ Gegenstände, die dazu bestimmt sind, mit den Schleimhäuten des Menschen in Berührung zu kommen,

▷ Gegenstände, die zur Körperpflege bestimmt sind,

▷ Spielwaren, Scherzartikel, Reinigungs- und Pflegemittel für den häuslichen Bedarf, Bekleidungsgegenstände, Bettwäsche und Gegenstände, die am Körper getragen werden.

Ziel des LMBG ist in erster Linie der Schutz des Verbrauchers vor möglichen Gesundheitsschäden und vor Täuschung. So ist es insbesondere verboten, Lebensmittel herzustellen und in Verkehr zu bringen, die geeignet sind, die Gesundheit zu schädigen (z. B. durch Überschreitung der Höchstmengen von Pflanzenschutz- und Düngemitteln auf Lebensmittel, durch Überschreitung der Höchstmengen von Stoffen mit pharmakologischer Wirkung in tierischen Lebensmittelprodukten oder durch verdorbene Lebensmittel).

Aufgabe des LMBG

Überblick über lebensmittelrechtliche Vorschriften:

Lebensmittel-Kennzeichnungsverordnung, Verordnung über vitaminisierte Lebensmittel, Verordnung gegen die Verwendung von Mineralölen im Lebensmittelverkehr, Höchstmengenverordnung, tierische Lebensmittel, Fleisch-Verordnung, Hackfleisch-Verordnung, Verordnung über Blutplasma, Verordnung über Fleischbrühwürfel und ähnliche Erzeugnisse, Verordnung über hygienische Anforderungen an Milch und Milcherzeugnisse bei der Einfuhr, Hygieneverordnung für Milch-ab-Hof-Abgabe, Verordnung über Frauenmilchsammelstellen, Verordnung über Knochenfett, Verordnung über chemisch behandelte Getreidemahlerzeugnisse, unter Verwendung von Getreidemahlerzeugnissen hergestellte Lebensmittel und Teigmassen aller Art, Verordnung über Teigwaren, Verordnung über Obsterzeugnisse, Fruchtbehandlungsverordnung, Schwefeldioxyd-Verordnung, Verordnung über Speiseeis, Kaugummi-Verordnung, Verordnung über Kaffee, Verordnung über Kaffee-Ersatzstoffe und Kaffee-Zusatzstoffe, Verordnung über Kakaoschalen, Verordnung über Tee und teeähnliche Erzeugnisse, Trinkwasser-Aufbereitungs-Verordnung, Verordnung über Tafelwässer, Verordnung über koffeinhaltige Erfrischungsgetränke, Essenzen-Verordnung, Verordnung über den Verkehr mit Essig und Essigsäure, Verordnung über die Zulassung fremder Stoffe als Zusatz zu Speisesalz.

Vorschriften für den Heimbereich

Im Heimbereich sind besondere Vorschriften hinsichtlich des Umgangs mit Lebensmitteln und der Gestaltung der Küchen zu beachten.

Fall 149:
Die Heimaufsicht führt eine Begehung gemäß § 9 HeimG durch. In der fünfköpfigen Kommission ist auch ein Vertreter des Gesundheitsamtes. Die gesamte Kommission geht bei der Heimbegehung auch in die Küche. Dort wird das Fehlen von Einmalhandtüchern sowie die Aufbewahrung von Hackfleisch in der Tiefkühltruhe beanstandet.

Zu den Anforderungen, die durch lebensmittelrechtliche Vorschriften an Heime (bzw. deren Küchen) gestellt werden, gehören u. a.:

▷ Ungiftigkeit der Desinfektionsmittel (keine Mittel auf Phenol- oder Aldehydbasis)[1],
▷ Extrawaschplätze für Gefriergeflügel wegen hohen Salmonellengehalts,
▷ Fliegengitter vor Küchenfenstern,
▷ Kühl- und Vorratsräume für bestimmte Lebensmittelgruppen,
▷ kein Einfrieren von frischem Hackfleisch,
▷ kein Zutrittsrecht für Unbefugte zur Küche (hierzu gehört im übrigen auch die Heimaufsichtskommission, siehe o. a. *Fall 149.*)

---

[1] Vgl. Richtlinien für die Prüfung chemischer Desinfektionsmittel, Liste über Klein MKT Vermerk GmbH, Friedrichstr. 10, 55124 Mainz, erhältlich.

Die Lebensmittelüberwachung erfolgt – landesrechtlich unterschiedlich geregelt – durch Ordnungsämter, Veterinärämter sowie durch die Gesundheitsämter. Zu diesem Zwecke können Begehungen durchgeführt und Essenproben gezogen werden.

Lebensmittelüberwachung

Neue und weitergehende Anforderungen an die Lebensmittelhygiene stellt die europäische „HACCP-Richtlinie" auf, die in einer bundeseinheitlichen Lebensmittelhygieneverordnung umgesetzt wird. Durch die Richtlinie soll mehr Wert auf Vorbeugungsmaßnahmen gelegt werden, der Aufbau einer nachvollziehbaren Dokumentation über Hygienemaßnahmen verpflichtend werden. Periodische, interne Prüfungen werden ebenso zur Pflicht wie die Mitarbeiterschulung.

HACCP-Richtlinie

① Was versteht das LMBG unter Lebensmitteln?
② Wie erfolgt die Lebensmittelüberwachung?

Wiederholungsfragen ●

VIII. Erbrecht

Vorbemerkung:

In der Zeit der Jahrtausendwende lebt die wohl reichste Generation älterer Menschen in Deutschland, die es je gegeben hat, wenngleich das Vermögen unter den BürgerInnen ausgesprochen „ungleich" verteilt ist. Die großen Vermögenssummen, die zur Vererbung anstehen, machen das Erbrecht zu einer für den vermögenden älteren Menschen wichtigen Materie, über die AltenpflegerInnen auch in den Grundzügen Bescheid wissen sollten. Aus der nachfolgenden Übersicht ergeben sich die Beträge der anstehenden Erbschaften.

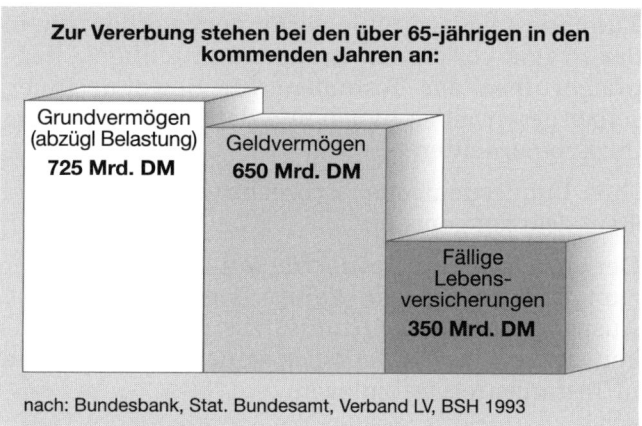

Zur Vererbung stehen bei den über 65-jährigen in den kommenden Jahren an:

Grundvermögen (abzügl Belastung) **725 Mrd. DM**

Geldvermögen **650 Mrd. DM**

Fällige Lebensversicherungen **350 Mrd. DM**

nach: Bundesbank, Stat. Bundesamt, Verband LV, BSH 1993

1. Grundsätze

Fall 150
Die fürsorgliche und überaus ordentliche Schwester Mathilde möchte ihren HeimbewohnerInnen bei der Ordnung der „Letzten Dinge" behilflich sein. Mit ihrer kleinen Reiseschreibmaschine geht sie zu den BewohnerInnen, die ein Testament aufsetzen wollen, schreibt ihren „Letzten Willen" sauber mit Schreibmaschine, läßt die BewohnerInnen unterschreiben und vernichtet evtl. vorhandene handgeschriebene Testamente – „eins genügt!"

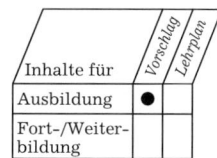

Inhalte für | Vorschlag | Lehrplan
Ausbildung | ● |
Fort-/Weiterbildung | |

**Erbrecht
für Alten-
pflegerInnen**

Es ist nicht Aufgabe von AltenpflegerInnen, Beratung in den zum Teil komplizierten erbrechtlichen Fragen zu erteilen. Kenntnisse der Grundzüge des Erbrechts sind jedoch notwendig, da AltenpflegerInnen häufig mit erbrechtlichen Fragen konfrontiert werden. Viele ältere Menschen wissen nicht, wie man ein Testament aufsetzt, welche Formvorschriften beachtet werden müssen. Hier folgenschwere Fehler zu verhindern, kann auch Aufgabe von AltenpflegerInnen sein, s. *Fall 150.*

So hat der Bundesgerichtshof entschieden, daß ein Krankenhaus etwa, dessen MitarbeiterInnen Patienten in erbrechtlichen Fragen falsch beraten haben, darauf hinwirken muß, daß testierwillige Patienten ein wirksames Testament errichten. Ähnliches gilt für Einrichtungen der Altenpflege[1].

Zumindest sollten Fälle verhindert werden, die in der Praxis vorkamen, in denen gutwillige AltenpflegerInnen das Testament für BewohnerInnen selber geschrieben haben und damit die Erben um ihr Erbe brachten.

Das bundesdeutsche Erbrecht wird von zwei Grundsätzen geprägt:

Testierfreiheit

Der Grundsatz der Testierfreiheit besagt, daß jeder zum Erben einsetzen kann, „wer ihm beliebt". Ausprägung dieses Grundsatzes ist die Möglichkeit, in verschiedener Weise seinen letzten Willen in Testamenten festzulegen.

**„Das Ende geht
durch das Blut"**

Dieser Grundsatz besagt, daß bei fehlendem Testament das Erbe in der Familie bleiben soll, d. h. die gesetzliche Erbfolge eintritt. Ausprägung dieses Grundsatzes ist auch die sog. Pflichtteilsregelung, die dem enterbten Familienangehörigen einen Teil der Erbschaft sichert.

Die Erbschaft

Die Erbschaft umfaßt alle vermögensrechtlichen Positionen, d. h. sämtliche Vermögenswerte wie auch die Schulden des Verstorbenen.

---

[1] BGH Urt. v. 8. 6. 89 Az III ZR 63/88.

① Kann man auch nicht bezahlte Rechnungen erben?
② Welche zwei Grundsätze bestimmen das deutsche Erbrecht?

Wiederholungs-
fragen ●

2. Die gesetzliche Erbfolge

Das Gesetz regelt die Erbfolge zugunsten Verwandter, Ehegatten, Staat.

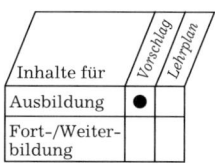

Inhalte für	Vorschlag	Lehrplan
Ausbildung	●	
Fort-/Weiter-bildung		

Die Bestimmungen des Erbrechts finden sich in
den §§ 1922 ff. des BGB.

Als gesetzliche Erben kommen in Frage:

Verwandte

Nach dem deutschen Erbrecht erben grundsätzlich
nur Verwandte, also Personen, die gemeinsame Eltern, Großeltern, Urgroßeltern oder noch entfern-
tere gemeinsame Vorfahren haben.

Nicht in diesem Sinne verwandt und daher von der
gesetzlichen Erbfolge ausgeschlossen sind Ver-
schwägerte, z. B. Schwiegermutter, Schwiegersohn, Stiefvater, Stieftochter, denn mit diesen hatte der Verstorbene (das Gesetz spricht vom „Erblasser") keine gemeinsamen Vorfahren.

Wie Verwandte werden Adoptivkinder behandelt.
Durch die Annahme an Kindes Statt wird ein gesetzliches Verwandtschaftsverhältnis begründet.

Adoptivkinder

Neben den Verwandten besteht, obwohl regelmäßig nicht verwandt, ein eigenes gesetzliches
Erbrecht für den Ehegatten (gilt nicht für Geschiedene).

Ehegatten

Gesondert behandelt werden nichteheliche Kinder
des Erblassers, wenn eheliche Kinder und/oder die
Witwe des Verstorbenen vorhanden sind. Sind weder Verwandte noch Ehegatten vorhanden, so erbt
der Staat.

**Nichteheliche
Kinder**

① Steht der Schwägerin beim Tode des Bruders ihres Ehegatten ein eigenes gesetzliches Erbrecht zu?
② Was versteht man im Erbrecht unter „verwandt"?

Wiederholungs-
fragen ●

a) Gesetzliche Erbfolge bei Verwandten

Ordnungen

Die gesetzliche Erbfolge richtet sich nach sog. Ordnungen:

Erben 1. Ordnung

Zu den Erben 1. Ordnung gehören nur die Abkömmlinge des Erblassers, d. h. seine Kinder, Enkel und Urenkel.

Soweit es jemanden gibt, der zu dieser Gruppe der Abkömmlinge gehört, gehen alle entfernteren Verwandten leer aus und können nicht am Erbe teilhaben, es sei denn, es besteht ein anderslautendes Testament.

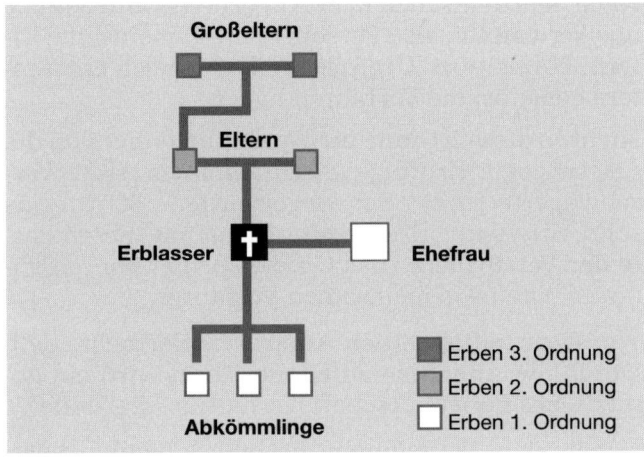

Der Erblasser hinterläßt einen Sohn und seine Eltern. Hier erben die Eltern nichts.

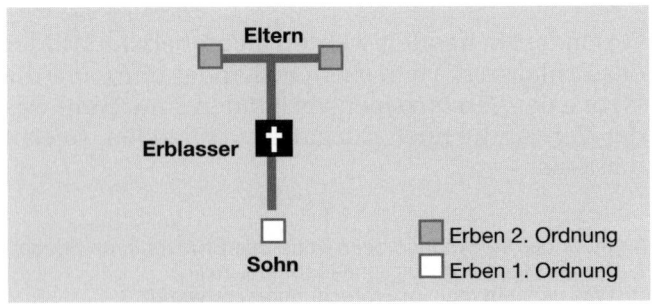

Die Kindeskinder – Enkel, Urenkel – können regelmäßig nur dann etwas erben, wenn ihre Eltern
bereits verstorben sind oder selbst die Erbschaft
nicht annehmen wollen.

Der Erblasser hinterläßt eine Tochter und drei Enkelkinder, die von einem bereits verstorbenen Sohn
abstammen. Die Tochter erhält die Hälfte des Erbes, während die Enkelkinder sich die andere Hälfte, nämlich die Hälfte, die auf ihren Vater entfallen wäre, teilen müssen. Jedes Enkelkind erhält somit ⅙ des Erbes.

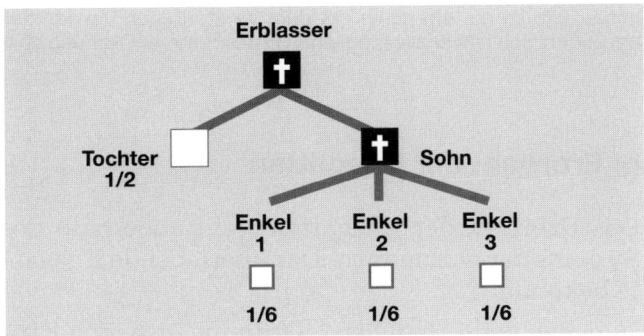

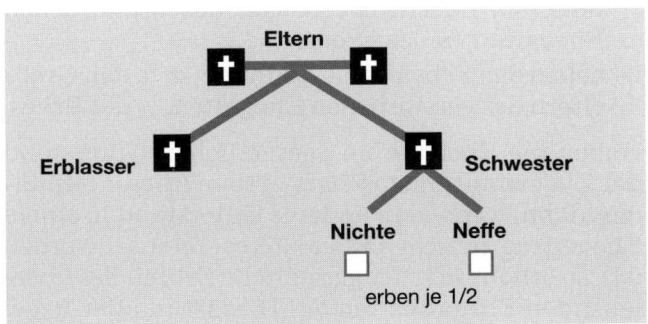

Erben 2. Ordung sind die Eltern des Erblassers und
deren Kinder und Kindeskinder, also Geschwister
sowie die Nichten und Neffen des Verstorbenen.
Auch hier gilt, daß die Kinder eines zunächst Erb-
berechtigten, der jedoch bereits verstorben ist, das

Erben 2. Ordnung

Erbteil ihres verstorbenen Vaters oder ihrer Mutter übernehmen.

Verwandte der 2. Ordnung können nur dann erben, wenn kein näherer Verwandter der 1. Ordnung vorhanden ist.

Weitere Ordnungen

Die 3. Ordnung umfaßt die Großeltern und deren Kinder und Kindeskinder (Onkel, Cousin usw.), die 4. Ordnung die Urgroßeltern und deren Kinder und Kindeskinder.

Wichtig ●

Immer gilt: Ist nur **ein** näher mit dem Verstorbenen Verwandter am Leben, schließt er alle möglichen Erben fernerer Ordnung aus!

b) Erbrecht der Ehegatten

Erbrecht der Ehegatten

Das Erbrecht der Ehegatten steht außerhalb des Systems der Ordnungen. Der überlebende Ehegatte bekommt

▷ neben den Erben der 1. Ordnung, d. h. den Kindern und Enkeln, $\frac{1}{4}$ des Erbes,

▷ neben den Erben der 2. Ordnung, d. h. den Eltern und Geschwistern usw. des verstorbenen Ehegatten, $\frac{1}{2}$ des Erbes,

▷ neben den Erben der 3. Ordnung, d. h. den Großeltern des verstorbenen Ehegatten, $\frac{1}{2}$ des Erbes.

Haben die Eheleute im „gesetzlichen Güterstand der Zugewinngemeinschaft" gelebt (dieser gilt immer dann, wenn kein anderer Güterstand in einem Ehevertrag zwischen Eheleuten vereinbart worden ist), so erhöht sich der gesetzliche Erbteil des überlebenden Ehegatten um $\frac{1}{4}$. Dies ist in aller Regel der Fall. Dann steht dem Ehegatten

▷ neben den Erben der 1. Ordnung $\frac{1}{2}$ des Erbes,

▷ neben den Erben der 2. Ordnung $\frac{3}{4}$ des Erbes,

▷ neben den Großeltern des Verstorbenen $\frac{3}{4}$ des Erbes zu.

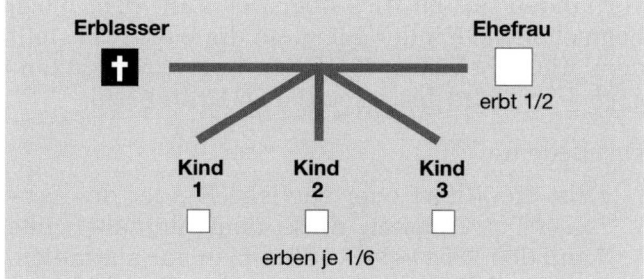

Fall 151:
Der Erblasser hinterläßt seine Ehefrau und drei Kinder. Die Eheleute lebten im gesetzlichen Güterstand der Zugewinngemeinschaft.
Hier erbt die Ehefrau ½ (¼ als Ehegatte neben den Erben erster Ordnung, ¼ Zugewinngemeinschaft), die Kinder erben je ⅙.

Die Witwe erhält zusätzlich den sogenannten „Großen Voraus", der regelmäßig alle zum Haushalt gehörenden Gegenstände umfaßt.

Geschiedenen und in Scheidung lebenden Ehegatten steht kein gesetzliches Erbrecht zu.

Wieviel erbt die Ehefrau, wenn als sonstige gesetzliche Erben nur noch ein Bruder des verstorbenen Ehegatten lebt,
▷ bei Güterstand der Zugewinngemeinschaft?
▷ bei einem anderen extra vereinbarten Güterstand?

Wiederholungs-frage ●

c) Erbrecht des nichtehelichen Kindes

Die erbrechtliche Stellung von nichtehelichen Kindern ist grundsätzlich dieselbe wie die eines ehelichen Kindes: es zählt zu den gesetzlichen Erben 1. Ordnung.

Grundsatz

Die volle Rechtsstellung eines gesetzlichen Erben hat das nichteheliche Kind aber nur dann, wenn beim Tod des Vaters kein ehelicher Abkömmling und kein überlebender Ehegatte des Erblassers

Erbersatzanspruch

471

vorhanden ist. Ist dies aber der Fall, d.h. leben noch eheliche Kinder oder/und die Witwe, so steht dem nichtehelichen Kind ein sog. Erbersatzanspruch in Höhe des gesetzlichen Erbteils zu.

Das bedeutet:

▷ Lebt die Witwe oder eheliche Kinder des Erblassers, so müssen diese dem nichtehelichen Kind den Wert seines Erbteils in bar auszahlen. Sinn und Zweck dieser Regelung ist es, mögliche Streitereien zwischen ehelichen und nichtehelichen Kindern bei der Verteilung des Erbes auszuschließen.

▷ Leben beim Tode des Vaters als gesetzliche Erben nur die Eltern des Vaters, so wird das nichteheliche Kind Alleinerbe.

▷ Die Regelung des Erbersatzanspruches gilt nur beim Tode des Vaters eines nichtehelichen Kindes. Beim Tod der Mutter ist das nichteheliche Kind uneingeschränkt Erbe 1. Ordnung, auch neben ehelichen Abkömmlingen der Mutter.

Vorzeitiger Erbausgleich

Das nichteheliche Kind, das das 21., aber noch nicht das 27. Lebensjahr vollendet hat, kann von seinem Vater einen vorzeitigen Erbausgleich verlangen. Der Erbausgleich beläuft sich in der Regel auf das Dreifache des jährlichen Unterhalts, den der Vater im Durchschnitt der letzten 5 Jahre zu leisten hatte. Bei günstigen Einkommens- und Vermögensverhältnissen des Vaters kann der Betrag erhöht werden, höchstens bis zum Zwölffachen des jährlichen Unterhalts. Bei ungünstigen finanziellen Verhältnissen des Vaters ist eine Herabsetzung bis zum einfachen Jahresbetrag möglich. Auch kann dem Vater Stundung gewährt werden. Erhält das nichteheliche Kind den vorzeitigen Erbausgleich, dann verliert es damit beim Tod des Vaters jeden Erb- und Pflichtteilsanspruch.

Wiederholungs-frage ●

Warum hat der Gesetzgeber Sonderregelungen für nichteheliche Kinder als Erben geschaffen?

3. Pflichtteil

Jeder kann seine nächsten Angehörigen enterben, indem er ein Testament macht. Es ist jedoch als ungerecht empfunden worden, wenn der Erblasser seinen Ehegatten, den Kindern und Kindeskindern oder den Eltern gar nichts zukommen läßt. Deshalb sichert das Gesetz diesem Personenkreis den sog. Pflichtteil zu.

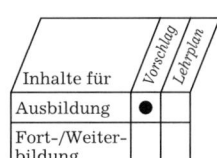

Inhalte für	Vorschlag	Lehrplan
Ausbildung	●	
Fort-/Weiterbildung		

Die Pflichtteilsberechtigten haben in jedem Fall einen Anspruch auf Geldzahlung in Höhe der Hälfte des Wertes des gesetzlichen Erbteils.

Fall 152:
Erblasser E. hinterläßt ein Erbe im Werte von DM 10 000,–. Als gesetzlicher Erbe ist nur ein Sohn vorhanden. E. setzt in seinem Testament seine Freundin F. als Alleinerbin ein.

Da der Sohn ohne Testament Alleinerbe gewesen wäre, steht ihm als Pflichtteil die Hälfte des Erbes, also DM 5 000,–, zu. Diesen Betrag muß F. an ihn auszahlen.

In ganz eng umgrenzten Fällen – z. B. bei körperlicher Mißhandlung durch den Pflichtteilsberechtigten – kann im Testament auch der Pflichtteil entzogen werden.

Pflichtteilentziehung

Wer gehört zur Gruppe der Pflichtteilberechtigten?

Wiederholungsfrage ●

4. Testament

Ein Testament ist die schriftliche Darlegung des Letzten Willens, mit der der Erblasser über sein Vermögen verfügt.

Um gültig zu sein, muß ein Testament bestimmte Formvorschriften einhalten.

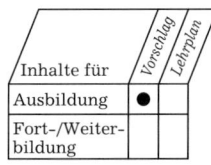

Inhalte für	Vorschlag	Lehrplan
Ausbildung	●	
Fort-/Weiterbildung		

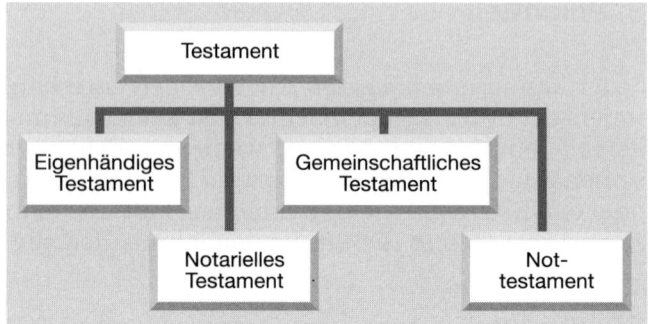

Das eigenhändige Testament

Es gibt unterschiedliche Arten von Testamenten. Das übliche Testament ist das eigenhändige Testament. Es muß vom Erblasser handschriftlich verfaßt und unterschrieben sein. Bei Nichtbeachtung dieser Formerfordernisse ist es ungültig.

| Wichtig ● |

Ein mit Maschine geschriebenes oder von einem anderen als dem Erblasser geschriebenes Testament ist ungültig, es sei denn, es handelt sich um ein notarielles Testament, s. *Fall 150.*

Über die genannten unabdinglichen Formerfordernisse hinaus soll ein Testament Angaben über das Datum und den Ort, an dem es erstellt wurde sowie eine Kennzeichnung als „Testament" oder Letzten Willen enthalten.

Das öffentliche oder notarielle Testament

Wer sichergehen will, bei der Abfassung des Testamentes keine Fehler zu machen oder nicht in der Lage ist, selbst ein Testament zu verfassen, kann ein öffentliches oder notarielles Testament errichten.

Dies geschieht in der Weise, daß der Letzte Wille

▷ mündlich gegenüber einem Notar erklärt oder
▷ selbst schriftlich abgefaßt und dem Notar übergeben wird.

Der Notar ist zur Beratung verpflichtet. Das notarielle Testament wird immer in amtliche Verwahrung genommen. Für die Errichtung eines notariellen Testamentes wird entsprechend dem Wert des

Erbes eine Gebühr entrichtet (z. B. Wert des Vermögens DM 10 000,– – Gebühr DM 60,–).

Für Blinde und andere am Schreiben gehinderte Personen ist das notarielle Testament die einzige Möglichkeit, ein Testament zu errichten. Testamente in Blindenschrift sind ungültig (LG Hannover NJW 1972, S. 1204).

Wichtig ●

Der Notar ist unter entsprechenden Umständen auch verpflichtet, in das Heim oder die Wohnung des Testierwilligen zu kommen.

Ehegatten genießen den Vorzug, ihren Letzten Willen in einem Testament gemeinsam niederlegen zu können. Hier schreibt z. B. ein Ehegatte den Letzten Willen beider handschriftlich auf und beide unterschreiben. Das gemeinschaftliche Testament kann i. d. R. von einem Ehegatten allein, insbesondere nach dem Tode des anderen, nicht widerrufen werden.

Das gemeinschaftliche Testament

In Ausnahmesituationen, wenn der Erblasser nicht mehr die Kraft hat, handschriftlich sein Testament selbst zu verfassen und wenn darüber hinaus die Gefahr besteht, daß ein herbeigerufener Notar nicht mehr rechtzeitig zur Stelle sein wird, kommt die Errichtung eines sog. Nottestamentes in Betracht.

Das Nottestament (Dreizeugentestament)

Es wird vom Erblasser mündlich zur Niederschrift durch den Bürgermeister oder den sonst gesetzlich vorgesehenen Beamten (in Hamburg sind die Standesbeamten zuständig) erklärt. Der Bürgermeister muß zur Beurkundung zwei Zeugen hinzuziehen.

Diese dürfen in dem zu errichtenden Testament nicht selbst bedacht worden sein. Besteht so ernste Todesgefahr, daß auch der Bürgermeister nicht mehr geholt werden kann, darf das Testament durch mündliche Erklärung vor drei Zeugen erklärt werden. Hinsichtlich der Zeugen (es dürfen keine Verwandten sein) und der anzufertigenden Niederschrift sind verschiedene Vorschriften zu beachten, die eine wirksame Errichtung eines Testamentes erschweren.

Ein Nottestament verliert seine Gültigkeit, wenn seit der Errichtung drei Monate vergangen sind und der Erblasser noch lebt.

In aller Regel ist es angezeigt, in Notsituationen einen Notar zu holen. Dieser kann meist besser helfen.

In der Praxis spielen Nottestamente kaum eine Rolle.

Erbvertrag

Seinen Letzten Willen kann man schließlich auch in einem sog. Erbvertrag festhalten, der vor einem Notar zu schließen ist.

Wiederholungs-fragen ●

① Welche zwei Formvorschriften gelten für ein eigenhändiges Testament?
② Was versteht man unter einem gemeinschaftlichen Testament?
③ Wann ist es angezeigt, ein notarielles Testament zu errichten?

a) Inhalt von Testamenten

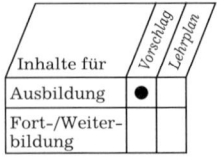

In einem Testament kann abweichend von den gesetzlichen Erbfolgeregelungen grundsätzlich frei bestimmt werden, wer was unter welchen Umständen aus dem Vermögen bekommen soll.

Man kann

▷ abweichend von der gesetzlichen Erbfolge einen oder mehrere Erben bestimmen. Diese müssen nicht Menschen sein, es können auch wohltätige Organisationen, Vereine oder die Kirche eingesetzt werden,

▷ jemanden enterben, d. h. den gesetzlichen Erbanspruch zumindest auf den Pflichtteil begrenzen,

▷ für den Fall, daß der zum Erbe bestimmte vor dem Erblasser stirbt, einen Ersatzerben bestimmen,

▷ Vor- und Nacherben bestimmen, d. h. festlegen, daß nach dem Tode des Vorerben das verbliebene Erbe ein Nacherbe erhalten soll (häufige Regelung; Vorerbe ist die Ehefrau, Nacherben sind die Kinder),

▷ bei mehreren Erben bestimmen, wie der Nachlaß geteilt werden soll, (z. B. Meine Tochter soll das Auto, mein Sohn das Ölgemälde erhalten),

▷ Vermächtnisse aussetzen, d. h. einer Person, die nicht Erbe ist, ganz bestimmte Gegenstände zuwenden, (z. B. Erben sind meine drei Kinder, die goldene Taschenuhr vermache ich meinem Patensohn Hugo). Die Erben sind dann verpflichtet, die goldene Taschenuhr – das Vermächtnis – dem Patensohn Hugo auszuhändigen.

Fall 153:

Frau Tierlieb sorgt sich um die Zukunft ihres letzten Lebensbegleiters, ihres Hundes Bello. Sie kann sich nicht vorstellen, daß ihr armer Hund nach ihrem Tod in ein Tierheim kommt. So legt sie in ihrem Testament fest: „Meinem Erben mache ich zur Auflage, meinen Hund Bello bis zu seinem Tod persönlich aufzunehmen, zu pflegen und zu versorgen".

Es ist möglich, Auflagen zu machen, wie die Erben oder Vermächtnisnehmer sich in einer bestimmten Angelegenheit zu verhalten haben oder welche Pflichten sich aus der Annahme der Erbschaft ergeben, etwa die Pflege eines Hundes. Eine solche Auflage ist natürlich nur sinnvoll, wenn feststeht, daß die Erben ihrerseits auch Tierfreunde sind.

① Was ist der Unterschied zwischen einer Erbschaft und einem Vermächtnis?

② Ist es notwendig, ein Testament zu errichten, wenn man mit der gesetzlichen Erbfolge einverstanden ist?

> **Wiederholungs-**
> **fragen** ●

b) Widerruf von Testamenten und Testierfähigkeit

Der Erblasser kann ein Testament jederzeit – auch teilweise – widerrufen und ändern. Es bestehen hierbei drei Möglichkeiten:

▷ Widerruf durch ein neues Testament,

▷ Rücknahme aus der amtlichen Verwahrung. Ein öffentliches Testament wird auch dadurch außer Kraft gesetzt, daß es aus der amtlichen Verwahrung genommen wird,

▷ Widerruf durch Vernichtung,

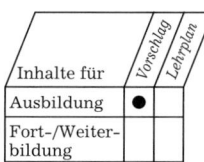

Inhalte für	Vorschlag	Lehrplan
Ausbildung	●	
Fort-/Weiterbildung		

▷ Ein Testament kann auch dadurch widerrufen werden, daß es vernichtet oder verändert wird (vom Erblasser).

Gemeinschaftliches Testament

Besonderheiten bestehen beim gemeinschaftlichen Testament. Dies kann von den Ehegatten gemeinsam jederzeit, von einem Ehepartner allein nur durch eine notariell beurkundete Erklärung, nach dem Tode des Ehegatten gar nicht mehr widerrufen werden.

Testierfähigkeit

Grundsätzlich kann jede Person, die älter als 16 Jahre alt ist, ein Testament errichten.

Hiervon gibt es folgende Ausnahmen, die auch in der Altenarbeit von Bedeutung sein können:

▷ Bis zum Inkrafttreten des Betreuungsgesetzes konnten Entmündigte kein wirksames Testament errichten[1].

▷ Heute gilt: Wer seine Angelegenheiten nicht mehr überblicken kann, im Gesetz heißt es: „Wer wegen krankhafter Störung der Geistesfähigkeit, wegen Geistesschwäche oder wegen Bewußtseinsstörung nicht in der Lage ist, die Bedeutung seiner Erklärung einzusehen und danach zu handeln", § 2229 Abs. 4 BGB, kann kein Testament errichten. Der Erblasser soll sich über die Tragweite seiner Anordnungen ein klares Urteil bilden und danach frei von Beeinflussung durch etwa am Nachlaß interessierte Dritte handeln können. Diese Bestimmung bietet ein weites Feld, für Anfechtungen von Testamenten durch betroffene Dritte, wenn der Erblasser in deren Augen „verwirrt" war. Bei Streit über die Gültigkeit eines Testamentes trägt derjenige die Beweislast, der das Testament angreift.

Wiederholungsfragen ●

① Nach dem Tode des Erblassers werden zwei Testamente gefunden. Das eine trägt das Datum 12. 4. 1966, ein anderes das Datum 23. 11. 1953. Welches Testament ist gültig?

② Wie kann ein öffentliches Testament widerrufen werden?

---

[1] Eine Gebrechlichkeitspflegschaft spricht nicht notwendigerweise gegen Testierfähigkeit, BayObLG, Rpfleger 1982, S. 473.

5. Was ist bei Todesfällen zu beachten?

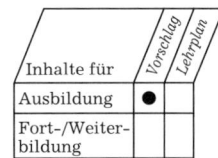

Inhalte für	*Vorschlag*	*Lehrplan*
Ausbildung	●	
Fort-/Weiter-bildung		

Arzt: Welle von unnatürlichen Todesfällen in Altersheimen

Köln – Rechtsmediziner befürchten in der Bundesrepublik eine starke Zunahme unnatürlicher Todesfälle bei alten Menschen in Pflegeheimen und Krankenhäusern. Es gebe „genügend Anhaltspunkte, daß wir am Beginn einer solchen Entwicklung stehen", sagte der Rechtsmediziner an der Universität des Saarlandes, Professor Hans-Joachim Wagner, in Köln zum Auftakt der 69. Jahrestagung der Deutschen Gesellschaft für Rechtsmedizin.   *(Altenpflege 10/1990)*

Grundsätzliches

Die Veranlassung der notwendigen Maßnahmen bei Todesfällen ist in Heimen Aufgabe der Heimleitung, ambulante Dienste haben nur eingeschränkt Pflichten.

Was ist zu tun?

Totenschein

① Benachrichtigung von Arzt **(Totenschein)** und Angehörigen (gilt auch für Sozialstationen). Der Totenschein darf nur nach persönlicher Untersuchung durch einen Arzt ausgestellt werden, gegebenenfalls nimmt das Gesundheitsamt die Leichenschau vor.

Sterbeurkunde

② Benachrichtigung des Standesamtes spätestens am darauffolgenden Werktag. Hierzu ist die Heimleitung gesetzlich verpflichtet. Das Standesamt stellt die für Versicherungen, Versorgungsleistungen etc. wichtigen **Sterbeurkunden** aus.

③ Benachrichtigung der Staatsanwaltschaft oder der Polizei, wenn der Verdacht besteht, daß eine unnatürliche Todesursache vorliegt (z. B. Selbstmord).

Aufbahrung

④ Die Aufbahrung der Leiche kann zunächst in Wohnung/Heim erfolgen. Nach 36 Stunden (spätestens) muß die Leiche in die Leichenhalle.

Nachlaßsicherung

⑤ **Nachlaßsicherung,** d. h. Aufnahme aller im Heim befindlichen Nachlaßgegenstände, möglichst gemeinsam durch einen Angehörigen und einen Mitarbeiter des Hauses, sonst durch zwei MitarbeiterInnen.

Testamente

⑥ **Ablieferung der Testamente** an das Nachlaßgericht. Hierzu ist jeder verpflichtet, der sich im Besitz eines Testamentes befindet. Das Nachlaßgericht ist das zuständige Amtsgericht (in Baden-Württemberg: Notariat). Das Nachlaßgericht klärt die Frage, welches Testament gültig ist, benachrichtigt die Erben und stellt den Erbschein aus.

Nachlaßpfleger

⑦ Sind keine Angehörigen vorhanden, so ist das Nachlaßgericht zu benachrichtigen, damit ein **Nachlaßpfleger** bestellt werden kann, der sich um die Sicherung des Nachlasses kümmert; dies gilt auch für den ambulanten Bereich (in Hessen kennt man die Besonderheit von sog. Ortsgerichten, die Ermittlungen anstellen, ob jemand da ist, der sich um den Haushalt kümmert, ob Testamente vorhanden sind, unversorgte Angehörige hinterlassen wurden etc.; in Berlin: Nachlaßstelle der Polizei).

Sozialamt

In keinem Fall ist das Heim oder ein Mitarbeiter einer Sozialstation berechtigt, das Sozialamt über den Inhalt des Nachlasses zu informieren. Dies gilt auch für angespartes Taschengeld!

Bei umfangreicheren Nachlässen kann die Bestellung eines Testamentsvollstreckers in Betracht kommen.

In jedem Fall ist eine Inventarisierung des Nachlasses durch zwei Mitarbeiter angezeigt.

Betreuer

Die gesetzlichen Betreuer sind als solche nicht berechtigt, den Nachlaß zu verwalten. Ihre Rechte und Pflichten enden mit dem Tod des Betreuten. Es ist daher häufig geboten, die gesetzlichen BetreuerInnen zu Nachlaßpflegern bestellen zu lassen.

Das Heim ist nicht befugt, Nachlaßgegenstände an andere – etwa als Andenken – zu verschenken, und zwar selbst dann nicht, wenn der Erblasser einen entsprechenden Wunsch geäußert hat. Diese Befugnis steht allein den Erben zu.

Beerdigung

⑧ Sind keine Angehörigen vorhanden – und zwar nur dann – kann die Heimleitung die **Beerdigung** veranlassen. Über die Bestattungsart entscheiden, wenn keine Willenserklärung des Verstorbenen vorliegt, die Angehörigen.

① Dürfen sich MitbewohnerInnen in Heimen, die vom Erblasser mit einem Vermächtnis bedacht wurden, den Gegenstand des Vermächtnisses eigenmächtig aus dem Zimmer holen?
② Was ist zu tun, wenn man ein Testament des Erblassers findet?

Wiederholungs-fragen ●

Literaturhinweis

AG Verbraucherverbände: Ein Ratgeber in Bestattungsfragen, 4. Aufl., Bonn 1989.

6. Erbschaftsteuer

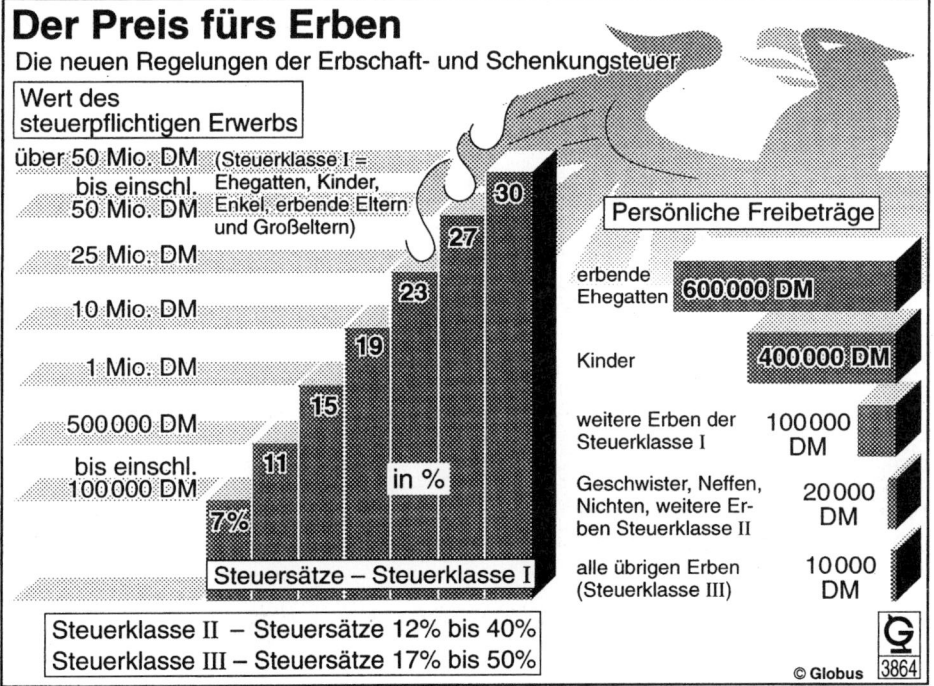

Der Preis fürs Erben
Die neuen Regelungen der Erbschaft- und Schenkungsteuer

Wert des steuerpflichtigen Erwerbs

über 50 Mio. DM
bis einschl. 50 Mio. DM — (Steuerklasse I = Ehegatten, Kinder, Enkel, erbende Eltern und Großeltern)
25 Mio. DM
10 Mio. DM
1 Mio. DM
500 000 DM
bis einschl. 100 000 DM

in %

Steuersätze – Steuerklasse I

30
27
23
19
15
11
7%

Steuerklasse II – Steuersätze 12% bis 40%
Steuerklasse III – Steuersätze 17% bis 50%

Persönliche Freibeträge

erbende Ehegatten — 600 000 DM

Kinder — 400 000 DM

weitere Erben der Steuerklasse I — 100 000 DM

Geschwister, Neffen, Nichten, weitere Erben Steuerklasse II — 20 000 DM

alle übrigen Erben (Steuerklasse III) — 10 000 DM

© Globus 3864

481

IX. Arbeitsrecht

1. Einleitung

Arbeitsrecht ist das Recht der unselbständig tätigen Arbeitnehmer, d. h. derjenigen Personen, die aufgrund eines Arbeitsvertrages einem anderen ihre Arbeitskraft schulden, in einem fremden Betrieb eingegliedert und an Weisungen der Vorgesetzten gebunden sind. Wer selbständig bestimmen kann, wie er seine Arbeit gestaltet – z. B. Rechtsanwalt, niedergelassener Arzt oder selbständig tätige Altenpflegerin –, ist nicht Arbeitnehmer. Auch Beamte, Richter und Soldaten gelten nicht als Arbeitnehmer; für letztere gilt das öffentliche Dienstrecht.

Inhalte für	Vorschlag	Lehrplan
Ausbildung	●	
Fort-/Weiterbildung		

Der im Arbeitsrecht geregelte Lebensbereich „Arbeit" ist für den einzelnen von zentraler Bedeutung. Die Qualität unserer Rechtsordnung bestimmt sich deshalb auch entscheidend danach, welche Stellung der einzelne Bürger an seinem Arbeitsplatz im Betrieb besitzt.

Das Arbeitsrecht der Bundesrepublik stammt aus verschiedenen Rechtsquellen; anders als in der ehemaligen DDR gibt es kein Arbeitsgesetzbuch, in dem die wesentlichen Regelungen zusammengefaßt sind.

Rechtsquellen des Arbeitsrechts

Einige zentrale Vorgaben für das Arbeitsrecht enthält das Grundgesetz.

① So garantiert es die Freiheit der Berufswahl (Art. 12 GG) und verbietet eine Ungleichbehandlung von Mann und Frau am Arbeitsplatz (Art. 3 GG). Als speziell auf das Arbeitsrecht bezogene Aussage enthält das Grundgesetz nur in Art. 9 Abs. 3 GG die Garantie der Koalitionsfreiheit, d. h. das Recht der Arbeitnehmer, sich in Gewerkschaften zusammenzuschließen.

Verfassung

483

Gesetze

② Als weitere Rechtsquellen dienen eine Reihe arbeitsrechtlicher Gesetze, z. B. das Bürgerliche Gesetzbuch mit Bestimmungen über den Dienstvertrag (§ 611 BGB), das Kündigungsschutzgesetz, das Tarifvertragsgesetz, das Bundesurlaubsgesetz etc.

Rechtsverordnungen

③ Keine allzu große Bedeutung besitzen Rechtsverordnungen im Arbeitsrecht, dennoch gibt es sie. Als Beispiel für eine arbeitsrechtliche Rechtsverordnung sei hier die Wahlordnung zum Betriebsverfassungsgesetz genannt. Die Ermächtigungsvorschrift zu dieser Wahlordnung befindet sich in § 126 BetrVerfG.

Tarifvertrag

④ Eine besondere Rechtsquelle im Arbeitsbereich ist der Tarifvertrag. Er ist eine Vereinbarung zwischen Gewerkschaften und einzelnen Unternehmern (sogenannter Haustarifvertrag) oder Arbeitgeberverbänden, die Rechtspositionen der Arbeiter und Angestellten selbst begründet. Dies ist dadurch möglich, daß nach § 4 des Tarifvertragsgesetzes die Rechtsnormen des Tarifvertrages unmittelbar und zwingend zwischen den beiderseits Tarifgebundenen, also den Mitgliedern der Gewerkschaft bzw. des Arbeitgeberverbandes, gelten.

Betriebs- und Dienstvereinbarungen

⑤ Betriebs- und Dienstvereinbarungen können in bestimmtem Umfang von Betriebs- oder Personalräten in den Betrieben mit dem Arbeitgeber oder Dienststellenleiter ausgehandelt und vereinbart werden. Allerdings ist nicht jede arbeitsrechtliche Frage in Betriebs- und Dienstvereinbarungen regelbar, es gilt die sog. Tarifüblichkeitssperre. So ist in § 77 Abs. 3 BetrVerfG festgelegt, daß Löhne und sonstige Arbeitsbedingungen, die durch Tarifvertrag geregelt sind oder üblicherweise geregelt werden, nicht Gegenstand einer Betriebs- bzw. Dienstvereinbarung sein können.

Arbeitsvertrag

⑥ Die „schwächste" Rechtsquelle des Arbeitsrechts ist der Arbeitsvertrag zwischen dem Angestellten und seinem Arbeitgeber. Er gilt nicht allgemein, d. h. für eine Vielzahl von Beteiligten, sondern lediglich individuell, d. h. nur zwischen den Parteien des Vertrags. Deshalb kann ein Arbeitsvertrag auch nicht wie ein Gesetz ausgelegt werden, vielmehr kommt es bei der Auslegung von arbeitsvertraglichen Bestimmungen immer auf den „wirklichen" Willen der Vertragsparteien an (§ 133 BGB).

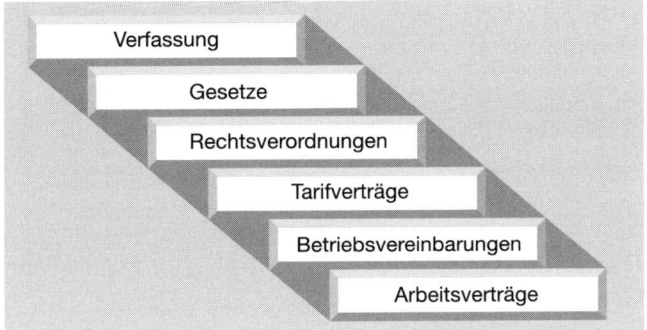

Verfassung

Gesetze

Rechtsverordnungen

Tarifverträge

Betriebsvereinbarungen

Arbeitsverträge

Günstigkeitsprinzip

Die Rechtsquellen stehen in der in der Übersicht wiedergegebenen Rangfolge, die im wesentlichen dem Schutz des Arbeitnehmers dient. So sind etwa Arbeitsverträge unwirksam, die nur einen Urlaubsanspruch von 16 Werktagen gewähren, da gemäß § 3 Bundesurlaubsgesetz der gesetzliche Mindesturlaubsanspruch für jeden Arbeitnehmer 24 Werktage beträgt. Andererseits garantieren Tarifverträge einen längeren Urlaub, etwa 25 Arbeitstage. Dies wird durch das Bundesurlaubsgesetz nicht ausgeschlossen. Im Hinblick auf das Verhältnis der sechs genannten Rechtsquellen zueinander läßt sich vereinfacht sagen, daß die Bestimmungen der jeweils ranghöheren vorgehen, es sei denn, die rangniedrigeren stellen den Arbeitnehmer besser (Günstigkeitsprinzip)[1].

---

[1] Ausnahme: § 622 Abs. 4 BGB schafft die Möglichkeit, kürzere als die gesetzlichen Kündigungsfristen in Tarifverträgen zu vereinbaren.

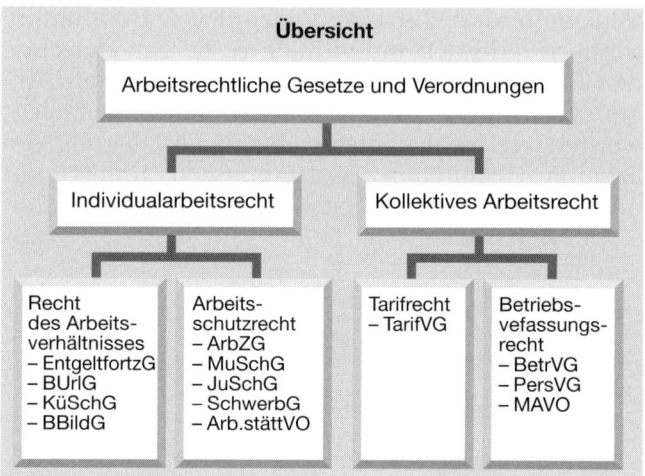

Übersicht

Arbeitsrechtliche Gesetze und Verordnungen

Individualarbeitsrecht		Kollektives Arbeitsrecht	
Recht des Arbeitsverhältnisses – EntgeltfortzG – BUrlG – KüSchG – BBildG	Arbeitsschutzrecht – ArbZG – MuSchG – JuSchG – SchwerbG – Arb.stättVO	Tarifrecht – TarifVG	Betriebsvefassungsrecht – BetrVG – PersVG – MAVO

Einteilung des Arbeitsrechts

Das Arbeitsrecht läßt sich einteilen in zwei große Gruppen von Rechtsregeln:

▷ Individualarbeitsrecht,

▷ kollektives Arbeitsrecht.

Das Individualarbeitsrecht umfaßt das Recht des Einzelarbeitsvertrages (Vertragsschluß, Urlaub, Kündigung, Entgeltfortzahlung) und das Recht des Arbeitsschutzes. Im Mittelpunkt steht der einzelne Arbeitnehmer.

Das kollektive Arbeitsrecht wird gekennzeichnet durch seine Gruppenbezogenheit. In ihm werden geregelt: die überbetrieblichen Zusammenschlüsse von Arbeitnehmern und Arbeitgebern in Gewerkschaften und Arbeitgeberverbänden, der Abschluß von Tarifverträgen, der Arbeitskampf sowie die Teilhabe der Arbeitnehmer an den Entscheidungen im Betrieb und in Unternehmen (Betriebsrat).

Wiederholungsfragen ●

① Nennen Sie einige Rechtsquellen aus dem Arbeitsrecht!
② In welche zwei großen Gruppen von Rechtsregeln läßt sich das Arbeitsrecht einteilen?

2. Arbeitsvertrag

Fall 154:
Altenpflegerin Susanne hat mit dem Altenheimleiter des Heims Burgfrieden mündlich vereinbart, daß sie zum 1. Februar eine Stelle als Stationsleiterin in seinem Heim antritt. Nach diesem Gespräch hört S. nichts vom Heim Burgfrieden. Sie hat inzwischen eine noch günstigere Stelle gefunden. Hier sagt ihr die Atmosphäre mehr zu, und im übrigen verdient sie auch mehr Geld.

Da sie keinen schriftlichen Arbeitsvertrag vom Heim Burgfrieden erhalten hat, fühlt sie sich an die mündliche Vereinbarung nicht gebunden. Sie tritt den Dienst am 1. Februar nicht an. Nach einigen Tagen erhält sie ein Schreiben, in dem der Heimleiter Kosten für Aushilfskräfte und Stellenanzeigen von ihr ersetzt verlangt.

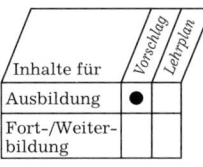

Inhalte für	*Vorschlag*	*Lehrplan*
Ausbildung	●	
Fort-/Weiterbildung		

Das Arbeitsverhältnis wird durch den Arbeitsvertrag begründet. Durch den Arbeitsvertrag versprechen sich Arbeitnehmer und Arbeitgeber gegenseitig Leistungen. Als Hauptpflicht wird der Austausch gegenseitiger Leistungen vereinbart: Vergütung und Sozialleistungen des Arbeitgebers, Arbeitsleistung des Arbeitnehmers. Daneben stehen eine Reihe von Nebenpflichten.

Inhalt von Arbeitsverträgen

Der Arbeitsvertrag ist grundsätzlich an keine Form gebunden. Er kann also auch mündlich oder stillschweigend abgeschlossen werden. Schriftform ist jedoch geboten und auch in den meisten Tarifverträgen vorgeschrieben. Der Arbeitnehmer ist aber verpflichtet, auch ohne schriftlichen Arbeitsvertrag nach entsprechenden mündlichen Verhandlungen das Arbeitsverhältnis anzutreten, s. *Fall 154*. Nach dem seit 1995 geltenden Gesetz über den Nachweis der für ein Arbeitsverhältnis wesentlichen Bedingungen (NachwG) hat allerdings der Arbeitgeber spätestens einen Monat nach dem vereinbarten Beginn des Arbeitsverhältnisses die wesentlichen Vertragsbedingungen schriftlich niederzulegen, die Niederschrift zu unterzeichnen und dem Arbeitnehmer auszuhändigen.

Form

Bei Einstellungsgesprächen stellt sich häufig die Frage, ob der Bewerber alle ihm gestellten Fragen

Einstellungsgespräche

wahrheitsgemäß beantworten muß. Da es keine gesetzliche Regelung darüber gibt, haben die Gerichte und die juristische Literatur folgende Grundsätze aufgestellt:

Es gibt zulässige Fragen, auf die ein Bewerber wahrheitsgemäß antworten muß. Lügt der Bewerber, hat der Arbeitgeber nachträglich die Möglichkeit, den Arbeitsvertrag wegen arglistiger Täuschung anzufechten (§ 123 BGB). Dagegen besteht bei unzulässigen Fragen ein Recht zur Lüge.

Es ist nach der Rechtsprechung erlaubt, Fragen nach folgenden Problemfeldern zu stellen:

▷ beruflicher Werdegang,
▷ chronische oder Berufskrankheit,
▷ Schwerbehinderteneigenschaft.

Folgende Fragen hingegen sind verboten, bei Falschbeantwortung darf es zu keinen negativen Konsequenzen für den Arbeitnehmer führen:

▷ Gewerkschaftszugehörigkeit,
▷ bevorstehende Heirat,
▷ Krankheiten allgemeiner Art,
▷ Religions- und Parteizugehörigkeit (bei Kirchen kann die Frage nach der Religionszugehörigkeit jedoch gestellt werden),
▷ Schwangerschaft[1]

Bedingt zulässig sind Fragen nach der vorherigen Gehaltshöhe, nach Vermögensverhältnissen und Vorstrafen. Die Frage nach der vorherigen Gehaltshöhe ist unzulässig, wenn die bisherige Vergütung für die erstrebte Stelle keine Aussagekraft hat. Bei Vertrauensstellungen darf die Frage nach den Vermögensverhältnissen gestellt werden. Vorstrafen dürfen nur dann erfragt werden, wenn die Vorstrafe für den jeweiligen Arbeitsplatz Bedeutung hat (z. B. Bestrafung wegen Unterschlagung, Mißbrauch von Betäubungsmitteln). Ist die Straftat jedoch im Bundeszentralregister getilgt

[1] BAG vom 15.10.1992, AP Nr. 8 zu § 611a BGB

(§ 49 Bundeszentralregistergesetz), so kann sich der Betroffene wieder als „unbestraft" bezeichnen. Andernfalls würde der Resozialisierungszweck der Vorschriften des Bundeszentralregistergesetzes vereitelt.

Arbeitsverträge werden grundsätzlich unbefristet geschlossen. Es ist jedoch ausnahmsweise zulässig, befristete Arbeitsverträge zu vereinbaren, wenn hierfür ein sachlicher Grund besteht. Typische Beispiele sind Aushilfstätigkeit wegen Erkrankung, Urlaubsvertretung, Schwangerschaftsvertretung, projektbezogene Tätigkeiten. **Befristete Arbeitsverträge**

Ohne besonderen Grund sind darüber hinaus nach dem Beschäftigungsförderungsgesetz „zur Entlastung des Arbeitsmarktes" auf 24 Monate mit bis zu 3 Verlängerungen in diesem Zeitraum befristete Arbeitsverträge bis 2000 grundsätzlich zulässig. Die Befristung ist nur dann unzulässig, wenn zu einem vorhergehenden Arbeitsvertrag mit demselben Arbeitgeber ein enger sachlicher Zusammenhang besteht, welcher dann gegeben ist, wenn zwischen den Arbeitsverträgen ein Zeitraum von weniger als vier Monaten liegt[2]. **Beschäftigungsförderungsgesetz**

Wird ein Arbeitnehmer mehrfach hintereinander ohne Unterbrechung befristet angestellt, so handelt es sich um einen Kettenarbeitsvertrag, der einen Anspruch auf unbefristete Einstellung begründen kann. **Kettenarbeitsvertrag**

Fall 155:
Schwester Gisela erhielt zunächst einen Arbeitsvertrag für 13 Monate. Unmittelbar nach den 13 Monaten wurde ihr nochmals ein befristeter Vertrag von 12 Monaten angeboten, da sie sich gut eingearbeitet habe. Das Heim stellt der Schwester nach Ablauf der Monate wiederum einen befristeten Vertrag in Aussicht.

Um unbefristet eingestellt zu werden, müßte Schwester Gisela selbst beim Arbeitsgericht kla-

---

[2] Vgl. Beschäftigungsförderungsgesetz 1996; ausführlich: Löwisch, NZA 1996, S. 1009–1017.

gen. Die Klage müßte innerhalb von drei Wochen nach Ende des befristeteten Arbeitsverhältnisses eingereicht werden.

Kettenarbeitsverträge sind dann grundsätzlich unzulässig, wenn auf diese Weise der Arbeitnehmer den zwingenden Kündigungsschutz verliert. Eine Unwirksamkeit der Befristung wegen Umgehung des Kündigungsschutzgesetzes kommt aber von vorneherein nur dann in Betracht, wenn das Kündigungsschutzgesetz anwendbar ist. Dies ist der Fall, wenn das Arbeitsverhältnis bereits sechs Monate besteht und im Betrieb mehr als zehn Arbeitnehmer beschäftigt sind.

Probezeit

Die ersten sechs Monate (bei Auszubildenden: drei Monate) des Arbeitsverhältnisses gelten in der Regel als Probezeit, eine Verlängerung ist grundsätzlich nicht möglich. Es kann – außer bei Auszubildenden – auch eine kürzere Probezeit vereinbart oder ganz auf sie verzichtet werden. Die Vereinbarung einer Probezeit in normaler Länge ist unzulässig, wenn der Arbeitnehmer im Anschluß an eine erfolgreich abgeschlossene Ausbildung bei derselben Einrichtung eingestellt wird. Während der Probezeit kann das Arbeitsverhältnis von beiden Seiten kurzfristig ohne Angabe von Gründen gekündigt werden.

Fall 156:
Altenpflegerin Erika, die sich noch in der Probezeit befindet, erfährt in einer Dienstbesprechung von der geplanten Erweiterung des Heimbetriebes. Die Mitarbeiter wurden gebeten, auch im Hinblick auf die Konkurrenz über diese Pläne Stillschweigen zu bewahren. Sie erzählt auf dem nächsten Stammtisch den AltenpflegerInnen von den Neubauplänen und auch von anderen Interna des Heimbetriebes. Der Arbeitgeber, der davon Kenntnis erlangt, kündigt ihr darauf fristlos.

Nebenpflichten

Sowohl Arbeitnehmer als auch Arbeitgeber obliegen Nebenpflichten gegenüber dem jeweiligen Vertragspartner. Der Arbeitnehmer ist beispielsweise verpflichtet, bei Vorliegen besonderer betrieblicher Erfordernisse mehr zu arbeiten, als dies im Arbeitsvertrag vereinbart wurde (Überstunden), ggf. Bereitschaftsdienste zu leisten. Er ist verpflichtet, die Interessen des Arbeitgebers wahrzunehmen, Verschwiegenheit zu bewahren in dienstlichen Angelegenheiten (Verstoß in *Fall 156*), Störungen im Betriebsablauf oder drohende Schäden unverzüglich dem Arbeitgeber zu melden. Der Arbeitgeber darf Arbeitnehmer nicht ohne Grund ungleich behandeln, er hat Arbeitsschutzmaßnahmen zu treffen, und er hat die Arbeitnehmer auch tatsächlich zu beschäftigen.

① Können ohne besonderen Grund befristete Arbeitsverträge abgeschlossen werden?
② Welche Sonderregeln gelten während der Probezeit?
③ Darf der Arbeitgeber im Einstellungsgespräch nach den Vermögensverhältnissen der Bewerber fragen?
④ Was versteht man unter Kettenarbeitsverträgen?

Wiederholungs- fragen	●

3. Tarifvertrag

Der Tarifvertrag ist ein schriftlicher Vertrag zwischen den Tarifvertragsparteien, d. h. einer Gewerkschaft auf der einen und einem oder mehreren Arbeitgeber(n) auf der anderen Seite. In Tarifverträgen werden geregelt:

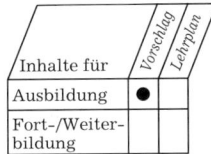

▷ die Höhe der Löhne und Gehälter, Urlaub, Arbeitszeit,

▷ die Arbeitsbedingungen,

▷ die nähere Ausgestaltung der Mitbestimmung.

Bei den Tarifverträgen sind im wesentlichen folgende Arten zu unterscheiden:

▷ die Mantel- oder Rahmentarifverträge: sie haben eine Laufzeit von 4 bis 6 Jahren und regeln im wesentlichen Arbeitsbedingungen (Arbeitszeit, Urlaub etc.),

▷ die Lohn- und Gehaltstarifverträge; sie haben in der Regel eine Laufzeit von einem Jahr, in ihnen werden Lohn und Gehalt festgelegt.

Der auch für den Pflegebereich wichtigste Tarifvertrag ist der sog. Bundesangestelltentarifvertrag (BAT), er gilt grundsätzlich im öffentlichen Dienst.

Unterschiede bestehen zwischen dem sog. „BAT-West" und „BAT-O" (Ost). Auch gibt es teilweise Differenzen zwischen dem Bundesangestelltentarifvertrag, je nachdem, ob Arbeitgeber Bund, Länder oder Gemeinden sind. Bei der Bezugnahme in Arbeitsverträgen auf den BAT ist jeweils klarzustellen, ob der BAT Bund, Länder oder Gemeinden gelten soll.

Die Geltung von Tarifverträgen

Die Vorschriften des Tarifvertrages gelten unmittelbar und zwingend für alle Arbeitsverhältnisse zwischen Mitgliedern der Tarifvertragsparteien, d. h. für alle Arbeitgeber, die am Tarifabschluß beteiligt waren, und alle Arbeitnehmer, die Mitglieder der Gewerkschaft sind.

In der Praxis werden von den Arbeitgebern die Normen des Tarifvertrages meist auch auf gewerkschaftlich nicht organisierte Arbeitnehmer angewendet. Weiterhin kann ein Tarifvertrag durch den Bundesarbeitsminister für allgemeinverbindlich erklärt werden. Häufig wird ein Tarifvertrag gegenüber nicht Tarifgebundenen durch Aufnahme in den Individualvertrag wirksam, etwa „in Anlehnung an BAT", „soweit in diesem Arbeitsvertrag nichts anderes vereinbart wird, gelten die Bestimmungen des BAT", „auf das Arbeitsverhältnis finden die Bestimmungen des BAT Anwendung".

Tarifverträge für AltenpflegerInnen

AltenpflegerInnen, die in staatlichen und kommunalen Einrichtungen tätig sind, werden meist nach BAT bezahlt. Seit 1989 enthält der BAT für den stationären Bereich auch Eingruppierungsregelungen für AltenpflegerInnen.

Sonderrolle der Kirchen und des Deutschen Roten Kreuzes

In den Einrichtungen der Kirchen, einschließlich der Caritas und des Diakonischen Werkes, gelten zumeist eigene arbeitsrechtliche Regelungen, die keine Tarifverträge sind. Die meist paritätisch mit Vertretern der Arbeitgeberseite und Vertretern der

Arbeitnehmerseite besetzten Arbeitsrechtlichen Kommissionen vereinbaren sog. Arbeitsvertragsrichtlinien (AVR), die ähnliche Wirksamkeit erlangen wie Tarifverträge und im großen und ganzen dem BAT entsprechen. Für den Bereich der Caritas gelten die „Richtlinien für Arbeitsverträge in den Einrichtungen des Deutschen Caritas-Verbandes" (AVR/Caritas). Für Einrichtungen des Diakonischen Werkes existieren die „Arbeitsvertragsrichtlinien für Einrichtungen, die dem Diakonischen Werk der evangelischen Kirche in Deutschland angeschlossen sind" (AVR/Diakonie). Ebenso wie die Kirchen hat auch das Deutsche Rote Kreuz Arbeitsvertragsrichtlinien (AVR/DRK) entwickelt. Bei der Darstellung arbeitsrechtlicher Einzelfragen werden im folgenden vorrangig Vorschriften des BAT und der AVR/Diakonie berücksichtigt.

① Wer schließt Tarifverträge ab?
② Was wird in Tarifverträgen geregelt?
③ Was sind sog. Arbeitsvertragsrichtlinien, und wo gelten sie?

> **Wiederholungsfragen** ●

4. Betriebliche Beteiligung

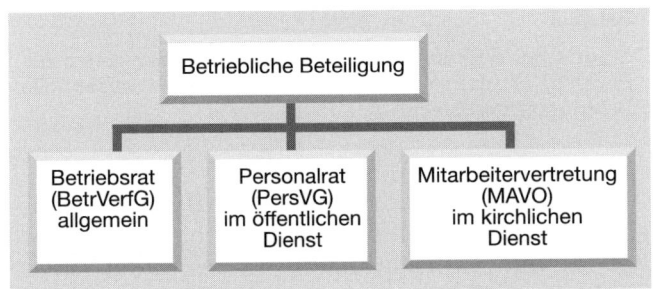

In allen Betrieben sollen die Arbeitnehmer an den sozialen, personellen und wirtschaftlichen Angelegenheiten beteiligt werden. Diese Beteiligung soll einen Interessenausgleich zwischen Arbeitnehmern und Arbeitgebern ermöglichen. Die Beteiligung der Arbeitnehmer geschieht durch Belegschaftsvertretung.

Betriebliche Mitwirkung und Mitbestimmung

Das Betriebsverfassungsgesetz

Allgemein regelt das Betriebsverfassungsgesetz von 1972 die Belegschaftsvertretung. Nach § 1 BetrVerfG werden in Betrieben mit mindestens fünf ständig beschäftigten, wahlberechtigten Arbeitnehmern, von denen drei wählbar sind, Betriebsräte gewählt. Wahlberechtigt sind alle Arbeitnehmer, die das 18. Lebensjahr vollendet haben, wählbar sind alle Wahlberechtigten, die sechs Monate dem Betrieb angehören. Leitende Angestellte fallen nicht unter das Betriebsverfassungsgesetz.

Geltungsbereich des Betriebsverfassungsgesetzes

Das Betriebsverfassungsgesetz gilt nicht überall und nicht überall uneingeschränkt.

① Das Betriebsverfassungsgesetz findet keine Anwendung auf Betriebe des Bundes, der Länder, der Gemeinden und sonstigen Körperschaften, Anstalten und Stiftungen des öffentlichen Rechts (§ 130 BetrVerfG). Hier gelten die Landespersonalvertretungsgesetze, die teilweise weitgehende Mitwirkungsrechte einräumen (z. B. HmbPersVG).

Beispiel

Städtisches oder kommunales Pflegeheim. Hier gelten die Personalvertretungsgesetze der Länder. Die betriebliche Beteiligung geschieht durch Personalräte.

Religionsgemeinschaften und karitative Einrichtungen

② Keine Anwendung findet das Betriebsverfassungsgesetz auf Religionsgemeinschaften und ihre karitativen Einrichtungen, unbeschadet deren Rechtsform (§ 118 Abs. 2 BetrVerfG). Den Kirchen ist verfassungsrechtlich garantiert, daß sie ihre Angelegenheiten innerhalb der Schranken der für alle geltenden Gesetze selbständig ordnen und verwalten (Art. 140 GG, Art. 137 Weimarer Verf.). In innerorganisatorischen Fragen unterliegen sie deshalb keiner staatlichen Reglementierung. Entsprechend dem Betriebsverfassungsgesetz haben die kirchlichen Einrichtungen Mitarbeitervertretungsordnungen (MAVO) geschaffen. Die MAVO entsprechen in ihrer Grundtendenz dem BetrVerfG, sehen aber im einzelnen weniger Mitwirkungsrechte vor. So fehlt beispielsweise die im BetrVerfG vorgesehene Weiterbeschäftigungspflicht bei Widerspruch des Betriebsrats gegen eine ordentliche Kündigung. Darüber hinaus schließen die MAVO die Gewerkschaften weitgehend von der betrieblichen Mitwirkung aus. So kommt den Gewerkschaften kein Vorschlagsrecht bei der Kandidatenaufstellung zu, sie haben kein Recht des Zutritts zu Mitarbeiterversammlungen etc.

③ Eingeschränkte Geltung kommt dem BetrVerfG in sog. Tendenzbetrieben zu. Auf Betriebe, die unmittelbar und überwiegend karitativen Zwecken dienen, finden die Vorschriften des BetrVerfG keine Anwendung, soweit die Eigenart des Betriebes dem entgegensteht (§ 118 Abs. 1 BetrVerfG). Im einzelnen gilt:

Tendenzbetriebe

☐ Zu den Tendenzbetrieben zählen Einrichtungen der freien Wohlfahrtsverbände (Heime, Sozialstationen).

☐ Auch in Tendenzbetrieben sind Betriebsräte zu bilden[1].

☐ Der Betriebsrat ist, wie üblich, an den betrieblichen Entscheidungen zu beteiligen, soweit nicht karitative Zielrichtungen unmittelbar berührt werden.

☐ Der Betriebsrat hat auch in Tendenzbetrieben ein Recht auf Unterrichtung bei Einstellung, Eingruppierung, Umgruppierung und Versetzung (vgl. § 99 BetrVerfG). Ein entsprechendes Vetorecht steht ihm jedoch nicht zu[2].

---

[1] Vgl. BAG, NJW 1975, S. 1907.
[2] Vgl. BAG, BB 76, S. 134.

☐ Auch in Tendenzbetrieben kann der Betriebsrat eine innerbetriebliche Arbeitsplatzausschreibung verlangen (vgl. § 93 BetrVerfG).

☐ Auch bei der Kündigung von sog. Tendenzträgern steht dem Betriebsrat ein Interventions-, Anhörungs- und Beratungsrecht zu (vgl. § 102 BetrVerfG).

☐ Der Betriebsrat genießt das Recht auf Einsicht in Gehaltslisten[3].

☐ Die Mitwirkungsrechte des Betriebsrates sind in Tendenzbetrieben jedoch eingeschränkt, wenn der Arbeitgeber die Einstellung bzw. Weiterbeschäftigung von Pflegekräften von der Anerkennung und Beachtung der geistigen und ideellen Grundsätze des Trägers abhängig macht. Weiterhin ist der Arbeitgeber i.d.R. nicht verpflichtet, einen Wirtschaftsausschuß zu bilden (vgl. § 106 BetrVerfG).

Rechte der Belegschaftsvertretungen

Die Rechte der Belegschaftsvertretungen sind in den meisten Punkten vergleichbar. Aus diesem Grunde werden die Mitwirkungs- und Mitbestimmungsmöglichkeiten gemeinsam dargestellt. Dabei ist allerdings zu beachten, daß die kirchlichen Mitarbeitervertretungen in einigen Punkten gegenüber den Betriebsräten schlechter gestellt sind.

Rechtsstellung

① Betriebsrat/Personalvertretung/Mitarbeitervertretung haben die Interessen der Belegschaft gegenüber dem Arbeitgeber geltend zu machen. Die Mitglieder der Belegschaftsvertretung bekleiden ein Ehrenamt, aus dessen Wahrnehmung ihnen weder Vor- noch Nachteile erwachsen dürfen. Um ihre äußere Unabhängigkeit zu gewährleisten, unterliegen sie nicht der ordentlichen Kündigung (§ 15 KüSchG). Die Mitglieder der Arbeitnehmergremien dürfen bei der Ausübung ihrer Tätigkeit

---

[3] Vgl. zu Tendenzbetrieben: Mayer-Maly/Löwisch, BB 1983, S. 913 ff.

nicht behindert werden. Vielmehr hat der Arbeitgeber den Belegschaftsvertretungen Räume, Geschäftsbedarf (Schreibmaschine, ungestörte Fernsprechmöglichkeit, Gesetzestexte etc.) zur Verfügung zu stellen (§ 40 Abs. 2 BetrVerfG). Darüber hinaus hat der Arbeitgeber die Kosten der Betriebs-, Personal- und Mitarbeitervertretungsarbeit in angemessenem Umfang zu tragen. Arbeitsversäumnisse aufgrund der Tätigkeit für die Belegschaftsvertretung dürfen keine Lohn- oder Gehaltseinbußen zur Folge haben (§ 37 Abs. 2 BetrVerfG). Das gilt z. B. für die Teilnahme an Sitzungen während der Arbeitszeit, das Abhalten von Sprechstunden, die Teilnahme an Verhandlungen mit dem Arbeitgeber.

② Betriebsrat/Personalrat/Mitarbeitervertretung obliegen im wesentlichen drei Aufgaben:

Aufgaben

☐ Mitwirkung in sozialen Angelegenheiten: Arbeitszeitregelung, Urlaubsplan, Unfall- und Arbeitsschutz

Soziale Angelegenheiten

☐ Mitwirkung in personellen Angelegenheiten: Einstellung, Stellenausschreibung, Fortbildung, Kündigung (jede Kündigung ohne Anhörung des Betriebsrates ist unwirksam)

Personelle Angelegenheiten

☐ Mitwirkung in wirtschaftlichen Angelegenheiten: Diesen Aufgaben kommt im gemeinnützigen Bereich geringe Bedeutung zu, da die Mitwirkung bei Tendenzbetrieben meist sehr eingeschränkt ist. Die Betriebsvereinbarung kann aber auch hier eine vermehrte Mitbestimmung zulassen. Dann wäre der Betriebsrat auch bei Neuanschaffungen und Diskussion der Pflegesätze zu beteiligen.

Wirtschaftliche Angelegenheiten

③ Die Beteiligungsformen der Belegschaftsvertretung sind vielfältig abgestuft. Sie reichen von Formen der einfachen Mitwirkung bis hin zur zwingenden Mitbestimmung. Siehe hierzu folgende Übersicht:

Beteiligungsrechte

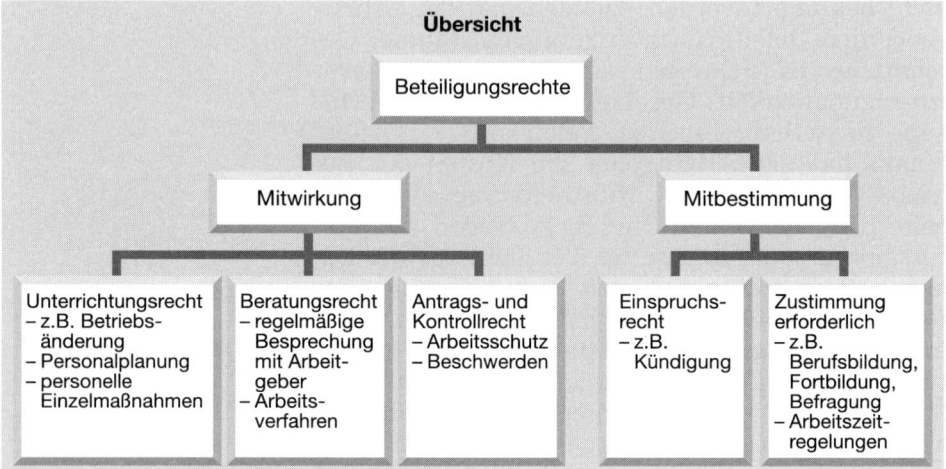

Übersicht

Beteiligungsrechte

Mitwirkung

Mitbestimmung

| Unterrichtungsrecht – z.B. Betriebsänderung – Personalplanung – personelle Einzelmaßnahmen | Beratungsrecht – regelmäßige Besprechung mit Arbeitgeber – Arbeitsverfahren | Antrags- und Kontrollrecht – Arbeitsschutz – Beschwerden | Einspruchsrecht – z.B. Kündigung | Zustimmung erforderlich – z.B. Berufsbildung, Fortbildung, Befragung – Arbeitszeitregelungen |

Wichtige Mitbestimmungsrechte

Wichtige Mitbestimmungsrechte der Belegschaftsvertretungen bestehen bei:

▷ Arbeitszeitregelungen (Beginn, Ende, Pausen, Verteilung der wöchentlichen Arbeitszeit [§ 87 BetrVerfG, § 32 MAVO]),

▷ Aufstellung von Urlaubsgrundsätzen, (§ 87 BetrVerfG),

▷ Änderung der Arbeitsplätze, Arbeitsabläufe, Arbeitsumgebung, bei Verletzung gesicherter arbeitswissenschaftlicher Erkenntnisse (§ 91 BetrVerfG [im kirchlichen Bereich nur Mitwirkung, § 34 MAVO]),

▷ Ausschreibung von Arbeitsplätzen (§ 93 BetrVerfG),

▷ betrieblichen Bildungsmaßnahmen (§ 98 BetrVerfG, § 32 MAVO),

▷ Einstellung, Eingruppierung, Umgruppierung und Versetzung von Mitarbeitern in Betrieben mit mehr als 20 Arbeitnehmern (§ 99 BetrVerfG, § 33 MAVO),

▷ Kündigungen (§ 103 BetrVerfG, § 33 MAVO).

Betriebs- bzw. Dienstvereinbarungen

Die Belegschaftsvertretungen können über Einzelfragen, die nicht tarifvertraglich geregelt sind, mit dem Arbeitgeber Betriebs- bzw. Dienstvereinbarungen abschließen (§ 77 BetrVerfG), die für beide Seiten verbindlich sind. Hierzu gehören: Vereinbarungen über Freizeitausgleichsregelungen (etwa: 12 Arbeitstage, 4 Frei-Tage), Benutzung von betriebseigenen Freizeiteinrichtungen, die Vergabe von Essenmarken, Arbeitszeitregelungen.

Betriebsräte in Nebenbetrieben

In Nebenbetrieben oder Betriebsteilen kann bzw. muß ein eigenständiger Betriebsrat gewählt werden (§ 4 BetrVerfG, § 2 MAVO). Bei der Frage, ob es sich um selbständige Betriebsteile handelt, kommt es neben der räumlichen Entfernung auch auf die Eigenständigkeit des Nebenbetriebs nach Aufgabenbereich oder Organisation an. Gegen die Eigenständigkeit spricht vor allem, wenn der Leiter des Nebenbetriebes in Fragen personeller und sozialer Art keine oder nur geringfügige Kompetenzen hat[4].

| Wichtig | ● |

Ob ein Betriebsrat gebildet wird oder nicht, liegt in der Hand der Arbeitnehmer!

| Wiederholungs-fragen | ● |

① Wie heißen die Belegschaftsvertretungen im öffentlichen Dienst, in kirchlichen Einrichtungen und in den sonstigen Betrieben?
② Was sind Tendenzbetriebe?
③ Nennen Sie einige wichtige Mitbestimmungsrechte!

5. Vergütung

Die Vergütung von AltenpflegerInnen erfolgt in kommunalen und Einrichtungen der Wohlfahrtsverbände in der Regel nach dem BAT oder nach dem entsprechenden AVR.

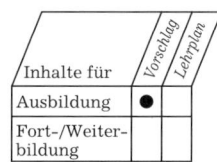

Gewerbliche Einrichtungen zahlen häufig nicht in Anlehnung an einen Tarifvertrag, sondern vereinbaren Vergütung und Arbeitsbedingungen im jeweiligen Arbeitsvertrag – Arbeitnehmer können sich dort nicht auf den BAT o. ä. berufen.

Die Hauptbestandteile der Vergütung

[4] Vgl. BAG, Urt. v. 17. 2. 83, 6 ABR 64/81.

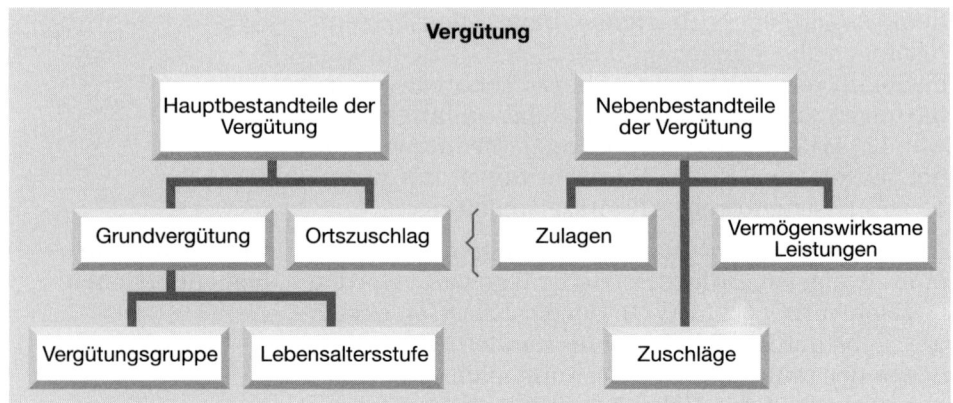

Die Vergütung nach BAT bzw. AVR setzt sich aus unterschiedlichen Bestandteilen zusammen (§ 26 BAT). Die Hauptbestandteile sind:

▷ Grundvergütung,

▷ Ortszuschlag.

Grundvergütung

Die Grundvergütung richtet sich nach Vergütungsgruppen und Lebensaltersstufen.

In der Vergütungsverordnung[1] werden bestimmte Tätigkeiten je nach

▷ Anforderung der Art der Tätigkeit (z.B. Leitung einer Station) und

▷ Voraussetzungen in der Person des Arbeitnehmers (Berufsausbildung) sowie

▷ Dauer der Berufstätigkeit oder Bewährung

bestimmten Vergütungsgruppen zugeordnet.

Beispiel
Nach den AVR/Diakonie werden Altenpfleger mit staatlicher Anerkennung als Stationsleiter, denen mindestens zwei Mitarbeiter im Pflegedienst ständig unterstellt sind, nach zweijähriger Bewährung in dieser Tätigkeit nach Vergütungsgruppe Kr V bezahlt.

---

[1] Anlage 1a BAT mit Vergütung BAT I – X, Anlage 1b BAT für Pflegedienst mit Vergütung Kr 1–12.

Neben der Eingruppierung in Vergütungsgruppen richtet sich die Vergütung nach Lebensaltersstufen. Stufe I (für Kr-Tarife), Stufe 21 (für BAT) gilt für diejenigen, die bei der Einstellung 20 bzw. 21 Jahre alt sind. Nach je zwei Jahren erhält der Arbeitnehmer bis zum Erreichen der Stufe 10 bzw. 49 die Vergütung nach der nächsthöheren Stufe seiner Vergütungsgruppe (§ 27 BAT).

Lebensaltersstufe

> **Beispiel**
> Altenpflegerin Monika, 22 Jahre, seit zwei Jahren eingestellt, erhält Kr III, Stufe 2.

Angestellte, die bei Einstellung das 20. bzw. 21. Lebensjahr überschritten haben, erhalten die Vergütung der nächstniedrigeren Stufe als der Stufe, die sie erhalten würden, wenn sie seit Vollendung ihres 20. Lebensjahres beschäftigt gewesen wären.

> **Beispiel**
> Altenpflegerin Erika, 35 Jahre, wird eingestellt. Sie erhält die Vergütung nach Kr III, Stufe 7.

1989 wurden AltenpflegerInnen, die im stationären Bereich tätig sind, (endlich) den Krankenschwestern/Krankenpflegern gleichgestellt. So ist für sie als Eingangsvergütung die Vergütungsgruppe BAT Kr IV vorgesehen. Eine Höhergruppierung erfolgt etwa

▷ nach dreijähriger Tätigkeit in Vergütungsgruppe IV in Kr V,

▷ bei besonderen Funktionen, etwa Stationspflegerin, Kr V a,

▷ bei besonderen Aufgaben, etwa UnterrichtsaltenpflegerInnen, Kr VI.

Vgl. im einzelnen Tarifvertrag für Angestellte im Pflegedienst.

Bedauerlicherweise wurden AltenpflegerInnen, die in der ambulanten Pflege sind, in diesen Tarifvertrag nicht mit aufgenommen.

1. Januar 1997–31. Dezember 1997
Tarif West

Tabelle der Grundvergütungen für die Angestellten der Vergütungsgruppen Kr. XIII bis Kr. I nach Vollendung des 20. Lebensjahres

Verg.-Gruppe	1	2	3	4	5	6	7	8	9
	Grundvergütungssätze in Stufe (monatlich in DM)								
Kr. XIII	4.563,86	4.756,74	4.949,64	5.099,66	5.249,66	5.399,70	5.549,72	5.699,75	5.849,77
Kr. XII	4.217,97	4.397,61	4.577,21	4.716,91	4.856,63	4.996,33	5.136,02	5.275,73	5.415,46
Kr. XI	3.912,78	4.085,19	4.257,58	4.391,68	4.525,75	4.659,84	4.793,91	4.928,01	5.062,11
Kr. X	3.620,93	3.780,86	3.940,80	4.065,19	4.189,59	4.313,97	4.438,37	4.562,74	4.687,14
Kr. IX	3.353,03	3.500,93	3.648,86	3.763,90	3.878,94	3.994,00	4.109,06	4.224,10	4.339,14
Kr. VIII	3.104,09	3.241,12	3.378,17	3.484,78	3.591,38	3.697,97	3.804,56	3.911,15	4.017,72
Kr. VII	2.876,52	3.003,13	3.129,70	3.228,18	3.326,63	3.425,09	3.523,55	3.622,00	3.720,46
Kr. VI	2.671,12	2.787,14	2.903,15	2.993,38	3.083,62	3.173,84	3.264,07	3.354,29	3.444,56
Kr. Va	2.545,23	2.653,70	2.762,17	2.846,52	2.930,88	3.015,25	3.099,61	3.183,97	3.268,30
Kr. V	2.458,82	2.561,44	2.664,07	2.743,87	2.823,69	2.903,50	2.983,30	3.063,12	3.142,95
Kr. IV	2.302,59	2.393,80	2.485,02	2.555,97	2.626,91	2.697,86	2.768,81	2.839,75	2.910,68
Kr. III	2.157,68	2.235,18	2.312,70	2.372,99	2.433,28	2.493,57	2.553,84	2.614,13	2.674,40
Kr. II	2.021,83	2.089,77	2.157,71	2.210,55	2.263,38	2.316,23	2.369,06	2.421,90	2.474,75
Kr. I	1.897,32	1.957,79	2.018,25	2.065,26	2.112,29	2.159,31	2.206,32	2.253,34	2.300,35

Ortszuschlag (monatlich in DM)

Verg.-Gruppe	Stufe 1	Stufe 2	Stufe 3 1 Kind	Stufe 4 2 Kinder	Stufe 5 3 Kinder	Stufe 6 4 Kinder	Stufe 7 5 Kinder	Stufe 8 6 Kinder
Kr. XIII	968,32	1.151,42	1.306,58	1.461,74	1.616,90	1.772,06	1.927,22	2.082,38
Kr. VII–XII	860,58	1.043,68	1.198,84	1.354,00	1.509,16	1.664,32	1.819,48	1.974,64
Kr. I–VI	810,61	985,05	1.140,21	1.295,37	1.450,53	1.605,69	1.760,85	1.916,01

Bei mehr als sechs Kindern erhöht sich der Ortszuschlag für jedes weitere zu berücksichtigende Kind um DM 155,16.

Der Ortszuschlag erhöht sich in der Vergütungsgruppe Kr. I und Kr. II für das 1. Kind um 10 DM und für jedes weitere zu berücksichtigende Kind in Vergütungsgruppe	Kr. I um je 50 DM Kr. II um je 40 DM

	Urlaub			Urlaubsgeld		Allgemeine Zulage	
in der Verg. Gruppe	bis zum vollend. 30. Lbj.	bis zum vollend. 40. Lbj.	nach vollend. 40. Lbj.	Schülerinnen Kr. VII–XIII Kr. I–VI	500 DM 500 DM 650 DM	Kr. I und II Kr. III–VI Kr. VII–XIII	155,84 DM 184,06 DM 196,33 DM
Kr. I–XIII	26	29	30	Arbeitszeit: 38,5 Std. Freie Tage: 1		Zuwendung: 93,78% der Verg. 9/97	

1. Januar 1997–31. August 1997

Tarif Ost

Tabelle der Grundvergütungen für die Angestellten der Vergütungsgruppen Kr. XIII bis Kr. I nach Vollendung des 20. Lebensjahres

Grundvergütungssätze in Stufe

Verg.-Gr.	1	2	3	4	5	6	7	8	9
				(monatlich in DM)					
Kr. XIII	3.833,64	3.995,66	4.157,70	4.283,71	4.409,71	4.535,75	4.661,76	4.787,79	4.913,81
Kr. XII	3.543,09	3.693,99	3.844,86	3.962,20	4.079,57	4.196,92	4.314,26	4.431,61	4.548,99
Kr. XI	3.286,74	3.431,56	3.576,37	3.689,01	3.801,63	3.914,27	4.026,88	4.139,53	4.252,17
Kr. X	3.041,58	3.175,92	3.310,27	3.414,76	3.519,26	3.623,73	3.728,23	3.832,70	3.937,20
Kr. IX	2.816,55	2.940,78	3.065,04	3.161,68	3.258,31	3.354,96	3.451,61	3.548,24	3.644,88
Kr. VIII	2.607,44	2.722,54	2.837,66	2.927,22	3.016,76	3.106,29	3.195,83	3.285,37	3.374,88
Kr. VII	2.416,28	2.522,63	2.628,95	2.711,67	2.794,37	2.877,08	2.959,78	3.042,48	3.125,19
Kr. VI	2.243,74	2.341,20	2.438,65	2.514,44	2.590,24	2.666,03	2.741,82	2.817,60	2.893,43
Kr. Va	2.137,99	2.229,11	2.320,22	2.391,08	2.461,94	2.532,81	2.603,67	2.674,53	2.745,37
Kr. V	2.065,41	2.151,61	2.237,82	2.304,85	2.371,90	2.438,94	2.505,97	2.573,02	2.640,08
Kr. IV	1.934,18	2.010,79	2.087,42	2.147,01	2.206,60	2.266,20	2.325,80	2.385,39	2.444,97
Kr. III	1.812,45	1.877,55	1.942,67	1.993,31	2.043,96	2.094,60	2.145,23	2.195,87	2.246,50
Kr. II	1.698,34	1.755,41	1.812,48	1.856,86	1.901,24	1.945,63	1.990,01	2.034,40	2.078,79
Kr. I	1.593,75	1.644,54	1.695,33	1.734,82	1.774,32	1.813,82	1.853,31	1.853,31	1.932,29

Ortszuschlagstabelle

(zu § 29 BAT-O – monatlich in DM)

Tarifklasse	zu der Tarifklasse gehörende Verg.-Gruppe	Stufe 1	Stufe 2	Stufe 3 1 Kind	Halbe Differenz zw. Stufe 1 und Stufe 2 [*]
Ib	I bis IIb Kr. XIII	813,39	967,19	1.097,52	76,90
Ic	IIJ bis Va/b Kr. XII bis Kr. VII	722,89	876,69	1.007,02	76,90
II	Vc bis X Kr. VI bis Kr. I	680,91	827,45	957,78	73,27

Bei mehr als einem Kind erhöht sich der Ortszuschlag für jedes weitere zu berücksichtigende Kind um 130,33 DM
Gemäß § 5 Abs. 2 des Vergütungstarifvertrages Nr. 4 erhöht sich der Ortszuschlag für Angestellte

mit Vergütung nach den Vergütungsgruppen	für das erste zu berücksichtigende Kind um	für jedes weitere zu berücksichtigende Kind um
X, IXb und Kr. I	8,40 DM	42,00 DM
IXa und Kr. II	8,40 DM	33,60 DM
VIII	8,40 DM	25,20 DM

Dies gilt nicht für Kinder, für die das Kindergeld aufgrund über- oder zwischenstaatlicher Rechtsvorschriften abweichend von § 66 EStG bzw. § 6 BKGG bemessen wird; für die Anwendung des § 5 Abs. 2 Unterabs. 1 des Vergütungstarifvertrages Nr. 4 sind diese Kinder bei der Feststellung der Zahl der zu berücksichtigenden Kinder nicht mitzuzählen.

Ortszuschlag nach § 29	Tarifklasse Ic	578,31 DM
Abschn. B Abs. 8 BAT-O	Tarifklasse II	544,73 DM

503

Ortszuschlag

Gestuft nach dem Familienstand wird zur Grundvergütung zu BAT und AVR ein Ortszuschlag gezahlt.

Es gehören zur

Stufe 1	Ledige, Geschiedene;
Stufe 2	Verheiratete, Verwitwete, Geschiedene mit Unterhaltsverpflichtung;
Stufe 3	Verheiratete mit 1 Kind;
Stufe 4–8	entsprechend der Zahl der kindergeldfähigen Kinder.

Nebenbestandteile der Vergütung

Eine Reihe von Tarif- bzw. AVR-Bestimmungen legen Zulagen und Zuschläge, die neben der Vergütung gezahlt werden, fest.

Zulage für Arbeit auf Pflegestationen und geriatrischen Abteilungen

Bei Zulagen handelt es sich um eine Art Entschädigung für Mehraufwendungen oder gefährliche oder belastende Arbeiten. Folgende Zulagen kommen in der stationären Altenhilfe in Betracht:

▷ Zulage für Arbeit auf geronto-psychiatrischen Stationen und in geriatrischen Abteilungen, monatlich DM 90,–[2];

▷ Schichtdienst- oder Wechselschichtzulagen, § 33a BAT, in Höhe von DM 70,– bis DM 120,– im Monat.

Überstunden- und Zeitzuschläge

Zuschläge werden neben der Vergütung als Abgeltung für ungünstige Dienstzeiten (Nachtdienst) oder Überstunden gezahlt, § 35 BAT. Hier kommen in Betracht:

▷ Zeitzuschläge bei Nachtarbeit (Arbeit zwischen 20.00 Uhr und 6.00 Uhr, § 15 Abs. 8 BAT, DM 2,50)[3];

▷ Arbeit an Samstagen in der Zeit von 13.00 Uhr bis 21.00 Uhr: DM 1,25;

▷ Für Überstunden und Arbeit an Sonntagen und Wochenfeiertagen werden Zeitzuschläge in Höhe eines Prozentsatzes der Stundenvergü-

[2] BAT: Protokollerklärung Nr. 1 zu den Vergütungsgruppen Kr I – VI, SR 2a AVR/Diakonie: Einzelgruppenplan 73, Anm. 1.
[3] ArbG Kiel, Altenpflege 1991, S. 65 ff.

tung gezahlt, etwa Überstundenvergütungsgruppe Kr I – Kr VI 25 %, Arbeit an Sonntagen 25 %, Arbeit an Wochenfeiertagen 35 %.[4]

Angestellte haben einen Anspruch auf eine vermögenswirksame Leistung in Höhe von DM 13,– monatlich (Tarifvertrag über vermögenswirksame Leistungen an Angestellte). Darüber hinaus hat der Arbeitgeber dem Arbeitnehmer bis zu einem Höchstbetrag von DM 624,– (936,– bei bestimmten Anlageformen, z. B. Aktien) eine Sparzulage in Höhe von 30 % des vermögenswirksam angelegten Geldes zu zahlen.

Vermögenswirksame Leistungen

① Was sind die Hauptbestandteile der Vergütung?
② In welche Vergütungsgruppen werden AltenpflegerInnen eingruppiert?
③ Nennen Sie einige Zulagen, die neben der Vergütung gezahlt werden.

| **Wiederholungsfragen** | ● |

6. Urlaub und Arbeitsbefreiung

Fall 157:
Pflegekraft Marlies hat für 1994 noch Urlaubsanspruch für 10 Tage. Im August bekommt sie ein Kind und nimmt im Anschluß an den Mutterschutz Mutterschaftsurlaub und bezieht Erziehungsgeld bis April 1995. Nach Rückkehr an den Arbeitsplatz will sie den Resturlaub 1994 nehmen.

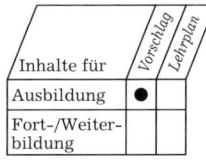

Inhalte für	Vorschlag	Lehrplan
Ausbildung	●	
Fort-/Weiterbildung		

Jeder Arbeitnehmer hat in jedem Jahr Anspruch auf bezahlten Urlaub. Sind durch Tarifvertrag, andere Vereinbarungen oder durch Einzelabrede keine günstigeren Regelungen bestimmt, richtet sich der Urlaub nach dem Bundesurlaubsgesetz und beträgt 24 Werktage. Der Urlaub soll der Erholung dienen. Vor diesem Hintergrund enthält das BUrlG ein an den Arbeitnehmer gerichtetes Verbot, während des Urlaubs Erwerbstätigkeit zu leisten, die dem Erholungszweck zuwiderläuft oder diesen vereiteln könnte. Bei einem Verstoß dagegen hat der Arbeitgeber einen Unterlassungsanspruch

Urlaub

---

[4] Vgl. Klie, Altenpflege 1991, S. 63 ff.

gegen den Arbeitnehmer. Daneben kann die urlaubszweckwidrige Erwerbstätigkeit einen Kündigungsgrund darstellen. Die urlaubszweckwidrige Erwerbstätigkeit des Arbeitnehmers läßt weder den Anspruch auf Urlaubsvergütung entfallen, noch ermöglicht es dessen Kürzung (BAG Urt. v. 25.2.88; AP Nr. 3 zu § 8 BUrlG).

BAT und AVR gehen über den gesetzlichen Mindesturlaub hinaus. Hiernach hat der in der 5-Tage-Woche beschäftigte Arbeitnehmer – abhängig von Lebensalter und Vergütungsgruppe – Anspruch auf mindestens 26 und höchstens 30 Arbeitstage (Arbeitnehmer über 58 Jahre erhalten zusätzlich 2 Arbeitstage) Erholungsurlaub (§ 48 BAT, § 28 a AVR/Diakonie).

Der volle Urlaubsanspruch entsteht nach sechs Monaten Beschäftigungszeit (§ 4 BUrlG). Bei Eintritt oder Ausscheiden im Laufe des Jahres hat der Arbeitnehmer Anspruch auf Teilurlaub von einem Zwölftel des Jahresurlaubs pro Beschäftigungsmonat, allerdings nur für volle Monate (§ 5 BUrlG). Der Urlaub muß normalerweise im entsprechenden Kalenderjahr genommen werden. Eine Übertragung auf die ersten drei Monate des Folgejahres ist jedoch möglich (§ 7 Abs. 3 BURrlG). Danach verfällt der Urlaubsanspruch grundsätzlich, auch wenn der Arbeitnehmer persönlich daran gehindert ist, den Urlaub zu nehmen[1], s. *Fall 157*. Eine Ausnahme besteht nur dann, wenn die Nichtgewährung des Urlaubs auf dem Verschulden des Arbeitsgebers beruht.

Im *Fall 157* gilt jedoch eine Sonderregelung: Nach § 17 Abs. 2 Bundeserziehungsgeldgesetz haben die Arbeitnehmer, auch wenn der Urlaubsanspruch ansonsten verfallen wäre, einen Anspruch auf Urlaubsentgelt.

Bei der Festlegung des Urlaubszeitpunktes sollen einerseits die Urlaubswünsche des Arbeitnehmers,

---

[1] BAG NJW 1987, S. 2399

andererseits aber auch dringende betriebliche Belange berücksichtigt werden. Urlaub, der wegen Beendigung des Arbeitsverhältnisses nicht mehr genommen werden kann, muß abgegolten werden, zuviel gezahltes Urlaubsentgelt darf nicht zurückgefordert werden (§ 5 Abs. 3 BUrlG).

Bei Zahlungen des Arbeitgebers im Zusammenhang mit dem Urlaub sind drei verschiedene Begriffe zu unterscheiden:

① Das Urlaubsentgelt (auch Urlaubsvergütung): Das Urlaubsentgelt ist die im Urlaub wie üblich weiterzuzahlende Vergütung, die sich nach dem Durchschnittsverdienst, den der Arbeitnehmer während der letzten 13 Wochen vor Beginn des Urlaubs erhalten hat, bemißt. Überstunden gehen in die Berechnung grundsätzlich nicht mit ein (§ 11 Abs. 1 BUrlG), eine Ausnahme gilt nur bei anderslautenden Tarifverträgen.

Urlaubsentgelt

② Das (zusätzliche) Urlaubsgeld: Viele Arbeitgeber zahlen aufgrund einzelvertraglicher, tarifvertraglicher oder betrieblicher Regelungen einen zusätzlichen Geldbetrag, entweder in Form einer Pauschale oder in einem prozentualen Zuschlag zum Urlaubsentgelt.

Urlaubsgeld

Das Urlaubsentgelt ist vor Antritt des Urlaubs fällig.

③ Die Urlaubsabgeltung: Hierunter versteht man den finanziellen Ausgleich für nicht gewährte Urlaubstage bei Beendigung des Arbeitsverhältnisses.

Urlaubsabgeltung

Nach den Bildungsurlaubsgesetzen einiger Bundesländer kann Arbeitnehmern innerhalb von 2 Jahren 10 Tage Bildungsurlaub gewährt werden, z. B. Sprachkurse, politische Bildung, Fachreisen.

Bildungsurlaub

Der Arbeitnehmer kann nicht alle privaten Angelegenheiten außerhalb der Arbeitszeit erledigen. Deshalb hat er unter bestimmten Voraussetzungen

Arbeitsbefreiung

Anspruch auf kurzfristige Arbeitsbefreiung unter Fortzahlung der Vergütung. Allgemein besteht dieser Anspruch bei einem in der Person des Arbeitnehmers liegenden Grund, den er nicht verschuldet hat (§ 616 BGB). Als Gründe kommen hier u. a. in Betracht:

▷ unaufschiebbare Arztbesuche,

▷ außerordentliche Vorkommnisse in der Familie (Todesfälle, Begräbnisse, Geburten, Silberhochzeit),

▷ schwerwiegende Erkrankungen naher Angehöriger, insbesondere von Kindern (bis zu 6 Tagen, § 52 Abs. 2l.) bb.) BAT).

▷ Wahrnehmung gerichtlicher Termine,

▷ Wahrnehmung gewerkschaftlicher Ämter,

▷ Stellensuche,

▷ Ausübung politischer, religiöser oder staatsbürgerlicher Pflichten.

Hausarbeitstag

§ 52 BAT und § 11 AVR/Diakonie enthalten eine Reihe von weiteren Arbeitsbefreiungstatbeständen.

**Arbeitszeit-
verkürzung**

In einigen Bundesländern kann unter bestimmten Voraussetzungen je 1 Hausarbeitstag im Monat verlangt werden (Bremen, Hamburg, Niedersachsen, Nordrhein-Westfalen).

Seit 1987 besteht gemäß § 15 a BAT[2] Anspruch auf einen Frei-Tag „zusätzlich" im Halbjahr, der bei Nichtinanspruchnahme jedoch verfällt, nicht abgegolten werden kann und nicht unmittelbar vor und nach einem Erholungsurlaub genommen werden darf.

Glosse:

Information für Mitarbeiter
Neue Richtlinien für den Krankheits- und Todesfall gültig ab 1. Januar 1995

---

[2] gilt auch gem. AVR

1. Krankheitsfall
Krankheit ist ab sofort keine Entschuldigung mehr. Auch
ein Attest Ihres Arztes ist für uns kein Beweis.
Wer in der Lage ist, einen Arzt aufzusuchen, kann auch zur
Arbeit erscheinen.

2. Todesfall in der Familie
Ist ebenfalls keine Entschuldigung mehr.
Für den Verblichenen können Sie doch nichts mehr tun.
Wenn Sie die Beerdigung auf den späten Nachmittag legen
lassen, dann geben wir Ihnen evtl. eine Stunde früher frei,
vorausgesetzt, Sie sind mit Ihrer Arbeit auf dem laufenden.

3. Eigener Todesfall
Sie dürfen mit unserem Verständnis rechnen, wenn Sie
– uns mindestens zwei Wochen vor Ihrem Ableben Bescheid
  geben, damit wir uns nach einer Ersatzkraft umsehen können.
– Sollte dies ausnahmsweise einmal nicht möglich sein, rufen Sie uns an Ihrem Todestage bis spätestens 8.00 Uhr an,
  damit wir noch eine Aushilfe einsetzen können.
– Dies ist jedoch nur mit Ihrer Unterschrift und der des behandelnden Arztes möglich. Liegen diese nicht vor, wird
  Ihre Freizeit vom Jahresurlaub abgezogen.

4. Urlaubsgewährung wegen Operation
Diese Unsitte kann nicht länger geduldet werden.
Wir bitten Sie übrigens, sich Gedanken an eine Operation
aus dem Kopf zu schlagen. Wir meinen, solange Sie bei uns
beschäftigt sind, benötigen Sie alles, was Sie besitzen. Sie
dürfen auf keinen Fall etwas entfernen lassen. Schließlich
haben wir Sie eingestellt, so wie Sie sind. Entfernen eines
Teils von Ihnen würde gegen den zwischen Ihnen und uns
geschlossenen Arbeitsvertrag verstoßen.

5. Urlaubsgewährung wegen Vaterschaft
Die Kleinigkeit, die Sie zur Erlangung einer Vaterschaft getan haben, berechtigt Sie nicht, dafür Urlaub zu beanspruchen.
Außerdem ist die unbedeutende Anstrengung schon Monate
her, sodaß Sie sich bereits erholt haben dürften.

① Wie viele Tage Mindesturlaub sieht der BAT für einen 25jähri-
gen Arbeitnehmer vor?

② Was ist der Unterschied zwischen Urlaubsgeld, Urlaubsentgelt und Urlaubsabgeltung?

③ Nennen Sie einige Arbeitsbefreiungsgründe!

| **Wiederholungs-fragen** | ● |

7. Entgeltfortzahlung im Krankheitsfall

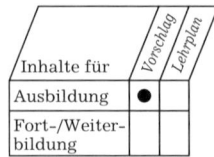

Inhalte für	*Vorschlag*	*Lehrplan*
Ausbildung	●	
Fort-/Weiterbildung		

Arbeitnehmer (= Arbeiter und Angestellte) können aufgrund §§ 1,3 EntgeltfortzG nach vier Wochen einer Beschäftigung für die Dauer von bis zu sechs Wochen Entgeltfortzahlung in Höhe von 80% im Krankheitsfall verlangen[1]. Die 1996 neu geschaffene, verschärfte Regelung gilt jedoch nur dann, wenn in Tarif- und Einzelvereinbarungen keine eigenständigen Regelungen über Lohnfortzahlungen im Krankheitsfall bestehen, wie etwa in § 37 BAT. Wer bei fünf Krankheitstagen auf einen Urlaubstag verzichtet, kann 100%ige Entgeltfortzahlung verlangen, wenn dadurch der Mindesturlaub von 24 Tagen p. a. nicht unterschritten wird.

Jeder Arbeitnehmer muß im Krankheitsfall folgendes beachten: Er ist verpflichtet,

Anzeigepflicht

▷ unverzüglich, d. h. ohne schuldhaftes Zögern, dem Arbeitgeber die Arbeitsunfähigkeit und deren voraussichtliche Dauer anzuzeigen (Anzeigepflicht) und

Nachweispflicht

▷ spätestens am 3. Kalendertag nach Beginn der Arbeitsunfähigkeit eine ärztliche Bescheinigung einzureichen (Nachweispflicht).

Eine Verletzung dieser Pflichten kann im Wiederholungsfall und bei entsprechender Abmahnung ggf. eine Kündigung rechtfertigen.

Verschuldete Arbeitsunfähigkeit

Keine Entgeltfortzahlungspflicht für den Arbeitgeber besteht bei vom Arbeitnehmer verschuldeter Arbeitsunfähigkeit.

Pflegekrankengeld

Für maximal 10 Arbeitstage im Jahr kann bei Erkrankung eines Kindes Pflegekrankengeld in Anspruch genommen werden, § 45 SGB V.

Zum Begriff der verschuldeten Arbeitsunfähigkeit
(LAG Hamm, Urt. v. 5. 5. 1976 – 2 Sa 142/76; rkr.)
Falls eine schwangere Angestellte, deren ungeborenes Kind auf die Blase drückt, von einem plötzlich auftretenden

---

[1] Anschließend zahlt die Krankenkasse Krankengeld.

Harndrang überrascht wird, keine Gelegenheit hat, die Toilette aufzusuchen und sich deshalb in ihrer körperlichen Not auf ein Waschbecken im Büro zum Urinieren setzt, dieses abbricht und sie sich hierbei erheblich verletzt, kann trotz ihres ungewöhnlichen, keineswegs gefahrlosen Verhaltens eine zum Ausschluß der Gehaltsfortzahlung führende verschuldete Arbeitsunfähigkeit nicht angenommen werden, zumal ein Mensch in einer derartigen Situation zu sonst naheliegenden Überlegungen (hier: Gebrauch eines vorhandenen Aufwischeimers) regelmäßig nicht imstande ist.

Wie lange kann der Arbeitnehmer vom Arbeitgeber Lohnfortzahlung verlangen?

Wiederholungs-frage ●

8. Beendigung des Arbeitsverhältnisses

Fall 158:
Altenpflegerin M. hat in letzter Zeit wiederholt in Streßsituationen Heimbewohnerinnen mit Ohrfeigen „gemaßregelt" und sie durch Stoßen und leichte Schläge ins Badezimmer oder auf die Toilette „getrieben". Der Heimleiter kündigte ihr fristlos, als er davon erfuhr, um allen Mitarbeiterinnen deutlich zu machen, daß er so etwas nicht dulden kann.[1]

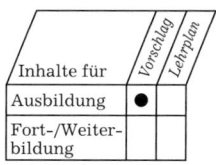

Inhalte für	Vorschlag	Lehrplan
Ausbildung	●	
Fort-/Weiter-bildung		

Ein Arbeitsverhältnis kann durch Aufhebungsvertrag, ordentliche (fristgemäße) oder außerordentliche (fristlose) Kündigung beendet werden.

Der Aufhebungsvertrag (einvernehmliche Auflösung des Arbeitsverhältnisses) kommt vor allem dann in Betracht, wenn der Arbeitgeber und der Arbeitnehmer sich über die Auflösung des Arbeitsverhältnisses einig sind und auf Kündigungsfristen verzichten oder sie verlängern wollen. Aufhebungsverträge werden jedoch darüber hinaus i.V.m. Abschlagszahlungen auch dafür genutzt, Kündigungsschutzbestimmungen zu umgehen, z.B. bei Schwerbehinderten.

Aufhebungsvertrag

[1] ArbG Wesel hat eine Kündigung zur Abschreckung anderer Mitarbeiter für unzulässig erachtet, Altenpflege 1991, S. 248 ff.

Ordentliche Kündigung

Von einer ordentlichen – fristgerechten – Kündigung spricht man, wenn die durch Gesetz, Tarif- oder Einzelarbeitsvertrag vorgesehene Frist eingehalten wird. Nach BAT und AVR/Diakonie bestehen folgende Kündigungsfristen:

Kündigungs- fristen

In der Probezeit:

2 Wochen zum Monatsschluß (BAT),
1 Monat zum Monatsschluß (AVR/Diakonie).

Bei einer Beschäftigungszeit von

bis zu 1 Jahr	1 Monat	
mehr als 1 Jahr	6 Wochen	zum Schluß eines
mindestens 5 Jahre	3 Monate	Quartals, also eines Kalendervier-
mindestens 8 Jahre	4 Monate	teljahres, gemäß
mindestens 10 Jahre	5 Monate	§ 53 Abs. 2 BAT
mindestens 12 Jahre	6 Monate	

Außerordentliche Kündigung

Die außerordentliche – fristlose – Kündigung setzt einen wichtigen Grund voraus, der eine Fortsetzung des Arbeitsverhältnisses bis zum Ende der Kündigungsfrist als unzumutbar erscheinen läßt, z. B. vorgetäuschte Krankheit[2]. Wichtig dabei ist, daß die außerordentliche Kündigung nur innerhalb von 2 Wochen erfolgen kann (§ 626 Abs. 2 BGB); diese Frist beginnt mit dem Zeitpunkt, in dem der Kündigungsberechtigte von den für die Kündigung maßgebenden Tatsachen Kenntnis erlangt.

Beteiligung des Betriebsrates

Vor jeder Kündigung sind die Belegschaftsvertretungen zu beteiligen. Eine ohne entsprechende Anhörung ausgesprochene Kündigung ist unwirksam (§ 102 Abs. 1 BetrVerfG, § 33 MAVO)[3].

Kündigungs- schutzgesetz

Unter bestimmten Voraussetzungen findet das Kündigungsschutzgesetz auf ordentliche Kündigungen durch den Arbeitgeber Anwendung. Voraussetzung dafür sind:

▷ das 6monatige Bestehen des Arbeitsverhältnisses, § 1 Abs. 1 KüSchG,

---

[2] BAG-Urteil 26. 1. 96 Az 2 AZR 849/94.
[3] Bei außerordentlichen Kündigungen steht den Mitarbeitervertretungen jedoch kein Mitbestimmungsrecht zu, § 33 Abs. 5 MAVO.

▷ die Beschäftigung von mehr als 10 Arbeitnehmern ausschließlich der Auszubildenden in der betreffenden Einrichtung (§ 23 Abs. 1 S. 2 KüSchG)[4].

Kündigungsschutzklage

Eine ordentliche Kündigung kann danach innerhalb von 3 Wochen nach Zugang der Kündigung mit einer Klage beim Arbeitsgericht angegriffen werden, § 4 KüSchG. Die Klage kann mündlich bei der Rechtsantragsstelle eines Arbeitsgerichts erhoben werden. Man kann sie aber auch schriftlich (mindestens 2fach), etwa mit folgendem Wortlaut, an das zuständige Arbeitsgericht senden:

„Ich erhebe Klage gegen das Altenheim/die Sozialstation . . . (genaue Bezeichnung des Arbeitgebers mit Postanschrift) mit dem Antrag, festzustellen, daß das Arbeitsverhältnis zwischen den Parteien durch die Kündigung vom . . . nicht aufgelöst wurde.

Begründung:
Ich bin seit . . . bei der/dem Beklagten als . . . beschäftigt. Am . . . hat der/die Beklagte das Arbeitsverhältnis zum . . ./fristlos gekündigt. Gründe, die diese Kündigung rechtfertigen, liegen jedoch nicht vor.
Die ordnungsgemäße Betriebsratsanhörung bestreite ich.

Unterschrift: ....

Weiterbeschäftigung

Widerspricht der Betriebsrat einer ordentlichen Kündigung, so ist der Arbeitgeber verpflichtet, den Arbeitnehmer bis zum rechtskräftigen Abschluß des Rechtsstreits weiterzubeschäftigen, § 102 Abs. 5 BetrVerfG (die Weiterbeschäftigungspflicht besteht nicht nach der MAVO). Im gerichtlichen Kündigungsschutzverfahren kann der Arbeitgeber gemäß § 9 Abs. 1 S. 2 KüSchG einen sog. Auflösungsantrag stellen, wenn eine den Betriebszwecken dienliche Zusammenarbeit zwischen Arbeitgeber und Arbeitnehmer nicht zu erwarten ist.

Auflösungsantrag

---

[4] Teilzeitbeschäftigte werden auf Vollzeitstellen umgerechnet:
   bis zu 10 Std. 25 %
   bis zu 20 Std. 50 %
   bis zu 30 Std. 75 %

Den Auflösungsantrag kann auch der Arbeitnehmer stellen, wenn ihm die Fortsetzung des Arbeitsverhältnisses nicht zuzumuten ist.

Der Arbeitgeber hat in beiden Fällen eine Abfindung zu zahlen, deren Höhe sich nach § 10 KüSchG richtet.

Besonderer Kündigungsschutz

Über den allgemeinen Kündigungsschutz hinaus genießen folgende Personengruppen einen besonderen Kündigungsschutz:

▷ Betriebsräte, Personalräte, Mitglieder der Mitarbeitervertretungen; ihnen kann nur außerordentlich und nur mit Zustimmung der Belegschaftsvertretung gekündigt werden.

▷ Werdende Mütter; ihnen darf nur gekündigt werden, wenn zuvor das Gewerbeaufsichtsamt die beabsichtigte Kündigung für zulässig erklärt hat.

▷ Schwerbehinderte; ihnen darf durch den Arbeitgeber nur noch nach vorheriger Zustimmung der Hauptfürsorgestelle gekündigt werden (§ 12 SchwerbehindertenG).

▷ Angestellten im öffentlichen und kirchlichen Dienst kann nach Vollendung des 40. Lebensjahres und einer Beschäftigungszeit von 15 Jahren nicht ordentlich gekündigt werden (§ 53 Abs. 3 BAT § 30 Abs. 3 AVR/Diakonie).

Kündigungsgründe

Arbeitnehmer können stets ohne Angabe von Gründen unter Einhaltung der Fristen kündigen. Die Arbeitgeber hingegen bedürfen jeweils, soweit Kündigungsschutz nach dem KüSchG besteht, eines besonderen Kündigungsgrundes. Eine Kündigung kann gerechtfertigt sein, wenn sie

▷ durch Gründe, die in der Person des Arbeitnehmers liegen (personenbedingte Kündigung) oder

▷ durch Gründe, die im Verhalten des Arbeitnehmers liegen (verhaltensbedingte Kündigung) oder

▷ durch dringende betriebliche Erfordernisse, die einer Weiterbeschäftigung in der Einrichtung entgegenstehen, bedingt ist (betriebsbedingte Kündigung).

Wichtigster Fall der personenbedingten Kündigung ist die Kündigung aus Anlaß einer Krankheit. Häufigere oder langandauernde Fehlzeiten infolge von Krankheit können dann den Arbeitgeber zu einer Kündigung berechtigen, wenn der Arbeitnehmer dauernd berufsunfähig ist, der Genesungszeitpunkt in ungewisser Ferne liegt oder ein Arbeitnehmer Jahr für Jahr einige Monate krankheitshalber ausfällt[5], aber s. unten.

Personenbedingte Kündigung

Verhaltensbedingte Kündigungen werden zumeist auf die Verletzung arbeitsvertraglicher Pflichten gestützt. Hierzu kann die Mißhandlung von PflegeheimbewohnerInnen gehören[6], wie in *Fall 158*, die Entwendung geringwertiger Sachen[7] oder der Kirchenaustritt eines bei einer kirchlichen Einrichtung beschäftigten Arbeitnehmers[8].

Verhaltens-bedingte Kündigung

Fall 159:
Der Leiter des Heimes „Sonnenschein" kündigt zwei Hilfskräften im Hinblick auf die Heim-Mindest-Personalverordnung. Dort wurde verlangt, daß er 50 % Fachkräfte beschäftige. Er könne den Anforderungen nur dadurch gerecht werden, daß er zwei Hilfskräften kündigt und eine Fachkraft einstellt[9].

Als betriebsbedingte Kündigung kommt eine Kündigung in Betracht, wenn Arbeitsplätze wegfallen, sei es aufgrund von Auftragsmangel oder Rationalisierungsmaßnahmen.

Betriebsbedingte Kündigung

---

[5] Vgl. zu häufigen Erkrankungen als Kündigungsgrund: BAG, NJW 1984, S. 1417; zu jährlichen Lohnfortzahlungskosten als Soziale Rechtfertigung: BAG Urt. v. 29. 7. 93, AZ: 2 AZR 155/93.
[6] Vgl. ArbG Berlin, BB 1983, S. 1478, vgl. Anm. 1.
[7] Vgl. BAG, Urt. v. 6. 6. 84, 7 AZR 458/82.
[8] Stahlhacke/Preis, Kündigung und Kündigungsschutz im Arbeitsverhältnis, RN 708
[9] Vgl. Arbeitsgericht Detmold, Urteil vom 21. 9. 93, AZ: 2 Ca 1467/92 Altenheim 1994, S. 553.

Die veränderte Rechtslage hat das Arbeitsgericht Detmold im *Fall 159* nicht als Kündigungsgrund für die Rechtfertigung einer betriebsbedingten Kündigung gelten lassen.

Ordentliche Kündigungen gegenüber Arbeitnehmern (Kündigungsschutz gem. § 1 KüSchG, s. o.) sind nur dann rechtswirksam, wenn sie sozial gerechtfertigt sind, d. h., bei allen Kündigungsgründen muß abgewogen werden, ob der Anlaß eine Kündigung verhältnismäßig erscheinen läßt. Dies ist etwa dann nicht der Fall, wenn

▷ die Verfehlung geringfügig war,

▷ die Erkrankung des Arbeitnehmers vorübergehend ist,

▷ andere Weiterbeschäftigungsmöglichkeiten für den Arbeitnehmer vorhanden sind,

▷ gerade dieser Arbeitnehmer sozial besonders hart von einer Kündigung betroffen ist.

① Welche Möglichkeiten einer Beendigung des Arbeitsverhältnisses gibt es?

② Was ist der Unterschied zwischen einer ordentlichen und einer außerordentlichen Kündigung?

③ Für wen gilt der Kündigungsschutz?

④ Was versteht man unter einem Auflösungsvertrag?

⑤ Nennen Sie Kündigungsgründe!

Wiederholungs-
fragen ●

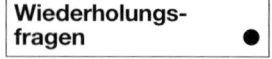

9. Arbeitszeugnis

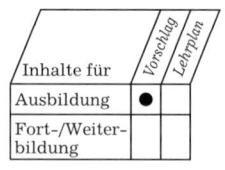

Jeder Arbeitnehmer hat Anspruch auf ein Arbeitszeugnis (§ 630 BGB). Die Pflicht, Arbeitszeugnisse zu erstellen, gilt auch für Probearbeits- und Aushilfsarbeitsverhältnisse. Der Arbeitgeber hat nicht nur bei der Beendigung eines Arbeitsverhältnisses ein Arbeitszeugnis auszustellen, vielmehr kann der Arbeitnehmer in gewissen Fällen auch ein sog. Zwischenzeugnis verlangen.

Zwischenzeugnis

Sinnvoll kann ein derartiges Zeugnis für bestimmte Fortbildungsaktivitäten eines Mitarbeiters sein oder bei der Bemühung um einen anderen Arbeitsplatz.

Grundsätzlich lassen sich zwei Zeugnisarten unterscheiden:

▷ das einfache Arbeitszeugnis, das sich nur auf Fakten, wie Personalien, Art und Dauer der Tätigkeit, Aufgabengebiet und evtl. zugeteilte Kompetenzen erstreckt, jedoch keine Bewertung erbrachter Leistungen und keine Aussagen über soziales Verhalten beinhaltet,

▷ das qualifizierte Arbeitszeugnis, das über die Fakten hinaus auch das Leistungs- und Sozialverhalten des ausgeschiedenen Mitarbeiters bewertet.

Der Mitarbeiter genießt ein Wahlrecht zwischen diesen beiden Zeugnisarten (§ 630 BGB).

Bei der Erstellung qualifizierter Arbeitszeugnisse sind bestimmte Grundsätze zu beachten:

Zeugnisarten

Grundsätze

① *Grundsatz der Zeugniswahrheit und Zeugnisklarheit.*

Danach müssen die getroffenen Zeugnisaussagen objektiv sein und alle wesentlichen Tatsachen und Bewertungen enthalten, die für eine Gesamtbeurteilung des Bewerbers bedeutsam und für den künftigen Arbeitgeber von Interesse sind.

② *Grundsatz der Wahrung des Interesses Dritter.*

Unwahre Aussagen, die einen künftigen Arbeitgeber über bestimmte Eigenschaften des Arbeitnehmers täuschen können, müssen unterbleiben. Andernfalls kann sich der Zeugnisaussteller schadensersatzpflichtig machen.

③ *Grundsatz der Wahrung des Interesses des Mitarbeiters.*

Zeugnisse dürfen das berufliche und wirtschaftliche Fortkommen eines Mitarbeiters nicht behindern. Darüber hinaus sind Zeugnisaussagen zwar objektiv, jedoch wohlwollend geprägt zu fassen.

Arbeitszeugnisse enthalten häufig verschlüsselte Aussagen für die Umschreibung der vom Arbeitnehmer erbrachten Leistungen:

Formulierungs-skala

Formulierungsskala der Arbeitsgemeinschaft selbständiger Unternehmer:

Diese Skala sieht für sämtliche Leistungskategorien bestimmte verschlüsselte Aussagen vor, bezieht sich jedoch nicht auf soziale Verhaltsweisen:

sehr gute Leistungen: . . .
. . . hat die ihm übertragenen Aufgaben ständig zu unserer vollsten Zufriedenheit erledigt.

gute Leistung: . . .
. . . hat die ihm übertragenen Aufgaben stets zu unserer vollen Zufriedenheit erledigt.

befriedigende Leistung: . . .
. . . hat die ihm übertragenen Aufgaben zu unserer vollen Zufriedenheit erledigt.

ausreichende Leistung: . . .
. . . hat die ihm übertragenen Aufgaben zu unserer Zufriedenheit erledigt.

mangelhafte Leistung: . . .
. . . hat die ihm übertragenen Aufgaben im großen und ganzen zu unserer Zufriedenheit erledigt.

nicht genügende Leistung: . . .
. . . hat sich bemüht, die ihm übertragenen Aufgaben zu unserer Zufriedenheit zu erledigen.

Wiederholungs-fragen ●

① Zwischen welchen Zeugnisarten kann ein Arbeitnehmer wählen?
② Welche Grundsätze sind bei der Errichtung von Zeugnissen zu beachten?

10. Direktionsrecht

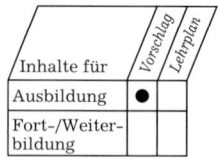

Inhalte für | Vorschlag | Lehrplan
Ausbildung ●
Fort-/Weiter-bildung

Der Arbeitgeber kann nach pflichtgemäßem Ermessen die Einzelheiten der Arbeitsleistung der Arbeitnehmer nach Ort, Art und Zeit bestimmen. Der Arbeitnehmer hat die Anweisungen des Arbeitgebers grundsätzlich zu befolgen. Dieses aus dem Wesen des Arbeitsverhältnisses entspringende ungeschriebene Recht des Arbeitgebers ist für Auszubildende in § 9 BBildG festgeschrieben, für Angestellte des öffentlichen Dienstes gilt § 8 Abs. 2 BAT: „Der Angestellte ist verpflichtet, den dienstlichen Anordnungen nachzukommen."

Das Direktionsrecht des Arbeitgebers gilt nicht unbeschränkt.

Grenzen des Direktionsrechts

① *Die Anweisungen dürfen nicht gegen Gesetze verstoßen.*

Anweisungen, die erkennbar zur Verletzung von Strafgesetzen führen, dürfen von Arbeitnehmern nicht ausgeführt werden, z. B. Verabreichung von Psychopharmaka gegen den Willen von Patienten (§§ 223, 239 StGB). Ebenso sind sicherheitswidrige Anweisungen, die zur Umgehung von Arbeitsschutzgesetzen führen, nicht zu befolgen (vgl. § 8 BAT, § 14 A-UVV).

② *Die Anweisungen dürfen nicht gegen Tarifverträge verstoßen.*

Anweisungen in tarifgebundenen Betrieben, die Regelungen im Tarifvertrag verletzen, sind nichtig, z. B. Anordnung von Überstunden entgegen § 17 BAT.

③ *Die Anweisungen dürfen Beteiligungsrechte von Belegschaftsvertretungen nicht unterlaufen.*

Anweisungen, die den Wechsel des Arbeitsplatzes (Umsetzung) im Betrieb betreffen, dürfen nicht ohne Mitwirkung der Belegschaftsvertretung getroffen werden.

④ *Anweisungen müssen sich im Rahmen des Arbeitsvertrages halten.*

Arbeitnehmern dürfen nicht auf Dauer andere Aufgaben übertragen werden, als im jeweiligen Arbeitsvertrag festgelegt wurde.

⑤ *Die Ausführung der Anweisung muß für den Arbeitnehmer möglich und zumutbar sein.*

Die Anweisungen des Arbeitgebers müssen tatsächlich ausführbar sein. Anordnungen dürfen nicht schikanösen Charakter haben; z. B. Anordnung von Überstunden am Geburtstag.

Der Arbeitgeber kann nicht nur die Einzelheiten der Arbeitsleistung, sondern auch das Verhalten des Arbeitnehmers und die Ordnung im Betrieb –

Verhalten des Arbeitnehmers im Betrieb

unter entsprechender Beteiligung der Belegschaftsvertretungen – bestimmen. Dazu gehören etwa:

▷ Vorschriften über Dienstkleidung,

▷ Meldewesen (Krankheitsmeldung, Gefahrenmeldung),

▷ Kontrolle über Anwesenheit (Stechuhren),

▷ Bestimmung über gegenseitige Vertretungen im Krankheits- oder Urlaubsfall,

▷ Rauch- und Alkoholverbot.

Arbeitszeit

Die Änderung der regelmäßigen täglichen Arbeitszeit (Dienstzeitenregelung) ist ohne Beteiligung der Belegschaftsvertretung nicht zulässig (§ 87 Abs. 1, Nr. 2 BetrVG, § 75 BPersVG, § 32 MAVO).

Fixierungen

Anordnung des Arbeitgebers, Patienten bzw. BewohnerInnen gegen ihren Willen zu fixieren, ohne daß ein Notfall vorliegt oder sonst ein Rechtfertigungsgrund eingreift, ist nicht zu befolgen, da sonst gegen Strafgesetze verstoßen würde. (s. S. 154 f.).

Injektionen

AltenpflegerInnen können sich regelmäßig weigern, IM- und IV-Injektionen durchzuführen, wenn ein sachlicher Grund für ihre Weigerung vorliegt, etwa Gefährlichkeit der Maßnahmen, Überforderungsgefühl, fehlende Sicherstellung der ärztlichen Anleitung. Die Weigerung, auf entsprechende Anordnung zu handeln, darf arbeitsrechtlich keine Konsequenzen nach sich ziehen, s. S. 94 f.

Verhalten bei „zweifelhaften" Anordnungen

Bei Anordnungen des Arbeitgebers, die aus der Sicht des Arbeitnehmers unzumutbar sind, gegen Strafgesetze verstoßen oder andere gesetzliche Vorschriften verletzen würden, sind folgende Verhaltensregeln zu beachten:

① Der Arbeitnehmer sollte die Anordnung durch den Vorgesetzten erklären lassen.

② Der Arbeitnehmer sollte seine Bedenken ggf. der Belegschaftsvertretung vortragen mit der Bitte um Beratung.

③ Jeder Arbeitnehmer hat das Recht, seine Zweifel an der Zulässigkeit der Anordnung persönlich dem Arbeitgeber vorzutragen (§ 82 BetrVerfG).

④ Die Ansicht des Arbeitnehmers, eine Anordnung sei nicht zweckmäßig oder nicht plausibel, gibt für sich noch keine Berechtigung zur Arbeitsverweigerung[1].

⑤ Können die Bedenken trotz Anhörung und Beratung nicht ausgeräumt werden – etwa durch Rücknahme oder Modifizierung der Anordnung –, so hat der Arbeitnehmer bei Überzeugung der Unzulässigkeit das Recht, die Anordnung zu verweigern. Er sollte unbedingt die Sachlage schriftlich festhalten und von Kollegen bestätigen lassen, um in späteren Auseinandersetzungen Beweismittel zur Verfügung zu haben.

---

① Wodurch wird das Direktionsrecht des Arbeitgebers begrenzt?

② Was sollte bei zweifelhaften Anordnungen beachtet werden?

Wiederholungs-fragen	●

11. Arbeitsschutz

Der Arbeitsschutz wurde 1996 in einem neuen Arbeitsschutzgesetz zusammengefaßt. Das Arbeitsschutzgesetz orientiert sich an den Vorgaben der EU-Rahmenrichtlinien – ein Beispiel dafür, wie bedeutsam das europäische Recht für das deutsche Recht wird.

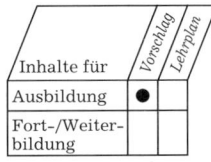

Das Arbeitsschutzgesetz formuliert eine Reihe von Grundsätzen, die insbesondere für den Arbeitgeber verbindlich sind: Die Arbeit ist so zu gestalten, daß eine Gefährdung für Leben und Gesundheit möglichst vermieden und die verbleibende Gefährdung möglichst gering gehalten wird.

---

[1] Vgl. AG Bamberg, in Böhme, Haftungsrecht, S. 170.

▷ Die Gefahren sind an ihrer Quelle zu bekämpfen; individuelle Schutzmaßnahmen sind nachrangig zu anderen Maßnahmen.

▷ Bei den Maßnahmen sind der Stand der Technik, Arbeitsmedizin und Hygiene sowie sonstige gesicherte arbeitswissenschaftliche Erkenntnisse zu berücksichtigen.

▷ Maßnahmen sind mit dem Ziel zu planen, Technik, Arbeitsorganisation, sonstige Arbeitsbedingungen, soziale Beziehungen und Einfluß der Umwelt auf den Arbeitsplatz sachgerecht zu verknüpfen.

▷ Spezielle Gefahren für besonders schutzbedürftige Beschäftigungsgruppen sind zu berücksichtigen.

▷ Mittelbar oder unmittelbar geschlechtsspezifische Sonderregelungen sind nur zulässig, wenn dies aus biologischen Gründen zwingend geboten ist.

Damit sind hohe Ansprüche im Arbeitsschutzgesetz niedergelegt, die mitnichten in der Praxis überall ihren Niederschlag gefunden haben. Dies gilt auch für die Pflege, in der längst nicht alle arbeitsmedizinischen Erkenntnisse bei der Gestaltung der Arbeitsabläufe berücksichtigt werden.

Neben diesen Grundsätzen wird im Arbeitsschutzgesetz eine Gefährdungsbeurteilung und Dokumentationspflicht niedergelegt. Der Arbeitgeber muß die für die Beschäftigten mit ihrer Arbeit verbundenen Gefährdungen ermitteln und dies schriftlich niederlegen. Diese Gefährdungen sind, gegebenenfalls unter Hinzuziehung von Checklisten der Unfallversicherungsträger, zu dokumentieren. Der Arbeitgeber ist weiterhin verpflichtet, die Arbeitnehmer zu unterweisen, d.h., auf Gefahren hinzuweisen und Möglichkeiten aufzuzeigen, wie man die Risiken geringhalten kann.

Das Arbeitsschutzgesetz enthält aber nicht nur Pflichten der Arbeitgeber, sondern auch solche der Beschäftigten. Sie müssen sich einerseits den Arbeitsschutzanordnungen des Arbeitgebers entsprechend verhalten. Weiterhin haben sie ihrerseits Gefahren für Sicherheit und Gesundheit unverzüglich zu melden, § 16 ArbSchG. Das Arbeitsschutzgesetz enthält keine Detailregelungen, etwa zur Ausstattung der Räumlichkeiten, zu speziellen Unfallverhütungsmaßnahmen. Diese bleiben in Spezialgesetzen geregelt, die im folgenden dargestellt werden.[1]

> **Fall 160:**
> Schwester Erika wird vom ambulanten Pflegedienst „Herz und Verstand" zu der schwer pflegebedürftigen Martha S. geschickt. Sie benötigt Hilfe beim Aufstehen und Waschen sowie bei der Toilette. Sie schläft in ihrem alten Ehebett, auf das sie keinesfalls verzichten möchte. Schwester Erika versteht dies und müht sich jeden Morgen, Frau S. aus dem Bett zu bekommen. Es ist ihr kaum möglich, dabei rückenschonend zu arbeiten. Entweder es würde eine zweite Hilfe eingesetzt, oder aber Frau S. würde ein Pflegebett akzeptieren, nur auf diese Weise wäre eine rückenschonende Pflege möglich.

Im Bereich des Arbeitsschutzes klaffen an den meisten Arbeitsplätzen Recht und Wirklichkeit weit auseinander. In kaum einem Betrieb werden die Arbeitsschutzbestimmungen einigermaßen exakt eingehalten[2].

Personelle Unterbesetzung, Erwartung hoher Motivation, Schicht- und Nachtarbeit, schweres Heben und psychische Beanspruchung machen die Altenpflege zu einer sehr belastenden Tätigkeit, bei der Arbeitsschutzgesichtspunkte häufig vernachlässigt werden[3].

a) Die wichtigsten Arbeitsschutzregelungen

Das Mutterschutzgesetz enthält für werdende Mütter besondere Schutzvorschriften.

Mutterschutzgesetz

[1] Vogl, Das neue Arbeitsschutzgesetz, NJW 1996, S. 2753 ff.
[2] Vgl. dazu: Böhme [Hrsg.], Arbeitsgestaltung und Arbeitsschutz – Recht und Wirklichkeit.
[3] Vgl. zu Arbeitsbedingungen in der Altenpflege WSI S. 31 ff.

Jugendarbeits-schutzgesetz

Noch nicht 18jährige fallen unter die Schutzvorschriften des Jugendarbeitsschutzgesetzes.

Schwer-behinderten-gesetz

Personen, die körperlich, geistig oder seelisch behindert sind und infolge ihrer Behinderung in ihrer Erwerbstätigkeit eingeschränkt sind, fallen unter den Schutz der Vorschriften des Schwerbehindertengesetzes. Sie genießen besondere Mitwirkungsrechte und einen besonderen Kündigungsschutz.

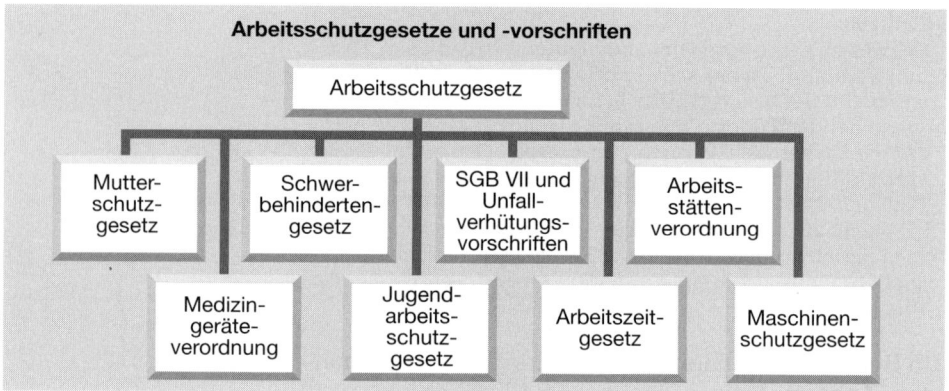

Arbeitszeitgesetz

Im Arbeitszeitgesetz von 1994 wurden die bisherigen Arbeitszeitordnungen abgelöst und allgemein verbindliche Höchstgrenzen für die regelmäßige tägliche Arbeitszeit festgelegt.

Unfall-verhütungs-vorschriften

In Unfallverhütungsvorschriften legen Berufsgenossenschaften fest, welche Sicherheitsvorkehrungen in Betrieben getroffen werden müssen.

Arbeitsstätten-verordnung

Die Arbeitsstättenverordnung stellt verbindliche Anforderungen an Einrichtung und Ausstattung von Arbeitsräumen sowie Pausen-, Bereitschafts- und Sanitärräumen auf (z.B. Einrichtung von Umkleideräumen, Festlegung der Raumtemperatur, Nichtraucherschutz).

Maschinen-schutzgesetz

Krankentragen, Lifter und andere technische Hilfsmittel müssen den speziellen Sicherheitsbestimmungen des Maschinenschutzgesetzes entsprechen.

Durch die zunehmende Technisierung der Medizin und immer wieder auftretende Mängel an medizinisch-technischen Geräten wurde der Schutz der Mitarbeiter als auch der Patienten bei Einsatz von Medizingeräten 1986 in der Medizingeräte-Verordnung gesondert geregelt.

Medizingeräte-Verordnung

① Was ist die Aufgabe des Arbeitsschutzes?
② Nennen Sie einige Arbeitsschutzgesetze!

Wiederholungs-fragen ●

b) Arbeitszeit und Zeitzuschläge

In Tarifverträgen und Arbeitsvertragsrichtlinien ist in der Regel eine durchschnittliche Arbeitszeit von 38,5 Stunden in der Woche (ausschl. Pausen) festgelegt (§ 15 BAT). Die Berechnung des Durchschnitts erfolgt auf der Basis eines Zeitraumes von 26 Wochen.[4]

Inhalte für	Vorschlag	Lehrplan
Ausbildung	●	
Fort-/Weiter-bildung		

Die Arbeitszeit beginnt und endet an der Arbeitsstelle. Nach § 15 BAT, Protokollnotiz zu Abs. 7, ist der Begriff der Arbeitsstelle weiter als der des Arbeitsplatzes, so daß – soweit der BAT Anwendung findet – der Weg vom Eingang bis zum Arbeitsplatz sowie das Umziehen als Arbeitszeit gilt.

Fall 161:
Monika ist in der Sozialstation beschäftigt. Sie wohnt 3 km von der Sozialstation entfernt. Ihr erster morgendlicher Einsatz ist bei einer Patientin, die 10 km von ihrem Wohnort wohnt. Für ihren Arbeitsvertrag gilt der BAT.

Wo der BAT gilt, beginnt die Arbeitszeit demnach am Eingang des Heimes, wo er nicht gilt, erst auf Station nach dem Umziehen.[5] Im ambulanten Bereich gilt folgendes: Fährt die Mitarbeiterin der Sozialstation von der Sozialstation zur Patientin, so gilt auch die Fahrt zur Patientin als Arbeitszeit. Fährt sie hingegen direkt von ihrem Wohnort zur Patientin, so beginnt grundsätzlich der Dienst

Beginn der Arbeit

---

[4] Geändert durch 69. Tarifvertrag zur Änderung des BAT.
[5] Vgl. Häusliche Pflege 1996, S. 64.

beim Betreten der Wohnung der Patientin. Liegt die Wohnung der Patientin jedoch weiter vom eigenen Wohnort entfernt als die Sozialstation, so dürfte der „Mehrweg" als Arbeitszeit anzusehen sein.[6]

Arbeitszeitgesetz

Bis 1994 galt die noch aus der Zeit vor dem Grundgesetz geltende Arbeitszeit- und Krankenhausarbeitszeitordnung. 1994 nun wurden die gesetzlichen Rahmenbedingungen des Arbeitsschutzrechts neu geregelt. Einerseits sollte ein besserer Gesundheitsschutz für die ArbeitnehmerInnen gewährleistet, andererseits eine stärkere Flexibilisierung der Arbeitszeiten ermöglicht werden. Darüber hinaus wurden im Vergleich zu der alten Rechtslage Sonderregelungen für Frauen und Männer aufgehoben.

Höchstarbeitszeit

Die gesetzliche maximale Arbeitszeit beträgt nach dem Arbeitszeitgesetz acht Stunden pro Werktag, § 8 ArbZG. Sie kann auf zehn Stunden pro Tag verlängert werden, wenn Ausgleich der Stunden innerhalb von sechs Monaten stattfindet und so die Gesamtzeit von acht Stunden pro Arbeitstag nicht überschritten wird, vgl. auch § 15 BAT.

> **Fall 162:**
> Altenpflegerin Birgit hat Schaukeldienst: Heute Spätdienst, morgen Frühschicht. Die Ruhezeit geht von 20.00 bis 6.00.

Ruhezeiten

Zwischen den jeweiligen Arbeitsschichten sind Ruhezeiten einzuhalten, die nach alter Rechtslage mindestens 11 Stunden betragen, siehe *Fall 162*.

Nachtarbeit

Als Nachtarbeit gilt der Zeitraum von 23.00 Uhr bis 6.00 Uhr (anders als im BAT hinsichtlich der Zeitzuschläge, vgl. S. 504). Es können acht bzw. maximal zehn Stunden pro Nacht gearbeitet werden, wenn die Arbeitszeit innerhalb von vier Wochen wieder ausgeglichen wird. In der Nacht Ar-

---

[6] Vgl. ausführlich: Markus, Altenpflege 1992, S. 51 f., die mit Recht darauf hinweist, daß in den Arbeitsverträgen Regelungen zu den Wegezeiten aufgenommen werden sollten.

beitende haben Anspruch auf eine besondere arbeitsmedizinische Betreuung und auf zusätzliche Freitage, siehe § 48 a) BAT.

> **Fall 163:**
> Altenpflegerin Yvonne hat von 20.00 Uhr bis 6.00 Uhr Nachtwache. Sie ist allein für die zwei Pflegestationen und das Altenheim zuständig[7].

Pausen

Die Arbeit ist durch im voraus feststehende Ruhepausen zu unterbrechen, § 4 ArbZG. Vorgeschrieben sind nach sechs Stunden bis zu maximal neunstündiger Arbeit 30 Minuten, bei mehr als neunstündiger Arbeit 45 Minuten Pause. Im *Fall 163* hat Altenpflegerin Yvonne keine Möglichkeit, eine richtige Pause zu machen, da sie nicht völlig frei von Arbeit ist. Dies ist aber nach der Rechtsprechung des Bundesarbeitsgerichts Voraussetzung für das Vorliegen einer Pause. Bei Nachtwachen, die allein wachen oder zu zweit, aber im Bereitschaftsdienst, ohne das Heim verlassen zu können, sind Zeiten der Arbeitsunterbrechung nicht als Pausen zu qualifizieren[8]. „Völlig frei von Arbeit" heißt auch, daß der Arbeitnehmer während der Pausenzeiten seinen Arbeitsplatz verlassen kann, Pausenregelungen wie die untenstehend abgedruckte sind unzulässig.

Originalformulierung:

> **Sehr geehrte Frau Maier,**
>
> lt. Schreiben vom 3. Mai 1993 an alle Nachtschwestern wurde der Nachtdienst neu geregelt (siehe beil. Kopie).
>
> Durch das gemeinsame Gespräch am 13. Oktober 1994 wurde auch der Wunsch gebilligt, daß die Ruhezeit sich auf eine volle Stunde verlängert mit Wirkung vom 1. 1. 1995.
>
> Die Dienstzeit wurde insoweit geändert, daß sie nun um 20.00 Uhr beginnt und 7.00 Uhr endet, gesamt 10 Stunden.
>
> Ihre Forderung, nun diese 1 Stunde Ruhezeit außerhalb des Hauses zu verbringen, entspricht nicht den Gepflogenheiten

außergewöhnliche Pflichten

---

[7] Vgl. zu Pausen und Nachtwache: Klie Altenpflege 1989, S. 393 ff.
[8] BAG Urteil v. 5.5.1988.

Arbeitszeitrecht im Überblick

	Arbeitszeitgesetz Seit 1.7.1994	Arbeitszeitordnung 1938 bis 30.6.1994 betraf z.B. Altenheime, private Arbeitgeber, Sozialstationen	KrAZO 1924 bis 30.6.1994 betraf z.B. Pflegende in Krankenpflegeanstalten
Arbeitszeit ist die Zeit von Beginn bis Ende der Arbeit ohne Pausen	tägl.: durchschn. 8 Std., max 10 Std., wenn in 6 Monaten durchschn. 8 Std. täglich gearbeitet werden. wöchentl.: 48 bis max. 70 Std.	tägl.: 8 Std. in Ausnahmefällen 10 Std. wöchentl.: 48 Std.	tägl.: max 10 Std. wöchentl.: max. 60 Std.
Pausen sind im voraus festliegende Unterbrechungen der Arbeitszeit	Arbeitszeit: von 6–9 Std. = 30 min., Arbeitszeit von mehr als 9 Std. = 45 min. mindestens 15 min. Pausen müssen festgelegt sein, keine Beschäftigung über 6 Std. ohne Pausen.	männliche Arbeitnehmer = Arbeitszeit mehr als 6 Std./30 min. weibliche Arbeitnehmer 4,5 – 6 Std./20 min. 6 – 8 Std./30 min. 8 – 9 Std./45 min. mehr als 9 Std./60 min. besonderer Schutz für weibliche Arbeitnehmer	Anstaltsleitung regelt Dauer und Verteilung und gibt Regelung durch Aushang bekannt.
Ruhezeit ist arbeitsfreie Zeit zwischen zwei Schichten	11 Std., Ausnahme 10 Std., wenn Ausgleich in 4 Wochen, allerdings erst ab 1.1.96 anzuwenden.	11 Std. § 12 Abs.1	keine Regelung
Ruf- und Bereit- schaftsdienst	gelten als Ruhezeit, weniger als 5,5 Std. Ruhezeit = Ausgleich im Anschluß an Bereitschaftsdienst, mehr als 5,5 Std. Ruhezeit = Ausgleich zu anderen Zeiten (z.B. nächstes freies Wochenende)	keine Regelung	keine Regelung
Nachtzeit Nachtarbeit	Zeit zwischen 23–6 Uhr Dienst, der mehr als 2 Std. der o.g. Zeiten umfaßt.	20–6 Uhr Dienst innerhalb o.g. Zeitraum	keine Angabe
Nachtarbeit- nehmer	besondere AN- Schutzvorschriften: – arbeitsmedizinische Untersuchung – Umsetzung auf Tagesarbeitsplatz – Recht auf berufliche Weiterbildung – Freizeitausgleich oder Zuschläge	keine Regelung	keine Regelung
Sonn- und Feiertagsarbeit	mind. 15 Sonntage/Jahr frei, Ersatzruhetag in 2 Wochen; bei Feiertagsarbeit Ersatzruhetag innerhalb von 8 Wochen	keine Regelung	keine Regelung

Diese Synopse wurde erstellt vom Arbeitskreis „Arbeitsrecht und Tariffragen" des DBfK Landesverbandes NRW
unter Leitung von Anja Sollmann, Referentin für Rechtsangelegenheiten

	BAT Öffentlicher Dienst	**BAT-KF** Einrichtung der ev. Kirche	**AVR** Einrichtung des Caritasverbandes
Arbeitszeit ist die Zeit von Beginn bis Ende der Arbeit ohne Pausen	wöchentl.: 38,5 Std. im Durchschnitt	wöchentl.: 38,5 Std. im Durchschnitt	wöchentl.: 38,5 Std. im Durchschnitt
Pausen sind im voraus festliegende Unterbrechungen der Arbeitszeit	keine Regelung	– Arbeitszeit ist mind. durch die gesetzlich vorgeschriebenen Pausen zu unterbrechen – In Schichtbetrieben: Kurzpausen von angemessener Dauer möglich	– Arbeitszeit ist mind. durch die gesetzlich vorgeschriebenen Pausen zu unterbrechen – Durch Dienst- anweisung möglich: – Kurzpausen von an- gemessener Dauer – Anpassung der Pausen an Besonder- heiten in der Pflege
Ruhezeit ist arbeitsfreie Zeit zwischen zwei Schichten	keine Regelung	11 Stunden 9 Stunden, wenn Art der Arbeit dies erfordert und Ausgleich der Kürzung innerhalb von 13 Wochen Pflege: Kürzung von mehr als 2 Stunden möglich, insbe- sondere im Ruf-/Bereit- schaftsdienst	11 Stunden 9 Stunden möglich in der Pflege bei weniger als 5,5 Std. Ruhezeit im Ruf-/Bereit- schaftsdienst Ausgleich zu anderer Zeit möglich
Ruf- und Bereit- **schaftsdienst**	Rufbereitschaft: Aufenthaltsort dem AG anzeigen, um auf Abruf Arbeit aufzunehmen. Bereitschaftsdienst: Arbeitnehmer hält sich an vom AG bestimmter Stelle auf, um im Bedarfsfall Arbeit aufzunehmen.		
Nachtzeit **Nachtarbeit**	20–6 Uhr Dienst innerhalb o.g. Zeitraums	Arbeit zwischen 20 und 6 Uhr	wie ArbZG aber Zuschlag für Arbeit zwischen 20 und 6 Uhr
Nachtarbeit- **nehmer**	keine Regelung	wie ArbZG	wie ArbZG
Sonn- und **Feiertagsarbeit**	2 Sonntage/Monat sollen frei sein. Ersatzruhetag an Werktag der nächsten oder übernächsten Woche.	2 Sonntage/Monat sollen frei sein. Ersatzruhetag an Werktag der nächsten oder übernächsten Woche.	2 Sonntage im Monat sollen frei sein, Ersatzruhetag innerhalb von 2 Wochen, bei Feiertagsarbeit Ersatzruhetag innerhalb von 13 Wochen

529

unseres Altenpflegeheimes. Die Verantwortung unseren Heimbewohnern gegenüber gebietet es uns, diesen Dienst wie bisher durchzuführen.

Bei Ihrer Einstellung wußten Sie, welche außergewöhnlichen Pflichten Sie übernehmen, denn es dreht sich um hilfe- und pflegebedürftige Menschen.

Ungeachtet dessen, steht Ihnen nach den Richtlinien des AVR zu, Ihre Pausen außerhalb des Hauses zu verbringen.

Extrapausen

Bei der Leistung von Überstunden sind Extrapausen zu gewähren, die als Arbeitszeit zu rechnen sind, was ansonsten nicht der Fall ist, § 16 a BAT, § 9 b AVR/Diakonie.

Sonn- und Feiertagsarbeit

Nach dem Arbeitszeitgesetz bleibt an Sonn- und Feiertagen die Arbeit – wie bisher – generell untersagt. Selbstverständlich wurde eine Reihe von Ausnahmeregelungen geschaffen, die auch für den gesamten Bereich der Pflege gelten. 15 Sonntage pro Jahr müssen jedoch in jedem Fall arbeitsfrei bleiben, und die Arbeitszeit des Sonntags muß unter der Woche ausgeglichen werden, so daß eine wöchentliche Ruhezeit von mindestens 35 Stunden erhalten bleibt. vgl. §§ 9 bis 11 ArbZG.

Überstunden

Überstunden sind die auf Anordnung geleisteten Arbeitsstunden, die über die im Rahmen der regelmäßigen Arbeitszeit für die Woche dienstplanmäßig festgelegten Arbeitsstunden hinausgehen (§ 17 BAT[9]/§ 9 c AVR/Diakonie), es findet hierbei grundsätzlich keine Aufrundung der anteiligen Überstunden statt (etwa 15 Min. auf 30 Min., 45 auf 60 Minuten). Bei der Anordnung von Überstunden haben die Belegschaftsvertretungen ein Mitbestimmungsrecht.

Jeder Beschäftigte sollte dafür Sorge tragen, daß in seiner Einrichtung/Station ein Überstundenbuch geführt wird bzw. selbst ein Überstundenbuch

---

[9] Beachte: Dienstplanänderungen führen meist zu Überstunden, auch wenn insgesamt nicht mehr Stunden gearbeitet werden als vorgesehen (§ 17 Abs.1 BAT).

führen und die Eintragungen vom Vorgesetzten gegenzeichnen lassen.

Von Überstunden zu unterscheiden ist die „Mehrarbeit" gem. § 15 AZO. Mehrarbeit liegt bei einer 8 Std. am Tag übersteigenden Arbeitszeit vor und gibt Anspruch auf einen Mehrarbeitszuschlag.

Mehrarbeit

Für Arbeitsverhältnisse, denen die Bestimmungen des BAT oder von AVR zugrunde liegen, werden für Überstunden, Sonn- und Feiertagsarbeit und Nachtdienst zuzügl. zur Vergütung folgende Zeitzuschläge gewährt:

Zeitzuschläge

① für Überstunden
mit Freizeitausgleich
in den nächsten drei Monaten   25 %
ohne Freizeitausgleich   125 %

② für Arbeit an Sonntagen   25 %

③ für Arbeit an Wochenfeiertagen, auch wenn sie auf einen Sonntag fallen, sowie am Ostersonntag und Pfingstsonntag
ohne Freizeitausgleich   135 %
mit Freizeitausgleich   35 %

④ bei keinem Freizeitausgleich für Arbeit nach 12 Uhr an dem Tag vor dem Ostersonntag, Pfingstsonntag   25 %
1. Weihnachtsfeiertag, Neujahrstag   100 %
der Stundenvergütung

⑤ für Nachtarbeit   DM 2,50

⑥ für Arbeit an Samstagen
von 13 bis 21 Uhr
(§ 35 BAT, § 20 a AVR/Diakonie)   DM 1,25

Bei Zusammentreffen mehrerer Zuschläge wird der jeweils höchste gezahlt. Die Zuschläge für Nachtarbeit und Arbeit an Samstagen werden nicht gewährt, wenn entsprechende andere Entschädigungen geleistet werden. Im Krankenpflegebereich (incl. Pflegeheime) werden teilweise höhere Zulagen gezahlt[10].

[10] Vgl. Klie, Zuschläge und Zulagen, Altenpflege 1991, S. 63 ff.

Bereitschaftsdienst und Rufbereitschaft

Bereitschaftsdienst und Rufbereitschaft werden, je nach Tarifvertrag, unterschiedlich als Arbeitszeit gewertet. Bereitschaftsdienst wird, je nach Arbeitsleistung innerhalb des Bereitschaftsdienstes von 15 bis 55 % als Arbeitszeit bewertet, die Rufbereitschaft hingegen meist mit 12,5 %.

Wiederholungs-fragen ●

① Was ist der Unterschied zwischen regelmäßiger und Höchstarbeitszeit?
② Was sind Überstunden nach BAT und AVR/Diakonie?
③ Wann liegt eine Pause vor?
④ Wieviel Ruhezeit muß zwischen Arbeitsende und -beginn liegen?

c) Mutterschutz und Erziehungsurlaub

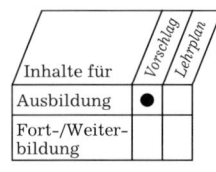

Arbeitsschutz

Fall 164:
Altenpflegerin Andrea ist im 5. Monat schwanger. Sie wird wie üblich im Frühdienst allein zum Waschen, Umlagern und Heben der BewohnerInnen eingeteilt.

Das Mutterschutzgesetz (MuSchG) enthält für Frauen, die in einem Arbeitsverhältnis stehen, Vorschriften zu ihrem besonderen Schutz als werdende Mutter und als Wöchnerin. Die Vorschriften betreffen zum einen die Ausübung der Arbeit selbst und gewähren zum anderen finanzielle Leistungen.

Bei Arbeiten, bei denen die werdende Mutter ständig stehen oder gehen muß, sind Sitzgelegenheiten zum kurzen Ausruhen bereitzustellen; bei Arbeiten, bei denen sie ständig sitzen muß, muß Gelegenheit zur Arbeitsunterbrechung gegeben sein. Den werdenden und stillenden Müttern sind Liegeräume bereitzustellen (§ 2 MuSchG).

Beschäftigungs-verbot

6 Wochen vor der Entbindung und 8 Wochen nach der Entbindung darf die Mutter nicht einer Beschäftigung nachgehen. Gleiches gilt, wenn nach ärztlichem Zeugnis vorher Leben oder Gesundheit des Kindes gefährdet ist (§ 3 MuSchG).

Werdende Mütter dürfen nicht schwere körperliche Arbeit verrichten, insbesondere sind Arbeiten verboten, bei denen regelmäßig Lasten von mehr als 5 Kilo oder gelegentlich Lasten von mehr als 10 Kilo von Hand gehoben oder befördert werden müssen. Für Pflegekräfte heißt dies, daß die meisten pflegerischen Arbeiten während der Mutterschaft eingestellt werden müssen (§ 4 MuSchG, s. *Fall 164*).

Relatives Beschäftigungsverbot

Werdende und stillende Mütter dürfen nicht zwischen 20 und 6 Uhr beschäftigt werden (§ 8 MuSchG).

Nachtarbeit

Im Anschluß an die 8wöchige Freistellung können Elternteile Erziehungsurlaub bis zu 36 Monaten beanspruchen. Während dieser Zeit besteht Kündigungsschutz (§ 18 BErzGG).

Erziehungsurlaub

Der Anspruch kann nicht nur von der Mutter, sondern auch vom Vater wahrgenommen werden, gilt aber jeweils nur für eine Person. Er kann zeitlich begrenzt werden, muß also nicht im vollen Umfang angetreten werden. Die Begrenzung ist im Antrag auf Erziehungsurlaub zu nennen. Während des Erziehungsurlaubs besteht kein Arbeitsverbot, vielmehr ist eine Teilzeitbeschäftigung beim bisherigen Arbeitgeber bis zu 18 Wochenstunden möglich (bei entsprechender Kürzung des Erziehungsgeldes).

Werdende und stillende Mütter genießen einen besonderen Kündigungsschutz. Ihnen darf auch während des Mutterschaftsurlaubs nicht gekündigt werden (§ 9 MuSchG).

Kündigungsschutz

In Ergänzung zum Mutterschutzgesetz werden in einer Reihe von Tarifverträgen Zusatzleistungen gewährt.

① Welche Arbeiten sind werdenden und stillenden Müttern verboten?
② Darf einer Mutter während ihres Mutterschaftsurlaubs gekündigt werden?

Wiederholungsfragen ●

d) Jugendarbeitsschutz

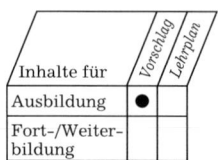

Inhalte für	Vorschlag	Lehrplan
Ausbildung	●	
Fort-/Weiter-bildung		

Das Jugendarbeitsschutzgesetz (JuArbSchG) schützt Kinder und Jugendliche bis zum 18. Lebensjahr vor Arbeit, die zu früh beginnt, zu lange dauert, zu schwer ist, die sie gefährdet oder ungeeignet für sie ist. Hierdurch soll die Gesundheit und Entwicklung von Jugendlichen geschützt werden.

Kinderarbeit ist verboten

Das Mindestalter für eine Beschäftigung beträgt 15 Jahre.

Arbeitszeit

Jugendliche dürfen höchstens 8 Stunden täglich und 40 Stunden wöchentlich arbeiten (§ 8 JuArbSchG). Ausnahmen: Wird an einzelnen Werktagen (z. B. am Freitag) die Arbeitszeit auf weniger als acht Stunden verkürzt, so dürfen Jugendliche an den übrigen Werktagen derselben Woche bis zu $8^{1}/_{2}$ Std. beschäftigt werden (§ 8 Abs. 2 a JuArbSchG). Eine weitere Sonderregelung besteht im Zusammenhang mit Feiertagen (§ 8 Abs.1 JuArbSchG).

Pausen

Bei einem Arbeitstag von mehr als 6 Stunden stehen Jugendlichen Ruhepausen von insgesamt 60 Minuten zu (§ 11 JuArbSchG).

Beschäftigungszeit

Jugendliche dürfen grundsätzlich nicht in der Zeit zwischen 20 bis 6 Uhr beschäftigt werden (§ 14 JuArbSchG). Ausnahmen gelten für Jugendliche über 16 Jahre u. a. in mehrschichtigen Betrieben.

5-Tage-Woche

Für Jugendliche gilt generell die 5-Tage-Woche (§ 15 JuArbSchG).

Samstags-, Sonn- und Feiertagsarbeit

Wochenend- und Feiertagsarbeit ist für Jugendliche grundsätzlich untersagt. Dies gilt allerdings nicht in Krankenhäusern und Pflegeheimen. Arbeiten Jugendliche an den genannten Tagen, so steht ihnen ein arbeitsfreier Tag in derselben Woche zu. Insgesamt müssen im Monat zwei Wochenenden arbeitsfrei sein (§§ 16 ff. JuArbSchG).

Urlaub

Der jährliche Erholungsurlaub beträgt entsprechend dem Alter der Jugendlichen 30 Werktage für

15jährige, 27 Werktage für 16jährige und 25 Werktage für 17jährige (§ 19 JuArbSchG).

Gefährliche Arbeiten dürfen Jugendlichen nicht übertragen werden. Dies gilt auch für Tätigkeiten, die ihre Leistungsfähigkeit übersteigen oder mit besonderen Unfallgefahren verbunden sind (§ 22 JuArbSchG). **Gefährliche Arbeiten**

Jugendlichen ist eine ununterbrochene Freizeit von mindestens 12 Stunden zwischen Arbeitsende und Arbeitsbeginn zu gewähren. **Ununterbrochene Freizeit**

① Wovor schützt das Jugendarbeitsschutzgesetz Jugendliche?
② Dürfen Jugendliche Nachtdienst leisten?

Wiederholungsfragen ●

e) Unfallverhütung

Zu den Aufgaben der gesetzlichen Unfallversicherung gehört es, Unfallverhütungsvorschriften zu erlassen und deren Einhaltung zu überwachen (§§ 14 ff. SGB VII). Für den Bereich der Altenhilfe ist als Versicherungsträger die Berufsgenossenschaft für Gesundheitsdienst und Wohlfahrtspflege zuständig (für staatliche oder kommunale Einrichtungen: die jeweilige Eigenunfallversicherung). Für Altenheime und Sozialstationen gilt neben den allgemeinen Unfallverhütungsvorschriften (A–UVV) speziell die Unfallverhütungsvorschrift Gesundheitsdienst vom 1. 10. 82 (UVV–GD). Unfallverhütungsvorschriften zeigen den Arbeitgebern wie den Beschäftigten typische, sich stets wiederholende Gefährdungsmöglichkeiten auf. Sie besagen, was im einzelnen im Interesse der Arbeitssicherheit zu geschehen hat und wie Arbeitsunfälle durch ihre Befolgung möglichst weitgehend vermieden werden können.

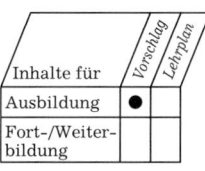

Inhalte für	Vorschlag	Lehrplan
Ausbildung	●	
Fort-/Weiterbildung		

Abfälle aus Pflegestationen sind unmittelbar in ausreichend widerstandsfähigen, dichten und erforderlichenfalls feuchtigkeitsbeständigen Einwegbehältern zu sammeln. Spitze, scharfe und zerbrechliche Gegenstände (Nadeln, Kanülen, Glas) **Abfälle** dürfen nur sicher umschlossen (Karton, Schachtel) in den Abfall gegeben werden (§ 13 UVV–GD).

Ein Praktikumsbericht:

Arbeitsschutzvorkehrungen nach UVV – GD

Abfälle:	Spritzen, Kanülen und Glas wurden in normale Müllbeutel mit anderem Müll geworfen (Windeln usw.). Sie wurden nicht gesammelt.
Vorsorge-Untersuchung:	Ein Gesundheitszeugnis nach dem BSG war nicht erforderlich.
Bekanntgabe der UVVG:	Über den Chefkoch konnte ich nur Einsicht in die UVV nehmen, da er für alle Vorschriften zuständig war. Ausgehängt und für jeden sichtbar waren sie nicht.
Handschuhe:	Einmalhandschuhe waren nicht immer vorrätig. Sie wurden nur sehr selten ausgegeben.
Heben von Patienten:	Zum Baden in der Wanne konnten Hebevorrichtungen benutzt werden. Ansonsten alleine heben oder, wenn eine Kraft zur Verfügung stand, mit Hilfe.

Arbeitsmedizinische Vorsorgeuntersuchung

In der Pflege dürfen nur Personen beschäftigt werden, deren Gesundheitszustand durch *arbeitsmedizinische Vorsorgeuntersuchungen* (Erstuntersuchung vor Aufnahme der Beschäftigung und Nachuntersuchungen während dieser Beschäftigung) überwacht wird. Dabei können Ergebnisse von Untersuchungen berücksichtigt werden, die nicht länger als ein Jahr zurückliegen. Eine Nachuntersuchung hat nach 12 Monaten zu erfolgen (vgl. Anlage zu § 2 a UVV–GD). Bei Personen, die nur in geringem Umfang häusliche Krankenpflege ausüben – weniger als 60 Tage im Jahr – ist eine Untersuchung bei erkannter Infektionsgefährdung ausreichend. Bei der Vorsorgeuntersuchung ist der Umfang der Untersuchung unter Berücksichtigung der vom Arbeitsplatz oder der Tätigkeit ausgehenden Einwirkungen und Belastungen festzulegen – d.h. nicht nur röntgen! Im Einzelfall sind zu berücksichtigen:

▷ Hautbelastungen durch Desinfektionsmittel,
▷ psychische Belastungen, z. B. durch Nacht- und Schichtdienst, psychiatrische Pflegefälle, Betreuung Sterbender,
▷ Belastungen der Wirbelsäule durch Heben und Tragen.

Die Kosten für alle arbeitsmedizinischen Vorsorgeuntersuchungen trägt der Arbeitgeber (§ 59 A–UVV).

Die Auswahl der Arbeitnehmer hat so zu erfolgen, daß sie zur Ausführung entsprechender Arbeiten nach Alter, Geschlecht, Körperbeschaffenheit, Gesundheitszustand und Fachkenntnissen geeignet sind.

Auswahl der Arbeitnehmer

Die Bekanntgabe der UVV hat durch den Arbeitgeber durch Aushang und andere geeignete Maßnahmen zu geschehen.

Bekanntgabe der UVV

Besonders in der ambulanten Pflege werden Pflegekräfte auch zu hauswirtschaftlichen Tätigkeiten eingesetzt. Hierzu gehört nicht selten das *Fensterputzen*. Es darf den Pflege- und Hilfskräften nur übertragen werden, wenn es gefahrlos durchgeführt werden kann. Immer wenn das Fenster vom Fenstersims aus geputzt werden muß, sind besondere Sicherheitsvorkehrungen zu treffen (Gurte, Fensterstuhl), so daß regelmäßig Fensterputzer einzusetzen sind, ggf. auch auf Kosten des Sozialhilfeträgers.

Fensterputzen

Handschuhe sind den Arbeitnehmern zur Verfügung zu stellen, wenn die Hände mit Ausscheidungen, Blut, Eiter oder hautschädigenden Stoffen in Berührung kommen (§ 7 Abs. 3 UVV–GD).

Handschuhe

Dem Pflegepersonal sind Direktspender mit hautschonenden Waschmitteln, *Händedesinfektionsmittel* und geeignete Hautpflegemittel sowie Einmal-Handschuhe zur Verfügung zu stellen (§ 6 UVV–GD). Den in der Hauspflege Beschäftigten sollen Händereinigungs- und Desinfektionsmittel, Einmal-Handschuhe sowie Hautpflegemittel mitgegeben werden.

Händedesinfektion

Heben von Patienten

> **Fall 165:**
> Altenpflegerin Erika versorgt einen 83jährigen bettlägerigen Mann, der 80 kg wiegt, in dessen Wohnung. Zum Waschen und Betten muß sie ihn umlagern und heben. Hebevorrichtungen sind in der engen Wohnung nicht einsetzbar. Einen Bettgalgen kann der Patient nicht bedienen, Familienangehörige oder Nachbarn kommen für Hilfeleistungen nicht in Betracht.

Heben von Patienten/Bewohnern (§ 29 UVV–GD)

In Pflegeheimen sind zum Heben und Umlagern von BewohnerInnen leichtbedienbare, stand- und fahrsichere Hebevorrichtungen oder sonstige geeignete Hilfsmittel bereitzustellen und zu verwenden. In der ambulanten Pflege sind ggf. weitere Hilfskräfte einzusetzen, wenn keine geeigneten Hilfsmittel eingesetzt werden können, so *Fall 165.*

Nach einer Untersuchung aus dem Jahre 1986 litten 84 % der Pflegekräfte eines Heimes an Rückenschmerzen: Gründe: Personalmangel, Zeitdruck[11].

Hygieneplan

Hygieneplan (§ 9 UVV–GD)

Für die einzelnen Arbeitsbereiche sind entsprechend der Infektionsgefährdung Maßnahmen zur Desinfektion, Reinigung und Sterilisation sowie zur Ver- und Entsorgung schriftlich festzulegen, ihre Durchführung ist zu überwachen.

Wechseln von Kleidung

Zum Wechseln von *Kleidung* und zur Kleiderablage sind geeignete Räume zur Verfügung zu stellen.

Pflichten der Arbeitnehmer

Pflichten der Versicherten (§ 14 A–UVV)

Die Beschäftigten sind verpflichtet, Weisungen des Unternehmers zum Zwecke der Unfallverhütung zu befolgen, sie haben die zur Verfügung gestellte persönliche Schutzkleidung zu benutzen. *Sicherheitswidrige Weisungen dürfen sie nicht befolgen.*

---

[11] Zeller, Altenpflege 1987, S. 7 ff.

Schutzkleidung (§ 7 UVV–GD) **Schutzkleidung**

> **Fall 166:**
> Im Heim „Elisabeth" wird den Mitarbeitern Dienstkleidung gestellt (Kittel); Schutzkleidung wie Schürzen hingegen nicht. Die PDL ist der Ansicht, Kittel seien als Schutzkleidung ausreichend.

Überall dort, wo die Berufskleidung oder Kleidung der Beschäftigten mit Krankheitskeimen verschmutzt werden kann – d.h. immer bei Grund- und Behandlungspflege – muß der Unternehmer Schutzkleidung auf eigene Kosten in ausreichender Anzahl zur Verfügung stellen und für deren Desinfektion und Reinigung sorgen.

Kittel sind grundsätzlich Dienstkleidung, die zusätzliche Schutzkleidung nicht ersetzen. Vielmehr besteht die Gefahr, daß Pflegekräfte, die Kittel tragen, in der Annahme, sie seien geschützt, Hygienemaßnahmen vernachlässigen, s. *Fall 166.*

Sicherheitsbeauftragte (§ 719 RVO, § 9 A–UVV) **Sicherheits-**
beauftragter

In Unternehmen mit mehr als 20 Beschäftigten hat der Unternehmer unter Mitwirkung des Betriebsrates (Personalrat/Mitarbeitervertretung) einen oder mehrere Sicherheitsbeauftragte, davon im Pflegeheimbereich mindestens einen aus dem pflegerischen Bereich, zu bestellen (Anlage 1 zu A–UVV).

Der Sicherheitsbeauftragte soll mit dem Unternehmer für die Sicherheit im Betrieb sorgen, d.h. mitdenken, beraten, hinweisen, Empfehlungen geben und sich fortlaufend vom Sicherheitsstand im Betrieb überzeugen.

Toiletten: Den Beschäftigten müssen gesonderte, **Toiletten**
für Patienten nicht zugängliche Toiletten zur Verfügung gestellt werden (§ 14 UVV–GD).

Unruhige Patienten (§ 30 UVV–GD) **Unruhige**
Patienten

Benommene oder unruhige Bewohner sind gegen Herausfallen aus dem Bett zu sichern, z.B. durch

Bettbretter oder -gitter. Diese Vorschrift ist im Interesse der Beschäftigten verfaßt worden, damit sie ggf. gestürzte BewohnerInnen nicht aufheben müssen. Aus strafrechtlicher Perspektive ist stets ein Einverständnis der BewohnerInnen erforderlich, s. S. 154 ff.

Einwilligung der BewohnerInnen?

> Zu § 30 UVV Eigenunfallversicherung Schleswig-Holstein
> Im allgemeinen entfällt das Aufheben der Patienten durch die Beschäftigten, wenn die Bettseiten durch ausreichend hohe und festsitzende Bettbretter oder -gitter gesichert sind.

Beseitigung von Mängeln

Beseitigung von Mängeln (§ 16 A–UVV)

> **Fall 167:**
> Auf der Pflegestation steht eine Trittleiter zur Verfügung, die laufend benötigt wird, um einige hochgelegene Wäscheregale zu erreichen. Seit Wochen wackelt eine Stufe der Leiter. Als Schwester Gisela wieder einmal die Leiter besteigt, bricht die Stufe aus. Schwester Gisela stürzt und bricht sich ein Bein.

Stellt ein Beschäftigter fest, daß eine Einrichtung sicherheitstechnisch nicht einwandfrei ist, so hat er diesen Mangel unverzüglich zu beseitigen. Gehört dies nicht zu seiner Arbeitsaufgabe oder verfügt er nicht über die erforderliche Sachkunde, so hat er den Mangel dem Vorgesetzten unverzüglich zu melden. Entsprechendes gilt, wenn Arbeitsverfahren oder Arbeitsablauf sicherheitstechnisch nicht einwandfrei gestaltet bzw. geregelt sind – z. B. eine Pflegekraft wird allein zum Baden und Betten schwer pflegebedürftiger Patienten eingesetzt, m. E. gehört hierzu auch ständiges nächtliches Waschen von einer alleinarbeitenden Nachtwache. In *Fall 161* wären die Wohngruppenleitung sowie die anderen Pflegekräfte zur Beseitigung der schadhaften Trittleiter bzw. zur Reparatur verpflichtet gewesen, die Verhängung eines Bußgeldes wäre möglich.

Die Unfallverhütungsvorschriften vermitteln den Beschäftigten keinen unmittelbaren Rechtsanspruch gegenüber dem Arbeitgeber. Häufig genügt ein Hinweis auf einzelne Vorschriften, die auch dem Heim und der Sozialstation nicht immer geläufig sind. Weigert sich ein Arbeitgeber, Vorschriften zu befolgen, so bleibt der Weg zu den Technischen Aufsichtsbeamten der BGW, der durch Auflagen den Arbeitgeber zur Einhaltung der Vorschriften anhalten kann[12].

Durchsetzung der Unfallverhütungsvorschriften

① Welche Berufsgenossenschaft ist für Einrichtungen wie Altenheime und Sozialstationen zuständig?
② Welche Aufgaben hat der Sicherheitsbeauftragte?

Wiederholungsfragen ●

f) Medizingeräte-Verordnung

Auch in der Pflege alter Menschen werden immer mehr technische Hilfsmittel für die Behandlung von Pflegebedürftigen eingesetzt, seien es Infusionspumpen, Inhalationsgeräte, Injektionsnadeln oder Infusionsgeräte. Die Medizingeräte-Verordnung regelt die Pflichten von Herstellern, Betreibern (Krankenhäuser, Heime) und Anwendern (Pflegekräfte, Ärzte). Die Betreiber müssen die Mitarbeiter/innen in der Anwendung der Medizingeräte entsprechend unterweisen. Die Anwender ihrerseits dürfen Geräte nicht anwenden, wenn sie nicht über die entsprechenden Qualifikationen verfügen. Weiterhin sind sie verpflichtet, sich jeweils vor Einsatz des Gerätes von dessen Funktionstüchtigkeit zu überzeugen. Die Medizingeräte-Verordnung unterscheidet vier Gruppen, geordnet nach Gefährdungsgrad. In der Pflege alter Menschen außerhalb von Kliniken dürften allenfalls Geräte der Gruppe III (Infusionspumpen) und der Gruppe IV (sonstige Infusionsgeräte, Einwegspritzen, sonstige medizinisch-technische Geräte) Anwendung finden.

---

[12] Zu Recht und Realität von UVV: s. Klie, Altenpflege 1984, S. 565 ff.

	Vorschlag	Lehrplan

Wiederholungs-fragen ●

① Worin bestehen die Pflichten für Heim und Sozialstationen bei Einsatz von medizinischen Geräten?
② Worin bestehen die Pflichten der Pflegekräfte bei Einsatz von medizinischen Geräten in der Pflege alter Menschen?

g) Arbeitsunfall[13]

Inhalte für	Vorschlag	Lehrplan
Ausbildung	●	
Fort-/Weiter-bildung		

Fall 168:
Schwester Gisela, Gemeindekrankenschwester, betreut Frau A., 85 Jahre, in ihrer Wohnung. Einmal in der Woche hilft Schwester Gisela Frau A. beim Baden. Eines Tages rutscht Frau A. beim Versuch, die Wanne zu verlassen, aus. Schwester Gisela will sie halten, verhebt sich dabei und zieht sich einen schmerzhaften Bandscheibenvorfall zu. Schwester Gisela hatte bislang keine Rückenbeschwerden.

Unfälle

Pflegekräfte sind am Arbeitsplatz vielen Gefahrensituationen ausgesetzt. Unfälle am Arbeitsplatz sind keine Seltenheit – nicht zuletzt, weil Unfallverhütungsvorschriften nicht beachtet werden. Die meisten Unfälle werden von den Pflegekräften einfach hingenommen, „die gehören zum Berufsrisiko". Später aus Schnittwunden, Verheben oder Umknicken resultierende ernsthafte Beeinträchtigungen und Krankheiten können aber nur dann einen Anspruch auf Leistungen der Unfallversicherung auslösen, wenn die Zwischenfälle als Arbeitsunfall gemeldet wurden.

Was ist ein Arbeitsunfall?

Ein Arbeitsunfall ist gemäß § 548 Abs. 1 RVO eine durch plötzliche äußere Einwirkung verursachte Schädigung der Gesundheit in Form einer Verletzung oder des Todes, die ursächlich auf die Beschäftigung oder eine unfallversicherte Tätigkeit zurückzuführen ist.

Beispiele:

▷ Sturz von einer Leiter,
▷ Schnittverletzungen bei Aufschneiden von Ampullen,
▷ Verätzungen mit Desinfektionsmitteln,
▷ Verheben bei Lagerung von BewohnerInnen/ PatientInnen,

---

[13] Vgl. zu Arbeitsunfällen in der Altenpflege: Böning/Jäger Das Altenheim 1987, S. 141 ff.

▷ Unfall bei Spaziergang mit BewohnerInnen/
   PatientInnen,
▷ Unfall bei Betriebsausflug oder innerbetrieb-
   licher Fortbildung.

Die Verletzungsfolgen eines Arbeitsunfalls lösen
nur dann die Leistungsansprüche gegenüber der
Unfallversicherung aus (Heilbehandlung, Übergangsgeld, Rehabilitation, Umschulung, Rente,
Pflegegeld, ...), soweit sie auf den Unfall zurückzuführen sind. Treten bei einem Arbeitsunfall infolge
schon vorhandener Verschleißerscheinungen (z. B.
Veränderung der Wirbelsäule, Gelenkabnutzung,
Degeneration von Sehnen) Schmerzen etc. auf, die
auch aus einem privaten Anlaß aufgetreten wären,
so ist die Unfallversicherung nicht verpflichtet,
Entschädigung zu leisten (sog. Gelegenheitsursa-
che). Die Verletzungsfolgen müssen auch aus medizinischer Sicht, sei es auch nur zum Teil, auf den
Arbeitsunfall zurückgeführt werden können.

Im *Fall 168* könnte der Bandscheibenvorfall nur
dann Versicherungsansprüche auslösen, wenn
nachgewiesen wird, daß die berufliche Tätigkeit
(Mit-) Ursache für die Verletzungsfolgen ist. Ggf.
sind ärztliche Gutachten einzuholen. Ebenfalls sind
regelmäßige arbeitsmedizinische Vorsorgeuntersuchungen anzuraten, um ggf. die beruflichen Ursa-
chen für Wirbelsäulenschäden etc. nachweisen zu
können. Wichtig ist die Meldung von Band-
scheibenzwischenfällen etc., weil Schädigungen der
Wirbelsäule nicht als Berufskrankheit anerkannt
werden (s. unten).

Fall 169:
Kommt eine Arbeitnehmerin auf dem Weg von der Arbeit
nach Hause von der Fahrbahn ab und wird die Situation für
sie dadurch unüberblickbar, weil ihr mitfahrender Hund
zwischen ihre Füße geraten ist, so muß für den nachfolgenden Unfall die Berufsgenossenschaft geradestehen, wenn sie
nicht nachweisen kann, daß der Hund nicht auch schon für
das Abkommen von der Fahrbahn „ursächlich" war (Urteil
LSG Rheinland-Pfalz, AZ: L 3 U 79/94).

Wegeunfall

Als Arbeitsunfall gilt auch der Unfall, der sich auf dem (direkten) Weg nach und von der Arbeitsstätte ereignet hat (§ 550 Abs. 1 RVO). Dabei kommt es nicht darauf an, von wo aus der Weg zur Arbeitsstätte angetreten wird (Wohnung, Freund, Kaufhaus).

Im einzelnen gilt:

▷ Es ist egal, wie der Weg zurückgelegt wird (Autounfall gilt ebenso wie Umknicken mit dem Fuß als Wegeunfall).

▷ Auch der Weg zum Abheben eines Geldbetrages von einem Geldinstitut beim erstmaligen Abheben eines Geldbetrages nach Ablauf eines Gehaltszahlungszeitraumes ist versichert (§ 548 Abs. 1 S. 2 RVO).

▷ Fahrgemeinschaften stehen auf der gesamten Wegestrecke unter dem Versicherungsschutz (§ 550 Abs. 1 Ziff. 2 RVO).

▷ Besorgungen von Genuß- und Nahrungsmitteln in einer Arbeitspause, die anschließend gegessen werden sollen, sind versichert.

▷ Gleiches gilt für Wege zur Kinderunterbringung für die Zeit der Arbeit (§ 550 Abs.1+2 RVO)[14].

Berufskrankheit

Als Arbeitsunfall gilt ferner die Berufskrankheit, § 551 RVO. Berufskrankheiten sind nicht alle Krankheiten, die durch eine versicherte Tätigkeit verursacht worden sind, sondern nur bestimmte Krankheiten, die in der Berufskrankheitenverordnung (BKVO) aufgeführt sind (sog. Listenerkrankungen), und die der Betroffene infolge der Ausübung seiner beruflichen Tätigkeit erleidet (§ 551 Abs. 1 S. 1 RVO). In die Liste der BKVO werden nur solche Krankheiten aufgenommen, die nach Erkenntnissen der medizinischen Wissenschaft durch besondere Einwirkungen verursacht worden sind, denen bestimmte Berufsgruppen durch ihre Arbeit in erheblich höherem Grad als die übrige Bevölke-

---

[14] BSG NJW 1987, S. 518.

rung ausgesetzt sind. Für die Pflegekräfte kommen folgende Berufskrankheiten in Betracht:

▷ Erkrankungen der Sehnenscheiden,

▷ Infektionskrankheiten, schwere oder wiederholt rückfällige Hauterkrankungen.

Eine tatsächlich vorliegende Listenerkrankung ist aber nicht allein deswegen eine Berufskrankheit, weil sie in der Liste aufgeführt ist. Sie muß auch nachweisbar durch die Berufstätigkeit verursacht worden sein.

Der Arbeitgeber ist verpflichtet, jeden Arbeitsunfall in seinem Betrieb (bei mehr als 3 Tagen Arbeitsunfähigkeit) innerhalb von drei Tagen der Versicherung (Berufsgenossenschaft) und bestimmten anderen Behörden zu melden, § 1552 RVO. Der Arbeitnehmer kann dies auch selbst tun und seine Ansprüche gegenüber der Versicherung geltend machen. Bei Berufskrankheiten hat jeder Arzt, der den begründeten Verdacht hat, daß bei einem Versicherten eine Berufskrankheit besteht, dies der Berufsgenossenschaft unverzüglich anzuzeigen. Über die Frage, ob ein Arbeitsunfall oder eine Berufskrankheit vorliegt, entscheidet der Versicherungsträger mit Bescheid, gegen den ggf. Widerspruch möglich ist.

Meldepflicht

① Was versteht man unter einem Arbeitsunfall?
② Wann liegt eine Berufskrankheit vor?
③ Wie erlangt die Berufsgenossenschaft Kenntnis von einem Arbeitsunfall?

**Wiederholungs-
fragen** ●

X. Berufsrecht

1. Entstehung des Berufs „AltenpflegerIn"

Gegen Ende der fünfziger Jahre entstand in der Bundesrepublik der Beruf „AltenpflegerIn". Der Bedarf an Pflegekräften mit einer gewissen Qualifikation war gewachsen, Krankenpflegekräfte waren nicht ausreichend verfügbar, darüber hinaus zu teuer.

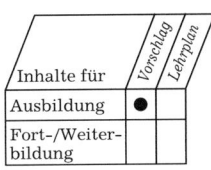

Inhalte für	Vorschlag	Lehrplan
Ausbildung	●	
Fort-/Weiterbildung		

Vom Personal der damaligen „Alten- und Siechenheime", das sich überwiegend aus Frauen zusammensetzte, wurde zunächst keine fachliche Spezialisierung verlangt, sondern bestimmte „menschliche Eigenschaften". Das Berufsbild „Altenpflegerin" sollte dem Typus „der lebenserfahrenen, seelisch ausgeglichenen, tatkräftigen und doch gütigen Pflegerin" entsprechen. Die Altenpflege als Beruf wurde nicht nur hauptsächlich von Frauen ausgeübt, sondern als „typischer Frauenberuf" definiert, sog. „typisch" weibliche Eigenschaften wurden zur Beschreibung des Berufs benutzt, und zwar als „unbefragte und unbezahlte" Voraussetzungen für die Ausübung[1].

Unter dem Druck der zunehmenden sozialen Probleme älterer Menschen wurde relativ bald die Notwendigkeit einer speziellen Ausbildung für AltenpflegerInnen erkannt. So hieß es 1958: „Die Schulung und Bestellung von speziellen Helfern für die Altenpflege wird heute unumgänglich, nicht nur für die Alten- und Pflegeheime, sondern auch für die große Zahl alleinstehender Alter in den Städten. Doch ist es wichtig, die pflegerischen Kenntnisse in möglichst breiten Kreisen von Mädchen und Frauen zu vermitteln. Oft genug hemmen Unfähigkeit und Unkenntnis in pflegerischen Diensten die Versorgung alter Menschen durch nächste Angehörige[2]."

---

[1] Manos, Materialien zu einer Soziallehre für Altenpfleger
[2] Balluseck, Die Pflege alter Menschen, S.142

Erste Ausbildungsstätten für die Schulung von AltenpflegerInnen entstanden bereits Ende der fünfziger Jahre, anfangs im konfessionellen Bereich, später auch bei den Kommunen. Die Ausbildung war (und ist heute noch) sehr uneinheitlich. Immer noch existiert kein bundeseinheitliches Altenpflegegesetz, obwohl es insbesondere von den Berufsverbänden seit langem gefordert wird. Auch unterscheiden sich die Ausbildungs- und Prüfungsordnungen der Länder z. T. erheblich, so daß immer noch nicht von einem einheitlichen Anforderungs- und Qualifikationsprofil der Altenpflege ausgegangen werden kann. Im europäischen Vergleich nimmt der Beruf „AltenpflegerIn" eine Sonderstellung ein, es gibt bislang keine vergleichbare Ausbildung im europäischen Ausland.

Übersicht zur Entwicklung der Altenpflege in Deutschland

50er Jahre	Lehrgänge für Frauen für die Pflege in Alten- und Siechenheimen. Erste einrichtungsinterne Ausbildungen: Caritas, Schwesternschaft Köln, Elisabethenstift Darmstadt und Henriettenstift in Hannover
60er Jahre	Deutscher Verein entwirft Ausbildungskonzeption für Altenpflege: 46 Unterrichtswochen mit 2.070 Unterrichtsstunden, Ausbildungs- und Prüfungsordnungen in den Ländern
70er Jahre	Gründung des Deutschen Berufsverbandes für die Altenpflege. Zweijährige Ausbildung in fast allen Bundesländern.
80er Jahre	Formulierung eines Berufsbildes für staatlich anerkannte AltenpflegerInnen durch den DBVA. Erweiterung der Ausbildungskonzeption des Deutschen Vereins. Verabschiedung einer Rahmenvereinbarung über die Ausbildung und Prüfung von AltenpflegerInnen. 1989 Baden-Württemberg nach Hamburg das zweite Bundesland mit einer dreijährigen Ausbildung. 1989 Einbeziehung der AltenpflegerInnen in den Vergütungstarif des BAT.
90er Jahre	Novellierung der Ausbildungs- und Prüfungsordnungen in einigen Bundesländern, intensive Bemühungen um ein bundeseinheitliches Altenpflegegesetz.

2. Berufsbild

Was hatten Sie für ein Bild von der Altenpflege, als Sie diesen Beruf wählten?

Unter Berufsbild wird die systematische Übersicht aller spezifischen Merkmale eines bestimmten Berufs einschließlich des Ausbildungsweges, seiner Anforderungen an den einzelnen und seiner Stellung im sozialen Gefüge verstanden.

Einstiegsfrage ●

Inhalte für	*Vorschlag*	*Lehrplan*
Ausbildung	●	
Fort-/Weiter-bildung		

Aussagen zum Berufsbild der AltenpflegerInnen haben unterschiedliche Funktionen:

▷ Sie dienen dazu, der Ausbildung eine Richtung und Kriterien für die Zusammengehörigkeit und Vollständigkeit eines Berufs zu geben („Wir AltenpflegerInnen").

▷ Mit ihm wird versucht, auf die gesellschaftliche Bewertung des Altenpflegeberufs einzuwirken („Neues Image für AltenpflegerInnen!")

▷ Mit Berufsbildern wird der Marktwert eines Berufs beeinflußt („AltenpflegerInnen sind für die Pflegeheime, Sozialstationen . . . die geeignetsten Fachkräfte").

An der Entstehung des Berufsbildes der AltenpflegerInnen sind unterschiedliche Akteure beteiligt:

▷ die Landesministerien als für die Ausbildung zuständige staatliche Instanzen,

▷ die Wohlfahrtsverbände als Träger von Altenhilfeeinrichtungen und Ausbildungsstätten,

▷ die Berufsverbände und Gewerkschaften,

▷ die Bundesanstalt für Arbeit,

▷ der „Deutsche Verein" als Zusammenschluß von Kostenträgern und Wohlfahrtsverbänden.

Die Interessen dieser Akteure sind unterschiedlich, und die Auseinandersetzungen um das richtige Berufsbild der AltenpflegerInnen laufen in Form gesellschaftlichen Aushandelns, wobei es wesentlich auf Einflußmöglichkeiten und die Nutzung derselben ankommt.

Berufsbild für AltenpflegerInnen

1965 entwarf der Deutsche Verein für öffentliche und private Fürsorge (DV) ein einheitliches Berufsbild für AltenpflegerInnen. Dem neuen Beruf sollte dadurch „die berufliche Anerkennung und tarifliche Einordnung" gesichert werden (was bis heute noch nicht abschließend gelungen ist). Die Ausbildung zur Altenpflegekraft sollte nach Meinung des DV auf die speziellen Bedürfnisse des alten Menschen zugeschnitten sein, sowohl hinsichtlich medizinisch-pflegerischer als auch sozialer Betreuung. Der Beruf der Altenpflegekraft wurde damit im Bereich der Altenhilfe verankert und als sozialpflegerischer Beruf[1] definiert. Hierdurch unterscheidet er sich von der Krankenpflege – die Abgrenzung erfolgte auch unter arbeitsmarktpolitischen Gesichtspunkten: Altenpflegekräfte sollten nicht aus der Altenhilfe, etwa in Krankenhäuser, abwandern können[2]. Aus der Formulierung des Berufsbildes ergab sich auch eine Erweiterung der Aufgaben der Altenpflegekraft. Ein recht umfassendes, von den Altenpflegekräften anzustrebendes Berufsbild wurde vom Deutschen Berufsverband staatlich anerkannter Altenpflegerinnen und Altenpfleger e. V. (DBVA) 1980 erarbeitet. Diesem Berufsbild liegt ein Verständnis von Altenpflege zugrunde, das von einer ganzheitlichen Sicht des alten Menschen ausgeht, die Individualität und konkrete Situation des einzelnen Menschen in den Mittelpunkt der Berufspraxis stellt und ganzheitliche Hilfe in gegenseitiger Ergänzung sozialer, therapeutischer und pflegerischer Maßnahmen fordert:

Aufgaben und Tätigkeiten

„Umfassende Aufgabe der staatlich anerkannten AltenpflegerInnen ist die Unterstützung bei der Lebensgestaltung. AltenpflegerInnen begleiten alte Menschen, sie wirken der möglichen Einengung und Verarmung des Lebensraumes entgegen. In Beratung, Betreuung und Pflege unterstützen AltenpflegerInnen den alten Menschen, seine Welt und dar-

---

[1] Vgl. hierzu ausführlich: Große-Bölting, Altenpflege 1985, S. 366,
[2] a. a. O., S. 144.

in ein lebenswertes Leben zu sichern, einschließlich Sterbebegleitung. Das geschieht in seinem herkömmlichen Umfeld
(Privathaushalt) oder auch in einem „Ersatzhaushalt" (Altenheim). Die Aufgaben im einzelnen ergeben sich aus dem
Unterstützungsbedarf alter Menschen:

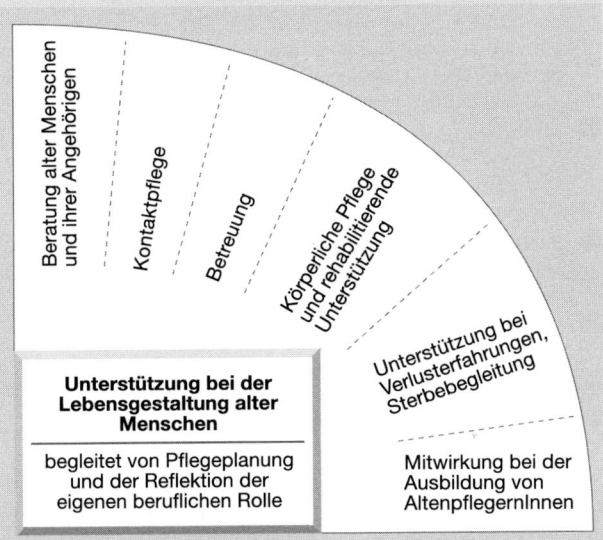

Hierbei muß die Selbstbestimmung des einzelnen unbedingt
beachtet werden.

Nur in dem Maße wie er dazu nicht mehr in der Lage ist, muß
die/der AltenpflegerIn unterstützend eingreifen (Interven-
tion). Arbeitsmethoden sind z.B. Pflegeplanung und das
Fachgespräch im Team.

Die Aufgabe im einzelnen:

- Betreuung und Beratung alter Menschen und der pflegenden Angehörigen in ihren persönlichen und sozialen
Angelegenheiten; Motivierung und Anleitung der Familien und der Nachbarschaft zur Unterstützung alter
Menschen; Einführung von pflegenden Familienangehörigen in Pflegetechniken und den Gebrauch von
Hilfsmitteln;

- Anregung und Ermutigung alter Menschen zur Gestaltung des Lebens gemäß den eigenen Bedürfnissen und
der eigenen Biographie; Hilfe zur Erhaltung der Gesundheit und der eigenständigen Lebensführung; Unterstützung bei der Pflege von Kontakten im Wohnumfeld

der eigenen Wohnung oder des Heims; Arbeit mit Gruppen;

- Begleiten des alten Menschen bei Verlusterfahrungen; ein Milieu zum Sterben schaffen; Begleitung Sterbender;
- Pflegeplanung im multiprofessionellen Team; Erkennen der Stärken alter Menschen; die Fähigkeiten der alten Menschen einbeziehende und die Selbständigkeit fördernde Pflege; pflegerische Versorgung schwer kranker und sterbender alter Menschen;
- Mitwirkung bei der Prävention und Rehabilitation bei (drohender) körperlicher, sozialer, geistiger oder psychischer Beeinträchtigung; Ausführung ärztlicher Verordnungen;
- Reflexion der eigenen beruflichen Befindlichkeit und beruflicher Beziehungen; Pflege der eigenen Persönlichkeit; Teamarbeit;
- Mitwirkung als PraxisanleiterInnen bei der Ausbildung von AltenpflegerInnen.

Staatlich anerkannte AltenpflegerInnen nehmen ihre Aufgaben selbständig und eigenverantwortlich wahr.

Dabei ist ihre Vermittlerstellung wichtig:

Zunächst ist die/der AltenpflegerIn im unmittelbaren Kontakt zum alten Menschen umfassend und für alles zuständig; gegebenenfalls stellt er die richtigen Kontakte zu den speziell fachlich Zuständigen her[3].

aus: Berufsbild, Deutscher Berufsverband für Altenpflege, 3. Auflage 1993.

Ausbildung

Ein solches Verständnis von Altenpflege verlangt eine entsprechende Qualifikation und Ausbildung der Pflegekräfte. Nicht nur moderne Grund- und Behandlungspflege mit den dazu erforderlichen medizinischen und therapeutischen Fächern sind dabei erforderlich, sondern auch entsprechender Unterricht in sozialwissenschaftlichen sowie juristischen Fächern, um die sozialen, psychischen, kulturellen und rechtlichen Probleme älterer Menschen verstehen und entsprechend intervenieren zu können.

Noch lange nicht überall ist eine derartige „Professionalisierung" des Berufs Altenpflege erreicht:

[3] Auszug aus dem Berufsbild.

Zur Professionalisierung eines Berufs gehört neben einer fundierten, auf wissenschaftlichen Erkenntnissen basierenden Ausbildung eine eigene Berufsethik, Forschung sowie dem Beruf eindeutig zugeordnete Rechte und Pflichten[4].

Insgesamt lassen sich Ansätze einer Professionalisierung der Altenpflege und insgesamt in der Pflege und eine deutliche Verbesserung der theoretischen und praktischen Ausbildung erkennen[5].

Die Festlegung eines verbindlichen Berufsbildes ist für die Altenpflegekräfte von großem Interesse.

Das Berufsbild ist von Bedeutung für:

Bedeutung von Berufsbildern

▷ die tarifliche Eingruppierung,
▷ Einsatzmöglichkeiten in stationärer und ambulanter Pflege,
▷ Aufstiegsmöglichkeiten,
▷ selbständiges und eigenverantwortliches Arbeiten,
▷ gesellschaftliche Anerkennung etc.

Noch besteht ein solches verbindliches Berufsbild nicht. Bislang ist die Bezeichnung „Altenpfleger/in" rechtlich nicht geschützt, jede Pflegekraft kann sich als solche bezeichnen (dies gilt jedoch nicht für den Zusatz „staatlich anerkannte/r" Altenpfleger/in).

3. Ausbildung

Fall 170:
Christa hat die Hauptschule erfolgreich absolviert. Sie möchte nun eine Ausbildung zur Altenpflegerin beginnen. Christa ist 15 Jahre alt.

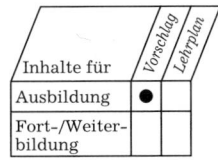

Inhalte für	Vorschlag	Lehrplan
Ausbildung	●	
Fort-/Weiterbildung		

---

[4] Vgl. zur Professionalisierung: Deutsche Gesellschaft für Gerontologie und Geriatrie, Professionelle Pflege alter Menschen, Positionspapier 2. Auflage 1996.
[5] Koneberg/Voges, Altenpflege 1984, S. 162 ff., ausführlich zum Berufsbild der Altenpfleger.

Keine einheitliche Ausbildungsordnung

Es existiert bislang keine einheitliche Ausbildungsordnung für Altenpflegeberufe. Im Gegensatz zur Krankenpflegeausbildung, die in einem Bundesgesetz geregelt ist (Krankenpflegegesetz), fällt die Altenpflegeausbildung – als schulische Ausbildung – in die Zuständigkeit der Länder: Die Regelung der Zulassung zu ärztlichen und anderen Heilberufen und damit auch zum Altenpflegeberuf gehört zur „konkurrierenden Gesetzgebung" gemäß Art. 74 Ziff. 19 GG, d. h. die Länder haben so lange das Recht, die Ausbildung zur Altenpflegekraft allein zu regeln, bis der Bundesgesetzgeber von seinem Gesetzgebungsrecht nach Art. 72 Abs. 1 GG Gebrauch macht. Noch gelten die ländereigenen Ausbildungsordnungen.

Eine Gesetzesinitiative zur einheitlichen Ausbildung ging in den 90er Jahren im wesentlichen von der Mehrheit der Bundesländer aus, die zuletzt im Jahr 1995 die Initiative zur Verabschiedung eines bundeseinheitlichen Altenpflegegesetzes ergriffen haben. Noch gelten jedoch die landesspezifischen Ausbildungs- und Prüfungsordnungen mit z. T. recht unterschiedlichen Regelungen: So unterscheiden sich die Schultypen, die Ausbildungsdauer, die Ausbildungsinhalte, die Frage der Bezahlung und das Verhältnis von praktischem und theoretischem Unterricht zueinander. Auch die Frage, welche Voraussetzungen die SchülerInnen mitbringen müssen, ist nicht einheitlich geregelt. So wird in manchen Ländern ein Mindestalter von 18 Jahren vorgeschrieben, in anderen kann gleich nach Abschluß der Hauptschule mit der Ausbildung begonnen werden, vgl. *Fall 170*[1].

Fall 171:
Die Altenpflegerin Erika leitet einen ambulanten Pflegedienst und möchte von den Krankenkassen für die Versorgung von Patienten im Rahmen der häuslichen Kranken-

---

[1] Koneberg/Voges, Altenpflege 1984, 200 ff. zu den Aufnahmevoraussetzungen der unterschiedlichen Schulträger.

pflege zugelassen werden. Die Krankenkassen lehnen den Antrag mit der Begründung ab, die Altenpflegerin Erika würde aufgrund ihrer Ausbildung nicht die notwendige Qualifikation für die Durchführung sog. „behandlungspflegerischer" Aufgaben mitbringen.
Vgl. OLG Düsseldorf, Forum Sozialstation 1994 (Heft 66), S. 37.

Lerninhalte und Ausbildungsziele

Besonders folgenreich ist es, daß sich die Lerninhalte und Ausbildungsziele nicht unerheblich voneinander unterscheiden. Werden einerseits eher medizinisch-pflegerische Fragen in den Vordergrund der Ausbildung gestellt oder ihnen zumindest ein erhebliches Gewicht beigemessen[2], so wird in anderen Ausbildungen besonders Wert auf eine eher sozial-pflegerische Kompetenz gelegt. Dies führt dazu, daß insbesondere Kostenträger (Krankenkassen) AltenpflegerInnen immer wieder aus dem Kreis der Berufsgruppen ausschließen, denen die verantwortliche Wahrnehmung sog. „behandlungspflegerischer Aufgaben" übertragen wird. Es kommt hier darauf an, im Einzelfall die entsprechenden Ausbildungsinhalte, die in der jeweiligen Ausbildungs- und Prüfungsordnung vorgesehen sind, vorzutragen[3] und entsprechende Fort- und Weiterbildungen nachzuweisen. Geschieht dies und können AltenpflegerInnen ihre tatsächliche Qualifikation im Bereich der Mitarbeit an ärztlicher Diagnostik und Therapie nachweisen, so haben die Kostenträger eigentlich kein Recht, AltenpflegerInnen von der Durchführung, aber auch von der Leitung von Pflegediensten im Bereich häuslicher Krankenpflege auszuschließen, s. S. 245.

Dringend erforderlich ist aber die Angleichung der Ausbildungsstandards. Nur so können die vielen Unsicherheiten in der stationären und ambulanten Pflege beseitigt und unter berufspolitischen Ge-

---

[2] Vgl. etwa Ausbildungsort Brandenburg, Hamburg, Nordrhein-Westfalen.
[3] Dies war im Fall des OLG Düsseldorf nicht ausreichend geschehen, vgl. hierzu ausführlich: Klie, Forum Sozialstation 1994, Heft 66, S. 37.

sichtspunkten klare Positionen bezogen werden. Oftmals sind es noch berufsständische Gründe, aus denen heraus AltenpflegerInnen die Beteiligung an sog. „behandlungspflegerischen Maßnahmen" verweigert wird[4].

Altenpflegegesetz

Der vorliegende Entwurf eines bundeseinheitlichen Altenpflegegesetzes ist von folgenden Interessen geleitet: Die Berufsbezeichnungen AltenpflegerIn und AltenpflegehelferIn sollen geschützt werden (nicht die Ausübung bestimmter Tätigkeiten). Die Ausbildung soll den AltenpflegerInnen die Kenntnisse, Fähigkeiten und Fertigkeiten vermitteln, die sie zu einer selbständigen und eigenverantwortlichen Pflege einschließlich der Beratung, Begleitung und Betreuung alter Menschen benötigen. Dazu soll insbesondere gehören:

Inhalte

▷ die sach- und fachkundige, umfassende und geplante Pflege,

▷ die Mitwirkung bei der Behandlung kranker und behinderter alter Menschen einschließlich der Ausführung ärztlicher Verordnung (Behandlungspflege),

▷ Kompetenzen in der Rehabilitation und Gesundheitsvorsorge,

▷ Betreuung und Beratung in persönlichen und sozialen Angelegenheiten,

▷ Hilfe zur Erhaltung und Aktivierung einer möglichst eigenständigen Lebensführung einschließlich der Förderung sozialer Kontakte und zur Freizeitgestaltung,

▷ Anregung und Begleitung von Familien und Nachbarschaftshilfe und die Beratung pflegender Angehöriger sowie

▷ die umfassende Begleitung schwerkranker, chronisch kranker und sterbender Menschen.

---

[4] Vgl. Klie, Forum Sozialstation 1994, Heft 66, S. 37.

Das Bundesaltenpflegegesetz (Entwurf) geht damit weiter von der Konzeption eines sozialpflegerisch orientierten Berufsbildes aus, zu dem jedoch ausdrücklich auch medizinisch-pflegerische Kompetenzen gehören.

Dauer

Die Ausbildung soll in der Regel drei Jahre dauern mit je mindestens 2 000 Stunden in theoretischem und praktischem Unterricht. Die Möglichkeit zur berufsbegleitenden Durchführung der Ausbildung wird ausdrücklich vorgesehen.

Zugang

Zugang zur Ausbildung sollen diejenigen Personen haben, die das 16. Lebensjahr vollendet haben und mindestens einen Realschulabschluß oder aber einen Hauptschulabschluß mit zusätzlichen praktischen oder beruflichen Erfahrungen nachweisen können. Der Entwurf eines Altenpflegegesetzes sieht zahlreiche Verkürzungsmöglichkeiten für die Dauer der Ausbildung vor: So sollen andere Berufsausbildungen teilweise anerkannt werden können, aber auch die Führung eines Familienhaushalts mit einem Kind oder einer pflegebedürftigen Person kann zur Verkürzung der Ausbildungsdauer um ein Jahr berechtigen.

Streit

Der Entwurf des Altenpflegegesetzes ist weiterhin umstritten. Einige Bundesländer halten an landesspezifischen Regelungen fest, so etwa Bayern. Kritisiert wird von den Berufsverbänden, daß weiterhin als „Schmalspur"-Beruf die Altenpflegehilfe vorgesehen wird, wenngleich durch die Regelung in der Heimpersonalverordnung, nach der weder Krankenpflege- noch AltenpflegehelferInnen als Fachkräfte anerkannt werden können, die Bedeutung der Altenpflegehilfe als eigener Beruf keine allzu große Relevanz besitzt. Kritisiert wird, daß im Unterschied zur Krankenpflegeausbildung auch der Hauptschulabschluß ausreichen soll und daß eine (zu) großzügige Anrechnung von Vorerfahrungen in der Führung eines Familienhaushalts vorgesehen wird. Dies führe weiterhin dazu, daß keine echte Gleichwertigkeit zwischen Krankenpflege und Altenpflege gewährleistet wird.[5]

Geltende Ausbildungs- und Prüfungsordnungen

▷ Ausbildungs- und Prüfungsordnung des Sozialministeriums an Berufsfachschulen für Altenpflege vom 23. Mai 1995 (Gemeinsames Amtsblatt **Baden-Württemberg**, S. 595).

Baden-Württemberg

▷ Schulordnung für die Fachschulen für Altenpflege und Familienpflege (Schulordnung FS Alten- und Familienpflege – FSO AltFamj vom 7. November 1985) (**Bayerisches Gesetz-** und Verordnungsblatt 1985, S. 686);

Bayern

▷ Ausführungsvorschriften über die Ausbildung von Altenpflegern (Ausbildungsordnung – Altenpfleger) vom 28. Mai 1984 (Amtsblatt für Berlin 1984, S. 1029);

▷ Verordnung über die Abschlußprüfung der Fachschule der Altenpflege (PrüfO – Altenpfleger) vom 6. September 1984 (Gesetz- und Verordnungsblatt für **Berlin** 1984, S. 1380);

Berlin

▷ Gemeinsame Berliner Ordnung der Ausbildung, der Prüfung und der staatlichen Anerkennung von Altenpflegern (Gemeinsame Altenpflegeordnung – GAO) vom 16. Oktober 1975 (Amtsblatt für Berlin 1975, S. 1383);

▷ Verordnung über die Fremdenprüfung an Fachschulen vom 1. April 1986 (Gesetz- und Verordnungsblatt für Berlin 1986, S. 539);

▷ Richtlinien über die Ausbildung und die Abschlußprüfung an privaten Fachschulen für Altenpfleger im Lande Bremen vom 29. August 1979 (Amtsblatt der Freien Hansestadt Bremen 1979, S. 545), zuletzt geändert durch die Richtlinie vom 25. April 1983 (Amtsblatt der Freien Hansestadt **Bremen** 1983, S. 404);

Bremen

▷ Verordnung über die Berufsausbildung in der Altenpflege vom 15. Februar 1977 (**Hamburgisches Gesetz-** und Verordnungsblatt 1977, S. 44);

Hamburg

▷ Prüfungsordnung für die Durchführung der Abschlußprüfungen in der Altenpflegehilfe und der Altenpflege vom 12. Juni 1978 (Amtlicher Anzeiger, Teil II

---

[5] Vgl. Stellungnahme des Deutschen Verein NDV 1996, S. 46 ff.

des Hamburgischen Gesetz- und Verordnungsblattes 1978, S. 973), geändert durch die Prüfungsordnung vom 17. April 1983 (Amtlicher Anzeiger, Teil II des Hamburgischen Gesetz- und Verordnungsblattes 1983, S. 605);

▷ Regelung über die Staatliche Anerkennung, Ausbildung und Prüfung von Altenpflegern vom 4. Oktober 1972 (Staatsanzeiger für das Land **Hessen** 1972, S. 1888);

Hessen

▷ Verordnung über Schulen für nichtärztliche Heilberufe vom 12. Juli 1990 (**Niedersächsisches Gesetz-** und Verordnungsblatt 1990, S. 279);

Niedersachsen

▷ Ergänzende Bestimmungen zur Verordnung über Schulen für nichtärztliche Heilberufe vom 13. Juli 1990 (Niedersächsisches Ministerialblatt 1990, S. 786);

▷ Regelung der Ausbildung, Prüfung und staatliche Anerkennung von Altenpflegerinnen und Altenpflegern vom 10. Mai 1988 (Ministerialblatt für das Land **Nordrhein-Westfalen** 1988, S. 749);

Nordrhein-Westfalen

▷ Ausbildungs- und Prüfungsordnung für Altenpfleger(innen) vom 28. September 1994 (Gesetz- und Verordnungsblatt für das Land Nordrhein-Westfalen 1994, S. 335); (Änderungen für 1997 geplant);

▷ Fachschulverordnung – Altenpflege – vom 13. Mai 1991 (Gesetz- und Verordnungsblatt für das Land **Rheinland-Pfalz** 1991, S. 167);

Rheinland-Pfalz

▷ Schulordnung für die öffentlichen berufsbildenden Schulen vom 9. Mai 1990 (Gesetz- und Verordnungsblatt für das Land **Rheinland-Pfalz** 1990, S. 127);

▷ Landesverordnung über die Prüfungen an den berufsbildenden Schulen (Prüfungsordnung für die berufsbildenden Schulen) vom 5. Mai 1978 (Gesetz- und Verordnungsblatt für das Land Rheinland-Pfalz 1978, S. 337), zuletzt geändert durch Verordnung vom 27. Juni 1990 (Gesetz- und Verordnungsblatt für das Land Rheinland-Pfalz 1990, S. 230);

▷ Ordnung über die Ausbildung, Prüfung und staatliche Anerkennung von Altenpflegern/Altenpflegerinnen vom 14. September 1987 (Gemeinsames Ministerialblatt **Saarland** 1987, S. 329);

Saarland

▷ Ordnung über die Ausbildungsgänge in der Altenpflege. Erlaß des Ministers für Soziales, Gesundheit und Energie, vom 31. August 1989 (Amtsblatt für **Schleswig-Holstein** 1989, S. 370).

Schleswig-Holstein

Ausbildungsgänge Altenpflege in den einzelnen Bundesländern (Stand 1.1.1997)

Bundesland	zuständiges Ministerium	Ausbildungsstätte	Dauer/Form der Ausbildung	Finanzierung der Schule	Ausbildungsvergütung	Sonstiges
Baden-Württemberg	Ministerium für Arbeit, Gesundheit und Sozialordnung Kultusministerium für öffentliche Schulen	Berufsfachschule	3jährige Stufenausbildung	Kosten trägt das Land, Klassenstärke ab 16 Schüler	Schüler erhalten Ausbildungsvergütung wie Krankenpflege, Aufstockung durch AFG	Poolregelung, Umlageverfahren, Heime erhalten 50% der Ausbildungsvergütung ersetzt
Bayern	Kultusministerium	Fachschule	2 Jahre, berufsbegleitend 3 Jahre	Schulgeld, Schulkosten über AFG, Kultusministerium	keine Vergütung	–
Berlin	Landesschulamt	Fachschule	2 Jahre + Berufspraktikum	AFG, 90% der Personalkosten über Land, ab 16 Schüler	keine Vergütung	–
Brandenburg	Ministerium für Bildung, Jugend und Sport	Fachschule	3 Jahre mit integrierten Praktika	Land zahlt Personalkosten	keine Vergütung	–
Bremen	Senat für Bildung Senat für Soziales	Fachschule	3jährige Ausbildung	–	Ausbildungsvergütung	–
Hamburg	a) Schulbehörde b) Gesundheitsbehörde	a) ev. Fachschule b) Berufsschule Gesundheitspf. c) Fremdenprüfung	a) 2 Jahre Vollzeit b) 3 Jahre betr. Ausb., überbetr. Ausb. möglich	a) Zuschüsse Schulbehörde + AFG b) staatl. Schulen	Ausbildungsvergütung durch Anrechnung auf Pflegesatz	–
Hessen	Ministerium für Frauenarbeit und Sozialordnung	Schule mit besonderer Prägung	2 Jahre	kein Schulgeld, AFG und Landesmittel	Poolgeld über Pflegesatz	Quotenvereinbarung über Ausbildungsplätze
Mecklenburg-Vorpommern	Kultus- und Sozialministerium	Berufliche Schulen	2 Jahre + Anerkennungsjahr, Teilzeit möglich	AFG, Schulgeld oder EFS	–	–

Bundesland	zuständiges Ministerium	Ausbildungsstätte	Dauer/Form der Ausbildung	Finanzierung der Schule	Ausbildungsvergütung	Sonstiges
Niedersachsen	Kultusministerium	Fachschule	3 Jahre Vollzeit, Teilzeit bis zu 5 Jahren	AFG, Landeszuschüsse	Ausbildungsvergütung in Höhe der Krankenpflege, AFG	Poolregelung
Nordrhein-westfalen	Ministerium für Arbeit und Gesundheit	Schule besonderer Prägung	3jährige integrierte Ausbildung	AFG, Landeszuschüsse	Vergütung über Pflegesatz, Höhe der Krankenpflege	Poolregelung, Finanzierung der Schulen nicht gesichert
Rheinland-Pfalz	Kultusministerium	Fachschule	3 Jahre Vollzeit mit Praktika	AFG, Landeszuschüsse	Vergütung in Höhe der Krankenpflege, AFG-Aufstockung	Poolregelung
Saarland	Ministerium für Gesundheit und Sozialordnung	Fachschule	3 Jahre	Landeszuschüsse	keine Vergütung	–
Sachsen	Schulgesetz Kultusministerium. Schulen in freier Trägerschaft: Sozialministerium	Fachschule	2 Jahre Vollzeit 3 Jahre Teilzeit	AFG, 90% Landeszuschüsse, Schulgeld	keine Vergütung	–
Sachsen-Anhalt	Kultusministerium	Fachschule, nur Schulen in öffentlich-rechtlicher Trägerschaft	3 Jahre Vollzeit, keine Regelung mehr für Teilzeit	Schulkosten vom Staat	Ausbildungsvergütung Umschüler: AFG	–
Schleswig-Holstein	Ministerium für Soziales, Gesundheit und Energie	Fachschule	2 Jahre Vollzeit + 1 Jahr Praktikum, 3 Jahre Teilzeit	AFG, Landeszuschüsse	keine Vergütung	–
Thüringen	Sozial- und Kultusministerium	Höhere Berufsfachschule	3jährige integrierte Ausbildung	80–90% durch Landeszuschüsse	Vergütung über Sozialministerium	Poolregelung, Schülerquotierung über Ministerien

4. Ausbildungsvergütung

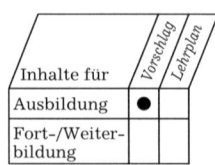

Inhalte für	*Vorschlag*	*Lehrplan*
Ausbildung	●	
Fort-/Weiter-bildung		

Fall 172:
Altenpflegeschülerin Sabine besucht eine Altenpflegeschule in Niedersachsen. Die Schule verlangt Schulgeld. Sabine weigert sich, das Schulgeld zu zahlen und fordert darüber hinaus eine Ausbildungsvergütung.

Ausbildungs-vergütung

Lange noch mußten AltenpflegeschülerInnen ihre Ausbildung aus eigener Tasche finanzieren, ggf. sogar Schulgeld zahlen, siehe *Fall 172*[1]. Eine Förderung nach dem BAFöG ist nur unter bestimmten persönlichen Voraussetzungen und grundsätzlich nur dann möglich, wenn die Ausbildung mit notwendiger auswärtiger Unterbringung verbunden ist. Zahlreiche Altenpflegeschüler erhalten eine Förderung nach dem Arbeitsförderungsgesetz, wenn die Altenpflegeausbildung vom Arbeitsamt als berufliche Weiterbildung oder Umschulung finanziert wird.

Anders als in der Krankenpflege, wo die Ausbildungsvergütung gemäß § 16 Krankenpflegegesetz zugesichert wird, fehlt es – bis auf einige Bundesländer – hieran noch für die Altenpflege. Die Förderung nach dem BAFöG ist 1995 zwar erleichtert worden, kommt jedoch immer noch nur unter bestimmten persönlichen Voraussetzungen in Betracht. Zahlreiche AltenpflegeschülerInnen erhalten eine Förderung nach dem Arbeitsförderungsgesetz (AFG), wenn die Altenpflegeausbildung vom Arbeitsamt als berufliche Weiterbildung oder Umschulung finanziert wird. Einen Anspruch auf Ausbildungsvergütung haben AltenpflegeschülerInnen ggf. dann, wenn es sich bei ihrer Ausbildung um eine sog. „betriebliche Erstausbildung" handelt, die den §§ 3 ff. des Berufsbildungsgesetzes (BBildG) unterfällt. Anders als im Krankenpflegegesetz ist die Anwendung des Berufsbildungsgesetzes vor

---

[1] So: AG Hameln, Urt. v. 23. 7. 82, vgl. Altenpflege 1983, S. 471; in NRW wurde 1988 Schulgeldfreiheit eingeführt.

Geltung eines einheitlichen Bundesaltenpflegegesetzes nicht ausgeschlossen. § 10 Abs. 1 BBildG räumt Auszubildenden, soweit keine tariflichen Regelungen bestehen[2], einen Anspruch auf eine angemessene Ausbildungsvergütung ein[3]. Das Bundesarbeitsgericht hat im Jahr 1990 hessischen AltenpflegeschülerInnen einen Anspruch auf Ausbildungsvergütung zugesprochen[4]. Der Entwurf eines Bundesaltenpflegegesetzes sieht eine Ausbildungsvergütung für die AltenpflegeschülerInnen vor, die dem Krankenpflegegesetz entspricht.

Worauf beruht in Ihrem Bundesland der Anspruch auf Ausbildungsvergütung?	**Wiederholungsfrage** ●

5. Ausübungs- und Aufstiegsmöglichkeiten

AltenpflegerInnen sind grundsätzlich befähigt, in einem Arbeitsfeld in der stationären, teilstationären sowie der ambulanten Altenpflege und -hilfe zu arbeiten.

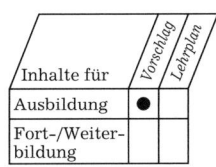

Entsprechende Qualifikationen vorausgesetzt, können AltenpflegerInnen in den nachstehend genannten Arbeitsfeldern und in den genannten Funktionen tätig werden (s. Tabelle S. 564).

Arbeitsfelder für die Altenpflege

AltenpflegerInnen haben in den Arbeitsfeldern der Pflege alter Menschen grundsätzlich als „Fachkraft" zu gelten. Der Begriff „Fachkraft" ist jedoch kein einheitlich verwandter Terminus, vielmehr sprechen die Sozial- und Ordnungsgesetze in unterschiedlicher Weise von geeigneten Pflegekräften oder Fachkräften. Nachfolgende Übersicht stellt die unterschiedlichen Begriffe und ihre Bedeutung für die Altenpflege vor (s. Tabelle S. 565).

Fachkraft

---

[2] So: beispielsweise der Bundesmanteltarifvertrag der AWO
[3] Z. Zt. etwa 750 DM
[4] LAG Frankfurt, Altenpflege 1988, S. 176 ff; BAG Altenpflege 1990, S. 663.

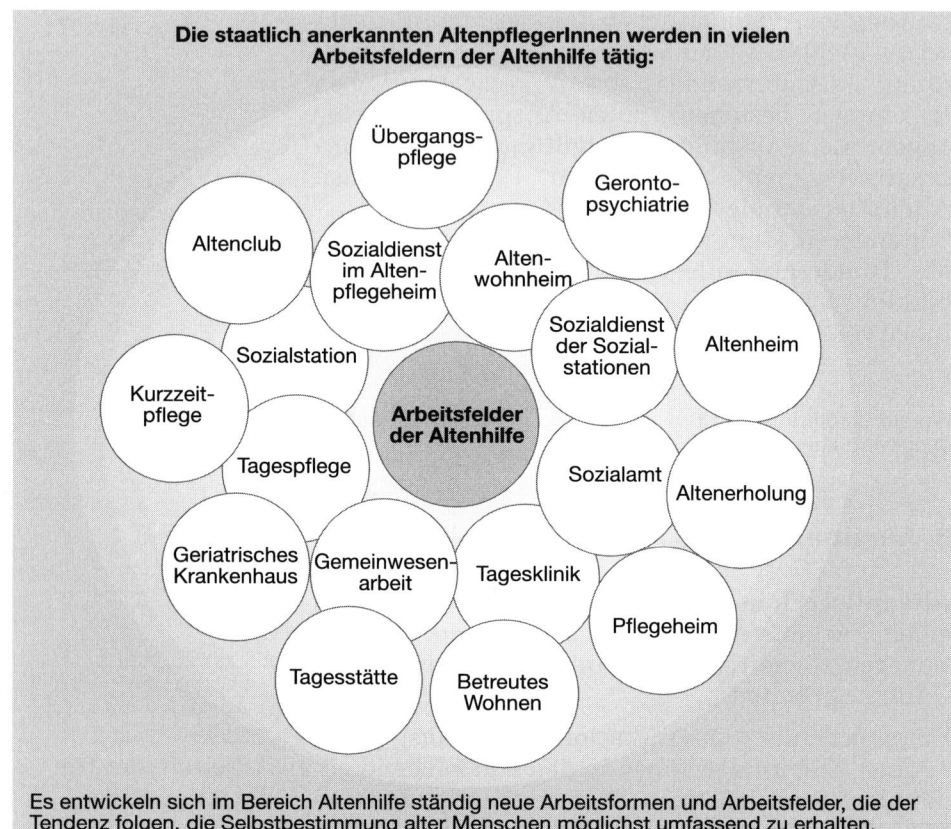

Die staatlich anerkannten AltenpflegerInnen werden in vielen Arbeitsfeldern der Altenhilfe tätig:

Übergangspflege · Gerontopsychiatrie · Altenclub · Sozialdienst im Altenpflegeheim · Altenwohnheim · Kurzzeitpflege · Sozialstation · **Arbeitsfelder der Altenhilfe** · Sozialdienst der Sozialstationen · Altenheim · Tagespflege · Sozialamt · Altenerholung · Geriatrisches Krankenhaus · Gemeinwesenarbeit · Tagesklinik · Pflegeheim · Tagesstätte · Betreutes Wohnen

Es entwickeln sich im Bereich Altenhilfe ständig neue Arbeitsformen und Arbeitsfelder, die der Tendenz folgen, die Selbstbestimmung alter Menschen möglichst umfassend zu erhalten. Deshalb ist diese Zusammenstellung nicht als abgeschlossen zu betrachten.

aus: Berufsbild, Deutscher Berufsverband für Altenpflege e.V., 3. Auflage 1993

Berufspflichten

Mit der Übernahme von Verantwortung als Pflegefachkraft ist auch eine Reihe von Pflichten verbunden. So schuldet eine Pflegefachkraft die sorgfältige Durchführung der Pflege nach den jeweils anerkannten Regeln des Berufsstandes. Sie kann sich nicht darauf berufen, bestimmte Kenntnisse und Fähigkeiten in der Ausbildung nicht erlernt zu haben, wenn diese in der Ausbildungs- und Prüfungsordnung vorgesehen waren. Sie trägt selbst dafür Verantwortung, daß sie sich stets fort- und

Funktion	Arbeitsfeld
AltenpflegerIn	Altenheim
AltenpflegerIn als LeiterIn einer Wohngruppe	Altenkrankenheim
AltenpflegerIn als LeiterIn einer Altentagesstätte	Altenpflegeheim
	Geriatrische und gerontopsychiatrische Klinik oder Abteilung eines Krankenhauses
Unterrichtsaltenpflegerin	Tagespflegeheim
selbständige(r) AltenpflegerIn	Altenwohnheim/Altenwohnhaus
AltenpflegerIn als selbständige(r)	Zentrale für ambulante Pflegedienste, Sozialstation, Caritas-/Diakoniestation, Gemeindepflegestation, Pflegeinitiative
PflegeberaterIn	
Sachverständige	Einzelpflege/Privathaushalt
	Altenerholung
	Altenkuren
	Altentagesstätte/-begegnungsstätte
	Behörden, Wohlfahrtsverbände, sonstige Einrichtungen, Dienststellen und Veranstaltungen der offenen Altenhilfe
	Altenpflegeschule
	Medizinischer Dienst der Krankenversicherung
	Krankenkasse
	Heimaufsicht

Übersicht über Ausübungs- und Aufstiegsmöglichkeiten

weiterbildet und durch Lektüre der einschlägigen Fachzeitschriften „auf dem laufenden hält". Der Arbeitgeber ist zwar verpflichtet, die Fort- und Weiterbildung zu fördern, die berufliche Fortbildung ist jedoch zuvörderst Aufgabe einer jeden Pflegefachkraft selbst.

Zu den heute geltenden Standards in der Pflege gehört es insbesondere, daß die Pflege sach- und fachkundig geplant wird, daß die rehabilitativen Möglichkeiten ausgeschöpft werden und daß der Patient/Pflegebedürftige sowie auf seinen Wunsch hin seine Angehörigen und sonstige ihm nahestehenden Personen an den Entscheidungen über die Pflege beteiligt werden.

Begriff	Gesetz	Bedeutung für die Altenpflege
Fachkraft	§ 6 HeimPersVO	AltenpflegerInnen gelten als Fachkräfte im Sinne der Heimpersonalverordnung
geeignete Pflegekräfte	§ 37 SGB V	AltenpflegerInnen kommen bei entsprechender Qualifikation in Fragen der „Behandlungspflege" als geeignete Pflegekräfte für die Durchführung der häuslichen Krankenpflege in Betracht. Verfügen sie zusätzlich über entsprechende Leitungsverantwortung und die Qualifikationen in der Anleitung und Kontrolle von Pflegekräften bei der Durchführung behandlungspflegerischer Maßnahmen, so können sie auch als leitende Pflegekraft im Rahmen der häuslichen Krankenpflege fungieren.
Pflegefachkraft	§ 18 SGB XI	AltenpflegerInnen kommen als Pflegefachkraft zur Begutachtung der Pflegebedürftigkeit bei entsprechender Qualifikation (Abfassung von Gutachten etc.) in Betracht.
Ausgebildete Pflegefachkraft	§ 71 SGB XI	AltenpflegerInnen kommen bei entsprechender Weiterbildung (Pflegedienstleitung oder Weiterbildung in Pflegeprozeßplanung, Anleitung, Pflegeevaluation) als Pflegefachkräfte in Betracht, denen die ständige Verantwortung für die Pflege in einer Pflegeeinrichtung übertragen werden kann.
Geeignete Pflegekraft	Grundsätze und Maßstäbe gemäß § 80 SGB XI	AltenpflegerInnen gelten regelmäßig als geeignete Pflegekräfte zur Durchführung der Pflege nach dem SGB XI.
Geeignete einzelne Pflegekraft	§ 77 SGB XI	AltenpflegerInnen haben grundsätzlich als geeignete einzelne Pflegekraft zu gelten.
Pflegeperson	§ 19 SGB XI	Pflegepersonen sind Personen, die nicht erwerbsmäßig einen Pflegebedürftigen in seiner häuslichen Umgebung pflegen. Der Begriff „Pflegeperson" wird im SGB XI und im BSHG zur Abgrenzung gegenüber berufsmäßig tätigen Pflegekräften verwendet.
Besondere Pflegekraft	§ 69 BSHG	AltenpflegerInnen haben regelmäßig die Qualifikation als besondere Pflegekraft.

Zu den Berufspflichten der AltenpflegerInnen gehört auch, daß sie dafür Sorge tragen, daß die Rechte der Pflegebedürftigen gewahrt und beachtet werden und daß die Pflegebedürftigen darin unterstützt werden, ihre Rechte auch wahrzunehmen. Jede Pflegekraft trägt für sich die Verantwortung dafür, daß die zu beachtenden Rechtsregeln im Umgang mit Pflegebedürftigen auch eingehalten werden. Anordnungen von Vorgesetzten berühren nicht die alleinige Handlungsverantwortung der Pflegefachkraft für die Durchführung der einzelnen Pflegehandlungen.

① Nennen Sie einige Arbeitsfelder und Funktionen, in denen AltenpflegerInnen tätig werden können.
② Was versteht man unter einer ausgebildeten Pflegefachkraft i. S. des § 71 SGB XI und was unter einer geeigneten Pflegekraft i. S. des § 37 SGB V?

Wiederholungs-fragen ●

6. Perspektiven der Pflegeberufe

Seit einigen Jahren wird darüber diskutiert, ob nicht eine gemeinsame Grundausbildung für die Pflegeberufe eingeführt werden soll mit späterer Spezialisierung und Qualifizierung für die unterschiedlichen Arbeitsfelder, zu denen dann die Pflege alter Menschen gehört. Dies würde im wesentlichen den internationalen Ausbildungskonzepten entsprechen und würde so einen Beitrag zur Harmonisierung der Ausbildung in Deutschland mit den übrigen europäischen Ländern darstellen. Hiergegen wird eingewandt, der Altenpflegeberuf als sozialpflegerisch profilierter Beruf würde hierdurch sein besonderes Profil verlieren und unter die Dominanz medizinisch-pflegerischer Sichtweisen (zurück-)fallen.

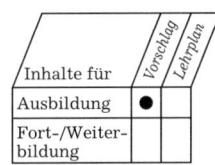

Gemeinsame Grundausbildung

Mit der zunehmenden Professionalisierung der Pflege und der Übertragung von immer mehr Verantwortungsbereichen auf die Pflegeberufe wird darüber diskutiert, ob den Pflegeberufen bestimmte Aufgaben zur alleinigen Durchführung übertragen werden sollen. Hierzu gehören nicht nur bestimmte

Vorbehaltsaufgaben

grund- und behandlungspflegerische Aufgaben in der Pflege. Die Pflege bezieht sich auf Tätigkeiten, die grundsätzlich jeder Mensch an sich selbst oder an ihm nahestehenden Personen durchführt. Pflegeberufe haben hierbei die Aufgabe, ggf. auch Nichtausgebildete in die Lage zu versetzen, pflegerische Tätigkeiten selbst durchzuführen, soweit sie dazu in der Lage und bereit sind. Als sog. „Vorbehaltsaufgaben", d. h. allein Pflegefachkräften zu übertragende Aufgaben, werden nun folgende diskutiert:

▷ die Durchführung der Pflegeanamnese und -diagnostik,
▷ die individuelle Pflegeprozeßplanung,
▷ die Pflegeaufsicht und -anleitung,
▷ die Pflegeevaluation[1].

Bei diesem Konzept der Vorbehaltsaufgaben würde es sich eher um Aufgaben der Anleitung, der Steuerung und der Verantwortung für den Pflegeprozeß, die als die Kernaufgaben der Fachpflege anzusehen wären, handeln. Es gibt Bestrebungen, entsprechende Vorbehaltsaufgaben im Krankenpflegegesetz zu verankern[2].

Aufgaben professioneller Pflege		
Pflegehandlung/ -interaktion	**„Steuerung" von Pflegeprozessen**	**Pflegeberatung**
• Grundpflege	• Pflegeanamnese	• Pflegeberatung
• Qualifizierte Behandlungspflege	• Pflegediagnose	• Anleitung
• Rehabilitative Pflege	• Pflegeprozeßplanung	• Schulung
• Pflege in komplexen Pflegesituationen	• Pflegeevaluation	• Care management
Rahmenverträge gem. § 75 SGB XI	**§ 80 SGB XI**	**§§ 37 Abs. 3, 45 SGB XI**

[1] Vgl. DGGG, Professionelle Pflege alter Menschen, Positionspapier, 2. Auflage, 1996.
[2] Entsprechende Regelungen wären dann auch in ein Bundesaltenpflegegesetz aufzunehmen.

Pflege als freier Beruf?

Mit der Professionalisierung der Pflege wird auch darüber diskutiert, ob die Pflegeberufe – ähnlich wie Ärzte und Anwälte – sog. 'Pflegekammern' bilden, die ihnen die Selbstverwaltung ihres Berufsstandes ermöglichen, inkl. einer eigenen Berufsgerichtsbarkeit, der selbständigen Abnahme von Prüfungen, der Durchführung von Fort- und Weiterbildungsveranstaltungen etc. Von den Befürwortern der Pflegekammern wird die „Verkammerung" der Pflegeberufe als wesentlicher Schritt zur Selbständigkeit und Emanzipation gegenüber anderen Berufsgruppen, insbesondere der Ärzteschaft, gewertet[3].

Pflegestudiengänge

In fast allen Bundesländern wurden oder werden in den 90er Jahren Pflegestudiengänge eingerichtet, die entweder als Weiterbildungsstudium für Pflegemanagement- und Pflegepädagogikaufgaben ausbilden oder als grundständiges Studium für unterschiedlichste Arbeitsfelder in der Pflege, sei es im Begutachtungsverfahren, in der Leitung, in der Planung, in den Ministerien qualifizieren. Diese Studiengänge stehen grundsätzlich auch AltenpflegerInnen offen, wenn sie die entsprechenden hochschulrechtlichen Voraussetzungen mitbringen, d. h. in der Regel fachgebundene Hochschulreife oder Absolvierung einer entsprechenden Eignungsprüfung. Spezielle Ausbildungsgänge und Schwerpunkte für die Pflege alter Menschen gibt es in den Pflegestudiengängen, die überwiegend an den Fachhochschulen für die Pflegepädagogik, aber auch an den Universitäten angesiedelt sind, bislang nicht[4]. Viele Absolventen der Fachhochschulen streben eine Berufstätigkeit im Bereich der Pflege alter Menschen an, sei es als verantwortliche ausgebildete Pflegefachkraft in Pflegeeinrichtun-

[3] Vgl. Fraktion BÜNDNIS 90/GRÜNE im Abgeordnetenhaus Berlin, Pflegekammer, Gutachten für die rechtlichen Probleme und Möglichkeiten bei Einrichtung einer Pflegekammer auf Landesebene, Berlin, Juni 1994 (vorgelegt von Markus Plantholz).

[4] Überlegungen diesbezüglich werden an der Evangelischen und Katholischen Fachhochschule in Freiburg angestellt.

gen, als AltenpflegelehrerIn oder im Medizinischen Dienst der Krankenversicherungen. Mit den Pflegestudiengängen werden den Pflegekräften erstmals in Deutschland berufsspezifische Aufstiegsmöglichkeiten in die Felder von Management und Wissenschaft eröffnet. Die Studiengangskonzeptionen sind ähnlich wie die der Ausbildung in der Altenpflege noch recht unterschiedlich[5].

Wiederholungs-fragen ●

① Welche Pflegefachaufgaben werden derzeit als Vorbehaltsaufgaben für die Fachpflege diskutiert?

② Diskutieren Sie Vor- und Nachteile einer gemeinsamen Grundausbildung für die Kranken- und Altenpflege.

③ Welche Aufgabenfelder eröffnen Pflegestudiengänge an den Fachhochschulen in Deutschland den Pflegeberufen?

④ In welcher Zeit und aus welchem Anlaß entstand der Beruf der Altenpflegerin?

⑤ Worin unterscheidet sich das Berufsbild der Altenpflege von dem der Krankenpflege?

⑥ Was sind die Nachteile eines unklaren Berufsbildes für Altenpflegekräfte?

⑦ Worin unterscheiden sich die Ausbildungsordnungen der Länder?

Literaturhinweise

Büker, Altenpflege als Beruf, Hannover 1989.
Wallrafen-Dreisow, Ich bin Altenpfleger/in, Hannover 1990.

---

[5] Vgl. Übersicht in: Altenpflegeforum 1994, S. 75 ff.

Anhang

Lexikon: Erläuterung wichtiger Rechtsbegriffe

Altenclub

Der Altenclub ermöglicht zwanglose Begegnungen, fördert sinnvolle Beschäftigung und regt zur gegenseitigen Hilfe sowie zur Hilfe für andere an. Er ist entweder ein Zusammenschluß alter Menschen mit gemeinsamen Interessen und Neigungen oder ein von freien und öffentlichen Trägern organisiertes Angebot.

Altenheim

Das Altenheim ist darauf ausgerichtet, alten Menschen, die keinen eigenen Haushalt führen, Unterkunft, Verpflegung und Betreuung zu gewähren.

Altentagesstätte

Die Altentagesstätte ist eine an mehreren Wochentagen geöffnete Einrichtung für alte Menschen, die deren Bedürfnissen nach Kommunikation, nach Freizeitgestaltung, Information und Bildung dient. Sie verfügt über Fachkräfte und bietet außer zwangloser Begegnung und entsprechenden Veranstaltungen auch Beratung zur Überwindung persönlicher und sozialer Schwierigkeiten an.

Altenwohnheim

Das Altenwohnheim ist eine Zusammenfassung in sich geschlossener Wohnungen, die in Anlage, Ausstattung und Einrichtung den besonderen Bedürfnissen des alten Menschen Rechnung tragen und ihn in die Lage versetzen, möglichst lange ein selbständiges Leben zu führen. Im Bedarfsfall werden Verpflegung, Versorgung und Betreuung gewährt, die vom Träger organisatorisch gesichert werden müssen.

Altenwohnung

Die Altenwohnung ist eine in sich abgeschlossene Wohnung, die in Anlage, Ausstattung und Einrichtung den besonderen Bedürfnissen des alten Menschen Rechnung trägt und ihn in die Lage versetzt, möglichst lange ein selbständiges Leben zu führen.

Beratung

Beratung ist eine Form der persönlichen Hilfe für alte Menschen. Sie umfaßt Auskunft, Rat und individuelle Lebenshilfe. Ziel der Beratung für alte Menschen ist, ihnen inmitten einer sich ständig wandelnden Umwelt schwierige Sachverhalte verständlich zu machen, notwendige Anpassungen an Veränderungen zu erleichtern und es ihnen zu ermöglichen, die für die persönliche Lebenssituation erforderlichen Entscheidungen sachgerecht zu treffen.

Betreuer, gesetzlicher

Ein gesetzlicher Betreuer ist ein vom Gericht bestellter, gesetzlicher Vertreter eines behinderten oder psychisch kranken Menschen, der seine Angelegenheiten ganz oder teilweise nicht mehr selbst besorgen kann (früher: Vormund oder Gebrechlichkeitspfleger).

Betreutes Wohnen

Betreutes Wohnen bedeutet die Sicherstellung bzw. verläßliche Organisation von Betreuungsleistungen in Kombination mit dem Wohnen. Die Spannbreite der Betreuungsleistungen reicht von einfachen handwerklich-technischen oder pflegerisch-hauswirtschaftlichen Hilfen bis zu einer Pflege, die mit der Betreuung in einer stationären Einrichtung vergleichbar sein kann.

Bundesrecht

ist im Gegensatz zum Landesrecht jede von Rechtssetzungsorganen des Bundes erlassene Rechtsnorm sowie das als Bundesrecht fortgeltende ehemalige Reichsrecht.

Deliktsfähigkeit

Eine Straftat und regelmäßig auch eine zu Schadensersatz verpflichtende unerlaubte Handlung kann nur schuldhaft begangen werden. Das Verschulden setzt Deliktsfähigkeit voraus. Zivilrechtlich ist für einen durch unerlaubte Handlung angerichteten Schaden nicht verantwortlich, wer das 7. Lebensjahr noch nicht vollendet hat oder wer im Zustand der nicht selbst verschuldeten Bewußtlosigkeit oder in einem die freie Willensbestimmung ausschließenden Zustand krankhafter Störung der Geistestätigkeit handelt. Im Strafrecht wird der Begriff „Schuldfähigkeit" bzw. „Schuldunfähigkeit" benutzt.

Direktionsrecht

ist das dem Arbeitgeber aus dem Arbeitsverhältnis zustehende Recht, einseitig den Inhalt der Arbeitsleistung und die Arbeitsbedingungen zu bestimmen, soweit dies nicht durch Gesetz, Tarifvertrag, Betriebsvereinbarung oder Arbeitsvertrag festgelegt ist.

Eigenunfallversicherung

ist die von Bund, Ländern und Gemeinden für bestimmte Bereiche selbst durchgeführte soziale Unfallversicherung.

Einstweilige Anordnung

ist eine vorläufige Entscheidung des Gerichts im Eilfall.

Erbe

ist, wer beim Tod einer Person kraft Verfügung von Todes wegen (Testament) oder kraft Gesetzes Gesamtnachfolger von Rechten und Pflichten des Erblassers wird.

Erbschein

ist das amtliche Zeugnis des Nachlaßgerichts, in dem die Person des Erblassers und des (der) Erben, die Größe der Erbteile sowie ggf. Beschränkungen des Erbrechts durch Einsetzung eines Nacherben oder eines Testamentsvollstreckers anzugeben sind.

Erfüllungsgehilfe

ist, wer mit Willen des Schuldners bei der Erfüllung von dessen Verbindlichkeiten tätig wird (z. B. Pflegekraft bei Pflege von HeimbewohnerInnen im Auftrag des Heimträgers).

Ermessen

Gesetzliche Tatbestände können der Verwaltung ein bestimmtes Tun oder Unterlassen zwingend vorschreiben (Muß-Vorschrift). Das Gesetz kann es aber auch dem Ermessen der Verwaltung überlassen, ob sie in bestimmten Fällen einschreiten oder welche von mehreren in Betracht kommenden Entscheidungen sie treffen will. In diesen Fällen steht der Verwaltung ein Ermessensspielraum zu. Der geringste Spielraum wird durch „Soll-Vorschriften" eingeräumt. Hier kann die Verwaltung nur in besonderen Ausnahmefällen von der gesetzlich vorgesehenen Rechtsfolge abweichen. Bei „Kann- und Darf-Vorschriften" ist der Verwaltung ein weiter Ermessensspielraum eingeräumt. Auch in diesen Fällen kann aber die Verwaltung nicht nach ihrem Belieben verfahren, sondern hat ihr Ermessen entsprechend dem Zweck der Ermächtigung auszuüben.

Freiheitsentziehung

ist die Unterbringung einer Person gegen ihren Willen oder im Zustand der Willenlosigkeit in Haft, in Krankenhäusern oder Heimen. Auch andauernde oder regelmäßig vorgenommene Einschließungen und/oder Fixierungen sind Freiheitsentziehungen. Nach Art. 104 GG hat über die Zulässigkeit und Fortdauer einer Freiheitsentziehung nur der Richter zu entscheiden.

Freiwillige Gerichtsbarkeit

ist ein Teil der ordentlichen Gerichtsbarkeit (Amtsgerichte). Sie ist ein staatlich geregeltes Verfahren für bestimmte Angelegenheiten, das teils von Amts wegen, teils auf Antrag eingeleitet wird. Dazu gehört das Vormundschafts- und Pflegschaftswesen sowie Entscheidungen des Nachlaßgerichts. In der freiwilligen Gerichtsbarkeit gilt der Untersuchungsgrundsatz, d. h. das Gericht hat von sich aus den Sachverhalt zu ermitteln. Das Betreuungsrecht gehört ebenfalls zur freiwilligen Gerichtsbarkeit.

Fürsorgepflicht

ist im Rahmen des privatrechtlichen Arbeitsvertrags eine im Grundsatz auf Treu und Glauben, § 242 BGB, beruhende Pflicht des Arbeitgebers, Leben, Gesundheit und Eigentum der Arbeitnehmer zu schützen.

Geschäftsfähigkeit

ist die Fähigkeit, durch eigenes Handeln wirksam Rechtsgeschäfte abzuschließen.

Gesetz

(in formellem Sinne) ist jeder Beschluß der Parlamente, der in verfassungsmäßig vorgesehenen förmlichen Gesetzgebungsverfahren ergeht. Gesetze enthalten allgemein verbindliche Regelungen.

Gewaltenteilung

ist ein auf die Lehre von Montesquieu zurückgehendes tragendes Organisationsprinzip der meisten modernen Verfassungen. Die politische Macht im Staat wird durch die Gewaltenteilung in Funktionsbereiche aufgeteilt. Durch die gegenseitige Kontrolle der Gewalten soll eine „Mäßigung" der Staatsgewalt erreicht werden. Die Gewaltenteilung trennt die gesetzgebende (Legislative), die vollziehende (Exekutive) und die rechtsprechende (Judikative) Gewalt .

Grundgesetz

ist die Verfassung der Bundesrepublik.

Grundrechte

sind die der Einzelperson verfassungsmäßig verbürgten Rechte. Sie sind im Grundgesetz Art. 1 ff. normiert.

Haftpflichtversicherung

ist eine Art Schadensversicherung. Der Versicherer ist hier verpflichtet, dem Versicherungsnehmer den Schaden zu ersetzen, den dieser durch seine Leistung aufgrund seiner Verantwortlichkeit für einen während der Versicherungszeit eintretenden Umstand erleidet.

Hauptfürsorgestellen

sind staatliche oder kommunale Stellen zur Durchführung der Kriegsopferfürsorge und des Schwerbehindertengesetzes.

Juristische Person

ist eine Personenvereinigung oder ein Zweckvermögen mit vom Gesetz anerkannter rechtlicher Selbständigkeit, z. B. eingetragener Verein, Stiftung.

Mehrarbeit

ist die Arbeitszeit, die acht Stunden am Tag überschreitet.

Menschenwürde

Nach Art. 1 Abs. 1 GG ist die Würde des Menschen unantastbar; sie zu achten und zu schützen ist Verpflichtung aller staatlichen Gewalt. Unter „Würde der menschlichen Persönlichkeit" ist der innere und zugleich der soziale Wert- und Achtungsanspruch zu verstehen, der dem Menschen als Träger höchster geistiger und sittlicher Werte zukommt.

Nachlaßpfleger

Bis zur Annahme der Erbschaft oder bis zur Ermittlung eines unbekannten Erben hat das Nachlaßgericht, falls ein Bedürfnis hierfür besteht, für die Sicherung des Nachlasses zu sorgen, insbesondere durch Bestellung eines Nachlaßpflegers.

Nachschau

ist ein Mittel von Aufsichtsbehörden, z. B. der Heimaufsicht nach § 9 HeimG. Das Recht zur Nachschau berechtigt die Behörden, Grundstücke und Räume zu betreten, um Prüfungen vorzunehmen.

Novelle

ist die Änderung und Ergänzung einer bestehenden gesetzlichen Regelung ohne völlige Neugestaltung der Rechtsmaterie.

Ombudsmann

wird in Schweden ein Parlamentsbeauftragter genannt, der als Verfassungsorgan den einzelnen Bürger gegen Verletzungen der Grundrechte und allgemein gegen behördliche Willkür schützen soll.

Ordnungswidrigkeiten

sind Rechtsverstöße, die keinen kriminellen Gehalt haben und daher nicht mit Strafe bedroht sind, die aber als Ordnungsunrecht mit Geldbuße geahndet werden können.

Ortsgericht

ist ein besonderes Gericht, das eng begrenzte Aufgaben der freiwilligen Gerichtsbarkeit wahrnimmt; es gibt sie vor allen Dingen in Hessen.

Persönlichkeitsrecht

Nach Art. 2 Abs. 1 GG hat jeder das Recht auf freie Entfaltung seiner Persönlichkeit, soweit er nicht Rechte anderer verletzt. Es umfaßt das Recht auf eigene Gestaltung der Lebensführung.

Pflegeheim

Das Pflegeheim als Einrichtung der Altenpflege dient der umfassenden Pflege, Betreuung und Versorgung chronisch kranker und pflegebedürftiger alter Menschen. Es ist nach Bau, Ausstattung und Personalbesetzung darauf ausgerichtet, vergehende Kräfte der alten Menschen mit ärztlicher Hilfe, insbesondere durch aktivierende Pflege, zu üben und zu erhalten sowie eine Besserung des Allgemeinzustands herbeizuführen.

Rechtsfähigkeit

bedeutet, selbständiger Träger von Rechten und Pflichten sein zu können.

Rechtsmittel

ist ein Rechtsbehelf, durch den erreicht werden kann, daß ein höheres Gericht die angefochtene Entscheidung nachprüft.

Rechtspfleger

ist ein Beamter, der die im Rechtspflegergesetz näher bezeichneten Aufgaben der Rechtspflege selbständig wahrnimmt. Er hat insbesondere Aufgaben im Vormundschaftsgericht bei der Aufsicht über Betreuer.

Rechtsverordnungen

sind Rechtsnormen, die von Regierungen oder einzelnen Ministern aufgrund gesetzlicher Ermächtigung erlassen werden. Sie dienen der Ausführung der Gesetze, in deren Rahmen sie sich halten müssen.

Rehabilitation

dient der Erhaltung, Besserung oder Wiederherstellung der Fähigkeit eines Behinderten oder von Behinderung Bedrohten, am sozialen Leben, insbesondere am Erwerbsleben, teilzunehmen.

Rente
ist eine regelmäßig wiederkehrende Geldleistung.

Richtlinien
zur Durchführung von Gesetzen und Verordnungen sind zu zahlreichen Rechtsvorschriften ergangen. Sie richten sich in erster Linie an Verwaltungsbehörden, für die sie im Innenverhältnis bindend sind.

Satzungen
sind Rechtsvorschriften, die von Körperschaften, Anstalten oder Stiftungen des öffentlichen Rechts aufgrund durch Gesetz verliehener autonomer Rechtsbefugnis für ihren Bereich erlassen werden, z. B. Gemeindesatzungen, Unfallverhütungsvorschriften.

Schmerzensgeld
Wird durch eine unerlaubte Handlung eine Körperverletzung oder Gesundheitsverletzung oder eine Freiheitsentziehung begangen, so kann der Verletzte neben seinem Anspruch auf Schadensersatz auch wegen der erlittenen Nichtvermögensschäden (Schmerzen, Sorgen, Beeinträchtigung der Lebensfreude) eine billige Entschädigung in Geld verlangen, § 847 BGB.

Schuldfähigkeit
des Täters ist die allgemeine Voraussetzung für die strafrechtliche Verantwortlichkeit. Sie fehlt bei den zur Tatzeit noch nicht 14jährigen und kann entfallen, wenn der Täter die Straftat in krankhafter seelischer Störung oder tiefgreifender Bewußtseinsstörung begangen hat oder sonst ein Grund für Schuldunfähigkeit vorliegt, § 20 StGB.

Schwerbehinderte
im Sinne des Schwerbehindertengesetzes sind Personen, die körperlich, geistig oder seelisch behindert und dadurch in ihrer Erwerbsfähigkeit um wenigstens 50 % gemindert sind.

Schwerbeschädigte

sind Personen, die infolge einer gesundheitlichen Schädigung, die sie beim Kriegs-, Wehr- oder Zivildienst oder infolge von Impfschäden erlitten haben, in ihrer Erwerbsfähigkeit um wenigstens 50 % gemindert sind.

Sicherheit und Ordnung

Unter „öffentlicher Sicherheit" ist die Unversehrtheit der Rechtsordnung und der grundlegenden Einrichtungen des Staates sowie von Gesundheit, Ehre, Freiheit und Vermögen seiner Bürger zu verstehen. Der Begriff der „öffentlichen Ordnung" bezeichnet die Gesamtheit der Regeln für das Verhalten des einzelnen in der Öffentlichkeit, deren Beachtung als unerläßliche Voraussetzung eines geordneten staatsbürgerlichen Gemeinschaftslebens angesehen wird. Eine Störung der öffentlichen Sicherheit und Ordnung liegt vor, wenn deren Beeinträchtigung nicht nur zu befürchten, sondern bereits eingetreten ist. Sie zu beseitigen und schon die drohende Gefahr abzuwehren, ist Aufgabe der Polizei.

Sozialwohnungen

sind mit öffentlichen Mitteln geförderte Wohnungen des sozialen Wohnungsbaus. Die Miete einer Sozialwohnung darf die Kostenmiete nicht überschreiten, d. h. das Entgelt, das zur Deckung der laufenden Aufwendungen erforderlich ist.

Soziales Jahr

Wer zwischen dem 17. und 25. Lebensjahr zwölf Monate eine ganztägige pflegerische, erzieherische oder hauswirtschaftliche Hilfstätigkeit in Einrichtungen der Wohlfahrts- oder Gesundheitspflege leistet und hierfür nur Unterkunft, Verpflegung, Arbeitskleidung und Taschengeld bezieht, erhält hierüber eine Bescheinigung aufgrund des Gesetzes zur Förderung eines Freiwilligen Sozialen Jahres. Die Ableistung des Sozialen Jahres hat Vergünstigungen, insbesondere hinsichtlich des Kindergeldes und der Sozialversicherung zur Folge.

Tatbestand (Straftatbestand)

ist die im Gesetz vorgenommene abstrakte Beschreibung unter Strafe gestellten, verbotenen Tuns.

Tendenzbetriebe

sind Unternehmen, die (mindestens überwiegend) politischen, koalitionspolitischen, konfessionellen, karitativen, erzieherischen, wissenschaftlichen oder künstlerischen Zwecken oder solchen der Berichterstattung und der Meinungsbildung dienen. Sie unterliegen nur beschränkt dem Betriebsverfassungsgesetz, § 118 BetrVerfG.

Testament

ist eine vom Erblasser einseitig getroffene Verfügung von Todes wegen, in der dieser einen Erben bestimmt und damit die gesetzliche Erbfolge ersetzt.

Testamentsvollstrecker

Der Erblasser kann zur Fürsorge für den Nachlaß nach seinem Tod eine Vertrauensperson durch Vollmacht mit seiner bzw. seiner Erben Vertretung beauftragen. Der Testamentsvollstrecker ist zur ordnungsgemäßen Verwaltung des Nachlasses nach den Anordnungen und Vorstellungen des Erblassers verpflichtet.

Überstunden

sind die auf Anordnung geleisteten Arbeitsstunden, die über die im Rahmen der regelmäßigen Arbeitszeit für die Woche dienstplanmäßig festgelegten Arbeitsstunden hinausgehen. Entsprechend Tarif- oder Arbeitsverträgen entsteht bei Überstunden Anspruch auf Zulagen.

Unterhalt

ist der zur Deckung des laufenden Lebensbedarfs und der Bestreitung der Lebensführung erforderliche Bedarf an Sach- und Geldmitteln, z. B. Kosten für Wohnraum, für Wohnungseinrichtung, für Heizung, für Bekleidung, für Entspannung, für Fortbildung etc.

Untersuchungsgrundsatz

Soweit der Untersuchungsgrundsatz gilt, hat das Gericht die für die Entscheidung des Rechtsstreits erheblichen Tatsachen von Amts wegen zu ermitteln und ihre Wahrheit festzustellen.

Urkunde

ist eine in Schriftzeichen verkörperte Gedankenäußerung, die zum Beweis im Rechtsverkehr geeignet und bestimmt ist und die ihren Aussteller erkennen läßt.

Urteil

ist eine gerichtliche Entscheidung, für die besondere Formen vorgeschrieben sind. Grundsätzlich wird durch Urteil über eine Klage entschieden. Ein Urteil muß schriftlich abgefaßt werden und setzt in der Regel eine mündliche Verhandlung voraus.

Verhältnismäßigkeit

Für Eingriffe der öffentlichen Hand in grundrechtlich geschützte Rechte des einzelnen gilt grundsätzlich ein Übermaßverbot, d. h., das angewendete Mittel darf nicht stärker sein und der Eingriff nicht weitergehen, als der Zweck der Maßnahme es rechtfertigt. Verwaltungsentscheidungen, die gegen den Verhältnismäßigkeitsgrundsatz verstoßen, sind rechtswidrig.

Vermächtnis

ist die Zuwendung eines einzelnen Vermögensvorteils im Wege der Verfügung von Todes wegen durch den Erblasser, ohne daß der *Bedachte* oder *Empfänger* deswegen als Erbe anzusehen ist.

Verwaltungsakt

ist jede Verfügung, Entscheidung oder andere hoheitliche Maßnahme, die eine Behörde zur Regelung eines Einzelfalls auf dem Gebiet des öffentlichen Rechts trifft und die auf unmittelbare Rechtswirkung nach außen gerichtet ist.

Verwaltungsvorschriften

enthalten Anordnungen der vorgesetzten gegenüber den nachgeordneten Behörden, die innerhalb der Verwaltung für eine Vielzahl von Fällen gelten sollen. Die Verwaltungsvorschriften sollen die richtige, zweckmäßige und einheitliche Ausübung der Verwaltungstätigkeit gewährleisten. Anders als Rechtsvorschriften (Gesetz, Rechtsverordnung, Satzung) enthalten Verwaltungsvorschriften keine Rechtsnorm. Sie sind für den außerhalb der Verwaltung stehenden Bürger nicht verbindlich (sie haben keine „Auswirkung").

Vorsatz

ist das bewußte und gewollte Verwirklichen einer Tathandlung im Sinne der gesetzlichen Tatbestandsmerkmale.

Literaturverzeichnis

Aichelin/Feist/Herzog/Lindner/Pöhlmann: Tod und Sterben – Deutungsversuche, Gütersloh, 2. Aufl. 1979.

Alternativkommentar-Bearb.: Reihe Alternativkommentare zum Bürgerlichen Gesetzbuch, Familienrecht, Neuwied u.a., 1981.

Andreas/Siegmund-Schulze: Haftungsfreistellung bei gefahrgeneigter Arbeit, in: Die Schwester/Der Pfleger 1984, 497.

Anthes/Karsch: Heimgemeinschaft, in : Altenpflege 1979, 95ff. u. 131 ff.

Anthes: Institutionelle und personelle Hemmnisse bei der Realisierung von Mitwirkungsrechten der Altenheimbewohner, in: aktuelle Gerontologie 1979, 323 ff.

Arbeitsgemeinschaft der Spitzenverbände der Freien Wohlfahrtspflege des Landes Nordrhein-Westfalen: Rechtsgutachterliche Stellungnahme zur strafrechtlichen Verantwortung und zivilrechtlichen Schadenshaftung bei der Durchführung von Injektionen, Blutentnahmen, Infusionen und Transfusionen durch Pflegepersonen in Heimen und Sozialstationen, Münster 1980.

Arbeitsgemeinschaft Verbraucherverbände: Ein Ratgeber in Bestattungsfragen, Bonn, 4. Aufl. 1989.

Baecker/Steffen: Alterssicherung in der Zukunft, Hamburg 1988.

BAG FW: Anforderungen an die Qualität häuslicher Krankenpflege, Bonn, 2. Aufl. 1989.

Balluseck, von: Die Pflege alter Menschen – Institutionen, Arbeitsfelder und Berufe, Berlin 1980.

Barth: Häusliche Krankenpflege – Probleme bei der Praktizierung des § 185 RVO, in: DOK 1982, 212 ff.

Barth: Laxe Handhabung in der Praxis – Rechtliche Aspekte medizinisch-theoretischer Hilfstätigkeiten im Pflegebereich, in: Altenpflege 1994, 109 ff.

Bauer/Birk/Klie/Rink: Heidelberger Kommentar zum Betreuungs- und Unterbringungsrecht, Loseblattsammlung 1993

Becker/Husser/Mehne: Der alte Mensch in der heutigen Familie, unveröff. Manuskript, Köln o.J. (ca. 1981).

Böhme (Hrsg.): Arbeitsgestaltung und Arbeitsschutz insb. Dienstplangestaltung im Krankenhaus – Recht und Wirklichkeit, Schwäbisch Gmünd, 2. Aufl. 1981.

Böhme: Schlüssel für Heimbewohner: ein rechtliches Problem? in: Altenheim 1983, 278 f.

Böhme: Pfleger mißhandelt Heimbewohner: Kündigungsgrund? in: Altenheim 1984, 82 f.

Böhme: Die Zuverlässigkeit der Delegation ärztlicher Tätigkeiten auf nichtärztliches Personal, DKZ-Beilage zu Heft 1/1984.

Böhme: Aufsichtspflicht gegenüber verwirrten Heimbewohnern, in: Altenheim 1985, 16 ff.

Böhme: Kompetenzen in der Altenpflege, in: Altenheim 1988, 421 ff.

Böhme: Umgang mit Verwirrten in der ambulanten Pflege, in: Altenplege 1988, 452 ff.

Böhme: Pflege auf dem Prüfstand, Berlin 1992

Böhme: Das Recht des Krankenpflegepersonals, Teil II: Haftungsrecht, Stuttgart u.a. 3. Aufl. 1993.

Böning/Jäger: Berufsunfälle bei der Altenpflege, in: Altenheim 1987, 141 ff.

Borchert: Renten vor dem Absturz? Frankfurt 1993, 71 ff.

Borutta: Fixierung in der Pflegepraxis, Hannover 1994

Brandt/Dennebaum/Rückert (Hrsg.): Stationäre Altenhilfe, Freiburg 1987.

Braun/Halisch: Pflegeplanung als Arbeitsstil, Hannover 1988.

Brenner/Adelhardt: Rechtskunde für das Krankenpflegepersonal, Stuttgart u.a., 2.Aufl. 1983.

Brenner: Dürfen Altenpfleger(innen) injizieren? in: Altenpflege 1981, 274 ff. und 354 ff.

Breuer: Das Recht der Angehörigen auf Besuch im Krankenhaus und seine mögliche Beschränkung von Besuchszeiten, in: DSozVers 1981, 43 ff.

Büker: Altenpflege als Beruf, Hannover 1989

Dahlem/Giese/Igl/Klie: Das Heimgesetz – Kommentar, Loseblattsammlg., Köln, Stand: 1996.

Dahlem: Planwirtschaft oder Planung im Heimbereich? in: Altenheim 1983, 242 ff.

Dellmering: Das „Vermüllungssyndrom", in: ÖffGesundhWes 1985, 17 ff.

Dendorfer: Hilfe zur Pflege nach dem BSHG und ergänzende Hilfen und Vergünstigungen, Bonn, 3. Aufl. 1986,

Deutsche Gesellschaft für Gerontologie und Geriatrie: Professionelle Pflege alter Menschen, Freiburg, 2. Aufl. 1996,

De Snet: Öffnet die Heime – für Haustiere, in: Altenpflege 1988, 308.

Dieck: Gewalt gegen alte Menschen, in: Altenpflege 1988, 557 ff.

Dieck: Zur Sozialamtspraxis: Wohnungsauflösung bei Heimunterbringung alter Menschen, in: TuP 1990, 352 ff.

Dilkrath/Worm: Katheterisierung mit System, in: Altenpflege 1987, 220 ff.

Ditschler: Arbeitsmappe zur Pflegeversicherung, Eppertshausen 1994

Dölling: Suizid und unterlassene Hilfestellung, in: NJW 1986, 1011 ff.

Dörner/Ploog: Irren ist menschlich oder Lehrbuch der Psychiatrie/Psychotherapie, Loccum 4. Aufl. 1987.

Dürr: Persönliche Hilfen und rechtlicher Schutz. Zur Weiterentwicklung des geltenden Rechts der Vormundschaft und Pflegschaft, in: ZRP 1983, 273 ff.

Erdmann: Immunkompetenz im Alter, in: Onkologie 1984, 113 ff.

Ermann/Bearb.: Handkommentar zum BGB, 7. Aufl. 1981.

Eser/Koch: Lexikon Medizin-Ethik-Recht, Freiburg 1989

Evertz: Altersverwirrte Menschen in Heimen. Die Einwilligung in die Verletzung der Rechte der körperlichen Unversehrtheit und der Freiheit der Person bei der Heimaufnahme von altersverwirrten Menschen, in: NDV 1983, 200 ff.

Falck: Aufklärung in der Geriatrie bei sehr alten Menschen, in: MedR 1985, 110 f.

Finzen: Medikamentenbehandlung bei psychischen Störungen – Leitlinien für den psychiatrischen Alltag, Loccum 1979.

Fraktion Bündnis 90/Grüne im Abgeordnetenhaus Berlin, Pflegekammer. Gutachten für die rechtlichen Probleme und Möglichkeiten bei Einrichtung einer Pflegekammer auf Landesebene, Berlin 1994 (vorgelegt von Markus Plantholz)

Franke/Furnrohr: Risikomanagement von Projekten, Köln 1990.

Friedrich: Wie erhalte ich Prozeßkostenhilfe? NJW 1995, 617 ff.

Gastiger: Feiheitsrecht und Haftungsrecht in der stationären und ambulanten Altenhilfe, Freiburg 1989.

Gernhuber: Der Senior und sein Zwangsvermögenspfleger, in: FamRZ 1976, 189 ff.

Gernhuber: Lehrbuch des Familienrechts, München, 3. Aufl. 1980.

Gerster: Der Fall Michaela Röder – Tödliche Spritzen als radikale Form der Abwehr von Angst und Bedrohung, in: Altenpflege 1989, 571 ff.

Giese: Zur Rechtsstellung der Heimbewohner, in: ZfF 1979, 243 ff.

Gössling/Knopp: Handkommentar zum Heimgesetz, Hannover, 2. Aufl. 1980.

Grand: Pflegebedürftigkeit ist neu zu bewerten, in: Altenpflege 1991, 49 ff.

Große-Bölling: Was heißt „sozialpflegerisch"? in: Altenpflege 1985, 366 ff.

Grünberger: Beschäftigungsförderungsgesetz, in: NJW 1994, 3194 ff.

Händel: Ausübung des Wahlrechts in Altenheimen, in: Altenheim 1984, 152 ff.

Hahn: Verabreichung von Injektionen durch nichtärztliche Mitarbeiter, in: DMW 1984, 23 ff.

Harris/Klie/Ramin: Heime zum Leben, Hannover 1995

Hartmann: Sozialhilfebedürftigkeit und „Dunkelziffer der Armut", Stuttgart 1981

Hauck/Haines: Sozialgesetzbuch SGB V Kommentar (Loseblattsammlung).

Hauenschild: Heimvertrag und Mitwirkung – Zu den Rechten von Heimbewohnern, in: ZfF 1981, 243 ff.

Heim: Milieutherapie, Berlin 1985

Heinze/Jung jun.: Die haftungsrechtliche Eigenverantwortlichkeit des Krankenpflegepersonals in Abgrenzung zur ärztlichen Tätigkeit, in: MedR 1985, 62 ff.

Hendel: Die Gebrechlichkeitspflegschaft – eine taugliche Ersatzform für die Entmündigung? in: FamRZ 1982, 1058 ff.

Hesse: Kritische Anmerkungen zum Niedersächsischen Gesetz über Hilfen für psychisch Kranke, in ZfF 1979, 78 ff.

Heusinger/Gürtler: Recht und medizinische Betreuung, Berlin 1987.

Hoffmann/Ruff/Schurwanz: Steuerratgeber für Behinderte, München 1990.

Hoffmann: Heime – Einrichtungen der psychiatrischen Entsorgung? in: Altenheim 1984 189 ff.

Hoffmann: Hilfe zur persönlichen Entfaltung, in: Altenpflege 1984, 185 ff.

Hümmerich: Der Austausch personenbezogener Daten zwischen öffentlicher Verwaltung und freien Trägern, in: Mörseberger (Hrsg.), Datenschutz im sozialen Bereich, Frankfurt a.M. 1981.

Hummel: Öffnet die Altersheime! Weinheim u.a. 1982.

Husser: Psychopharmakotherapeutische Möglichkeiten in der gerontopsychiatrischen Notfalltherapie, in: Die Schwester / Der Pfleger 1983, 13 ff.

Huye: Gratwanderungen – Aus dem Alltag einer Gebrechlichkeitspflegerin, in: Schmidt/Stephan (Hrsg.). Der dementiell erkrankte ältere Mensch, Berlin 1984.

Igl/Welti: Die Leistungsinhalte der häuslichen Krankenpflege, in: VSSR 1995, 117–148

Igl: Rechtsbeziehungen zwischen Sozialleistungsberechtigtem und Heimträger, in: NDV 1979, 218 ff.

Igl: Vorstellungen zur Gestaltung des Heimvertrages, in: ZRP 1980, 294 ff.

Information für Ärzte, in: Geriatrie Praxis 1991, 68 ff.

Informationsdienst des Union Versicherungsdienstes GmbH Nr. 2, 1982, 2

Jacobi: Haftungs- und Versicherungsfragen in Einrichtungen der Wohlfahrtspflege, Freiburg, 2. Aufl. 1984.

Jacobs: I.V.-Injektionen durch das Krankenpflegepersonal – erlaubt oder verboten. Zur Rechtssituation der Schwestern und Pfleger, Arbeitshefte zur Krankenpflege, Melsungen, 1984.

KDA: Gutachten über die stationäre Behandlung von Krankheiten im Alter und über die Kostenübernahme durch die gesetzlichen Krankenkassen, Köln o.J.

KDA (Hrsg.): Kurzzeitpflege, Köln1995

Klein: Der Heimeintritt im Alter, in: SF 1994, 44 ff.

Klie: Arzneimittelversorgung in Altenheimen, in: Altenheim 1982, 225 ff.

Klie: Zwischen Aufsichtspflichtverletzung und Freiheitsberaubung, in: Altenpflege 1983, 546 ff.

Klie: Arzneimittel: Aufbewahrung und Vergabe, in: Altenpflege 1984, 350 ff.

Klie: Datenschutz und Schweigepflicht auf Station, in: Altenpflege 1984, 267 ff.

Klie: Heime im normativen Konflikt, in: Altenheim 1984, 194 ff.

Klie: Unfallverhütung – Recht und Realität, in: Altenpflege 1984, 565 ff.

Klie: Vergabe von Psychopharmaka, in: Altenpflege 1984, 84 ff.

Klie: Heim und Arzt – Delegation ärztlicher Tätigkeiten an Pflegekräfte, in: Altenpflege 1985, 102 ff.

Klie: Taschengeld und Meldepflicht des Heimträgers, in: Altenheim 1985, 12 f.

Klie: Zur Verrechtlichung sozialer Pflege- und Betreuungsverhältnisse in Heimen für Volljährige, in: BldWPfl. 1985, 86 ff.

Klie: „Anordnungen des Heimarztes ist Folge zu leisten", in: Altenheim 1986, 320 ff.

Klie: Beihilferechtliche Leistungen für Pflegebedürftigkeit, in: Altenpflege 1987, 91 ff.

Klie: Geringfügig Beschäftigte, billige Arbeitskräfte für Sozialstationen? in: Altenpflege 1987, 402, Altenpflege 1990, 665 ff. (mit Gloyer).

Klie: Kostenerstattung in der ambulanten Altenpflege – Bundesweite Übersicht, in: Altenpflege 1987, 614 ff.

Klie: Steuerrecht: Erleichterungen für Pflegebedürftige, in: Altenpflege 1987, 91 ff.

Klie: Heimaufsicht, Hannover 1988

Klie: Heimaufsicht – Praxis, Probleme, Perspektiven, Hannover 1988.

Klie: Heimaufsicht nach dem Heimgesetz – Zwischen Machtfülle und Ohnmacht, in RsDE 1988, Heft 3, 27 ff.

Klie: Leistungspflicht der Krankenkassen im Heim, in: Altenpflege 1988, 550 ff.

Klie: Mißverhältnis zwischen Entgelt und Leistung, in: Altenheim 1988, 136 ff.

Klie: Was ist eine Einrichtung? in: Altenheim 1988, 56 ff.

Klie: Nachtwachen und Ruhepausen, in: Altenpflege 1989, 393 ff.

Klie: in: RsDE 1989, Heft 393 ff.

Klie: Plötzlich ist die Wohnung weg..., in: R & P 1990 (Heft 4), 170.

Klie: Rechtliche Zulässigkeit von Fixierungen, in: Altenpflege 1990, 594 ff.

Klie: Verordnungsfähigkeit von Inkontinenzhilfsmitteln, in: Geriatrie Praxis 1991, 70 ff.

Klie: Zuschläge und Zulagen in der stationären Altenpflege, in: Altenpflege 1991, 63 f.

Klie: Mehrkosten bei ambulanter Pflege, in: Forum Sozialstation 1992, Heft 59, 31 ff.

Klie/Titz: Heimaufsicht im Aufbruch, Frankfurt 1993

Klie: Recht auf Verwirrtheit? Hannover 1993

Klie: Der neue Heimvertrag, Köln 1994

Klie/Lörcher: Gefährdete Freiheit, Freiburg 1994

Klie: In der Schußlinie: Richtlinien der Krankenkassen, in: Forum Sozialstation 1994, Heft 66, 37–43.

Klie: Kritische Anmerkungen zur Heimpersonalverordnung, in: Altenheim 1994, 706 ff.

Klie: Pflegende Angehörige und Pflegeversicherung, in: Ev. IMPULSE 1994, Heft 2, 21 f.

Klie: REHA – wer erfüllt den hohen Anspruch? in: Forum Sozialstation 1994, Heft 71, 17 ff.

Klie: Krankenkassenleistungen im Heim, in: Altenheim 1995, 76 ff.

Klie/Lörcher: Qualitätssicherung in der ambulanten und stationären Altenhilfe, Freiburg 1995

Klie: Bürgerrechtskatalog für Pflegeheime, in: Altenheim 1996, 888 ff.

Klie: Pflegeberatung oder Pflegekontrolle? in: Häusliche Pflege 1996, 161 ff.

Klie: Pflegepflichteinsätze nach dem 1. Änderungsgesetz, in: Forum Sozialstation 1996 (Heft 83), 28 ff.

Klie: Novellieren ja, aber nicht liquidieren,in: Altenheim 1996, 300 ff.

Klie: Heimverträge richtig gestalten, Köln 1997.

Klie: Recht der Altenhilfe, Gesetzes- und Vorschriftensammlung, Hannover, 3. Aufl. 1997.

Klie: Der Begriff der Pflegebedürftigkeit im Entwurf des Pflegeversicherungsgesetzes, in: Braun et al.: Zukunft der Pflege, 427–436

Koch: Sturzgefahr älterer Menschen, in: Altenpflege 1987, 577 ff.

Koneberg/Voges: Weder einheitlich noch eigenständig, in: Altenpflege 1984, 162 ff. und 200 ff.

Krahmer: Müssen Ermessensrichtlinien veröffentlicht werden? in: ZfF 1981, 73 ff.

Krahmer: Zum Einkommenseinsatz bei den Hilfen in besonderen Lebenslagen nach den §§ 84 ff. ZfSH/SGB 1984, 353 ff.

Krahmer: Zum Einbezug von Pauschalzuschüssen beim Kostenvergleich nach § 3 Abs. 2 Satz 3 BSHG, zwischen neuen Pflegehilfeeinrichtungen und etablierten Sozialstationen im Rahmen ambulanter Pflegehilfe, in: ZfSH/SGB 1987, 131.

(s.S. 343 RN nach 33!)

Kratz: Altenpflege Fachschulausbildung, in: Altenpflege 1984, 707 ff.

Krause: Empfiehlt es sich, soziale Pflege- und Betreuungsverhältnisse gesetzlich zu regeln? Gutachten E zum 52. Deutschen Juristentag, Wiesbaden 1978, München 1978.

Kreft/Münder: Soziale Arbeit und Recht, Weinheim, 4. Aufl. 1994.

Krohwinkel: AEDL-Modell, in: Forum Sozialstation 1993, 28 ff.

Küfner: Vertragliche Pflegerechte im Sozialhilferecht, in: ZfSH/SGB 1985, 66 ff.

Kunz/Ruf/Wiedemann: Heimgesetz Kommentar, München, 6. Aufl. 1995.

Kunz: Datenschutz und Heimaufsicht in Altenheimen, Altenwohnheimen und Pflegeheimen für Volljährige, in: ZfSH/SGB 1983, 481 ff.

Lackner: Strafgesetzbuch mit Erläuterungen, München, 15. Aufl. 1983.

Lade (Hg.): Ratgeber Altenarbeit (Loseblattsammlung).

Lammich: Die ärztliche Pflicht zur Bewahrung des Lebens im DDR-Recht, in: MedR 1987, 90 ff.

Legler: Hygienische Maßnahmen in Altenheimen – Begründung und Bedeutung, in: Forum Städte-Hygiene 1982, 2 ff.

Lehr: Gebrechlichkeitspflegschaft – ein Diskussionsbeitrag aus alterspsychologischer Sicht, in: FamRZ 1982, 1169 ff.

Liebhardt: Einwilligung alter Menschen in ärztliche Behandlungsmaßnahmen, in: ZfGeront 1981, 280 ff.

Linzbach: Aufsichtspflicht des Trägers gegenüber verwirrten Heimbewohnern, in: Altenheim 1982, 209 ff.

Linzbach: Das Arzt-Patient-Verhältnis – insbesondere bei nichteinsichtsfähigen volljährigen Patienten, in: BldWPfl 1985, 89 ff.

Lotze: Die optimale Betreuung Alters-Verwirrter, in: Altenheim 1984, 185 ff.

Lotze: Medikamentöse Therapie bei seniler Demenz, in: Altenpflege 1987, 703 ff.

Luber: Fundstellen- und Inhaltsnachweis Arbeits- und Sozialrecht, Percha, Stand 1. 7. 1992.

Manos: Materialien für eine Soziallehre für Altenpfleger(innen), unveröff. Manunskript, Hamburg 1984.

Markus: Rechtsfragen in der Altenarbeit, in: Altenpflege 1992, 51 f.

Markus: Rechtsfragen in der Altenarbeit, Bonn, 2. Aufl. 1995

Marschner: Rechtsgrundlagen zur Zwangsbehandlung, in: R & P 1985, 3 ff.

Mayer-Maly/Löwisch: Bemerkungen zur neueren Rechtsprechung zum Tendenzschutz, in: BB 1983, 913 ff.

Mayer: Ratgeber Versicherung, Hamburg, 2. Aufl. 1983.

Medicus: Bürgerliches Recht, Köln, 16. Aufl. 1993.

Ministerium für Arbeit, Gesundheit und Sozialordnung BW: Qualitätssicherung und betreutes Wohnen, Stuttgart 1995.

Mörsberger (Hrsg.): Datenschutz im sozialen Bereich, Frankfurt 1981.

Mörsberger: Datenschutz; Prüfstein für die soziale Arbeit, in: TuP 1987, 221 ff.

Münch, von/Bearb.: Grundgesetz Kommentar, München, 3. Aufl. 1985.

Münder/Bartel/Frenz/Grieser/Jordan/Kern/Kreft/Lauer/Zimmermann: Frankfurter Kommentar zum Gesetz für Jugendwohlfahrt, Weinheim u.a., 3. Aufl. 1985.

Naegele: Sozialpolitik für ältere Menschen, in: BldWPfl. 1984, 242 ff.

Narr: Ärztliches Berufsrecht, 2. Aufl. 1987.

Neumann: Das Wunsch- und Wahlrecht des Sozialhilfeberechtigten auf Hilfe in einer Anstalt, einem Heim oder einer gleichartigen Einrichtung, in: RsDE 1988, Heft 1, 1 ff. (s.S. 343 RN nach 33!!)

Niemann/Renn: Der Barbetrag zur persönlichen Verfügung, Münster 1987.

Niemann/Schöppe/Traub: Besondere Pflichten der Mitarbeiter in Einrichtungen gegenüber den Heimbewohnern und die Folgen der Verletzung dieser Pflichten, Münster, 2. Aufl. 1985.

Oertzen, von: Zwischen Therapie und Haftung, in: Schmidt/Stephan, Der dementiell erkrankte ältere Mensch, Berlin 1984.

Oestreicher: Bundessozialhilfegesetz mit Recht der Kriegsopferfürsorge – Kommentar, Loseblatt, München, 3. Aufl., Stand 1987.

Ohorn: Anne hat sich sehr verändert, in: Altenpflege 1985, 20 ff.

Palandt/Bearb.: Bürgerliches Gesetzbuch, Kommentar, München, 50. Aufl. 1991.

Polenz: Der Freiheitsschutz für Heimbewohner, in: Altenheim 1987, 20.

Poser: Geriatrika, in: Therapiewoche 1981, 45 ff.

Quambusch: Rechtsfragen bei der Betreuung geistig Behinderter, Stuttgart u.a. 1981.

Rahe: Medizinische und soziale Aspekte psychiatrischer Alterskrankheiten, in: Altenpflege 1983, 610 ff.

Redaktionsgruppe Psychiatrie-Ratgeber: Psychiatrie und Recht, Freiburg, 2. Aufl. 1985.

Rehnelt: Die Pauschalisierung der einmaligen Hilfen zur Beschaffung von Bekleidung, Wäsche und Schuhen in Duisburg, in: NDV 1986, 216 f.

Renn: Sozialrechtliche Absicherung der Pflegebedürftigkeit. Momentane Situation und alternative Lösungsmodelle, in: BldWPfl. 1984, 247 ff.

Renn: Datenschutz im Heim, in: Altenpflege 1988, 113.

Rieger: Zulässigkeit der mechanischen Fixierung von Patienten, in: DMW 1981, 377 ff.

Rieger: Zur ärztlichen Behandlungspflicht in Selbstmordfällen, in: DMW 1984, 1738 ff.

Rober: Lehrbuch der Altenpflege – Ernährung im Alter, Hannover, 3. Aufl. 1987.

Rolshoven: Pflegebedürftigkeit und Krankheit im Recht, Berlin 1978.

Ruf/Klie: Taschengeld und Meldepflicht des Heimträgers, in: Altenheim 1985, 12 f .

Saage/Göppinger: Freiheitsentziehung und Unterbringung, München, 3. Aufl. 1995.

Saergel/Siebert/Bearb.: Kommentar zum Bürgerlichen Gesetzbuch, 11. Aufl. 1981.

Sax: Anmerkung zu BGHSt.13, 197, in: JZ 1959, 779.

Schell: Injektionsproblematik aus rechtlicher Sicht, Hagen 1990.

Schellhorn/Jirasek/Seipp: Kommentar zum Bundessozialhilfegesetz, Neuwied, 11. Aufl. 1984.

Schmid: Über den notwendigen Inhalt ärztlicher Dokumentation, in: NJW 1987, 681 ff.

Schmitz-Elsen: Soziale Pflege- und Betreuungsverhältnisse, Referat, gehalten auf dem 52. DJT 1978, Bd. N 11 ff., München 1978.

Schneekloth/Potthoff: Hilfe- und Pflegebedürftige in privaten Haushalten, Schriftenreihe des Bundesministeriums für Familie und Senioren, Band 20.2, Stuttgart u. a. 1993.

Schneider: Intramuskuläre Injektionen durch Krankenpflegerhelfer(innen) unzulässig? in: DKZ 1979, 558 f.

Schneider: Gewaltfreiheit als Prozeß, in: Altenheim 1994, 8 ff.

Schoch: Sozialhilfe – Ein Ärgernis für Bürger und Staat, in: TuP 1982, 348.

Schoch: Barbetrag zur persönlichen Verfügung oder Taschengeld? Baden-Baden 1993.

Schünemann: Einwilligung und Aufklärung von psychisch Kranken, in: VersR 1981, 306 ff.

Schulte: Entmündigung wohin? in: Dörner (Hrsg.). Die Unheilbaren – Was machen Langzeitpatienten mit uns – und was machen wir mit ihnen? Loccum 1983.

Schwarzenau/Klie: Pflegedokumentation: Praktische und juristische Aspekte, in: Altenpflege 1984, 274 ff.

Schwarzenau: Altenhilfe, Diskussionspapier der Gewerkschaft ÖTV, in: Altenpflege 1984, 607.

Sigmund-Schulze: Arztrecht 1974.

Stach: Nichtigkeit letztwilliger Verfügungen zugunsten Bediensteter staatlicher Altenpflegeeinrichtungen? in: NJW 1988, 943 ff.

Stahlhacke/Preis: Kündigung und Kündigungsschutz im Arbeitsverhältnis, München, 5. Aufl. 1991.

Starck: Die Grundrechte des Grundgesetzes, in: JuS 1981, 237 ff.

Staudinger/Bearb.: Kommentar zum Bürgerlichen Gesetzbuch, 12. und tw. 11. Aufl.

Stecker: Die Altenrepublik, 21.

Stolarz: Ambulante Altenarbeit: Umbau zur altengerechten Wohnung, in: Altenpflege 1987, 324 ff.

Stoppel: Juristische Aspekte der Pflegedokumentation, in: DKZ 1983, 192 ff.

Störck: Erfahrungen mit der Heimaufsicht, Stuttgart 1982.

Stösser: Pflegestandards, Berlin 1994.

Tesic: Heimkosten und Sozialhilfe. Die Selbstfinanzierungsanteile alter Menschen in Einrichtungen an den Sozialhilfearten Anstaltspflege und Hilfe zum Lebensunterhalt, in: Bld-WPfl. 1984, 245 ff.

Traub: Überschreitung des gesetzlichen Freibetrages durch angesparte Barbeträge, in: DW Sozialpolitische Information, Nr. 6/83.

Trenk-Hinterberger/Thust: Recht der Behinderten, Weinheim u.a., 1993.

Trube-Becker: Rechtsmedizinische Probleme zur Sterbehilfe beim alten Menschen, in: Zf-Geront 1981, 284 ff.

Ulmer/ Brandner/ Hensen: AGBG-Kommentar, Köln, 5. Aufl. 1989.

Vogel: Aktivierende Pflege contra Rehabilitation, in: Häusliche Pflege 1994, 569.

Vogel: Das Recht und die Mittel, in: Häusliche Pflege 1994, 727.

Vogel: Ambulante Altenheime? in: Häuslicher Pflege 1995, 184 ff.

Voges/Koneberg: Berufsbild Altenpfleger/Altenpflegerin, Augsburg 1982.

Vogl: Das neue Arbeitsschutzgesetz, in: NJW 1996, 2753 ff.

von Eicken/Ernst/Zenz: Fürsorglicher Zwang, Köln 1990.

Walker/Gruß: Räumungsschutz bei Suizidgefahr und altersbedingter Gebrechlichkeit, in: NJW 1996, 352 ff.

Wallrafen-Dreisow: Ich bin Altenpfleger/-in, Hannover 1990.

Wesel: Juristische Weltkunde, Eine Einführung in das Recht, Frankfurt, 7. Aufl. 1994.

Wilke: Soziales Entschädigungsrecht, Köln, 6. Aufl. 1987.

Wojnar: Problemfälle der geriatrischen Pflege, in: 2. VGT (Hrsg.) München 1991.

Zeller: Rückenschmerzen in der Altenpflege, in: Altenpflege 1987, 7 ff.

Abkürzungsverzeichnis

a.A.	=	anderer Ansicht
a.a.O	=	am angeführten Ort
a.E.	=	am Ende
Abs.	=	Absatz
AFG	=	Arbeitsförderungsgesetz
AG	=	Amtsgericht
AGBG	=	Gesetz zur Regelung des Rechts der Allgemeinen Geschäftsbedingungen
allg.	=	allgemein
Altenheim	=	Zeitschrift „Altenheim", Hannover
Altenpflege	=	Zeitschrift „Altenpflege", Hannover
AMG	=	Arzneimittelgesetz
Anm.	=	Anmerkung
AOK	=	Allgemeine Ortskrankenkasse
AP	=	Zeitschrift „Arbeitsrechtliche Praxis"
ApoG	=	Apothekengesetz
ArbstättVO	=	Arbeitsstättenverordnung
ArbZG	=	Arbeitszeitgesetz
Art.	=	Artikel
ASMK	=	Arbeits- und Sozialministerkonferenz
AVR	=	Arbeitsvertragsrichtlinien
AWO	=	Arbeiterwohlfahrt
Az	=	Aktenzeichen
AZO	=	Arbeitszeitordnung
B	=	Beschluß
BAG	=	Bundesarbeitsgericht
BAGE	=	Bundesarbeitsgericht Entscheidungssammlung
BAGFW	=	Bundesarbeitsgemeinschaft der Freien Wohlfahrtspflege
BAT	=	Bundesangestellten-Tarif-Vertrag
Bay	=	Bayerisch
Bay ObLG	=	Bayerisches Oberstes Landesgericht
BB	=	Zeitschrift „Betriebsberater"
BBildG	=	Berufsbildungsgesetz
Bd	=	Band
BDSG	=	Bundesdatenschutzgesetz
BErzGG	=	Bundeserziehungsgeldgesetz
BfA	=	Bundesversicherungsanstalt für Angestellte
BGB	=	Bürgerliches Gesetzbuch
BGH	=	Bundesgerichtshof
BGHSt	=	Entscheidung des BGH in Strafsachen
BGW	=	Berufsgenossenschaft für Gesundheitsdienst und Wohlfahrtspflege
BhV	=	Beihilfevorschriften

BKindGG	=	Bundeskindergeldgesetz
BKVO	=	Berufskrankheitenverordnung
BldWPf	=	Zeitschrift „Blätter der Wohlfahrtspflege"
Bln/A	=	Berliner Ausführungsvorschriften zum BSHG
Bln PflegG	=	Berliner Pflegegesetz
BMJFFG	=	Bundesministerium für Jugend, Familie, Frauen und Gesundheit
BMT	=	Bundesmanteltarifvertrag
BPA	=	Bundesverband Privater Alten- und Pflegeheime
BSeuchG	=	Bundesseuchengesetz
BSG	=	Bundessozialgericht
BSGE	=	Bundessozialgericht Entscheidungssammlung
BSHG	=	Bundessozialhilfegesetz
BtmG	=	Betäubungsmittelgesetz
BUrlG	=	Bundesurlaubsgesetz
BVerfG	=	Bundesverfassungsgericht
BVerfGE	=	Bundesverfassungsgericht Entscheidungssammlung
BVerwG	=	Bundesverwaltungsgericht
BVG	=	Bundesversorgungsgesetz
BW	=	Baden-Württemberg
DBVA	=	Deutscher Berufsverband staatlich anerkannter Altenpfleger und Altenpflegerinnen
DGGG	=	Deutsche Gesellschaft für Gerontologie und Geriatrie
DJT	=	Deutscher Juristentag
DKZ	=	Zeitschrift „Deutsche Krankenpflegezeitschrift", Stuttgart
DMW	=	Zeitschrift „Deutsche Medizinische Wochenschrift"
DOK	=	Zeitschrift „Die Ortskrankenkasse"
DPWV	=	Deutscher Paritätischer Wohlfahrtsverband
DRK	=	Deutsches Rotes Kreuz
DSozV	=	Die Sozialversicherung
DV	=	Deutscher Verein für öffentliche und private Fürsorge
DVO	=	Durchführungsverordnung
DW	=	Diakonisches Werk
E	=	Entscheidungen
EBM	=	Einheitlicher Bewertungsmaßstab
EhVO	=	Eingliederungshilfeverordnung
EStG	=	Einkommensteuergesetz
et al.	=	et aliter
EvKGD	=	Kirchengesetz über den Datenschutz
FAB	=	Freie Altenhilfe auf Bundesebene (Verband)
FamRZ	=	Zeitschrift „Zeitschrift für das gesamte Familienrecht"
FEVG	=	Freiheitsentziehungsverfahrensgesetz
FEVS	=	Fürsorgerechtliche Entscheidungen der Verwaltungs- und Sozialgerichte
ff.	=	folgende Seiten

FGG	=	Gesetz über die Angelegenheiten der Freiwilligen Gerichtsbarkeit
FW	=	Fachliche Weisung (Hamburger Verwaltungsvorschriften)
FWW	=	Zeitschrift „Die Freie Wohnungswirtschaft"
GAL	=	Gesetz über eine Altershilfe für Landwirte
GdB	=	Grad der Behinderung (früher MdE)
GewO	=	Gewerbeordnung
GG	=	Grundgesetz
ggf.	=	gegebenenfalls
HÄB	=	Zeitschrift „Hamburger Ärzteblatt"
HeimBuchVO	=	Heimbuchführungsverordnung (Entwurf)
HeimG	=	Heimgesetz
HeimMindBauVO	=	Heimmindestbauverordnung
HeimMindPersVO(E)	=	Heimmindestpersonalverordnung (Entwurf)
HeimMitwirkungsVO	=	Heimmitwirkungsverordnung
HGB	=	Handelsgesetzbuch
HH	=	Hamburg
HmbBzVerwG	=	Hamburger Bezirksverwaltungsgesetz
HmbPersVG	=	Hamburger Personalvertretungsgesetz
HzL	=	Hilfe zum Lebensunterhalt
i.d.R.	=	in der Regel
i.E.	=	im Einzelnen
IKK	=	Innungskrankenkasse
i.m.	=	intramuskulär
i.S.d.	=	im Sinne des
i.v.	=	intravenös
i.V.m.	=	in Verbindung mit
JuS	=	Zeitschrift „Juristische Schulung"
JuArbSchG	=	Jugendarbeitsschutzgesetz
JZ	=	Zeitschrift „Juristische Zeitung"
KDA	=	Kuratorium Deutsche Altershilfe
KDO	=	Anordnung über den Kirchlichen Datenschutz
KJHG	=	Kinder- und Jugendhilfegesetz
KG	=	Kammergericht
KGST	=	Kommunale Gemeinschaftsstelle für Verwaltungsvereinfachung, Köln
KK-Verb.	=	Krankenkassenverband
KOV	=	Kriegsopferversorgung
Krankenhaus	=	Zeitschrift „Das Krankenhaus", Stuttgart
KrAZO	=	Krankenhausarbeitszeitordnung
KüSchG	=	Kündigungsschutzgesetz

LG	=	Landgericht
LMBG	=	Lebensmittel- und Bedarfsgegenständegesetz
LSG	=	Landessozialgericht
LVA	=	Landesversicherungsanstalt
MAVO	=	Mitarbeitervertretung im kirchlichen Dienst
MDR	=	Zeitschrift „Monatsschrift für Deutsches Recht"
MedR.	=	Zeitschrift „Medizinrecht"
m.E.	=	meines Erachtens
MHRG	=	Gesetz zur Regelung der Miethöhe
Mitt. zur Altenhilfe	=	Zeitschrift „Mitteilungen zur Altenhilfe"
MM	=	Zeitschrift: „Berliner Mietermagazin"
MuSchG	=	Mutterschutzgesetz
m.w.N.	=	mit weiteren Nachweisen
NDV	=	Zeitschrift „Nachrichtendienst des Deutschen Vereins"
NJW	=	Zeitschrift „Neue Juristische Wochenschrift"
NWPsychKG	=	Nordrhein-Westfälisches Gesetz über Hilfen und Schutzmaßnahmen bei psychischen Krankheiten
NZA	=	Neue Zeitschrift für Arbeitsrecht
OEG	=	Opferentschädigungsgesetz
OLG	=	Oberlandesgericht
OVG	=	Oberverwaltungsgericht
p.a.	=	per anno
Palandt/Bearb.	=	Kommentar zum BGB, von Palandt
PersVG	=	Personalvertretungsgesetz
RE	=	Rechtsentscheid in Mietsachen
RdE	=	Runderlaß
RGSt	=	Entscheidung des Reichsgerichtes in Strafsachen
RhPf	=	Rheinland-Pfalz
R&P	=	Zeitschrift „Recht und Psychiatrie"
RN	=	Randnummer
RsDE	=	Beiträge zum Recht der sozialen Dienste und Einrichtungen (Zeitschrift)
RSVO	=	Regelsatzverordnung
RVO	=	Reichsversicherungsordnung
Rz.	=	Randziffer
s.	=	siehe
SchwerbG	=	Schwerbehindertengesetz
SF	=	Zeitschrift „Sozialer Fortschritt"
SG	=	Sozialgericht

SGB	=	Sozialgesetzbuch
SH	=	Schleswig-Holstein
SHR	=	Sozialhilferichtlinien
StGB	=	Strafgesetzbuch
str.	=	strittig
s.u.	=	siehe unten
TarifVG	=	Tarifvertragsgesetz
TuP	=	Zeitschrift „Theorie und Praxis der sozialen Arbeit"
u.U.	=	unter Umständen
Urt.	=	Urteil
UVV	=	Unfallverhütungsvorschriften
u.v.m.	=	und vieles mehr
UWG	=	Gesetz gegen unlauteren Wettbewerb
VerGr	=	Vergütungsgruppe
VermStG	=	Vermögensteuergesetz
VersR	=	Zeitschrift „Versicherungsrecht"
VG	=	Verwaltungsgericht
VGT	=	Vormundschaftsgerichtstag
v.H.	=	vom Hundert
VLA	=	Verband der Leiter von Altenheimen
VO	=	Verordnung
VSSR	=	Vierteljahrschrift für Sozialrecht
VwV	=	Verwaltungsvorschriften
WohnGG	=	Wohngeldgesetz
WM	=	Zeitschrift „Wohnungswirtschaft und Mietrecht"
WSI	=	Wirtschafts- und Sozialwissenschaftliches Institut
ZDG	=	Zivildienstgesetz
ZfF	=	Zeitschrift „Zeitschrift für das Fürsorgewesen"
ZfSH	=	Zeitschrift „Zeitschrift für Sozialhilfe und Sozialgesetzbuch"
ZPO	=	Zivilprozeßordnung
ZRP	=	Zeitschrift „Zeitschrift für Rechtspolitik"

Stichwortverzeichnis